U0275259

国家社科基金教育学青年基金项目

“心理健康教育的循证实践模式及本土化研究”（课题批准号：CBA130124）

心理学循证实践丛书

罗纳德·F.利万特　李幼平　主编

心理健康领域的循证实践
九大基本问题

〔美〕约翰·C.诺克罗斯 / 拉瑞·E.博伊特勒 / 罗纳德·F.利万特　编

杨文登 / 赵英武 / 邓巍　译

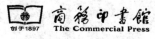

商务印书馆
创于1897　The Commercial Press

2017年·北京

Edited by

John C. Norcross, Larry E. Beutler, and Ronald F. Levant

EVIDENCE-BASED PRACTICES IN MENTAL HEALTH

Debate and Dialogue on the Fundamental Questions

向美国心理学会致敬：

胸怀宽广、包罗万象且兼容并蓄

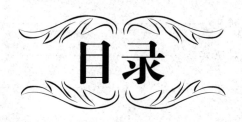

目录

关于编者

约翰·C.诺克罗斯（John C. Norcross），哲学博士，美国职业心理学委员会委员，美国斯克顿大学的心理学教授与杰出学者，兼职临床心理学实践者，期刊《临床心理学杂志：会谈》（*Journal of Clinical Psychology：In Session*）的主编；发表论著250多部（篇），曾合著及主编14本书，包括《有效的治疗关系》（*Psychotherapy Relationships that Work*）、《心理健康领域自助资源的权威指南》（*Authoritative Guide to Self-Help Resources in Mental Health*）、《心理治疗整合手册》（*Handbook of Psychotherapy Integration*）、《心理学家的案头参考》（*Psychologists' Desk Reference*）、《心理治疗：跨理论分析》（*Systems of Psychotherapy：A Transtheoretical Analysis*）。诺克罗斯博士曾担任国际临床心理学协会主席与美国心理学会（American Psychological Association，APA）第29分会（心理治疗分会）主席，目前是美国心理学会及心理学健康服务提供者国家注册中心（National Register of Health Service Providers in Psychology）理事会成员，曾获得美国心理学会教育与培训特殊贡献奖、卡耐基基金会认证的宾夕法尼亚年度教授等奖励，当选为美国实践研究院（National Academies of Practice）成员。

拉瑞·E.博伊特勒（Larry E. Beutler），哲学博士，美国职业心理学委员会委员，太平洋心理学研究所（Pacific Graduate School of Psychology）杰出的临床心理学教授、美国海军研究生院国土安全部（Homeland Security at the U.S. Navy Postgraduate School）教授、斯坦福大学医学院精神病学和行为科学的顾问教授。博伊特勒博士担任过期刊《临床心理学杂志》（*Journal of Clinical Psychology*）、《咨询与临床心理学杂志》（*Journal of Consulting and Clinical Psychology*）的主编，是美国心理学会与美国心理协会（APS）会员，曾担任 APA 第 12 分会（临床心理学分会）、第 29 分会（心理治疗分会）及国际临床心理学协会的主席。他撰写了近 300 篇科学论文或书籍章节，撰写、主编或合著了 14 本心理治疗与精神病学的著作，包括一本 APA12 分会与北美心理治疗研究协会共同发起的，关于治疗改变实证支持原则（empirically defined principles of therapeutic change）的著作。

　　罗纳德·F. 利万特（**Ronald F. Levant**），教育学博士，美国职业心理学委员会委员，现任美国阿克伦大学心理学教授。在哈佛大学临床心理学与公共实践专业获得博士学位以来，利万特博士已经成为心理学独立实践者、医院的临床督导、临床与学术组织的管理者及一名教师。他撰写（含合著与主编）了 250 篇（部）论著，包括 14 本书及 140 多篇学术论文与书的章节。他的著作包括《父亲与孩子》（*Between Father and Child*）、《男性气质的建构》（*Masculinity Reconstructed*）、《男人的新心理学》（*A New Psychology of Men*）、《男人与性》（*Men and Sex*）、《针对男人的新的心理疗法》（*New Psychotherapies for Men*）等。他是期刊《家庭心理学杂志》（*Journal of Family Psychology*）的主编、《职业心理学：研究与实践》（*Professional Psychology：Research and Practice*）的副主编，APA 第 43 分会（家庭心理学分会）、马萨诸塞州心理协会的主席，APA 第 51 分会男人与男性气质心理学研究协会创始人之一（The Society for the Psychological Study of Men and Masculinity），担任过 APA 职业实践促进委员会两任主任，是 APA 记录秘书及代表大会成员。他还是 APA2005 年度主席，担任 APA 主席期间，他倡导、发起了"心理学中的循证实践"这一项目。

作　　者

迈克尔·E. 艾迪斯（Michael E. Addis），哲学博士，克拉克大学心理学系

大卫·O. 安东努乔（David O. Antonuccio），哲学博士，内达华大学医学院精神病学和行为科学系

玛那·S. 巴拉特（Marna S. Barrett），哲学博士，宾夕法尼亚大学医学院精神病学系

拉瑞·E. 博伊特勒（Larry E. Beutler），哲学博士，太平洋心理研究院

阿塞·C. 布赫特（Arthur C. Bohart），哲学博士，加利福尼亚州立大学心理学系

汤姆·D. 巴科威克（Tom D. Borkovec），哲学博士，宾夕法尼亚州立大学伯克分校心理学系

洛拉·S. 布朗（Laura S. Brown），哲学博士，阿尔格西大学职业心理学华盛顿学院

艾斯特班·V. 卡德米尔（Esteban V. Cardemil），哲学博士，克拉克大学心理学系

路易斯·G. 卡斯通古伊（Louis G. Castonguay），哲学博士，宾夕法尼亚州立大学伯克分校心理学系

戴安娜·L. 纤博丽丝（Dianne L. Chambless），哲学博士，宾夕法尼亚州立大学心理学系

保罗·克瑞斯–克里斯托弗（Paul Crits-Christoph），哲学博士，宾夕法尼亚大学医学院精神病学系

罗伯特·J. 德鲁贝斯（Robert J. DeRubeis），哲学博士，宾夕法尼亚州立大学心理学系

巴里·L.邓肯（Barry L. Duncan），心理学博士，芝加哥治疗改变研究所

马丁·E.弗兰克林（Martin E. Franklin），哲学博士，宾夕法尼亚大学医学院精神病学系

莱斯丽·S.格林伯格（Leslie S. Greenberg），哲学博士，约克大学心理学系

克拉瑞·E.希尔（Clara E. Hill），哲学博士，马里兰大学伯克分析心理学系

史蒂芬·D.霍伦（Steven D. Hollon），哲学博士，范德堡大学心理学系

鲁斯·M.霍斯特（Ruth M. Hurst），文学硕士，北卡罗来纳大学心理学系

布莱恩·E.约翰森（Brynne E. Johannsen），理学学士，太平洋心理研究院

约翰·F.凯尔斯壮（John F. Kihlstrom），哲学博士，加利福尼亚大学伯克利分校，医疗组织与事务研究所

莱威莱·J.克恩（Neville J. King），哲学博士，莫纳什大学教育学系，澳大利亚

米歇尔·J.兰伯特（Michael J. Lambert），哲学博士，杨百翰大学心理学系

罗纳德·F.利万特（Ronald F. Levant），教育学博士，阿克伦大学心理学系

莱斯特·B.鲁伯斯基（Lester B. Luborsky），哲学博士，宾夕法尼亚大学医学院精神病学系

斯坦利·B.梅森（Stanley B. Messer），哲学博士，罗格斯大学应用与职业心理学研究院

斯科特·D.米勒（Scott D. Miller），哲学博士，芝加哥治疗改变研究所

罗丝梅瑞·尼桑－格雷（Rosemery Nelson-Gray），哲学博士，北卡罗来纳大学心理学系

约翰·C.诺克罗斯（John C. Norcross），哲学博士，斯克兰大学心理学系

霍达·欧尔克（Rhoda Olkin），哲学博士，亚莱恩国际大学职业心理学加州学院

托马斯·H.欧莱迪克（Thomas H. Ollendick），哲学博士，弗吉尼亚理工学院暨州立大学心理学系

序　言

约翰·C.诺克罗斯，拉瑞·E.博伊特勒，罗纳德·F.利万特

心理健康中很少有主题像循证实践（evidence-based practices, EBPs）这样重要、及时而富有煽动性。但遗憾的是，这一多层次的复杂主题已被还原为一场过于简单的、两极化的争论。它们带来的更多是火药味，而非火药产生的光明。本书主要针对心理健康方面的实践者、教育者与毕业生，讨论了九个有关循证实践的基本问题。每章都关注循证实践过程中的一个特殊问题，包括几篇关于这一问题的立场论文。这些不同立场论文的作者，既有相同点也有相互竞争之处，围绕同一主题展开对话。

在这一简单的序言中，我将从描述《心理健康领域的循证实践：九大基本问题》这本书的目标与结构开始，然后评价心理健康领域中循证实践的起源与争论。在这一基础上，我们最后连贯起来，讨论九个重要的基本问题。

1. 本书的目标与结构

我们一直希望本书能阐明这一极富争议的主题的一些中心问题，为这些两极化的问题提供平衡的立场，并澄清不必要的混淆与敌意。从这一层面来说，我们的目标是在讨论心理健康领域循证实践的过程中，既要强调共性，又要保留争议。

本书的结构直接为它的目标服务。每一章都包含几篇关于某一问题的立场论文，论文的作者们就这一问题进行简洁的对话。我们邀请了杰出的实践者与研究者来撰写这些立场论文。论文被设计为聚焦性的、说

服性的，以便于解释某一特定的视角。我们要求作者将临床经验、研究发现、理论争议及逻辑分析结合起来，共同促进他们的立场。作者可以自由选择合著的作者，但要求他们在选择的时候尽量保持多样性。我们根据性别、种族与性取向，以及在整个实践—研究维度上不同的理论取向与表现，多样化地选择作者。尽管许多作者可能忍不住想要评论循证实践争论其他方面的问题，但我们要求，他们必须局限于该章所指定的讨论主题。

然后，各章的作者接受其他立场论文作者的最终草稿，并要对它们进行一千个单词以内的简短评论，以讨论他们相互同意的观点以及存有不同意见的地方。我们期待坦率、有力但礼貌的交流，描述相互有交集的领域与剩下的竞争领域。我们特别建议作者，"基调应该是同事间的礼貌对话。请不要夸大或误解其他作者的立场；我们可以有大量实质性差异，而不必倚仗那些令人生厌的修辞手法。另外，当然也请大家保持克制，避免进行人身攻击。"

2. 实证支持治疗与循证实践的发展简史

就像临床心理学常说的那样，循证实践有着长期的过去，但只有短期的历史（Boring，1950）。循证实践的长期过去可以追溯到数百年前的努力，他们试图将临床实践建立在可靠的、代表性的研究或证据的基础之上。随着威廉·冯特（Wilhelm Wundt）早期的实验室实验，将心理学从哲学中分离出来后，心理学就一直以自身植根于科学、具有严格的实证性而感到自豪。同样地，从埃米尔·克雷佩林（Emil Kraepelin）的诊断模式，到本杰明·拉什（Benjamin Rush）初步的实证努力，精神病学也试图远离未经检测的实践，将自己定位为一门心灵的科学。从一开始，心理健康专家就宣称，他们忠实地依赖于科学研究的方法及其取得的结论。

有分析家指出了循证实践在医学发展过程中的三个里程碑（Leff，2002）：第一个是弗莱克斯纳报告（Flexner Report），它为基于科学、统一课程的医学教育描绘了蓝图；第二个是医学的首个随机临床实验（randomized clinical trial），它出现在 1948 年的《英国医学杂志》；第三个是美国食品与药物管理局（FDA）及相关政府组织的建立，它们强制要求对医疗服务进行安全性与有效性的检验。

心理健康领域的循证实践的短期历史，仅可回溯到 20 世纪 90 年代。它最初创建于英国，而后在美国及全球迅猛发展。在美国心理学界进行的相关努力中，最重要的是美国心理学会临床心理学分会（第 12 分会）所成立的专业工作组，它试图定义针对成年人的实证支持治疗（empirically supported treatments, ESTs），将之推广给心理学同事，并在相关的项目中进行培训。自 1993 年开始，第 12 分会成立了一系列专业工作组（现在已经成立一个专门的委员会），在符合严格方法论要求的随机对照研究的基础上，针对具体的病症，构建并详细制定了一个实证支持的、手册化的心理学治疗清单（Chambless and Hollon, 1998; Chambless et al., 1996、1998; Task Force on Promotion and Dissemination of Psychological Procedures, 1995）。牛津大学出版社在第 12 分会专业工作组努力的基础上，出版了一本富有影响力的专著《有效治疗指南》（*Guide to Treatments that Work*; Nathan and Gorman, 1998）。后来，实证支持治疗又扩大了范围，开始应用于儿童、青少年及老年人群。

美国心理学会第 12 分会在发展与提升循证实践方面，并不是孤独的前行者。第 17 分会（咨询心理学分会）也颁发了自己的实证支持治疗原则（Wampold et al., 2002）。第 32 分会（人本心理学分会，Task Force, 1997）出版了提供人本主义心理服务的指南。第 29 分会（心理治疗分会）也以专业工作组的形式进行了回应，定义了所谓的实证支持的心理治疗关系（或称实证支持关系，empirically supported relationships，缩写为 ESRs; Norcross, 2002）。

精神病学也进行了众多的努力，其中最为重要的是美国精神病学会所制定的实践指南。这一组织出版了一系列针对从惊恐障碍、厌食症到尼古丁依赖等疾病的实践指南。尽管它们并没有明显地使用"循证"一词，但它们及前文提到的指南在适用范围与目标方面都是类似的：都是使用最好的、可利用的知识，来达到"有效地起作用"或"最佳实践"的目标。

有趣的是，美国心理学会本身并没有针对具体的病症，颁布具体的实践指南或治疗指南。相反地，他们出版了《评价治疗指南的标准》（APA，2002）以及《实践指南发展与评价标准》（APA，2002；Template for Developing Guidelines，Task Force，1995）。这些指南的关键特征是，它们本质上是自助性质的，并不是强制执行的标准。事实上，美国心理学会的政策要求，任何指南均要明显地注明，它们不是强制性的、详细的或确定性的。"美国心理学会关于指南的官方取向是，尤其强调针对个体病人特征所做的专业判断，因此，它与其他更热心地鼓吹循证实践的努力是有区别的"（Reed et al.，2002）。

美国心理学会区分了实践指南与治疗指南。前者主要是为关注自身行为的专家提供建议；后者主要是给病人提供具体的治疗建议。循证实践运动包括了这两种类型的指南，但更重视后者。

在心理健康领域，数十家机构在合成证据并传播他们的循证实践清单。最早的组织之一是考科蓝协作网（www.cochrane.org），它建立于英国，以著名的流行病学家阿奇博尔德·考科蓝的名字命名（Archibald Cochrane）。另一个类似考科蓝的组织是坎贝尔协作网（www.campbellcollaboration.org），主要是为纪念美国心理学家、方法学家唐纳德·坎贝尔（Donald Campbell）。美国精神病学会、美国社会工作者协会及其他的专业组织都颁布了实践指南（参见美国指南网，www.guideline.gov）。一些联邦机构，如药物滥用与心理健康服务署（Substance Abuse and Mental Health Services Administration，SAMHSA）及医疗卫生研究与质量监督署（Agency for Health Care Research and Quality）等，都有一些特殊的部门与项目来从事心理健康循证实践的甄别和传播。

所有这些项目及政策正在试图进军更大的社会情境。循证实践运动确实具有一股主宰性的力量，在医学、心理学、教育学、公共政策甚至建筑学强调问责制的过程中广泛推广。时代精神要求各个职业尽可能地将自己的实践建立于证据的基础之上。没有任何职业能独善其身，这一运动不会因为躲避它而魔法般地消失。

事实上，已经有心理健康的实践者对循证实践进行了界定。各地、各州及联邦层面的大量财政赞助机构，都援引了美国心理学会第12分会所制定的EST清单，要求仅对使用实证支持治疗的实践者进行补偿。另一些管理医疗与保险公司通过使用这些清单，来控制费用并规范心理健康领域的实践。

这些努力只是全世界范围内进行的心理健康循证实践的一部分。举例来说，在英国，卫生部2001年成立了英国心理学会指南发展委员会，发表了题为《心理治疗与咨询的治疗选择：循证实践指南》（*Treatment Choice in Psychological Therapies and Counselling: Evidence-Based Practice Guidelines*）的文件。在德国，联邦政府发表了关于心理治疗有效性的专家报告，以指导和规范心理治疗法律的修订工作（Strauss and Kaechele, 1998）。

尽管将临床实践基于牢固证据基础的愿望只是老生常谈，人们对此并无异议。但具体实践指南或循证治疗的出现还是最近的事情，它们引发了争议，并已经导致了实践的修正、培训的改良及组织的冲突。无论是好是坏，保险公司与政府的政策制定者正在不断转向实证支持治疗、循证实践与实践指南，通过它们的认证来决定哪些心理治疗应该获得财政支持。事实上，伴随着管理医疗的负面影响，对心理健康领域的临床实践者而言，也许没有任何其他的主题比循证实践的演变更为重要了（Barlow, 2000）。

3. 循证实践的文化战争

正如任何心理健康实践者很容易证实的那样，语言是富有力量的。弗洛伊德曾有著名的评论，认为语言就是曾经的魔法（words were once magic）。多数社会的、专业的争论都动用了强有力的言语。什么是"婚姻"？怎么定义"生活"？什么是"紧迫威胁"？语言能降低某一事件的重要性，也能给予某事件一定的特权。

循证实践也是这样。乍一看，大家会一致同意，应该使用证据作为治疗起作用的指导。这就像公众都会赞美母亲或苹果派一样。难道还有人能严肃地鼓吹它的反面，即不遵循证据的实践吗？

但问题远没有如此简单。如何定义证据？哪些研究有资格成为证据？如何应用这些证据？这些问题都很复杂，有着深刻的哲学根源与重大的实践结果。例如，第 12 分会制订的 EST 清单中，60%～90% 是认知—行为治疗。实证支持治疗主要牵涉技能建构，有着具体的关注焦点及相对简洁的治疗，很少使用传统的评估技术（O'Donohue et al., 2000）。它所采用的决策规则，如需要治疗手册、依赖于对照研究、关注具体病症、验证特殊的治疗方法等等，都遭到了攻击。尤其是，EST 清单没有意识到，心理治疗者面对的病人或使用的理论概念不能简单地套入某个单一的病症（Messer, 2001）。病人总在生命中追求更多的幸福，他们的病情不一定符合某一具体的诊断标准，他们参与心理治疗的时间可能会超过 20 次会谈，他们的治疗目标也不容易被基于症状改善的结局测量所界定。当前的 EST 清单，并没有为治疗者及其治疗做出多少贡献。事实上，并不是所有的实践者与治疗者都接受这种活动取向的、以改善症状为中心的模式。

心理健康专家对待循证实践的态度存在严重的两极化倾向，分裂成为两个敌对的阵营，有着各自不同的术语体系与互相冲突的价值观。这一分裂已经拓展到专业文献以及美国心理学会的代表大会。循证实践正在演变为心理学文化战争中最新近的、最明显的冲突（Messer, 2004）。

这些文化战争包含理论取向、实践情境甚至行业协会之间的争斗。美国心理学会第 12 分会及认知—行为治疗传统的科学家—实践者，是倾向于循证实践的一群拥护者；而第 42 分会（独立实践的心理学家分会）及精神分析与人本主义取向的全职实践者，则是另外一群激烈的反对者。泰吾瑞斯（Tavris, 2003）认为文化战争加剧了科学家与实践者之间的分裂。他认为，在今天：

　　把它叫作"鸿沟"，就像是中东地区的以色列与阿拉伯之间的"鸿沟"一样。它是一场战争，包含潜在的信仰、政治抱负、人性观点及知识本质的分裂。它还像所有战争一样，包含金钱、领土及谋生手段的斗争。

　　我们（即三位编者）每个人关于心理健康循证实践的立场是什么？编者的取向与价值观是否会潜在地起作用？的确，它们是这样。

　　我们三位编者都是临床心理学家，都受过科学与实践同等重要的训练。我们都在大学里教学，都管理过心理学系或专业学院，都主编过专业期刊，都做过私人实践，从事过专业研究，都在美国心理学会及其下属一些实践分会担任过管理工作。我们同时是实践者、研究者、教师及心理学组织的管理者。

　　我们的"偏见"就是导向一种包容的多元主义。我们反对两边的狂热者，支持中庸之道。我们重视多个视角的整合，强调科学与实践的相互促进。我们是根深蒂固的中立主义者与整合主义者，在大多数问题上都采取中间立场。我们最重视的价值观是，通过礼貌的对话，为这一领域的不同声音提供一个发声的平台。

　　我们以证据的定义为例来进行说明。我们中的一位编者（利万特）认可美国医学会的观点（Institute of Medicine，2001），认为循证实践是最佳的研究证据、临床技能以及病人价值观的整合。利万特不认为其中任何一个成分应超越另一个；他信奉基于证据的实践这一定义，同等地重视所有三个成分，认为这有利于促进知识的积累并提供更好的问责制度。另一位编者（诺克罗斯）赞同最佳研究证据、临床技能与病人价值观三个成分，同时他给予最佳的研究以更高的优先级别，认为它在证据金字塔上级别更高。第三位编者（博伊特勒）认为这场运动的某些领域，是包含在证据以及基于个人信念、临床经验及个体价值观的临床技能的定义里的。博伊特勒认为，如果不加检验地反对客观的有效性标准，它们就可能是判断中偏见的潜在根源，或者刚好是要通过设计对照研究来克服的误差来源。

我们在这一问题及其他相关问题上的分歧，使我们邀请了来自各种不同视角、最有代表性的作者来参编这本书。更重要的是，我们的分歧帮助我们超越了关于循证心理治疗问题过分简化与两极化的倾向，考虑到了循证实践多个不同层面的相关立场。我们希望这本书能描述多种不同的视角，并可能提供一种视角整合的观点。

4. 九大基本问题

关于心理健康循证实践的一个最迫切、最首要的问题是，谁有资格作为证据？循证实践必须基于研究（或某些具体形式的研究）吗？证据应该包括实践者的经验与技能吗？病人能进入证据的考虑范围吗？证据应该包括治疗过程中病人的价值观与偏好吗？简而言之，即什么是证据？第一章将试图解决这一棘手的问题。

循证实践的定义总是支持研究作为证据的来源之一，并通常都把研究发现作为治疗决策最重要的指南。尤其在生物医学中，其金标准就是随机对照实验（randomized clinical trial, RCT）。但在心理健康领域，随机对照实验的地位引发了一场生机勃勃的讨论。第二章的五篇立场论文将要讨论哪些研究拥有判断心理健康实践有效的资格。

无论采取哪种形式，心理健康实践的有效性研究都需要病人接受某些类似的（即使不是完全相同的）标准、药物、治疗或检查。在医学实验中，标准包括给予相同剂量的同样药物，或者遵循某一标准协议来决定药物的剂量。在心理健康研究中，这一标准通常包括治疗手册的使用。它要求实践者遵循治疗手册，检测其治疗保真度与忠诚度，以确保治疗是否遵循手册进行。事实上，在实证支持治疗与循证实践的清单中，手册化治疗成为纳入清单的一个先决条件。第三章的立场论文将处理心理治疗手册化的优点与缺点，尤其讨论了手册的使用是否会改善治疗结局。

循证实践力图识别研究中最有疗效与实效的治疗方式，以便这些治疗方式可以广泛地应用于实践。但是，这些研究的可推广性并不是自动的，也不是必然的。在治疗从实验室向诊所推广与移植的过程中，会存在很多的障碍，本书将讨论其中的两个。第四章，我们将讨论研究或临床实验中的病人被试，是否在临床实践中具有代表性。然后，在第九章中，我们将讨论有效的实验室治疗，能否轻易地移植到临床的实践环境中。

除了实验室治疗的可推广性与可移植性的讨论之外，什么是有效的这一问题也引发了广泛的讨论。什么是有效治疗？在生物医学研究中，传统上是由特定的研究方法来保障有效性，比如药物治疗、外科手术、应用于病人的独立的治疗方法等。但在心理健康研究中，有着各种不同的理论视角及相互冲突的研究结论。一些人认为治疗方法当然是研究有效性的目标，另一些人则争论说，心理治疗者、治疗关系、病人或改变的原理，实际上对成功的心理治疗有更大的贡献，因此它们才是研究证据有效性与循证实践的目标。这些争议将在第五章进行讨论。

研究事业本身包括获取财政赞助、选择方法、收集数据、解释结果并出版研究成果，这是一项复杂的人工任务。作为心理健康专家，我们了解人类行为会受到多种因素的实质性影响，一些因素超越了我们直接注意的范围。研究也不例外，哪些能最终作为证据呈现并出版，可能会受到财政来源、研究者的理论忠诚度及世俗观点的影响。这些潜在的偏见将在第六章进行讨论。

第七章，我们将处理实效（effectiveness）这一底线问题。针对具体的病症，治疗者被要求进行指定的实证支持治疗，它们的结局一定会比非实证支持治疗更好吗？从定义来看，实证支持治疗已经比没有治疗、安慰剂治疗或常规治疗（treatment as usual，TAU）要好。但它们会比没有纳入 EST 清单的善意治疗（bona fide treatment）的效果更好吗？两篇立场论文将提供对立的答案。

除了上述所列的治疗实效问题之外，我们还要批判性地质疑，循证实践对历史上被边缘化的人群同样有效吗？在对待不同种族、民族、性别、性取向及残疾者等群方面，循证实践确实没有给予充分的注意。第八章是我们唯一取得一致立场的一章，我们没有可供选择的其他立场。我们都同意，迄今为止，循证实践并没有满意地解决多样性的不同维度。

该章的立场论文回顾了现有的证据,并为走向更实用、更有效的循证实践指出了未来的发展方向。

这九个基本问题横贯了心理健康领域循证实践的基本争议及其在真实世界的应用。它们从证据的定义开始,到实验室有效的治疗在实践环境中的可移植性问题结束,彻底检查了循证实践的中心领域。

5. 走向多元与谦逊

最后,我们希望《心理健康中的循证实践》一书,能澄清这场激烈讨论的基本问题,为每一个突出的问题提供一种平衡的、指导性的立场。相互接近与对话有利于澄清分歧、建立共识;对本书而言,各位撰写具体问题相关立场论文的著名作者,汇聚一堂,彼此直接对话。阅读这本书,当然不能解决价值观问题,或直接告诉您什么是最有效的实践,但它确实有助于您形成一种有关循证实践的指导性的多元主义立场。

威廉·詹姆斯曾在其不朽著作《心理学原理》(James,1892/1985)的结论部分,试图努力解决他关于硬头脑与软心肠、对直觉的偏好与对实验的向往之间的冲突。詹姆斯在结束时,提出了两条可能推进心理学发展的诚言:第一,他告诉我们,要了解我们探索的地方到底有多大的未知领域;第二,我们必须永远牢记,我们的假设只是暂时的,而且可以逆转。我们要认真留心他书中最后的训诫,在对待心理健康领域循证实践的相关事务时,保持一种乐观、谦逊的态度。

参考文献

American Psychological Association. 2002. Criteria for evaluating treatment guidelines. *American Psychologist*, 57, 1052-1059.

American Psychological Association. 2002. Criteria for practice guideline development and evaluation. *American Psychologist*, 57, 1048-1051.

Barlow, D. H. 2000. Evidence-based practice: A world view. *Clinical*

Psychology: Science and Practice, 7, 241-242.

Boring, E. G. 1950. *A History of Experimental Psychology* (2nd ed.). New York: Appleton-Century-Crofts.

Chambless, D. L., Baker, M. J., Baucom, D. H. et al. 1998. Update on empirically validated therapies, II. *The Clinical Psychologist*, 51, 3-16.

Chambless, D., Sanderson, W. C., Shoham, V. et al. 1996. An update on empirically validated therapies. *The Clinical Psychologist*, 49, 5-14.

Chambless, D. L., Hollon, S. D. 1998. Defining empirically supported therapies. *Journal of Consulting and Clinical Psychology*, 64, 497-504.

Department of Health. 2001. *Treatment Choice in Psychological Therapies and Counseling: Evidence-based Practice Guidelines*. London: Department of Health Publications.

Institute of Medicine. 2001. *Crossing the Quality Chasm: A New Health System for the 21st Century*. Washington, DC: Institute of Medicine.

James, W. 1985. *Psychology: The Briefer Course*. Notre Dame, IN: University of Notre Dame Press. (Original work published 1892)

Leffective, H. S. 2002. A brief history of evidence-based practice and a vision for the future. In R. W. Manderscheid, M. J. Henderson (Eds.), *Mental Health*, 2003 (pp. 224-241). Rockville, MD: U.S. Department of Health and Human Services.

Messer, S. B. 2001. Empirically supported treatments: What's a non-behaviorist to do? In B. D. Slife, R. N. Williams, S. H. Barlow (Eds.), *Critical Issues in Psychotherapy* (pp. 3-19). Thousand Oaks, CA: Sage.

Messer, S. B. 2004. Evidence-based practice: Beyond empirically supported treatments. *Professional Psychology: Research and Practice*, 36, 580-588.

Nathan, P. E., Gorman, J. M. (Eds.). 1998. *A Guide to Treatments that Work*. New York: Oxford University Press.

Norcross, J. C. (Ed.). 2002. *Psychotherapy Relationships that Work*: *Therapist Contributions and Responsiveness to Patient Needs*. New York: Oxford University Press.

O'Donohue, W., Buchanan, J. A., Fisher, J. E. 2000. Characteristics of empirically supported treatments. *Journal of Psychotherapy Practice and Research*, 9, 69-74.

Reed, G. M., McLaughlin, C. J., Newman, R. 2002. American Psychological Association policy in context: The development and evaluation of guidelines for professional practice. *American Psychologist*, 57, 1041-1047.

Strauss, B. M., Kaechele, H. 1998. The writing on the wall: Comments on the current discussion about empirically validated treatments in Germany. *Psychotherapy Research*, 8, 158-170.

Task Force for the Development of Guidelines for the Provision of Humanistic Psychosocial Services. 1997. Guidelines for the provision of humanistic psychosocial services. *Humanistic Psychologist*, 25, 65-107.

Task Force on Promotion and Dissemination of Psychological Procedures. 1995. Training in and dissemination of empirically validated psychological treatments: Report and recommendations. *The Clinical Psychologist*, 48, 3-23.

Task Force on Psychological Intervention Guidelines. 1995. *Template for Developing Guidelines*: *Interventions for Mental Disorders and Psychosocial Aspects of Physical Disorders*. Washington, DC: American Psychological Association.

Tavris, C. 2003. Foreword. In Ulienfeld, S. O., Lynn, S. J., Lohr, J. M. (Eds.), *Science and Pseudoscience in Clinical Psychology*. New York: Guilford Press.

Wampold, B. E., Lichtenberg, J. W., Waehler, C. A. 2002. Principles of empirically-supported interventions in counseling psychology. *The Counseling Psychologist*, 30, 197-217.

第一章

谁有资格成为有效实践的证据？

一、临床技能

基欧弗雷·M.里德

循证实践最被广泛引用的定义，主要改编自萨克特等（Sackett et al.，2000）及美国医学研究所的定义（Institute of Medicine，2001）：

"循证实践"是最佳研究证据、临床技能及病人的价值观三者的整合。"最佳研究证据"指临床相关的研究，通常来自于基础的卫生学及医学科学，尤其来自于以病人为中心的临床研究。"临床技能"指使用临床技能的能力，以及迅速地识别单个病人独特的健康状态并进行诊断，了解潜在干预的个体风险与收益以及个体价值观与期望的能力。"病人的价值观"指每个病人带入临床环境的独特偏好、关注与期望等因素，如果这些因素对服务病人有益，它们就必须整合到临床决策的过程中。

这一定义阐述了三个成分整合的结构，没有暗示任何一个比另一个更有特权，这是很少有心理学家不同意的一个实践模式。但是，那些参与循证实践讨论的实践者感到很失望，因为他们发现自己通常被描述为傻瓜或骗子。一个相关的典型描述是"实践者群体使用的大多数理论与方法，均未得到经验证据的支持"（Beutler，2000）。尽管根据狭义的证据（通常没有提供附加的情境说明，因此不具有更为广泛的含义）来说，这些描述可能是真的。社区中的日常心理治疗，被描述为主要是基于信仰、偏好与无效的理论，是"广泛多变的实践，类似于放血、鬼神学、宗教法庭、大屠杀、十字军或其他破坏性的政治哲学或宗教哲学"（Beutler，2000）。

卡特（Carter，2002）以这样一种方式描述了她对这场讨论的体验：

我一直在寻找学院派科学家同事所描述的实践者……，这

3

些实践者没有头脑、鲁莽而且傲慢，不能从经验中进行学习。由于他们遵循的是没有思想的、魅力型领导驱动的治疗方法（charismatic-leader-driven treatment），他们确实需要治疗手册，来告诉他们什么时候该干什么……，他们从不阅读，从不思考，更重要的是，他们已经丧失了所有学习的能力与兴趣

这些聪明的实践者中，有一些曾接受过高等教育中最有竞争力的博士训练，获得了通常意义上的研究取向的博士学位，经历过至少两年的临床督导，通过了国家与州层面的执业资格考试。我们怎么能说这些实践者的知识不合法，他们的实践与巫医没有区别？这一观点，又怎么变成了心理健康领域中，这个得到最广泛鼓吹的倡议[①]的核心前提？

这篇立场论文探讨了引发医疗专家"去专业化"（deprofessionalization）的部分驱力，并探讨了这些力量如何与循证实践运动发生了交互作用。我得出结论，重申临床技能的重要性并对其进行更好的界定非常重要，它能协助心理学保存其基本的人性，同时促使心理学符合必要的证据标准，以推进支持我们工作的医疗政策的发展。

1. 作为"公共理念"的循证实践

整个 20 世纪 90 年代，循证实践作为一种公共理念开始广为传播（Tanenbaum，2003）。所谓公共理念，意指描述一个公共问题，并建议对之进行一种特殊反应。举例来说，当一个公共理念将醉驾当作美国公路的本质的威胁后，醉驾就变成了改善交通安全努力的焦点（Gusfield，1981）。酗酒的司机导致了交通事故这一理念并非错误，但交通事故还有许多其他的原因。公共理念只关注复杂问题的一个方面，然后呼吁合理地解决它。

在医疗卫生领域，政策制定者确实面临着复杂的问题。接近 15%的美国民众没有保险（Cohen and Ni，2004；U.S. Census Bureau News，

---

① 译者注：即循证实践。

2004）。甚至更高比例（24%）的人群没有心理健康保险，有保险的人中，也只有一半的人自认为得到了合理的处理（Maxfield et al.，2004）。我们人均医疗费用比其他任何工业化国家都要高，但我们并没有提供更好的医疗服务（World Health Organization，2001）。医疗服务是分裂的，在系统的横向切面与服务层次的纵向水平之间，均很少有共同点（Institute of Medicine，2001）。医疗费用持续增长，一些补贴项目的费用，包括联邦医疗保险（Medicare），已经给下一代美国人带来了难以接受的负担。面对反对这些特殊解决方案的既得利益者，这些问题看起来很是棘手。

取而代之的是，美国人已经接受了一种公共理念，认为美国医疗系统的本质问题是由未经检验的实践引起的。如果医疗专家能以与研究发展相一致的方式进行实践，这一问题就能够得到解决。这是循证实践的前提。塔嫩鲍姆（Tanenbaum，2003）指出，循证实践作为一种公共理念的潜在能力，部分是因为它强有力的修辞：

> 事实上，它只是一种修辞的胜利，谁又能反对证据？对循证实践进行字面的批判，无法动摇它的地位。他们反对的不是证据，而是某种证据的分级结构……而且，循证实践的修辞会在听众头脑中引发一个重要的问题：如果循证实践是将证据引入实践，那一直以来实践者是如何实践的？还有证据之外的东西吗？即使公众从未进行证明，但对他们而言，这个问题似乎是很清楚的：实践者总是处于错误的状态之中。

循证实践为未来对专家行为进行日常监管提供了正当理由，这一点已经变成管理医疗（managed care）的工作原理。循证实践作为连接问题与解决方案的一种公共理念，一直没有被质疑。在一个评估循证实践应用于管理医疗的国内项目的报告中，克可林（Keckley，2003）的断言具有代表性，他认为没有遵循循证指南的实践者，为病人提供了并非最好的治疗，并由高度不合适的治疗模式导致了原本可以避免的大量费用。同样有代表性的是，他并没有为这种情况提供任何证据。他提出，循证实践可能是一种管理医疗的机制，可用来改善利益相关者及其成员对当前医疗体系的印象。循证实践通过限制甚至拒绝服务，构成了"同时监管费用与品质的基础"。这个时代，"正当性"进入了科学的话语体系，实证研究尤其是随机对照研究的结果，在治疗任何单个的病人时，均应置于单个医疗专家的经验判断之上。

临床研究者给予这一视角合法的地位，迫不及待地将医疗卫生服务的重要问题，界定为实践者对研究文献的消费或应用。他们争论说，如果心理治疗者严格使用这些有着实质性疗效研究证据的治疗方式，实践的结局将会改善（Carpinello et al.，2002；Chambless et al.，1996；Chorpita et al.，2002；Lampropoulos and Spengler，2002；Nathan and Gorman，1998）。众多的美国联邦研究机构也加入到这一合唱中，热切地宣称他们的文件能使公众获得实质性利益；医疗服务机构也加入进来，宣称他们已经掌握了这一系统有效运行的关键。

医疗专家的抵制通常被视为实施循证实践的主要障碍（Keckley，2003）。结果是，旨在提升实践者对基于研究服务进行掌握与运用的项目，得到了大量实质性的投资。它们无视这样的事实，即实际上并没有证据支持"实施循证实践会改善医疗结局"这一假设。例证之一是，美国心理健康研究所（National Institute of Mental Health，NIMH）、医疗与人类服务署（Department of Health and Human Services，DHHS）以及物质滥用与心理健康服务署（Substance Abuse and Mental Health Services Administration，SAMHSA）三个机构联合发起了一个项目，在国家医疗系统层面，提升与支持循证心理治疗的实施（National Institutes of Health，2004）。这一项目主要关注在州一级的临床实践情境中，实施循证实践的最有效、最可行的途径，同时也为已经承诺接受循证实践的州及局部地区提供直接的支持。

2. 研究者是问题的一部分吗？

一个可能会被问到的问题是，在管理医疗试图通过剥夺治疗者权力而使治疗者去专业化的过程中，参与或协助管理医疗的临床研究者们到底起了什么作用？明显地，某些人贬低实践心理学家，向实践中任何听过这些治疗的其他人质疑，诋毁实践心理学家的名声。但是，我认为他们只是极少数的一撮过激分子，因为与总体极不协调而得到注意。通常由于他们的指责，媒体找到了一个好的控诉实践心理学家的副本，继而引起了民众的兴趣。

然而，最好的临床科学家已经加入到各种不同的项目之中。对他们来说，循证实践运动的中心目标，是向外在决策者或相关利益机构证明，心理治疗也有科学基础，心理学最终也将具有与医学同样的地位（Tanenbaum，2003、2005）。这些研究者尤其关注已经广泛传播的实践指南，这些指南在缺少数据支撑的情况下，更多地推荐药物治疗而不是心理治疗（Barlow，1996；Beutler，1998；Muñoz et al.，1994；Nathan，1998）。大卫·巴洛（David Barlow）在一篇富有远见的论文中，树立了一个成功案例，将实施心理学治疗（psychological treatments）当作全世界医疗体系主流的医疗干预方式（Barlow，in press）。比如，他综述了关于抑郁症与惊恐障碍的心理学治疗数据，这些数据均达到了最严格的证据标准，且已经在最有声望的医学期刊上发表（Barlow et al.，2000；Keller et al.，2000）。

但是，心理学治疗要在更广泛的医疗体系内获得成功，就需要达到医学评价的证据标准（Davidson et al.，2003）。医疗政策制定者与治疗者对这样的论断大都不太友好，即声称随机对照研究的金标准并不总是审查心理学治疗的最佳模式。在他们看来，一般的"心理治疗有效"的信息，与谈论"药物有效"是同一回事。研究发现，仅有一小部分结局是由治疗技术所导致的。这听起来似乎实践者并没有做什么特别重要的事情，甚至任何人都能够做。关于治疗联盟重要性的数据看起来是有趣的，但它并不能告诉我们对什么人应该采取什么治疗。

尽管心理学家通常将随机对照实验的目标视为建立因果性，但医学研究者与医疗政策制定者却将它的目标视为提供医疗政策的基础。

什么年龄、哪些群体的女性应该定期进行乳房 X 射线检查以排除乳腺癌？他汀类药物在什么样的胆固醇水平下，可以降低人类的心脏病风险？比如，最近的随机对照实验表明，多年来在北美得到最多推荐的激素替代疗法，会对女性产生实质性伤害，明显提高其患乳腺癌的概率（Chlebowski et al.，2003），并增加了她们患心脏病的风险（Manson et al.，2003）。结果是，激素替代疗法的使用率直线下降（Hersh et al.，2004）。

遗憾的是，接受心理学中的这一框架，也意味着接受了被循证医学视为基础的"证据的分级结构"（Sackett et al.，2000）。其导致的不幸结果就是，我们领域的专业知识大幅贬值。心理学治疗作为社区中通常实践的方法，它是流动的、自我校正的、非固定期限的以及个性化的（Seligman，1995）。按照定义，这些治疗方案可能很难甚至不能采用随机对照设计。一个治疗是否有效，大部分是看它是否与某种具体的研究方法相匹配（Tanenbaum，2005）。仅将使用手册化治疗作为心理学治疗是否循证的标准时，会使手册与证据混淆不清（Chambless et al.，1996）。

在现实中，有一些治疗是经验已经证明无效的；另一些治疗是并未用循证实践所强调的方法进行检验的[①]，公众通常混淆这两种治疗，很多专业文献对这种缺乏清晰性的现象进行了描述（Westen et al.，2004）。作为推论的必然结果，在治疗"最为有效"与它们"最适合随机对照实验"之间混淆出现了。举例来说，事实上我们并不知道认知—行为治疗与人际关系治疗，是否是对抑郁症最有效的治疗方案，但仅仅是因为它们是手册化的、简洁的治疗，相比其他途径，它们更容易使用随机对照实验来进行验证。这带来了这样一种观点，它可能将治疗手册视为治疗规范性的标志，当作治疗本身的一个组成部分，而不是把手册看作治疗的典型化。它还可能带来另一种观点，"心理治疗作为辅助专职人员的

---

① 译者注：因此还不知治疗是否是无效的。

工作，他们不能也不应该在选择干预措施或解释观察到的临床数据的过程中，擅自做出临床决策"（Westen et al.，2004）。

这一挑战对心理学产生了两个方面的影响，既要保持必要的心理学工作的人性化与个性化本质；同时，也要符合当前医疗系统支持的证据标准。塔嫩鲍姆（Tanenbaum，2005）列出了政策相关的问题：

　　　　心理健康的循证实践能否承诺足够的证据层级，公正地对待处在各个不同层级的技术？它能否做到这一点，并没有进一步通过与医学（包括心理药理学）的比较来证实。

3. 临床技能：回到未来

我认为，通过对临床技能重要性的重申，心理学就能够最好地应对这一挑战。心理学作为一门健康职业的权力，建立在一系列具体化的专业知识基础之上。专业知识与实践者的个人经验一起，构成了实践者临床技能的基础。在循证实践最为"顾名思义"的解释里，实践者的经验对合适的治疗很少有贡献，有时甚至会损害治疗。但是，这又是荒唐可笑的。当一个人在选择可能危及他母亲生命的治疗方案时，即使是最热心的循证实践的鼓吹者，他会接受引用单个随机对照实验结果的实习治疗者的建议，还是接受一位德高望重的、已经成功治疗了一百个类似病例的治疗者的建议？临床技能在任何形式的医疗护理（包括心理学护理）中都处于最重要的地位，这一点是明显而且不可回避的。

临床技能当然也可以由对照研究指导，但对照研究可能是难以获得、没有结果、结论相互冲突或者令人误解的。一个心理学的相关例证是，曾有一个早期的研究报告（Dobson，1989），对 28 个研究进行了元分析，结果发现，抑郁症的认知治疗比其他治疗（包括心理药物治疗、行为治疗或其他形式的心理治疗）有更好的疗效。后来，鲁伯斯基等（Luborsky et al.，1999）对 29 个抑郁症的对照研究进行了元分析，但同时考虑了研究者的理论忠诚度。结果发现，研究者的理论忠诚度可以解释治疗结局变异的 2/3。认知治疗者倾向于发现认知治疗有更好的结局，精神分析研究者则认为动力性治疗取得的效果更令人印象深刻。不用奇怪，这种现象还可以推而广之，生物医学取向的观点会坚持认为处理抑郁症时，药物治疗优于心理治疗，而不管心理学研究的实质性证据恰好否定了这一观点（DeRubeis et al.，in press；Hollon et al.，in press）。

疗效研究不应该是制定"哪些服务应该鼓励或哪些服务应该限制"的政策的唯一基础。在 1989 年多布森（Dobson，1989）的研究基础上，相关的医疗政策迅速推行，它们张扬认知治疗而限制其他形式的治疗，完全忽略鲁伯斯基等在十年后对这一结论的修正。更重要的是，它还很不恰当地限制了一些人群获取有效心理健康服务的权力，这些人群是美国疾病负担的重要部分，但治疗明显不足（Kessler et al.，2003；World Health Organization World Mental Health Survey Consortium，2004）。在一些诸如儿童或患有顽固性精神疾病的其他人群中，他们存在着对治疗干预的极大需求。但由于存在与这些政策相关的众多困难，只有很少数的治疗能够符合狭义的证据标准。过分强调将随机对照实验作为证据，可能会支持那些容易使用这种方法进行研究的治疗，尤其是药物的使用，从而损害这些易受伤害的人群的最佳利益。在某些场合，过分强调对照研究还可能限制一些前沿治疗的发展，它们已经在单个结局中证明更好，但还没有得到大规模的对照研究的检验。沃伦·沃里克（Warren Warwick）是一个儿科治疗者，他的诊所在治疗囊性纤维化（cystic fibrosis）时，显著地延长了个体病人的预期寿命（大约是 47 年，而研究中心调查的国内平均数是 33 年）。沃里克说国内的研究指南是"过去的一个记录，而至少——它们应该有一个截止日期"（Gawande，2004）。

如何在现实的医疗环境中恰当地应用研究发现，是临床技能的一个首要的主题。古德哈特（Goodheart，2004a）定义了心理学中的临床技能，认为它是实践者在通常不太确定且模糊不清的变动情境中，整合知识、经验、技术与相关技能、批判思维、预测、政策以及自我评估的能力。临床技能需要评估病人的临床状态，优先排序治疗的需求，与病人形成治疗联盟，选择合适的治疗干预并评估它们对具体病人的潜在风险与收益，熟练地使用这些治疗干预，监管病情进展，并按需要对治疗计划进行调整。临床技能也是治疗者与病人及其家庭进行有效沟通所必需的，用来评估他们在治疗过程中的目标、价值观、选择及期望的角色。临床技能还要考虑一系列病人因素，包括：年龄与发展阶段，文化，语言，社会阶层，人格（如优势与不足、应对方式等），行为因素（如健康风险行为、遵守复杂治疗的能力等）及相关的系统因素（如家庭与学校）。

在这种细节化水平上直接研究临床决策是不可能的。比如，在对美国少数民族人群进行心理学干预时，有效研究是难以获得的。强硬的循证实践立场认为，在进行治疗选择时，治疗者之间不应该有什么差异。我曾亲耳听见一位杰出的研究者争论说，对女性乳腺癌病人的群体心理干预，已经在白人中产阶级人群中得到发展与检验，它们应该由社区组织不加修改地优先应用，以治疗那些说西班牙语的移民。因为它之前存在过干预的证据，且没有证据说明需要对之进行调整。这种建议将打击大多数实践者，将他们视为令人惊奇地忽略相关证据的人。但是，这种观点忽略了社区心理学与多元文化论心理学的原理及相关研究；忽略了语言、文化、关于疾病的信念的重要影响及这些因素与医疗体系的交互作用；忽略了关于文化与情境重要性的临床知识。

这样研究者的建议，是过分强调随机对照实验，或对随机对照实验做出过度推广的直接结果。随机对照实验遵循群组水平的概率，通常基于狭义的、有着明确界定的群组。已有研究表明，纳入研究的病人样本与临床实践的真实病人之间，存在着实质性的差异（Zarin et al., in press）。但循证实践倾向于假设，如果要远离跳跃性推论[①]，就需要将聚合研究的结论应用于个体案例（Tanenbaum, 1999）。循证实践建议，下一个病人的治疗方案，应该由治疗这种病症的具体技术获得积极结局的概率来直接决定。但事实上，还有一些其他因素，如病人、实践者、

---

① 译者注：inferential leap，主要指从观察出发，未经检验地直接做出普遍性的结论。

文化与情境、治疗关系、病人与治疗的匹配度等，在决定结局的过程中甚至会更为重要，我们认为，真正循证的实践应该考虑所有这些因素。

对临床决策的批评（Garb，1998；Meehl，1954）已经强化了这样一些观点，认为实践者受到信息处理偏见以及对综合数据的启动效应的制约，在此基础上做出的决策是有缺陷的。确实，每个都会受到这些因素的制约（Kahneman and Tversky，1973；Nisbett and Ross，1980）。而且，这些批评还通常假设临床决策的中心任务是对行为进行预期（Westen and Weinberger, in press）。一般来说，统计预测在对相对远而广的行为结局进行决策时具有优势，但临床经验并不会从这种预测中获得太多益处。相反，除了在某些特定的法律情境中，行为决策并不是临床训练或临床工作的中心任务。威斯顿和温伯格（Westen and Weinberger, in press）进行了综述，强烈支持临床技能与临床训练、临床工作中的决策更加相关，主要包括：在中等水平的推论下进行决策；在实践者可能发展专业技能的情境中进行决策（如诊断或干预）；以及在最优化专业技能的表现的条件下（如为专家观察者设计的心理测量工具）进行决策。

对临床决策的批判还经常集中于某些心理测验的预测效度问题（Garb，1998）。尽管有大量的证据表明，心理测验至少与许多医学检查一样，对各种各样的重要结局具有精确的预测性（Meyer et al.，2001），但实践者的决策（作为实践者评估与治疗的一部分）是否最大化了病人的利益，与上述的研究结论是两个不同的问题。特别是在诊断方面，大家都注意到实践者在《精神障碍诊断与统计手册》（*Diagnostic and Statistical Manual of Mental Disorders*，*Fourth Edition*，*DSM-IV*，APA，1994）的基础上，所做的临床诊断缺乏评估者间信度（interrater reliability）。这种情况在与结构性访谈进行对比时，尤其明显（Basco et al.，2000；Ventura et al.，1998）。尽管 *DSM-IV* 中病症的细微差别，可能会对研究中同质群体的建立具有重要影响，但与实践者做出治疗建议、执行治疗过程并没有多大联系。正如威斯顿和温伯格所述，"从一种严格的实证视角来看，我们要注意到，事实上并没有证据表明，那些刚好

高于或低于 *DSM-IV* 任一诊断类别阈限的病人,必定会对任意一种治疗形式都做出不同的反应,或他们一定有着不同的致病源,或他们在任意其他的重要方面必定是不同的"。把缺乏诊断信度视为 *DSM-IV* 的临床效度问题,比将其视为临床决策问题,要更为恰当。

也许与临床技能更相关联的问题是许多领域已经得到证明的专家与新手的决策差异(Bransford et al.,1999)。古德哈特(Goodheart,2004a)将其总结如下:首先,专家获得了广泛的内容知识,以反映出对其深刻理解的方式来组织知识,且仅仅利用少量的注意资源就能够检索到这些知识的元素。其次,专家在新的情境中更为灵活,通常能注意到新手所注意不到的特征或模式;而新手只会遵循规则,死记硬背(Klein,1998)。专家知识不能还原为一系列事实或命题,它与应用的情境密切关联。最后,不管专家的知识水平如何,他们并不能将这些知识的内容以及他们使用这些知识的方式清晰地告诉其他人。最后一点与当前的讨论高度相关。

近年,来自于随机对照实验研究的证据表明,治疗者经验及专业技能在最优化治疗结局的过程中具有重要的地位(Huppert et al.,2001;Klein et al.,2003)。例如,雅各布森和霍伦(Jacobson and Hollon,1996)审查了一个随机对照研究,该研究认为,药物治疗比认知治疗对抑郁症更有效。但他们进一步分析发现,该研究中,最有经验的认知治疗者获得的治疗结局,跟药物治疗效果相等,只有那些不那么有经验的治疗者的结局确实要差很多。有经验的治疗者针对具体病人所使用的特定策略,在决定治疗结局时是很重要的(Anderson and Strupp,1996;Beutler et al.,2002;Castonguay et al.,1996)。现有研究还表明,严格地遵循治疗手册可能会增加治疗关系恶化的严格程度,甚至增高关系破裂的频率(Norcross and Hill,2004),进而损害治疗联盟,导致更差的治疗结局(Wampold,2001)。

在《循证医学手册》(*Evidence-Based Medicine Notebook*)一书中,海恩斯等(Haynes et al.,2002)指出了早期的专业技能概念,认为它

主要关注相关研究的识别与应用，而不强调临床决策中的其他因素。他们建议采用一种新的模式，将临床技能置于病人的临床状态与环境、病人的偏好与行为以及研究证据三者交集的地方。在心理治疗领域，博伊特勒（Beutler，2000）列出了五个治疗成分：①传播有助于建立治疗关系的态度；②治疗改变原理的知识；③执行有效技术的治疗技能；④在选择干预方式时能对时间的使用与需求保持敏感；⑤当现有技术无效时，能够使用创造性想象。诺克罗斯和希尔（Norcross and Hill，2004）同样提供了基于研究的描述，并提出了与心理治疗关系相关的建议。

循证实践需要多种来源的证据，通常包括临床技能（Goodheart，2004a）。意识到这一点是重要的，许多当代的临床研究以及关于循证实践最好的讨论，都没有提倡烹饪书式的、一刀切的治疗模式。更为复杂、精确的临床技能模式，将改变我们对对照研究使用的理解。研究是有益的，但它很少描述应该如何应用于单个的病人。在多数情况下，最好将临床研究视为评价治疗的一种途径，它在临床技能的指导下，在具体的情境中发挥着良好的作用。开展良好的心理学实践，包括利用实证文献、增进对临床技能更深的理解等，将有助于心理学在当代医疗体系内重建职业的声誉，推进职业的发展。

二、科学研究

约翰·F. 凯尔斯壮

科学研究是临床心理学家及心理健康领域的实践者决定哪些"证据"来指导循证实践的唯一方法。

1. 循证医学背景

当《纽约时报》将"循证医学"当作 2001 年度最具突破性进展的理念之一时，读者们可能会想："它在反对什么？难道有哪些医学治疗没有基于证据吗？"（Hitt，2001）。对这一问题简单而直接的回答是："是！"尽管长期以来，医学职业一直将自身置于科学的护翼之下，但事实是，即使到了最近，治疗者们对疾病仍然只有少数有效的治疗。有效治疗大多数在本质上是缓和性的，以缓解病人的症状为目标，使病人觉得舒适，各项机能自然发展。而不是通过外科手术，由治疗者简单地切除犯病的器官或组织。真正意义上的科学医学，实际上起源于 19 世纪末（也就是这个时候，科学心理学诞生了），主要的标志性事件是克劳德·伯尔纳（Claude Bernard）的实验室革命、路易·巴斯德（Louis Pasteur）与罗伯特·科赫（Robert Koch）的微生物追踪研究（microbe-hunting）以及此后在 20 世纪持续发展的药学革命（Magner，1992；Porter，1997）。

但是，大约在伯尔纳 150 年之后、巴斯德与科赫 100 年之后，《纽约时报》引用了最近的一个评估研究，仅有 20% 的普通医学实践是"基于严格的研究证据"，与"一种民俗学"相对应（Hitt，2001）。仅在最近几年，研究者才开始对医学实践进行系统评估，决定治疗是否真正有效，一些治疗是否比另一些更好，以及哪些治疗是性价比高的（Davidoff et al.，1995；Evidence-Based Medicine Working Group，1992；Rosenberg and Donald，1995；Sackett et al.，1997）。但在当前，循证医学，定义为"治疗者严谨、清晰、明智地运用当前最佳的证据来为病人个体进行医疗决策"（Sackett et al.，1996），以及一个更为广泛的名字"循证实践"（Institute of Medicine，2001），正是医学不断经营、走向未来的道路。

2. 科学、心理治疗与医理医疗

我们也来回顾心理学发展的那段平行的历史。临床心理学之所以拥有自身的专业地位，包括它从精神病学分离开来、受到第三方付款机构的信任，都是假设，它进行的诊断、治疗与预防过程，全建立在一系列实质性的科学证据的基础之上。但是，在19世纪末心理治疗诞生后很长一段时间，这一假设并没有得到检验。艾森克（Eysenck，1952）在研究了一些文献后，对心理治疗总有积极效应、总能优于自行缓解这一命题提出了质疑。这对心理治疗必定是个巨大的打击！当然，接下来的事件也不是一个好消息，心理治疗开始面临第一代精神药物的竞争，这些药物包括锂的发现（1949年引入）、吩噻嗪类、丙咪嗪、眠尔通及其他苯二氮平类药物等。在此后一段长时间的尴尬日子里，对艾森克的主要回击是，宣称心理治疗确实有效，但艾森克的研究过程本身有问题，他分析的研究良莠不齐，一些消极效应平衡掉了另一些积极效应，创造了一种没有改善的假象（Bergin，1966）。后来，心理治疗又用了25年的时间来发展新的元分析技术（元分析不仅能对数据趋势进行量化描述，还能使研究者将弱的效应聚合成强的效应）。通过元分析，研究者证明，在平均水平上，心理治疗确实比什么都不做具有更大的积极效应（Lispey and Wilson，1993；Smith and Glass，1977；Smith et al.，1980）。

艾森克的曝光及伯金（Bergin，1966）的反驳的一个积极影响是，研究不仅要证明心理治疗确实有效，还要能甄别增进心理治疗积极结局、减少消极结局的条件及技术（Bergin and Strupp，1970；Fiske et al.，1970；Garfield and Bergin，1971；Strupp and Bergin，1969）。在精神药物兴起的同时，心理治疗内部也变得更加复杂，新出现的行为疗法（Wolpe，1958）和认知疗法（Beck，1970），与更传统的精神分析及病人中心疗法之间开始了竞争。第一代行为与认知治疗者严格地采取临床心理学的科学修辞，开始系统地证明他们所从事工作的有效性（Yates，1970）。到了史密斯和格拉斯（Smith and Glass，1977）开始从事元分析的时代，人们发现认知—行为治疗在某种程度上比传统的领悟疗法（insight-oriented approach）更为有效。尽管有一些观察者从史密斯与格拉斯的研究中得出"每个人都赢了，大家都有奖"的结论（Luborsky et al.，1975），其实这并不是真实的情况。即使在史密斯与格拉斯的研究中，认知与行为治疗的效果量，也要大于精神分析与人本疗法的效果量（Smith and Glass，1977；Smith et al.，1980）。在接下来的年代里，认知—行为疗法逐渐变成心理治疗护理的标准。

史密斯和格拉斯的分析（Smith and Glass，1977；Smith et al.，1980）表明，心理治疗要获得足够的成功，就不能将目光局限于认知—行为治疗，很可能还需要允许精神分析师、罗杰斯主义者及行为治疗者等，同样享受良好的职业生涯。但是，随着健康维持组织及其他形式的管理医疗的兴起，职业的图景又不得不再次发生改变。不管治疗的效果如何，只要病人及其代理者相信自己正在获益，或者相信未来最终会获得某些好处，他们就会为自己想要的治疗而从口袋里掏钱。当第三方开始承担治疗费用（病人与治疗者为第一、第二方），对职业进行问责的强烈需求就随之而来，与其他医疗工业一样，心理健康护理对问责的需求同样巨大（Kihlstrom and Kihlstrom，1998）。结果是，管理医疗的需求，结合科学的修辞，在与认知、行为治疗及精神药物治疗竞争的过程中，催生了实证支持治疗（ESTs）标准（Chambless and Ollendick，2001；Task Force，1995），随后，又演变为更广泛的术语，形成了临床心理学中循证实践的概念。

3. "疗效"与"实效"

从历史的角度来看，循证实践是临床心理学一直奋斗、提升的方向，它确实有着某种历史必然性。至少从专业的立场来看，临床心理学一直以自己的科学基础为自豪。但不可否认，当前确实存在着相当多的抵制循证实践的力量。有一种想法是，我们得想办法去消除那些来自私人实践企业家的抵制，因为这些人仅仅想延续他们一直以来所做的工作，怨恨对他们生计的任何侵犯。但我认为事实远比这个复杂。就像一些善意的治疗者瞧不起自己的临床决策要经过管理医疗的审查一样，一些善意的心理治疗者也会反对任何的标准与指南，认为应该由他们自由地选择对单个病人最好的治疗。但是，治疗者没有这种自由，他们不得不确证自己的实践符合有效的证据，如果缺少证据，也要与流行的护理标准一致。为什么心理治疗者就要不一样呢？

其他的抵制者，包括一些临床科学家，都认为作为循证实践基础的"疗效"研究是不恰当的，至少是不充分的，因为疗效研究是在某种人工环境中完成的，不能代表真实环境中治疗者所面对的问题（Levant，2004；Seligman，1995；Seligman and Levant，1998；Westen and Morrison，2001；Westen et al.，2004）。取而代之的是，他们建议实证支持治疗应该基于"实效"研究，使研究具有更好的生态学效度。但是，区分疗效研究与实效研究似乎是很牵强的。研究就是研究。临床药物实验在某种程度上也是人工的，但它们的人工属性，并没有阻碍治疗者在真实情境中开具有效的药物。大部分严格的对照研究表明，这些受到质疑的药物在现实中确实能改善正在治疗的疾病。

在某种意义上，实效研究试图合乎逻辑地拓展疗效研究，使其适用于更有生态学效度的治疗环境。比如，研究具有共病的病人；或者象基于I轴一样，基于II轴进行诊断；或者更加扩大治疗的范围，在两者之间并不存在本质的差异。但在另一种意义上，实效研究放松了疗效研究特有的方法论严格性的标准，实际上是一种研究的倒退。举例来说，在

"消费者报告"（Consumer Reports）研究中（Consumer Reports，1995；Kotkin et al.，1996；Seligman，1995），心理治疗结局由病人报告治疗的满意度来进行测量，用自我报告代替了真实改善的客观证据。它没有控制样本偏差，也没有未治疗的对照组，这是一个非常类似于当年艾森克（Eysenck，1952）研究的特别糟糕的问题。它没有询问治疗的细节，这是区分心理治疗的真实效应与安慰剂效应的关键问题，也是评估不同治疗方式不同实效的关键问题。

如果消费者报告是实效研究的一个案例，那么在走向循证心理治疗的路上，实效研究就是在倒退，而不是在前进。疗效研究，效仿药物研究的随机临床测验，是研究心理治疗结果的良好开端。任何可能与生态学效度相关的疗效研究的缺陷，都可以在未来通过恰当的设计与控制的实效研究来弥补，而不应该将其当作在此期间打击它的借口。

4. 逐渐提高标准

当前，心理治疗中循证实践的标准严格地效仿着药物进入市场前的临床测验（Chambless and Ollendick，2001）。为了取得进入临床心理学分会维护的 EST 清单的资格（Division 12，Section III，of the APA），治疗必须遵循以下条件：至少有两个研究证明（最好由独立的研究团队进行），结局要比充分控制的对照组（一般是没有得到任何治疗的病人群组）更好。这一标准是一个良好的出发点，有利于将心理治疗最终建立在牢固的科学基础之上。但它们在某种程度上只是一个最低限度的标准，随着时间的推移，它们应该逐渐提高标准（这与通过放宽循证实践的定义而将降低标准刚好相反；Moynihan，1993），以改善心理治疗实践的质量。

例如，为什么只是两个研究？当前实证支持治疗的标准就是仿效美国食品与药物管理局的标准，后者仅仅要求有两个积极的测验，而不管存在多少消极的测验或多少没有得出结果的测验，这种情况引发了所谓的发表偏倚问题（file-drawer problem）或显著结果的选择性出版问题。

正如医学界已经提高了要求，规定药物公司预先登记所有的药物测验，作为将来他们出版的条件（Vedantam，2004）。我们也可以找到一种方法，在研究结果出来之前，就持续注册心理治疗的结局研究。当前也许还只能局限于由联邦财政资助的主要协作性研究。

更为实质性的是，我们希望减少将没有治疗作为对照组的比例，而借助恰当的安慰剂对照组或其他的替代治疗组。利用没有治疗组来作为对照组，能够证明心理治疗好过没有治疗，但无疑这还不够。安慰剂控制在心理治疗研究中难以执行，因为它难以对治疗这些病人的治疗者隐藏信息。尤其是当使用安慰剂的伦理问题开始出现时，新的药物反而有可能被评估为反对当前的护理标准。如果一种新的药物不是明显地比现存药物更好（当然也包括如果它明显更差），它的支持者就不得不充分地向人们证明：这种药物对某些病人，或对现存药物没有反应甚至具有副作用的病人，是一种合理的替代治疗。这种对比研究的一个例子是，美国心理健康研究所"抑郁症治疗协作研究项目组"（Treatment for Depression Collaborative Research Program，TDCRP）的一个项目。抗抑郁药物丙咪嗪可能已经是药物治疗的标准，他们用心理治疗作为替代治疗来进行对比研究。同样，他们还将认知—行为治疗与传统的人际关系治疗进行了对比（Elkin et al.，1989）。

接下来就是如何评估结局的显著性问题。很久以前，雅各布森与他的同事们（Jacobson and Hollon，1996）指出，在一些标准测量中的统计学显著性改变可能不会反映出病人真实状态的临床显著性改变（Jacobson et al.，1984；Jacobson and Revenstorf，1988）。问题是，什么是临床显著性的标准？尽管我一直相信凯尔斯壮（Kihlstrom，1998）所述，虚无假设统计检验是心理学中解决原则性争论的基础（Abelson，1995），心理治疗结局是这样一种情况，它的效果量确实比统计显著性检验更好（Cohen，1990、1994）。尽管即便少的效应也能是实践显著性的（Rosenthal，1990），毫无疑问，大的效应会更好，而且可能同时也意味着更大的临床显著性。

一个合理的临床显著性标准是，病人由于符合某种心理疾病的诊断标准而进入治疗，但在治疗结束时，他已经不再符合该类疾病的诊断标准。雅各布森与他的同事认为，如果病人在某些标准量表的测量得分落在正常范围（如总体平均数两个标准差范围）内，或者高于未治疗病人平均数两个标准差，或两者同时具备，就意味着心理治疗结局可以被视为成功的（Ogles et al., 1995）。当然，这也可能对一些本质上是慢性心理障碍的疾病不太适用，这些疾病不可能有一个明确的治愈标准。即便如此，在治疗慢性心理障碍的过程中，结局评估的临床相关标准可以参照医学，效仿它评价慢性身体疾病（如哮喘或糖尿病）评估管理的方法（Fox and Fama, 1996）。

这还只是一个开始，但我们能想象至少有两个改善。第一，根据心理与行为功能的实验室测量来评估结局，而不是根据症状（尤其是自我报告的症状）来进行评估。例如，在抑郁症治疗协作研究项目组中，结局是用贝克抑郁量表（Beck Depression Inventory，BDI）、汉密尔顿抑郁量表（Hamilton Rating Scale for Depression，HRSD）及霍普金斯症状检查表（Hopkins Symptom Checklist）来测量的。第二，尽管这些心理障碍的诊断（如 DSM-IV）是基于符号或症状，就像在 19 世纪那样，在其他医疗领域，疾病的诊断、治疗结局的评估越来越多地基于客观实验室检查的结果，比如血液检查、射线扫描等，都是鉴于对正常结构与功能的日益精细的理解来进行解释。过去很长时期以来（Kihlstrom and Nasby, 1981；Nasby and Kihlstrom, 1986），心理学开始从问卷与等级量表，转向了基于心理病理学客观的实验室检验的新一代评估方法（Kihlstrom, 2002b）。

第三方付款机构在治疗与疾病管理两方面结局的利益表明，还有另外一个更为宏观的结局评估途径，那就是评估这些病人在日常生活的正常过程中是如何变化的。经过婚姻治疗的夫妇，可以合理地期待他们的孩子比过去过得更幸福；为员工付款来参加酒精或药物滥用治疗项目的雇主，可能会合理地询问，他的员工在现实中会不会因此而变得比治疗前更有生产力。这些例子提醒我们，不只是病人本身，其他的利益相关者也卷入了治疗进程，这些人对治疗结局的评估也应该计算在内。

作为一个已经做过一些事情的例子，罗森布拉特和艾特金森（Rosenblatt and Attkisson, 1993）建立了一个框架，认为结局评估应该从三个方面进行：回答者（病人、家庭成员、社会性熟人、治疗者及独立评估者）；社会情境（个人的、家庭的、工作或学校的及社会的情境）；领域（临床状态、功能状态、生活满意度与满足感、安全感与幸福感）。举例来说，除了用 BDI 与 HRSD 来测量临床状态之外，我们还要评估病人家庭及同事注意到病人改变的程度（Sechrest et al., 1996），或者第三方感觉到病人本身的生活满意度提升的程度。这样一些建议，要胜过现在对量化临床显著性进行的挑剔，也要胜过在测量治疗结局的生态学效度时，将质化因素也带入考虑的范围。

最后，应该了解循证实践不只包括"治疗"，还包括病人诊断及治疗结局评估的过程。临床心理学家传统上使用的评估技术（Rapaport et al., 1968）似乎停留在出奇孱弱的证据基础之上（Wood et al., 2003）。我们需要扩展循证实践的逻辑，既要治疗也要评估，建立并提高当前技术的效度，放弃那些不符合要求的指标。毫无疑问，循证实践的逻辑应该超越临床心理学，以达成更为广泛的职业心理学，包括咨询心理学、教育心理学、工业与组织心理学，以及其他将科学知识带入实践的领域。

5. 治疗的基础理论

证明治疗疗效不是一个纯粹的经验事件，理论思考在任何治疗评估中都起到一定的作用。我的配偶曾与我讨论一种新的治疗形式，"是什么使它们看起来是有效的？"仅仅经验地证明一个治疗有疗效是不够的。就像好的药物治疗，必须是基于对解剖学与生理学的科学理解一样，好的心理治疗，也一定是基于对心理与行为过程科学有效的理解。这就是安慰剂与其他控制组体现其实际价值的地方，它们不仅在表明"心理治疗比不治疗更好"这一点上向前迈了一步，而且在评估"哪种治疗获得了效应"这一机制方面也有更深的理解。如果一种心理治疗没有比一种恰当的安慰剂治疗更好，我们就会怀疑它是否真的有任何的疗效。当然，这种"心理治疗比安慰剂治疗要更好"的假设，起源于弗兰克（Frank，1961）以及罗森塔尔和弗兰克（Rosenthal and Frank，1956）的描述。在这里，这一观点也是我的假设。

其他类型的控制结局研究也能评估当前心理治疗实践的有效性。举例来说，沃尔普（Wolpe，1958）的系统脱敏疗法就是建立在赫尔的学习理论之上。唯一的问题是，心理学已经有理由来怀疑，赫尔的学习理论是不正确的（Gleitman et al.，1954）。幸运的是，后来的研究（如：Wilson and Davison，1971）表明，暴露是系统脱敏的活性成分，这一结论符合出现于 20 世纪 60 年代新的、改良的、认知的学习观点。沿着相同的路线，更近的拆解性研究（dismantling studies）潮流表明，是暴露而不是眼球运动，导致了眼动脱敏技术的效应（eye-movement desensitization and reprocessing，EMDR；如：Lohr et al.，1999）。尽管眼动脱敏技术能够通过狭义的疗效实证研究的检验，但主张它有疗效的论断，可能是没有细加思量的，因为它在潜在的理论方面缺少证据支持。

以上事例表明，好的治疗并不只是实证支持的治疗，它还基于科学有效的心理与行为理论。每当有更新的治疗方式，它附带着治疗潜在机制的理论阐述，治疗就应该不只根据治疗是否起作用来进行评价，还要根据它的支持者对"它为什么起作用"的理论来进行评价。通过这种途径，我们既要证实治疗所基于的一般性原理，还要证实它能够形成其他更新的治疗基础的一般原理（Rosen and Davison，2003）。我们也要避免疗效研究的使用陷阱，来合法化治疗方法的所有权甚至品牌（或标签）。

以催眠的历史作为例子，弗伦兹·麦斯麦（Franz Mesmer）的动物磁力（animal magnetism）之所以被富兰克林的调查委员会拒绝，因为它的理论没有起作用（Kihlstrom，2002a）。每个人都同意它确实起作用，事实上，通过用唯物主义的（而不是本质上超自然主义的）技术来复制驱魔术的效果，麦斯麦先于科学医学获得了胜利。动物磁力之所以被拒绝，仅仅是因为麦斯麦的理论是错误的，但没有人有更好的理论来取代它（科学心理学至今仍然不能很好地解释它）。驱魔术可能在经验上起作用，但即使它确实有效，医学也会拒绝它作为一种合法的治疗方式，因为它的潜在理论认为，疾病是魔鬼附体而导致，这与我们所知道的身体运行方式是不一致的。

6. 作为实践基础的科学

麦斯麦与催眠术的例子告诉我们，科学与实践之间的关系不是单向的。心理病理学与心理治疗学研究能够改变我们对正常心理和行为机能的理解（Kihlstrom，1979；Kihlstrom and McGlynn，1991），但是他们也会强调，我们需要循证实践，不仅是因为它在经验上是有效的，还因为它同样是基于有效的科学原理。科学方法是我们了解世界如何运作、为什么这样运作的最好途径，因此，它也是了解我们实践的内容及原因的最好途径。在建立理论与实践有效性的过程中，轶事证据、纯粹印象性的临床观察及顾客满意评级是不够的。通过决定哪些实践是积极有效的，消除掉其他消极的实践方式，从而增加临床实践的科学基础，是临床心理学迎接精神病学及药物治疗挑战、迎合管理医疗要求的最好途径。同时，它是临床心理学提升公众福祉的最好途径，也是临床心理学达成其科学愿望的唯一途径。

三、病人价值观与偏好

斯坦利·B.梅森

根据美国医学研究所（2001）对 21 世纪优质医疗护理的定义，"循证实践是最佳研究证据、临床技能及病人的价值观三者的整合。……"病人的价值观"指每个病人带入临床环境的独特偏好、关注与期望等因素，如果这些因素对服务病人有益，它们就必须整合到临床决策的过程中。"与临床技能一样，考虑病人的关注点与满意度是美国医学研究所的定义中非循证的部分。尽管有研究证据的需要，这一定义的制定者意识到，没有注意到病人的偏好及他们对实践者的期望，治疗就不能完整、良好地起作用。

与这一观点一致，这篇立场论文认为，尽管它们对某些对象起作用，一个循证的 *DSM* 诊断，或一个手册化的实证支持治疗，都不足以对病人进行心理治疗。*DSM* 诊断不能把握病人的独特品质与关注点，也不能使实践者了解情境的细节。要知道，正是在这一情境中，病人的问题在过去就已经出现了，而在现在还正在发生。许多病人来寻求心理治疗，他们身上并没有带着一种纯粹的诊断，他们的病症看起来总是超越了实证支持治疗的指导。比如说，它可能需要实证支持关系的帮助（Norcross，2002）。实证支持治疗（主要是基于随机临床实验）或者实证支持关系（典型地依赖于数据的相关）的优点是，它们能应用于一般化的病人。治疗者不仅需要关注经验研究，还必须超越经验研究，对病人独特的品质、环境与愿望加以注意（例如：Goodheart，2004b）。在博伊特勒（Beutler，2004）简洁有力的陈述中，治疗者想要知道，"利用我自己的优点与缺点，我能为解决此时此地的病人的问题做些什么？"换句话说，普遍的与特殊的信息，两者在临床实践中都扮演着重要的角色。

当第一次求助专家时，病人呈现的问题也许只是一个简单的"名片"。当病人加深与治疗者的交流，形成了舒适、信任、更牢固的治疗关系时，病人生活的复杂性就会浮现出来。他们问题的本质，他们寻求帮助的细节，似乎很少是直截了当的。除非病人与治疗者都坚持只处理 DSM 规定的疾病（这种病可能有也可能没有实证支持治疗方案），否则治疗者就必须采取一种更为广泛的观点来看待病人的问题。问题通常是琐碎的，也许是无意识的；病人经常充满冲突，对如何处理生活事件常感到矛盾。尽管讨论 DSM 疾病能够用一个接一个的实证支持治疗来进行治疗（如：Wilson，1998），但是，正如我将要证明的那样，病人的问题是如此混杂不清，根本难以彻底地分离成独立的疾病，以便治疗者单个地进行独立的治疗。

本论文将呈现两个案例，来描述治疗者日常面对情境的具体性与复杂性。在这篇文章中，我强调有效实践要注意到病人偏好与满意度的重要性。治疗者应该利用自己的临床技能，了解能够普遍应用于心理治疗实践的研究证据。与此同时，还必须对病人具体的关注点、期望及偏好持开放态度。

下面所述的两个病人都有创伤后应激障碍（post traumatic stress disorder，PTSD）的症状。每个病例，我都同时利用实证研究与理论原理来帮助治疗。与通常的情况一样，治疗都不是简单的。PTSD 本质上不容易适合实证支持治疗，病人想要除处理 PTSD 之外更多的帮助，尽管他们可能在开始的时候表现相反。虽然两位病人有着共同的诊断，但由于他们的具体特征与共病状态，实际上两人之间有着很大差异。所有这些特征都强调了美国医学研究所的呼吁，治疗要考虑到病人的独特关注点。

1. 部队老兵的 PTSD：汤姆的案例

汤姆，26 岁，单身，办公室职员。最近从某个国家当了一年预备役士兵返家，此前，他还在该国家当了两年的劳工。

（1）存在的问题

汤姆来到诊所，抱怨他自三个月前从国外回来，就一直在经历与战争事件相关的不安症状。他同他部队的士兵一起，待在一个无掩蔽措施的地方，那里手榴弹在爆炸，机枪在扫射。他的手受伤了，不得不用绑带来止血，但汤姆在整个战争中一直在战斗。战斗结束后，他的手留有一些伤疤，但并没有出现物理损伤。

汤姆报告他在那时情感已经麻木，事实上他在回到美国本土后才开始思考整个事件。在战争一周年纪念日的时候，他对战争有了痛苦的回忆，导致他心跳加速，呼吸困难。有时，他感觉战争不是真实的，探索他的回忆，就像看照片一样。他反复做梦，梦里听到手榴弹的爆炸声，看到枪射击发出的闪光，看到自己的手似乎沾满鲜血。他醒来满头大汗，感到非常焦虑，不知自己身在何处。他现在很恐惧，在某种程度上，是因为他不再处在事故发生的时期。

汤姆试图回避谈论这一创伤，这也是他为什么三个月后才来找我。当他告诉女朋友这个事实时，他痛哭失声，并强调除了我与他女朋友，他从没有告诉其他人。他无法入眠，非常警惕，常有惊跳反射（startle response）。例如，当一个朋友试图从后面拥抱他时，"我将他放倒在地板上"。当他走在街道上，他时刻警惕，认为也许某个人就藏在屋顶上准备射击他。他看着一个陌生人，怀疑他持有炸弹，尽管他自己也承认这种想法很荒唐。他开始寻求帮助，来克服这种其实很容易诊断的PTSD。

在我们的第三次会谈时，汤姆告诉我，他从儿童时期起就一直患有多种抽动综合征（Tourette's syndrome，TS）。他的鼻子与脸颊周围有轻微的面肌抽搐，他的手指会不自觉地弹自己的腿，喉部也会偶尔发出奇特的叫声。他在前面的两次会谈中，抑制了这些症状。后来也许是因为感到与我的相处变得更加舒适，才开始揭示自己的问题并表现出轻微的行为症状。他也想解决这些问题，因为他发现近几个月有加重的趋势。有趣的是，汤姆不只是希望减轻症状，更重要的是，他还希望将自己变成一个能更舒适地与 TS 相处的人。他可以容忍自己在公众面前表现出这些行为，而希望不要像现在这样过于介意。除了这两种症状，汤姆还从儿童时期起就遭受注意力缺失多动障碍的折磨（attention deficith/hyperactivity disorder，ADHD）。他无法安静地坐太长时间，且常伴有书写障碍（dysgraphia）。

汤姆最近遇到了他的女朋友，正计划一起结婚。随着他们交往的不断深入，不可避免的差异出现了，他也想通过治疗来帮助理解与沟通。比如，当他发现女朋友与她的朋友待在一起时，他就会感到困扰与愤怒。此外，随着婚礼的日益临近，他也越来越紧张，他害怕承担新的责任，怕失去单身的自由。

还有一个问题困扰着汤姆，在部队里，他对自己的生命有着明确的目的感。他从别人那里获得尊重，提升了自尊感。他也发展了一些亲密关系，但不能长时间、跨地域地保持，这又增加了他陪伴女朋友的需要。此外，他还想找一份兼职工作来改善自尊心。

（2）治疗选择与过程

有没有心理的或药物的循证治疗，适合处理汤姆的 PTSD？从药物角度来看，有一些研究支持使用选择性五羟色胺再摄取抑制剂（Selective Serotonin Reuptake Inhibitors，SSRIs），但这还需要更多的证据（Yehuda et al.，2002）。有专门关于战争诱发创伤的实证研究吗？当前有四个已经出版的临床测验，专门针对军人使用了 SSRIs，其中有三个显示结局并没有比安慰剂更好，这使我暂时打住了给汤姆开具药物的想法。另外，这些测验中有很多被试都拒绝药物之外的其他治疗方式，汤姆不是这样。与我们当前主要关注的病人偏好最相关的是，汤姆仅仅将药物治疗视为最后不得已才采用的手段。

转向心理治疗，有没有现成的实证支持治疗呢？答案是"不太乐观"。当前有效地治疗 PTSD 的研究，不是战争创伤，而是强奸、种族清洗及自然灾害引发的创伤（Keane and Barlow，2002）。而且，许多PTSD 研究仅仅适用于创伤发生后不久（Litz et al.，2002），这与汤姆的情况不符。但是，大量关于 PTSD 及其他焦虑症的实证研究指出，有两个重要的治疗因素，即焦虑管理与暴露（不管是想象的还是实际的，Keane and Barlow，2002）。我利用这些原理，来帮助汤姆讨论事件的细节，在协助他进行回忆的时候，获得更大的掌握感。附带地，就像基恩和巴洛（Keane and Barlow，2002）所指出的那样，是让内与弗洛伊德对 PTSD 的认知—行为治疗产生了最重要的影响，所以对我来说，"同化"精神分析治疗者的角色，适当加以改变以应用于我的治疗是相对容易的。[所谓的"同化整合"（assimilative integration）是指将来自于一个理论取向的技术或观点，与某个人所擅长理论取向的治疗结合起来；Messer，2001。]

更广泛地看待汤姆的问题，一个中心动力贯穿了三种诊断：控制。他总是在头脑中将 ADHD 与 TS 联系起来感受它们，因为他有过一些关于 ADHD 的控制测量，他本应该同样做 TS 的测量，但事实并不是这样。在儿童阶段，他经常失去控制，害怕在有成人在的场合会出现这些症状。汤姆应对这些恐惧的方法是，采取一些英雄主义行为，比如到危险的部队服役。他经历的创伤性战争事件，使他更加陷入了失去控制的困境。事实上，在治疗过程中，他回忆了战争事件，报告自己非常无助，因为平民经常处在他不得不射击的军事范围之内。

关于他的 TS，我建议他到一个处理该疾病的专业诊所。那里的治疗者帮助他学会如何减少对抽搐的关注，形成"让它去吧"的态度，以便他能集中关注手头的事情。治疗者还教会他冥想。而且，与他的要求一致，我与他一道，一直支持他接受自己具有 TS 这一事实。应该提出，实证支持治疗并没有治疗 TS 的清单（TS 有时被认为是强迫性精神障碍的一种形式，或伴随它的一种共病），也没有治愈案例可以发现。但是，药物（尽管有副作用；Erenberg，1999）及诸如父母支持的习惯反转（habit reversal）等行为技术，可以对儿童与少年的 TS 有一定的帮助（例如：Azrin and Peterson，1990）。

在汤姆的治疗中，我也注意到他当前对女朋友的依赖，这归结于他不再有战友伴随的事实，这也使得他们俩的关系变得紧张。他意识到自己的依赖，并不是女朋友任何有意识剥夺的结果，更多的是由于自己对当前环境的需要，因此他接下来要采取措施进行改变。同样地，他发现在医院的兼职能满足他帮助别人的需要，这也增加了他的自尊感。

八个月的治疗以后，PTSD 得到了很大的改善，他对 TS 的关注也减少了。他正处在解决与女朋友冲突的过程中。但是，最近的一个事件表明，PTSD 一直潜藏在背后。7 月 4 日，在他事前不知情的情况下，一个鞭炮爆炸了，他非常恐惧，心跳加速，全身冷汗。幸运的是，得益于女朋友的安慰支持，他迅速地平静下来，现在感到自信，他认为自己在将来一定能更好地处理这种大的突如其来的噪音。

（3）汤姆案例中的关键观点

治疗受到了以下因素的指导：病人对解决自己心理与生理问题的愿望、期待及关注点，以及我对实证研究、理论偏好及临床技能的知识。我没有强加给汤姆一系列治疗，也没有将关注点局限于他当初表现出来的具体诊断。我遵循病人的愿望，尽可能地避免使用药物，解决他所身负的三种诊断疾病之外的问题，包括他与女朋友的关系以及他对生活失去目标的感受。如果我不这样做，我敢确定他不会像现在这般获益，更不用说对我的治疗感到满意了。我们一道，了解了他对控制的关注的共同动态线索，他发现较少关注它并规范它是有启迪意义并有益的。

接下来将转向第二个 PTSD 案例，试图证明伴随单一诊断的多样性，以及对病人个人关注点与满意度保持临床敏感的必要性。

2. 业务经理的 PTSD：T 夫人的案例

T 夫人，42 岁，已婚，育有两个青春期的儿子、一个儿童期的女儿。她有欧洲血统，成长于国外。2001 年 9 月 11 日，T 夫人看到第二辆飞机撞向世贸大厦，当时，她的几位密友正在大厦内开会。那时候，她在一家公司从事公关工作。由于她的工作性质，她负责安排两位同事的葬礼，并全程与同事的家庭联系，办理诸如保险、死亡证明等事项。同时，她还为这些受伤家庭提供情感支持。

（1）存在的问题

几个月后，T夫人不得不辞掉了她的管理岗位，她时常听到尖叫的哭声，经受焦虑发作，意志消沉。她发现自己的思维不连贯，不能集中注意力去处理任何一件事情。由于出现了高血压症状，脸上也突然生出许多斑点，她经常胸痛、心悸，感到自己似乎有心脏病。由于性欲减退，她对与丈夫的亲密关系失去了兴趣，婚姻关系也紧张起来。在"9·11"事件后不久，T夫人基本取消了社会活动，宁愿独处。除了悲伤、痛苦、易怒外，她的其他情感似乎麻木了。

T夫人来我这里时，已经离"9·11"事件有一年的时间了，但她非常烦躁、伤心。在谈及当时的经历时，T夫人告诉我，她亲眼看见一个女同事在离开世贸大楼时，全身着火，不久就死亡了。她一直想象着自己与这位死去的同事、朋友在进行对话。"9·11"事件不断在她的清醒状态与噩梦中回放。她认为自己应该对死去的同事负直接的责任，这是治疗的一个重要的关键点。

由于"9·11"事件后，美国经济衰退，T夫人被公司解雇，不得不离开公司（失业一般与PTSD形影相随；Levant et al., 2003）。她失去高薪工作后，自尊感也受到了严重的挑战。由于神经衰弱，尽管她尽力想获得一份新的工作，但没有成功，后来她干脆不再试图去找工作。她的经济状态恶化，更糟的是，她的丈夫也失业了。她在"9·11"事件几个月后，曾找心理学家寻求帮助，这是有帮助的，但由于她的保险期限结束后，就不再进行心理治疗。当时，还有一位精神病医生给她开过一些抗抑郁、抗焦虑的药物。

（2）治疗选择与过程

有没有适合T夫人的EST呢？在医学上，T夫人已经服用过一些五羟色胺再摄取抑制剂类的抗抑郁药物，情绪也稳定过一年。这显然是有帮助的，但并不足以让她恢复到原来的心态稳定、生活功能完善的状态。在心理治疗方面，没有明显的EST适合于处理汤姆，这一点对T

夫人而言，同样是正确的（当前对于一般的 PTSD 的眼动脱敏和再加工治疗的效果尚未有一致意见；Resick and Calhoun，2001）。在汤姆的案例中，我采用了基恩和巴洛（Keane and Barlow，2002）所推荐的焦虑管理与暴露原则，我同样用此来让 T 夫人勇敢地面对"9·11"灾难，并开始对这一事件拥有掌控感，同时减少她对社会活动及职业活动的回避行为。

在两个案例中，我都认为治疗者因素与治疗结局表现出一定的相关性。比如，已有很强的证据表明，治疗关系与治疗结局之间存在着显著的可靠的相关（Martin et al.，2000）。在最近关于治疗者特征与技术增强治疗关系的一篇综述中，阿克曼和希尔森罗斯（Ackerman and Hilsenroth，2003）发现，下列治疗者的个人特征是很重要的：灵活的、诚恳的、尊敬的、真诚的、自信的、热情的、有兴趣的、开放的。就技术而言，他们发现以下的治疗特征对治疗关系是重要的：探索性的、反映性的、对过去成功治疗的关注、准确的解释、情感表达的促进、对病人经验的关注。

尽管这些个人特征与技术方法对治疗 T 夫人有一定的帮助，但在恢复 T 夫人的心理健康方面仅表现出部分的成功。一直浮现在我头脑中的问题是，为什么她的症状会持续如此长的时间，而且还如此严重？除了是对"9·11"这一灾难的自然的、人性的反映外，还有其他原因吗？为什么她在自己普通的工作中，对自己的工作如此负责？她并不是故意让同事去送死，她仅仅在一定程度上需要"负责"而已，因为其中的一个同事，她的老板本来想要其离开，是她把那位同事留下来的。是什么病人的特征与经验，导致她维持了如此长期的症状？

当我问 T 夫人，在她感到要为同事的死负责时，她的头脑中浮现出什么东西时，她告诉我，她一直认为自己有一种魔力，用她自己的话说，就是有一点"小的神性"。我要她举一个例子来说明她为什么这样认为。她告诉我，即使别人已经丢失一个东西几年了，她仍然能找到，只要她手头握有这个东西的一个部分就行。她还举了另外一个例子，已经有三次这样的事件，当她听到敲门声，但事实上又没有人在敲门的时候，她就知道家庭中某位成员马上就会去世了。

这使我们俩都明白，为什么她很难从这一灾难中恢复了，因为她的这种特殊的感觉，在其中扮演了重要的角色。如果她有这种预见未来的能力，那她为什么不在"9·11"那个致命的日子里，阻止自己的同事前往世贸大厦？当我指出，她为自己同事的死感到过度的罪恶感，与她的这种关于自己拥有超自然能力的信仰有关时，她悲伤地回答，如果她没有如此想法，可能也不会受到如此深的伤害。这一动态性的改变使她明白，她对同事的死的悲伤，不一定只是与"9·11"灾难相关，还与她相信自己拥有特殊感觉的这种神秘感有关。她经历了一种广泛性的自恋性攻击（narcissistic blow，自我心理学的术语）。通过对她这种不寻常的人格特征的深层次剖析与反省，她觉得自己只不过是一个普通人时，她的自恋在某种程度上降低了。这种反省帮助她意识到自己对"9·11"事件的过度反应，清楚了自己应该负的真实的责任。了解到这一思想导致了她强烈的悲伤感，当她暴露在安全的治疗环境中时，症状就开始减轻了。

简要说来，治疗当然还包括一些其他的特点，比如我会鼓励 T 夫人去表达对自己婚姻的复杂情感，开始让她意识到她不要再试图去寻找以前所喜欢的高强度的工作。工作就意味着放弃她与成长中的孩子宝贵的相处时间，而这一点恰好是她与丈夫以前所缺乏的。尽管 T 夫人在一年半后仍然没有完全康复，但她已经很少受焦虑与情绪不稳定困扰，以此为基础，她的生活机能也一天天好了起来。她对药物的依赖也实质性地降低了。

（3）T 夫人案例中的关键观点

尽管 EST 在 T 夫人案例中有一定帮助，但并不能解决 T 夫人所真正面临的所有问题。她的问题不是一个纯粹的（甚至也不是典型的）PTSD，与许多其他案例一样，她的症状可以是两个或三个诊断。事实上，人们生活的复杂性，并不能轻易被某个诊断所定义，这是为什么病人的经验、偏好与关注点需要得到处理的原因。比如，克拉金和利维（Clarkin and Levy，2004）在评价心理治疗中病人变量的影响时总结道："非诊断性的病人特征可能比基于 *DSM* 诊断更能预测治疗的结局。诊断类型允许太多的人格特征的异质性，这些特征是治疗结果的有用的预测与匹配变量。"博伊特勒等（Beutler et al.，2004）在综述病人变量时提到："证实决定治疗实效的病人变量的重要作用的证明正在不断增多。"病人的功能失常、阻抗水平、应对方式、预期与改变的阶段及其他一些病人特征，在选择合适的跨诊断的治疗并改善治疗结局时，都是有证据支持的（Norcross，2002）。换句话说，了解哪类病人有病比了解病人有哪种病更为重要。

3. 总结

这两个要进行最佳治疗的案例描述的众多心理学复杂性，需要关于实证支持治疗、实证支持关系、治疗者变量、病人因素及他们的交互作用的知识；需要认识到个人的及人际关系的主题；多种心理治疗一定程度的整合；对独特病人需要的识别（Messer，2004）。来自同一 PTSD 的伤害，尽管具有一定的同一性，但其伤害的本质、严重程度及对病人的影响都有很大差异。汤姆的 PTSD 是与战争相关的，而 T 夫人的 PTSD 是见证双子塔倒塌及丧失朋友的替代反应。汤姆将药物治疗当作最后的选择，而 T 夫人已经在服药。汤姆有 *DSM* 第 I 轴的多种共病，而 T 夫人第 II 轴的特征使 PTSD 更为复杂。我们不能简单地应用 EST 清单，即使这一清单中存在病人诊断的疾病。在两个案例中，我们都很难将治疗严格地局限于减轻症状，而忽略病人的不满意因素。

在这一点上，很难创建一个单一的、大家都认可的心理治疗成功的定义。至少需要考虑四个方面，包括病人、治疗者、独立决策及社会因素，它们都只有中等程度的相关（Luborsky，1971）。尽管我并不提倡忽略其他的视角，但要强调的是，一定要考虑病人关于治疗选择、治疗内容及治疗有效性的个人看法。病人的评价是有效实践的关键成分。为了获得病人对心理治疗的满意度，治疗者必须按照病人需求的变化，灵活地做出调整，同时仔细考虑病人的独特特征、关注点及偏好。

四、对话：争议与共识

1. 基欧弗雷·M. 里德

在他们的立场论文中，与我将重点放在临床技能相对比，凯尔斯壮和梅森包括了许多本人进行过更完整讨论的地方。事实上，梅森通过对两个案例的描述，更加令人信服地描述了临床技能的重要性。另外，他对合适的治疗成分重要性的结论，也与我相同。我也大致同意凯尔斯壮关于研究作为实践基础的重要性。我尤其同意他对心理治疗结局的强调，同意他"心理学家将很快需要提供治疗结局的证明"这一观点。关于结局评估的方法选择、财政资助及基础建设等严肃的议题，我们应该投入切实的精力，将其作为一个专门的领域来解决。

但是，我反对凯尔斯壮的论证，跟职业心理学家反对当前循证实践的讨论同样的理由：它狭隘的定义及其忽略内容的主要意义。他公开宣称的"科学研究是唯一的过程，通过它……实践者将决定什么'证据'指导循证实践"是不清楚的。这是不是意味着，梅森利用病人对治疗的愿望与目标、发展治疗联盟、建构关于控制与自恋等更深的主题，就不是循证实践的组成部分？相反，梅森应该根据这些病人的特征，寻找最相关的治疗手册，然后按照手册所描述的内容进行治疗？或者，如果缺少被试与梅森的病人特征相匹配的有效的 PTSD 治疗研究，就干脆不要治疗了吗？

凯尔斯壮围绕一个二元分歧展开论证：实践是"基于严格的研究证据"还是"一种民俗学"（Hitt, 2001）。但是，这一观点假设基于证据而不是具体实验操作的知识，既不严谨，也不能被研究。因此，基于这些证据的医疗服务是现代的放血疗法。这种二分法是有争议的、似是而非的。缺少支持心理学实践的证据这一论断，是基于对文献高度选择性的、狭隘的解读，它忽略了凯尔斯壮所指的第12分会证据标准里提到的职业心理学的知识基础。由于其本身的性质，这些标准使一些心理治疗的方法合法化，而削弱了另一部分方法的合法性（Tanenbaum，2003），一个理由是心理学循证实践的讨论中，情感所占的地位太重要了。看一眼循证心理治疗清单就明白，它们过分地强调了行为的或认知—行为的治疗方式，支持了凯尔斯壮认为这些治疗就是护理标准的判断。但是，这一结论来自于护理标准与他们用来评估治疗所选择的特征之间的混淆（Tanenbaum，2005；Westen et al.，2004）。

凯尔斯壮呼吁将一种具体的治疗形式与另一种进行随机对照实验，将其作为知识最权威的来源，这与这一标准直接相联系。这种强调忽略了两个心理治疗文献中最有力的发现：①具体的治疗与技术仅能说明少部分心理治疗结局的变异；②对心理治疗结局最有力、最一致的预测因素是治疗者的特征及治疗关系的本质。在这方面，循证实践运动明显地对众多的这些证据无动于衷。

凯尔斯壮描述了管理医疗的需求与科学修辞的合流，将其视为形成职业责任的积极发展。确实，组织化的医疗体系已经从制定循证心理治疗清单，转移到制定理赔政策的理论基础，并试图尽可能快地在此基础上描述治疗方式。循证实践支持者争论道，与社区中广泛使用的"未经检验的"治疗相比，这些在EST清单中出现过的"经过检验的"治疗，应该得到提倡并理赔，除非其他的治疗形式也拥有了同样有效的证据（而事实上，标准的本质又有效地阻止了这种可能事件的发生）。

我同意我们已经过了仅仅将心理治疗与没有治疗进行对比的年代。但如果我们试图使用对照研究，来作为限制病人选择、管理理赔或强制实践者使用特殊方法的基础，我主张要在已经得到检验的治疗结局与社区中享有高声誉的治疗者的治疗结局之间进行对比。这类对比研究基本上从来没有进行过（Westen et al.，2004）。

凯尔斯壮将管理医疗组织视为职业责任的同盟，但对其的商业利益方面却保持沉默。在管理医疗循证实践的讨论中，不是提供比现在更多的心理健康服务的强制性证据，而是在想方设法限制提供服务的范围。绝大多数有心理健康问题的人们，要么被推迟获得帮助，要么没有机会获得护理；而且，当他们开始寻找帮助时，他们也只能在一个碎片式的服务系统内接受护理（Narrow et al.，1993；Regier et al.，1993）。许多心理疾病本质上是慢性的，严重加剧了世界范围内的残疾及相关费用（World Health Organization，2001）。他们一般在生命的早期就开始了症状，如果不及时治疗，疾病的严重性及相应的治疗费用在整个生命期间均与日俱增（Kessler et al.，2003）。在美国，仅仅一半的严重心理疾病病人及少数中等心理问题病人得到了治疗（World Health Organization World Mental Health Survey Consortium，2004），而且治疗通常是不充分的。如果循证实践的目标是改善美国的心理健康状况，我们就必须放弃对"心理治疗进行修补"的研究（Humphreys and Tucker，2002），转而关注如何最好地将治疗提供给需要的民众，并因此而增加心理健康服务的社会影响。

2. 约翰·F.凯尔斯壮

在医学中，循证实践有三个成分："最佳的研究证据"、"临床技能"与"病人价值观"，三者整合起来，试图最优化治疗的结局与病人的满意度（Institute of Medicine，2001）。在心理治疗范围内，本章的三位作者原则上都同意这一基本框架，都不同意将对照研究置于实践证据分级结构的顶层。里德痛惜"医疗专家的去专业化"，重申临床技能"至高无上的重要性"，这意味着"一系列具体化的专业知识"与实践者的"个人经验"结合起来。梅森在其论文中认为，遭遇"病人独特品质、环境及愿望"时，关于"一般化病人"的研究证据是不充分的。两者都是很好的观点，但都没有反驳一个基本的命题，即好的治疗首先且最重要的是依赖于好的研究。

为说明为什么会这样，我们回到前文里德与梅森都引用的循证实践的定义。在诊断与治疗疾病时，治疗者将最好的医学知识应用于个体病人。例如，当病人表现出发烧症状时，他们了解，从医学科学来看，发烧是一种潜在感染的症状。然后，他们使用科学有效的实验室研究来决定感染的本质，根据实践指南总结的科学证据，开具他们认为针对这一感染最有效的抗生素处方。如果同时有几种合适的治疗是有效的，治疗者可能开具更老的药物，因为其副作用与风险得到了更好的理解；或者，他们会开具一种通用药物，因为它比其他专利药品更加便宜。如果这种药物不起作用，治疗者可能再试另一种抗生素或定制另一个治疗方案。但无论如何，自始至终，科学证据都在指导整个治疗过程。心理学家为什么要不一样呢？

毫无疑问，实践者的专业技能是重要的。主要指哪些方面的专业技能呢？在医学中，治疗者的专业技能主要指应用科学证据与基于科学的技术，来诊断与治疗个体病人。像心理学家一样，治疗者处理病人，但并没有拒绝基于最佳科学证据进行治疗的权利。继续前述发烧的例子，如果病人表现出来的病症与第一次选择的治疗相矛盾，治疗者就会选择另一种能够绕过该矛盾，但同样已经证明有效的替代治疗方案。治疗者也需要如下的专业技能：与病人建立亲密关系，掌握病史，执行体格检查，寻找血管，告知坏消息等。除非治疗者能在最佳的有效证据基础上做出决策，否则这些技能将毫无用处。心理学家为什么要不一样呢？

我们如何知道某治疗者是一个专家？我们认为一个人是专家，因为有经验证据表明，他/她治疗的病人结局不错。证据来自于研究。在经典的科学家—实践者模式中，实践者的科学证据来自于两种形式。首要的是这样的假设，心理治疗基于心理与行为最佳的、最有效的知识，以及对具体疾病最起作用的、最佳的、最有效的证据。这些一般性的研究结论，与实践者针对自身治疗开展的特殊性研究相互补充。治疗者需要专家的头衔，医院需要专家集中地的声誉，因为实证研究表明他们的病人变得更好了。这些数据的集合仅仅来自于其他形式的研究。为什么心理治疗要不一样呢？

当然，病人的价值观也是重要的，但如果它们没有科学证据，也不会取得成功。在大多数公众健康的领域，极少有病人会随意拒绝治疗者的治疗计划，这个计划本身必须是基于最佳的、有效的科学证据的。一个病人可能表现出诊断的症状，但如果仔细寻找他/她出了什么问题，最终总要落实到宗教的或财政的原因。否则，病人因为存在太多的风险或他们所不愿见到的副作用，可能更愿意姑息治疗（palliative care），而不愿意进行其他积极的治疗。病人可能宁愿被同性别的治疗者治疗。只要允许病人自己在一系列科学有效的实践中进行选择，总可能找到一个与他们价值观相容的治疗方案。因此，病人的价值观或类似的内容，都能很好地适应循证实践的框架。为什么心理治疗要不一样呢？

即使当前的病人的情况可能非常复杂，也没有理由否定循证实践能够为治疗提供最好的途径。完全可以说，最重要的"治疗者因素"是遵循最有效研究证据指导的治疗者的智慧，即使这些研究基础可能不会与当前治疗的病人特征精确地匹配。病人与治疗者的关系中最重要的特征是，病人信任治疗者，因为后者是在最佳可用的科学证据基础之上进行治疗。

循证实践的限制条件，包括将科学证据置于证据的顶层、处于治疗者的专业技能及病人价值观之上，并没有在任何方面对医疗护理进行所谓的"去专业化"。心理治疗的专业身份，以及临床心理学区别于精神病学的专业自主权，依赖于"治疗实践是建立在牢固的科学证据的基础之上"这一假设。专业是由基于特定知识体系的实践所界定的（Abbott，1988；Friedson，1970；Starr，1982）。这就是"专业的"，与"业余的"、"外行的"之间的区别。如果临床心理学想要继续保持自己的专业身份，就需要更多的研究，而不是更少；需要最佳的证据，而不是借口或理由；需要尽快实施，而不是贻误拖延。

3. 斯坦利·B. 梅森

在回顾我们观点的基本差异时，我与里德是站在一边的，而凯尔斯壮站在另一边。里德与我都强调要全面考虑参与循证实践的各方的性质，不管是里德强调的治疗者，还是我强调的病人。我将我们的立场描述为一种浪漫主义愿景，它重视个性、主观性及每个人的独特品质。与此相反，凯尔斯壮的立场是将个体视为可互换的，将他们的主观性看成令人遗憾的障碍，这种情况尤其发生在评估心理治疗结局的过程中。与这种愿景紧密联系的是，凯尔斯壮严重依赖于医学假设，用诊断与治疗的心理病理学来描述心理学问题，就像治疗者诊断与治疗癌症一样。这种假设将心理治疗等同于一种药物，一种类似于安慰剂的控制环境，一种经手册化工具管理的技术，或一种类似于血液检查的实验室测量的结局。它重视机制、客观性与治疗的技术方面，忽视艺术性、病人的主观性及治疗关系的品质。在如下简短的评论中，我将强调病人的需求与偏好的重要性，指出凯尔斯壮更为客观、更为外在导向的观点的一些缺陷。

在心理治疗结局测量方面，凯尔斯壮批评消费者报告，认为它使用了病人自我报告的治疗满意度，"取代了真实改善的客观证据"。在那种认识论立场中，它严格地将病人的主观性及病人自己对结局的评价，视为与结局评估的任何其他形式一样"实在"。尽管它不同于客观评价，这并不会减少它的真实性或重要性，尤其是在心理治疗高度个人化的情境中。基于同样的逻辑，凯尔斯壮争论说："过去很长时期以来，心理学开始从问卷与等级量表，移向了基于心理病理学客观的实验室检验的新一代评估方法"。如果真这样做，我们将如何在病人还对自己本人或治疗不满意的情境下，通过心理病理学与生理学的测量指标，判断病人的症状已经得到缓解？举例来说，如果一个病人在治疗后焦虑明显降低，但她一直不能获得自己所期待的亲密感，仍然感到孤独与隔离，这又意味着什么呢？她关于生活满意度的主观体验，完全可以看作与客观工具所测量到的病理症状改善一样重要。

顺着同样的逻辑，凯尔斯壮对第三方如何看待治疗的结果更感兴趣，而不看重病人的满意度。举个例子，有一对夫妇前来治疗，我们"可以合理地期待他们的孩子比过去过得更幸福"。但如果是以下的治疗结果，这对夫妇最终决定离婚，他们本人因此而更幸福，但他们的孩子的幸福感暂时可能会更低，这种治疗到底是成功还是失败？换句话说，主要或仅仅按照孩子的评估，就能判断整个治疗的结局吗？难道不要同时考虑病人自身的愿望吗？进一步来考虑凯尔斯壮关于第三方的看法，他认为"为员工付款来参加酒精或药物滥用治疗项目的雇主，可能会合理地询问，他的员工在现实中会不会因此而变得比治疗前更有生产力"。如果病人在治疗后，意识到她之所以有酒精或药物滥用障碍，原因是她选择了一个错误的工作（甚至是因为选择了一个错误的职业），最终，她没有为雇主工作，而是在其他公司变得更幸福，更有生产力。公司付款仅仅是在它提高员工生产力这一底线内的改善吗？作为心理健康实践者的我们，如果是这种类型的合作前景，我们会用心去推进吗？

最后，凯尔斯壮也提议，我们在评估治疗结局时，还要考虑通过对病人的治疗，第三方是否"感到他们自己的生活满意度提高了"。他的第三方是指病人的家庭及同事（这里应该提醒一下，凯尔斯壮不愿意给病人对自身生活满意度的评价以认识论的合法地位，而只准备通过第三方评价来完成这一点）。现在来想象一下，原本一位胆怯的妇女，通过心理治疗后，变得更为自信、坚强，开始挑战她专横的丈夫。她在自己的工作中也开始变得坚强起来，她的老板原本已经习惯利用她的胆怯来欺负她。她的丈夫与老板对治疗满意度的降低，是治疗失败的表现吗？得出类似这样的结论，正是依赖外部机构的客观评价所带来的风险之一。

在这里，我重申自己的主要观点：治疗者必须牢记，我们不可能回避病人偏好、价值观及期待等主观因素；我们也不可能回避治疗的评价维度，它提醒我们，关于病症描述、治疗实施、结局评估的决策，不能由单一的科学标准所决定（Messer and Woolfolk, 1998）。

参考文献

Abbott, A. 1988. *The System of Professions: An Essay on the Division of Expert Labor*. Chicago: University of Chicago Press.

Abelson, R. P. 1995. *Statistics as Principled Argument*. Hillsdale, NJ: Erlbaum.

Ackerman, S. J., Hilsenroth, M. J. 2003. A review of therapist characteristics and techniques positively impacting the therapeutic alliance. *Clinical Psychology Review*, 23, 1-33.

American Psychiatric Association. 1994. *Diagnostic and Statistical Manual of Mental Disorders* (4th ed.). Washington, DC: Author.

Anderson, *T.*, Strupp, H. H. 1996. The ecology of psychotherapy research. *Journal of Consulting and Clinical Psychology*, 64, 776-782.

Azrin, N. H., Peterson, A. L. 1990. Treatment of Tourette syndrome by habit reversal: A waiting-list control group comparison. *Behavior Therapy*, 21, 305-318.

Barlow, D. 1996. The effective of psychotherapy: Science and policy. *Clinical Psychology: Science and Practice*, 1, 109-122.

Barlow, D. H. (in press). Psychological treatments. *American Psychologist*.

Barlow, D. H., Gorman, J. M., Shear, M. K. et al. 2000. Cognitivebehavior therapy, imipramine, or their combination for panic disorder: A randomized controlled trial. *Journal of the American Medical Association*, 283, 2529-2536.

Basco, M. R., Bostic, J. Q., Davies, D. et al. 2000. Methods to improve diagnostic accuracy in a community mental health setting. *American Journal of Psychiatry*, 157, 1599-1605.

Beck, A. T. 1970. Cognitive therapy: Nature and relation to behavior therapy. *Behavior Therapy*, 1, 184-200.

Bergin, A. E. 1966. Some implications of psychotherapy research for therapeutic practice. *Journal of Abnormal Psychology*, 71, 235-246.

Bergin, A. E., Strupp, H. H. 1970. New directions in psychotherapy research. *Journal of Abnormal Psychology*, 76(1), 13-26.

Beutler, L. E. 1998. Identify empirically supported treatments: What if we didn't? *Journal of Consulting and Clinical Psychology*, 66, 113-120.

Beutler, L. E. 2000. Empirically based decision making in clinical practice. *Prevention and Treatment*, 3(27). Retrieved November 29, 2004, from http://jour nals.apa.org/prevention/volume3/pre0030027a.html.

Beutler, L. E. 2004. The empirically supported treatments movement: A scientist practitioner's response. *Clinical Psychology: Science and Practice*, 11, 225-229.

Beutler, L. E., Malik, M., Alimohamed, S. et al. 2004. Therapist variables. In M. J. Lambert (Ed.), *Bergin and Garfield's Handbook of Psychotherapy and Behavior Change* (5th ed., pp. 227-306). New York: Wiley.

Beutler, L. E., Moleiro, C., Talebi, H. 2002. How practitioners can systematically use empirical evidence in treatment selection. *Journal of Clinical Psychology*, 58, 1199-1212.

Bransford, D., Brown, A. L., Cocking, R. R. (Eds.). 1999. *How People Learn: Brain, Mind, Exp, and School*. Washington, DC: National Academy of Sciences.

Carpinello, S. E., Rosenberg, L., Stone, J. et al. 2002. New York State's campaign to implement evidence-based practices for people with serious mental disorders. *Psychiatric Services*, 53(2), 153-155.

Carter, J. A. 2002. Integrating science and practice: Reclaiming the science in practice. *Journal of Clinical Psychology*, 58, 1285-1290.

Castonguay, L. G., Goldfried, M. R., Wiser, S. et al. 1996. Predicting the effect of cognitive therapy for depression: A study of unique and common factors. *Journal of Consulting and Clinical Psychology*, 64, 497-504.

Chambless, D. L., Ollendick, T. H. 2001. Empirically supported psychological interventions: Controversies and evidence. *Annual Review of Psychology*, 52, 685-716.

Chambless, D. L., Sanderson, W. C., Shoham, V. et al. 1996. An update on empirically validated therapies. *The Clinical Psychologist*, 49(2), 5-18.

Chlebowski, R. T., Hendrix, S. L., Langer, R. D. et al. 2003. Influence of estrogen plus progestin on breast cancer and mammography in healthy postmenopausal women. *Journal of the American Medical Association*, 289, 3243-3253.

Chorpita, B. F., Yim, L. M., Donkervoet, J. C. et al. 2002. Toward large-scale implementation of empirically supported treatments for children: A review and observations by the Hawaii empirical basis to services task force. *Clinical Psychology: Science and Practice*, 9, 165-190.

Clarkin, J. F., Levy, K. N. 2004. The influence of client variables on psychotherapy. In M. J. Lambert (Ed.), *Bergin and Garfi Handbook of Psychotherapy and Behavior Change* (5th ed., pp. 194-226). New York: Wiley.

Cohen, J. 1990. Things I have learn (so far). *American Psychologist*, 45, 1304-1312.

Cohen, J. 1994. The earth is round (p <0.05). *American Psychologist*, 49, 997-1003.

Cohen, R. A., Ni, H. 2004. *Health insurance coverage for the civilian noninstitutionalized population: Early release estimates from the Nation Health Interview Survey*, January-June 2003. Retrieved November 19, 2004, from www.cdc.gov/ nchs/nhis.htm.

Davidoff, F., Haynes, B., Sackett, D. L. et al. 1995. Evidence based medicine. *British Medical Journal*, 310, 1085-1086.

Davidson, K. W., Goldstein, M., Kaplan, R. M. et al. 2003. Evidence-based behavioral medicine: What is it, and how do we achieve it? *Annals of Behavioral Medicine*, 26, 161-171.

DeRubeis, R. J., Hollon, S. D., Amsterdam, J. D. et al. (in press). Cognitive therapy vs. medications in the treatment of moderate to severe depression. *Archives of General Psychiatry*.

Dobson, K. S. 1989. A meta-analysis of the efficacy of cognitive therapy for depression. *Journal of Consulting and Clinical Psychology*, 57, 414-419.

Elkin, I., Shea, M. T., Watkins, J. T. et al. 1989. National Institute of Mental Health Treatment of Depression Collaborative Research Program: General effectiveness of treatments. *Archives of General Psychiatry*, 46, 971-982.

Erenberg, G. 1999. Tics. In R. A. Dershewitz (Ed.), *Ambulatory Pediatric Care* (3rd ed., pp. 806-809). Philadelphia: Lippincott-Raven.

Evidence-Based Medicine Working Group. 1992. Evidence-based medicine: A new approach to the teaching of medicine. *Journal of the American Medical Association*, 268, 2420-2425.

Eysenck, H. J. 1952. The effects of psychotherapy: An evaluation. *Journal of Consulting Psychology*, 16, 319-324.

Fiske, D. W., Hunt, H. F., Luborsky, L. et al. 1970. Planning of research on effectiveness of psychotherapy. *Archives of General Psychiatry*, 22, 22-32.

Fox, P. D., Fama, T. (Eds.). 1996. *Managed Care and Chronic Illness: Challenges and Opportunities*. Gaithersburg, MD: Aspen Publishers.

Frank, J. D. 1961. *Persuasion and Healing*. Baltimore: Johns Hopkins University Press.

Friedson, E. 1970. *Profession of Medicine: A Study of the Sociology of Applied Knowledge*. Chicago: University of Chicago Press.

Garb, H. N. 1998. *Studying the Clinician: Judgement Research and Psychological Assessment*. Washington, DC: American Psychological

Association.

Garfield, S. L., Bergin, A. E. 1971. Therapeutic conditions and outcome. *Journal of Abnormal Psychology*, 77, 108-114.

Gawande, A. 2004. The bell curve: What happens when patients find out how good their doctors really are? *The New Yorker*, December 6, 82-91.

Gleitman, H., Nachmias, J., Neisser, U. 1954. The S-R reinforcement theory of extinction. *Psychological Review*, 61, 23-33.

Goodheart, C. D. 2004a. Multiple streams of evidence for psychotherapy practice. In C. D. Goodheart, R. F. Levant (Co-chairs), *Best psychotherapy based on the integration of research evidence, clinical judgment, and patient values*. Symposium presented at the 112th Annual Convention of the American Psychological Association, Honolulu, HI.

Goodheart, C. D. 2004b. Evidence-based practice and the endeavor of psychotherapy. *The Independent Practitioner*, 24, 6-10.

Gusfield, J. R. 1981. *The Culture of Public Problems: Drinking-driving and the Symbolic Order*. Chicago: University of Chicago Press.

Haynes, B. P., Devereaux, P. J., Gordon, H. G. 2002. Clinical expertise in the era of evidence-based medicine and patient choice. *Evidence-Based Medicine Notebook*, 7, 1-3.

Hersh, A. L., Stefanick, M. L., Stafford, R. S. 2004. National use of postmenopausal hormone therapy: Annual trends and response to recent evidence. *Journal of the American Medical Association*, 291, 47-53.

Hitt, J. 2001. Evidence-based medicine. *New York Times Magazine*, December 9, 68.

Hollon, S. D., DeRubeis, R. J., Shelton, R. C. et al. (in press). Prevention of relapse following cognitive therapy versus medications in moderate to severe depression. *Archives of General Psychiatry*.

Humphreys, K., Tucker, J. A. 2002. Toward more responsive and effective intervention systems for alcohol-related problems. *Addiction*, 97, 126-132.

Huppert, J. D., Bufka, L. F. Barlow, D. H. et al. 2001. Therapists, therapist variables, and cognitive-behavioral therapy outcome in a multicenter trial for panic disorder. *Journal of Consulting and Clinical Psychology*, 69, 747-755.

Institute of Medicine. 2001. Crossing the Quality Chasm: A New Health System for the 21st Century. Washington, DC: National Academy Press.

Jacobson, N. S., Follette, W. C., Revenstorf, D. 1984. Psychotherapy outcome research: Methods for reporting variability and evaluating clinical significance. *Beha Therapy*, 15, 336-352.

Jacobson, N. S., Hollon, S. D. 1996. Prospects for future comparisons between drugs and psychotherapy. *Journal of Consulting and Clinical Psychology*, 64, 104-108.

Jacobson, N. S., Revenstorf, D. 1988. Statistics for assessing the clinical significance of psychotherapy techniques: Issues, problems, and new developments. *Behavioral Assessment*, 10, 133-145.

Kahneman, D., Tversky, A. 1973. On the psychology of prediction. *Psychological Review*, 80, 237-251.

Keane, T. M., Barlow, D. H. 2002. Posttraumatic stress disorder. In D. H. Barlow (Ed.), *Anxiety and Its Disorders* (2nd ed.). New York: Guilford Press.

Keckley, P. H. 2003. *Evidence-based Medicine and Managed Care: Applications, Challenges, Opportunities Results of a National Program to Assess Emerging Applications of Evidence-Based Medicine to Medical Management Strategies in Managed Care*. Nashville, TN: Vanderbilt University Center for Evidence-based Medicine.

Keller, M. B., McCullough, J. P., Klein, D. N. et al. 2000. A comparison of nefazodone, the cognitive behavioral-analysis system of psychotherapy, and their combination for the treatment of chronic depression. *New England Journal of Medicine*, 342, 1462-1470.

Kessler, R. C., Berglund, P., Demler, O. et al. 2003. The epidemiology of major depressive disorder: Results from the N ational Comorbidity Survey Replication (NCS-R). *Journal of the American Medical Association*, 289, 3095-3105.

Kihlstrom, J. F. 1979. Hypnosis and psychopathology: Retrospect and prospect. *Journal of Abnormal Psychology*, 88(5), 459-473.

Kihlstrom, J. F. 1998. If you've got an effect, test its significance: If you've got a weak effect, do a meta-analysis [Commentary on "Precis of Statistical significance: Rationale, validity, and utility" by S. L. Chow]. *Behavioral and Brain Sciences*, 21, 205-206.

Kihlstrom, J. F. 2002a. Mesmer, the Franklin Commission, and hypnosis: A counterfactual essay. *International Journal of Clinical and Experimental Hypnosis*, 50, 408-419.

Kihlstrom, J. F. 2002b. To honor Kraepelin...: From symptoms to pathology in the diagnosis of mental illness. In L. E. Beutler, M. L. Malik (Eds.), *Alterna to the DSM* (pp. 279-303). Washington, DC: American Psychological Association.

Kihlstrom, J. F., Kihlstrom, L. C. 1998. Integrating science and practice in an environment of managed care. In D. K. Routh, R. J. DeRubeis (Eds.), *The Science of Clinical Psychology: Accomplishments and Future Directions* (pp. 281-293). Washington, DC: American Psychological Association.

Kihlstrom, J. F., McGlynn, S. M. 1991. *Experimental Research in Clinical Psychology, the Clinical Psychology Handbook* (2nd ed., pp. 239-257). New York: Pergamon Press.

Kihlstrom, J. F., Nasby, W. 1981. Cognitive tasks in clinical assessment: An exercise in applied psychology. In P. C. Kendall, S. D. Hollon (Eds.), *Cognitivebehavioral Interventions: Assessment Methods* (pp. 287-317). New York: Academic Press.

Klein, D. N., Schwartz, J. E., Santiago, N. J. et al. 2003. Therapeutic alliance in depression treatment: Controlling for prior change and patient characteristics. *Journal of Consulting and Clinical Psychology*, 71, 997-1006.

Klein, G. 1998. *Sources of Power: How People Make Decisions*. Cambridge, MA: MIT Press.

Kotkin, M., Daviet, C., Gurin, J. 1996. The Consumer Reports mental health survey. *American Psychologist*, 51, 1080-1082.

Lampropoulos, G. K., Spengler, P. M. 2002. Introduction: Reprioritizing the role of science in a realistic version of the scientist-practitioner model. *Journal of Clinical Psychology*, 58, 1195-1197.

Levant, R. F. 2004. The empirically validated treatments movement: A practitioner/educator perspective. *Clinical Psychology: Science and Practice*, 11, 219-224.

Levant, R. F., Barbanel, L. H., DeLeon, P. H. 2003. Psychology's response to terrorism. In F. Moghaddam A. J. Marsella (Eds.), Understanding Terrorism: *Psychological Roots, Consequences and Interventions* (pp. 265-282). Washington, DC: American Psychological Association.

Lispey, M. W., Wilson, D. B. 1993. The efficacy of psychological, educational, and behavioral treatment: Confirmation from meta-analysis. *American Psychologist*, 48, 1181-1209.

Litz, B. T., Gray, M. J., Bryant, R. A. et al. 2002. Early intervention for trauma: Current status and future directions. *Clinical Psychology: Science and Practice*, 9, 112-134.

Lohr, J. M., Lilienfeld, S. O., Tolin, D. F. et al. 1999. Eye movement desensitization and reprocessing: An analysis of specific versus nonspecific treatment factors. *Journal of Anxiety Disorders*, 13(1-2), 185-207.

Luborsky, L. 1971. Perennial mystery of poor agreement among criteria for psychotherapy outcome. *Journal of Consulting and Clinical Psychology*, 37, 316-319.

Luborsky, L., Diguer, L., Seligman, D. A. et al. 1999. The researcher's own therapy allegiances: A "wild card" in comparisons of treatment effective. *Clinical Psychology: Science and Practice*, 6, 95-106.

Luborsky, L., Singer, B. H., Luborsky, L. 1975. Comparative studies of psychotherapies: Is it true that "everyone has won and all must have prizes"? *Archives of General Psychiatry*, 32, 995-1008.

Magner, L. N. 1992. *A History of Medicine*. New York: Dekker Press.

Manson, J. E., Hsia, J., Johnson, K. C. et al. 2003. Estrogen plus progestin and the risk of coronary heart disease. *New England Journal of Medicine*, 349, 523-534.

Martin, D. J., Garske, J. P., Davis, M. K. 2000. Relation of the therapeutic alliance with outcome and other variables: A meta-analytic review. *Journal of Consulting and Clinical Psychology*, 68, 438-450.

Maxfield, M., Achman, L., Cook, A. 2004. *National Estimates of Mental Health Insurance Benefit*(DHHS Publication No. SMA 04-3872). Rockville, MD: Center for Mental Health Services, Substance Abuse, and Mental Health Services Administration.

Meehl, P. E. 1954. *Clinical vs. Statistical Prediction*. Minneapolis: University of Minnesota Press.

Mental health: Does therapy help? 1995, November. *Consumer Reports*, 734-739.

Messer, S. B. 2001. Introduction to the Special Issue on assimilative integration. *Journal of Psychotherapy Integration*, 11, 1-4.

Messer, S. B. 2004. Evidence-based practice: Beyond empirically supported treatments. *Professional Psychology*, 35, 580-588.

Messer, S. B., Woolfolk, P. L. 1998. Philosophical issues in psychotherapy. *Clinical Psychology: Science and Practice*, 5, 251-263.

Meyer, G. J., Finn, S. E., Eyde, L. D. et al. 2001. Psychological testing and psychological assessment: A review of evidence and issues. *American Psychologist*, 56, 128-165.

Moynihan, D. P. 1993. Defining deviancy down. *American Scholar*, 62(1), 17-30.

Muñoz, R. F., Hollon, S. D., McGrath, E. et al. 1994. On the AHCPR depression in primary care guidelines: Further considerations for practitioners. *American Psychologist*, 49, 42-61.

Narrow, W. E., Regier, D. A., Rae, D. S. et al. 1993. Use of services by persons with mental and addictive disorders. *Archives of General Psychiatry*, 50, 95-107.

Nasby, W., Kihlstrom, J. F. 1986. Cognitive assessment in personality and psychopathology. In R. E. Ingram (Ed.), *Information Processing Approaches to Psychopathology and Clinical Psychology* (pp. 217-239). New York: Academic Press.

Nathan, P. E. 1998. Practice guidelines: Not yet ideal. *American Psychologist*, 53, 290-299.

Nathan, P. E., Gorman, J. M. (Eds.). 1998. *A Guide to Treatments that Work*. New York: Oxford University Press.

National Institutes of Health. 2004. *State Fmplementation of Evidence-based Practices: Bridging Science and Service* (NIMH and SAMHSA Publication No. RFA MH- 03-007). Retrieved November 19, 2004, http://grantsl.nih.gov/grants/ guide/rfa-files/RFA-MH-03-007.html.

Nisbett, R. E., Ross, L. 1980. *Human Inference: Strategies and Shortcomings of Social Judgment*. Englewood Cliff NJ: Prentice Hall.

Norcross, J. C. (Ed.). 2002. *Psychotherapy Relationships that Work*. New York: Oxford University Press.

Norcross, J. C., Hill, C. E. 2004. Empirically supported therapy relationships. *The Clinical Psychologist*, 57(3), 19-24.

Ogles, B. M., Lambert, M. J., Sawyer, J. D. 1995. Clinical significance of the National Institute of Mental Health Treatment of Depression Collaborative Research Program data. *Journal of Consulting and Clinical Psychology*, 63, 321-326.

Porter, R. 1997. *The Greatest Benefit to Mankind: A Medical History of Humanity*. New York: Norton.

Rapaport, D., Gill, M. M., Schafer, R. 1968. *Diagnostic Psychological* (Rev. ed. by R. R. Holt). New York: International Universities Press.

Regier, D. A., Narrow, W. E., Rae, D. S. et al. 1993. The de facto U.S. mental and addictive disorders service system. *Archives of General Psychiatry*, 50, 607-611.

Resick, P. A., Calhoun, K. S. 2001. Posttraumatic stress disorder. In D. H. Barlow (Ed.), *Clinical Handbook of Psychological Disorders* (3rd ed., pp. 60-113). New York: Guilford Press.

Rosen, G. M., Davison, G. C. 2003. Psychology should list empirically supported principles of change (ESPs) and not credential trademarked therapies or other treatment packages. *Behavior Modification*, 27(3), 300-312.

Rosenberg, W., Donald, A. 1995. Evidence based medicine: An approach to clinical problem-solving. *British Medical Journal*, 310, 1122-1126.

Rosenblatt, A., Attkisson, C. C. 1993. Assessing outcomes for sufferers of severe mental disorder: A conceptual framework and review. *Evaluation and Program Planning*, 16, 347-363.

Rosenthal, D., Frank, J. D. 1956. Psychotherapy and the placebo effect. *Psychological Bulletin*, 55, 294-302.

Rosenthal, R. 1990. How are we doing in soft psychology? *American Psychologist*, 45, 775-777.

Sackett, D. L., Rosenberg, W. M. C., Muir-Gray, J. A. et al. 1996. Evidence based medicine: What it is and what it isn't. *British Medical Journal*, 312, 71-72.

Sackett, D. L., Straus, S. E., Richardson, W. S. et al. 1997. *Evidence-based Medicine: How to Practise and Teach EBM*. Edinburgh, Scotland: Churchill Livingstone.

Sackett, D. L., Straus, S. E., Richardson, W. S. et al. 2000. *Evidence based Medicine: How to Practice and Teach EBM* (2nd ed.). London: Churchill Livingstone.

Sechrest, L., McKnight, P., McKnight, K. 1996. Calibration of measures for psychotherapy outcome studies. *American Psychologist*, 51, 1065-1071.

Seligman, M. E. P. 1995. The effectiveness of psychotherapy: The Consumer Reports study. *American Psychologist*, 50, 965-974.

Seligman, M. E. P., Levant, R. F. 1998. Managed care policies rely on inadequate science. *Professional Psychology: Research and Practice*, 29, 211-212.

Smith, M. L., Glass, G. V. 1977. Meta-analysis of psychotherapy outcome studies. *American Psychologist*, 32, 752-760.

Smith, M. L., Glass, G. V., Miller, R. L. 1980. *The Benefits of Psychotherapy*. Baltimore: Johns Hopkins University Press.

Starr, P. 1982. *The Social Transformation of American Medicine: The Rise of a Sovereign Profession and the Making of a Vast Industry*. New York:

Basic Books.

Strupp, H. H., Bergin, A. E. 1969. Some empirical and conceptual bases for coordinated research in psychotherapy: A critical review of issues, trends, and evidence. *International Journal of Psychiatry*, 7, 18-90.

Tanenbaum, S. J. 1999. Evidence and expertise: The challenge of the outcomes movement to medical *professiona*lism. *Academic Medicine*, 74, 757-763.

Tanenbaum, S. J. 2003. Evidence-based practice in mental health: Practical weaknesses meet political strengths. *Journal of Evaluation in Clinical Practice*, 9, 287-301.

Tanenbaum, S. J. 2005. Evidence-based practice as mental health policy: Three controversies and a caveat. *Health Affairs*, 24, 163-173.

Task Force. 1995. Training in and dissemination of empirically validated psychological treatments: Report and recommendations of the Task Force on Promotion and Dissemination of Psychological Procedures of Division 12 (Clinical Psychology) of the American Psychological Association. *Clinical Psychologist*, 48, 3-23.

U.S. Census Bureau News. 2004, August 26. Income stable, poverty up, numbers of Americans with and without health insurance rise, Census Bureau reports. Retrieved November 19, 2004, from www.census.gov/Press-Release/www/releases/archives/income_wealth/002484.html.

Vedantam, S. 2004, September 9. Journals insist drug manufacturers register all trials. *The Washington Post*, A02.

Ventura, J., Liberman, R. P., Green, M. F. et al. 1998. Training and quality assurance with Structured Clinical Interview for DSM-IV (SCID- 1/P). *Psychiatry Research*, 79, 163-173.

Wampold, B. E. 2001. *The Great Psychotherapy Debate: Model, Methods, and Finding*. Mahwah, NJ: Erlbaum.

Westen, D., Morrison, K. 2001. A multidimensional meta-analysis of treatments for depression, panic, and generalized anxiety disorder: An empirical examination of the status of empirically supported therapies. *Journal of Consulting and Clinical Psychology*, 60, 875-899.

Westen, D., Novotny, C., Thompson-Brenner, H. 2004. The empirical status of empirically supported therapies: Assumptions, methods, and findings. *Psychological Bulletin*, 130, 631-663.

Westen, D., Weinberger, J. (in press). In praise of clinical judgment: Meehl's forgotten legacy. *American Psychologist*.

Wilson, G. T. 1998. Manual-based treatment and clinical practice. *Clinical Psychology: Science and Practice*, 5, 363-375.

Wilson, G. T., Davison, G. C. 1971. Processes of fear reduction in systematic desensitization: Animal studies. *Psychological Bulletin*, 76, 1-14.

Wolpe, J. 1958. *Psychotherapy by Reciprocal Inhibition*. Stanford, CA: Stanford University Press.

Wood, J. M., Nezworski, M. T., Lilienfeld, S. O. et al. 2003. *What's Wrong with the Rorschach? Science Confronts the Controversial Inkblot Test*. New York: Jossey-Bass.

World Health Organization. 2001. *The World Health Report* 2000; *Health systems: Improving performance*. Geneva, Switzerland: Author.

World Health Organization World Mental Health Survey Consortium. 2004. Prevalence, severity, and unmet need for treatment of mental health disorders in the World Health Organization World Mental Health surveys. *Journal of the American Medical Association*, 291, 2581-2590.

Yates, A. J. 1970. *Behavior Therapy*. New York: Wiley.

Yehruda, R., Marshall, R., Penkower, A. et al. 2002. Pharmacological treatments for posttraumatic stress disorder. In P. E. Nathan, J. M. Goman (Eds.), *A Guide to Treatments that Work* (2nd ed., pp. 411-445).

New York: Oxford University Press.

Zarin, D. A., Young, J. L., West, J. C. (in press). Challenges to evidence-based medicine: A comparison of patients and treatments in randomized controlled trials with patients and treatments in a practice research network. *Social Psychiatry and Psychiatric Epidemiology*.

第二章

哪些研究可以判断有效实践？

一、个案研究

威廉姆·B. 斯蒂尔斯

在这篇立场论文中，我首先讨论科学研究怎样提供理论上的质量控制；然后，提供理由证明，对于心理治疗研究，个案研究将提供另一种策略，它与统计假设检验一样有价值。临床实践是基于理论的——即使不是正式的、规定的理论，那么也是源于传说、惯例和个人经验等隐含的理论。在心理治疗和心理治疗理论的复杂、微妙及情境应对方面，个案研究有一些独特的、科学的质量控制优势，这些可能会使治疗者更满意。

1. 理论是科学的重要产物

理论是用文字表明的观点（或数字、图表或其他符号）。对某事物的解释或理由也可称作理论。人们克服心理障碍、情感困境、人际关系困难的常识和民间解释都可以被认为是理论，尽管这些理论可能过于简单，内部不一致、不精确或不现实。人们处理日常事务过程中的期望，可以被看成是隐含的理论。但是对科学检验来说，理论必须被显式地声明。好的理论应该是内部一致的、准确的、常规的和现实的（Levins，1968）。

如果陈述跟我们观察到的事物或事件匹配，也就是说，它与我们所看到的、听到的和感觉到的是一致的，那它就可以被认为是准确的或真的。当然，语句和事情是不一样的，但经验可以是它们共同的特性，在某种程度上，陈述和实践都是经验。我建议，精确的经验或真正的语句，应以某种方式对应观察所描述事件的经验。这可能被称为经验真理符合论（Stiles，1981、2003）。这样的陈述可以被视为事实。另外，如果与社会舆论一致，那么它们就精确了。科学领域如同法律，如果人们不同

59

意，则事实尚未建立。好的理论和事实是一致的，也就是说，与观察到的描述是一致的。

研究通过系统地观察，将观察与理论相比较，在思想上提供质量控制。观察改变观点和理论。这可能证实或驳斥一个理论，或者更恰当地讲，是强化或削弱它。常有的变化包括延伸、阐明、精炼、修改或限定理论。

新的观察结果可能渗透理论。这是一个扩散隐喻（diffusion metaphor），观察到的细节会通过理论的缝隙而进行传播。我们改变理论来适应观察，观察的不同方面又构成理论的不同部分。理论可以有不同的解释，例如：使用不同的术语，来适应与之前一致的新的观察结果；或者将新的观察以图示的形式表达。因此，理论会被观察所修正，变得更一般、更精确、更真实。达尔文（Darwin，1859）的物种起源理论源于自然选择，它通过新的观察不断地精炼与完善。例如，在东部的落叶森林中，山茱萸树与冬青树有着同样大小的亮红色浆果，但具有不同的营养价值（前者有高脂质和其他营养物质，后者主要是毫无价值的纤维），这可能反映了不同种群鸟类的协同进化，这就是延伸（分别为：秋季来的移民在南来的路上采食山茱萸果实，而当地的居民则在冬末其他资源枯竭时采食冬青浆果；Stiles，1980）。

通过研究，观察积累成理论。新的研究成果会渗透理论，但早先的想法和结论仍然保留。扩散隐喻为科学知识如何累积发展的砖墙隐喻（brick wall metaphor）提供了一种另外的选择。也就是说，增加理解不是建立一个理论大厦，在事实上堆积事实，而是通过注入观察，以微妙的方式（有时也不一定是微妙的）来精炼和改变一个理论。一个有活力的理论必须不断改变，以适应这种不断纳入的新观察。一个封闭的理论在科学上已经宣告死亡。因此，渗透在理论和科学家中是一种美德（Stiles，1993、2003）。

渗透率是一个传统上公认的"可证伪性"泛化的优点。如果理论或理论原则可以二分为真或假，渗透率就相当于可证伪性，证据制造的唯一变化范围可能是伪造的（例如，Popper，1934/1959）。更现实的看法是，我认为，渗透性的概念表明理论是个近似值，随着观察的积累，可以逐步改变科学家的经验，使其更精确。

如果理论是非正式的或隐含的，只要观测的不一致性没有暴露，它们就可能保持证据的不渗透性。而非正式理论可能过于渗透，不断改变以应对每个新观测，从而破坏任何积累的理解。好的理论必须平衡渗透率与相关性和全面性，在纳入新的观察时，应该尊重以前的观察。

2. 统计假设检验和个案研究

我前面所言的是假设检验和个案研究的共同特点。两者都是实证的策略，都是科学的研究，且都是在理论上提供质量控制。两者都是通过观察渗透理论，都预示着循证实践（EBP），但它们是不同的策略。

统计假设检验策略是从一个理论推导出一个或几个论点，用许多观察比较每个论点。如果观察报告倾向于符合论点（在研究者的经验传达给读者时），那么人们对论点的信心就会大幅增加（如，不是由于偶然的，$p < 0.05$）。这样在整体上对理论产生一个信心的小增量。例如，国家心理健康研究所（NIMH）治疗抑郁症的合作研究项目（Elkin et al., 1989），通过汉密尔顿抑郁量表（HRSD）测试显示，经过 16 期的手册—引导人际关系治疗（IPT），病人的抑郁出现统计意义上的显著下降。这一观察报告大幅增加了人们对"通过 16 期的 IPT，病人的 HRSD 分数趋向减少"这个论点的信心。这一发现对其派生的 IPT 理论版本也增加了一定的信心（Klerman et al., 1984）。

个案研究策略是将许多理论的论点与相应多的观察进行比较。它所做的是通过理论术语描述案例观察。问题是理论对案件的细节描述得如何（理论和观察的经验符合）。由于受过心理学研究训练的人都熟悉的原因（选择抽样、低影响、研究者偏倚等），对任何一个单独论点，随之而来的变化虽小，但由于许多论点被检查，对理论的信心增益可能同统计假设检验研究带来的信心增益一样大。坎贝尔（Campbell, 1979）将此描述为类似于统计假设检验研究中的多个自由度。

例如，同化模型（Stiles，2002；Stiles et al.，1990）提供了一个解释，在成功的心理治疗里，病人怎样通过一系列的阶段同化问题经验（problematic experiences）。问题从被回避或隔离，历经呈现、被理解，转为应用和掌控①。避难者法蒂玛（Fatima）的案例（Varvin and Stiles，1999），详细地说明了回避阶段（the warded-off stage），阐明了回避内容在最初如何出现像电影般的回忆，当法蒂玛是政治犯时，创伤记忆一直围绕着女儿的出生和死亡进行。这个个案研究描述了记忆怎样出现和被同化（至少是部分被同化）。回避记忆的重演与理论一致，但没有如之前那么明显。这些具体化的观察，可以为在其他创伤案例中有类似的逃避情境指明方向。理论上的一致性小幅地增加了研究者的信心，新的观察结果则不断地丰富着理论。

因为个案研究不关注特定的变量或假设，所以个案研究不是以"去情境化的结论"的形式呈现结果。普遍性、准确性或务实性的改善通常分布在理论中，而不是集中在某一个句子上。个案研究的逻辑性因此不同于 n = 1 的逻辑设计，后者是对一个或几个有针对性的因变量进行检查，随着时间的变化，引入或去除自变量。n = 1 的设计与个案研究不同，它根据目标变量进行陈述，可以产生具体的结论。

几例精确匹配或出乎意料的详述理论的系统分析案例，在整体上可能让人们对理论产生极大的信心，尽管单独考虑时，各个组成部分的认定断言可能是暂时的和不确定的。像这样的经典例子包括朵拉（Dora）的精神分析（Freud，1905/1953）、小阿尔伯特的行为主义治疗（Watson and Rayner，1920）以及迪卜斯（Dibs）的非指导式游戏治疗（Axline，1964）。我认为自由度的逻辑（degrees-of-freedom logic）有助于解释为什么这些研究有这样的影响。也就是说，读者印象深刻，是因为研究报道了很多与案例相关的观测情况（细节、序列、语境），包括一些与这一理论是一致的，但与直觉或大众智慧相反的情况。值得注意的是，尽

①　译者注：关于同化模型问题，参见鲁艳桦、江光荣："心理治疗中的同化模型"，《心理科学进展》，2012 年第 12 期，第 2042~2051。

管这些案件通常倾向于适合之前清楚陈述的理论，但他们还是会添加或修改细节，延伸和丰富理论，而不仅仅是说明它。

统计假设检验策略在心理治疗研究中可以是有问题的。对于统计力（statistical power）来说，假设检验研究必须研究共同的特性。常见的或循环的临床病例的特点常常是人为的（例如，利克特量表的反应）、整体的（如，治疗的疗效）或微不足道的。去情境化的单一陈述（假设）无法完全符合实践中应用的临床理论，它必须适应人、装置和环境的变化。治疗者知道，一个会谈过程充满着细节性的差别，且针对病人的反馈做出调整，研究者的标签或全局变量的单一描述（如"人际关系治疗"）不能充分代表临床实践。因此，即使这样的研究结果（通过去情境化来增加可信度）是正向的，治疗者也通常不会感兴趣。

3. 个案研究是三角测量，而不是验证

由于每个案例包含与其他案例不同的细节，个案研究在处理普遍性与特殊性之间长期紧张关系时，所采用的方式就不同于假设检验。统计假设检验寻求实验的验证，独有的特征往往被视为在统计意义上无关紧要的或错误的。相比之下，个案研究考虑独特的和异常的特征，使用三角测量法（triangulation）来明确信息（参见罗森沃尔德理论的多案例研究；Rosenwald，1988）。三角测量法是一种测量隐喻，通过观察其他两个点所在的位置，来确定空间中某一个具体点所在位置的几何可能性。独特的特点启示我们去理解更广泛的现象。例如，法蒂玛对于女儿出生和死亡的电影般记忆（Varvin and Stiles，1999），为回避材料（warded-off material）提供了一个新的视角，可以补充先前描述的同化模型。当然，全同型验证实验是不可能的，就算是传统验证研究也涉及改变或延伸，所以验证是解释而不是观察。

正如美国诗人约翰·戈弗雷·萨克斯（John Godfrey Saxe，1816-1887）重新表述的印度寓言那样，六个盲人都摸到了大象的不同部分，并要求他们对大象的形状进行描述。摸到大象身体的人说大象像一堵墙，

摸到象牙的人认为像矛，摸到鼻子的人认为像一条蛇，摸到腿的人认为像一棵树，摸到耳朵的人认为像扇子，摸到尾巴的人认为像一根绳子。故事中的人拒绝同意或倾听对方，这个比喻的重点是，如多案例研究，它有许多方面，理解它需要从多个不同的视角出发。将注意力集中在共同特征方面的研究逻辑，有可能会窄化心理疗法的解释，使这些疗法变得平凡或被人遗忘。不同的案例和不同的观点可能会产生不同的解释，而理论家的任务是协调和整合它们。通过这种方式，每个案例的独特方面都会渗透到理论中，增加理论的普遍性。

4. 将案例应用于理论，而不仅将理论应用于案例

渗透逻辑表明，科学的个案研究是为了改变理论，而不是理解该案例。在任何科学研究中，观察是权威，与观测不一致的理论必须改变。因此，研究者必须有信心修改理论，扩大其范围，改变其表达方式并添加一些细节等。

与临床使用的理论相比，科学个案研究的重点是应用理论来理解临床现象。许多个案研究忽略了这个区别，坚持之前所述的理论和不合适的"忽视、打折扣或者扭曲所观察到的东西"。用理论来理解案例是研究中非常重要的第一步，它显示了当前理论表述与新的观察结果相匹配。但研究者必须要有意识地去关注案例中超越或不同于当前理论陈述的特性，重新从观测回到理论来改善理论。尊重理论的态度存在于临床应用和治疗者群体中，其余的人常常无法鉴别理论指向的现象，所以相信理论高于自己的第一印象或偏见，可以给我们展现常常忽略了的东西。在个案研究中，仅仅应用理论，而不打算面对可能改变理论的风险，就不能做出科学的贡献。

渗透逻辑还要求和解的技术。理论应该是内在一致的，既在逻辑上一致，也要与观测相一致。来自于不同的个案研究（或任何类型的研究）获得的理论必须是一致的。如果对之前案例的观察打折扣或扭曲，那么观察到的改变就无法帮助我们理解新的案例。因此，系统的个案研究要

求同样的系统概念评价，在此过程之中比较和协调基于不同案例而获得的推论。我怀疑，在理论与反应不一致时（如逻辑上的不一致），最可能会出现良好的一致性。也许我们需要诸如系统的方法等新的技术，来协调根据不同观察结果而衍生的各个不同的理论版本。

5. 优点和缺点

实践者已经长期不满于心理治疗研究的现状（如，Morrow-Bradley and Elliott，1986；Talley et al.，1994）。他们经常发现统计假设研究过于狭隘，单调乏味，脱离情境且难以融入他们的实践。许多困难导致了研究—实践的分裂，不过，个案研究有可能解决其中的一些问题。

个案研究可以阐述心理治疗的复杂性和细节性。三角测量允许个案研究包含细微差别和独特的环境，当实践者将研究结果应用于某个案例和某次会谈时，这似乎会使研究更加真实。通过综合病人和治疗者的个性，个案研究也可以相对容易地整合实践者的人道主义价值观。个案研究可能比假设检验研究更适合实践者使用的复杂理论和所遇到的情境性材料。在心理治疗中实施假设检验研究时，道德和现实的问题通常会使科学家难以达到真正的控制，而个案研究可以使用基于实践的临床表现和临床干预来进行解释。随着这些优势越来越被认可，一些相对较新的期刊为个案研究提供了发表的机会，包括《心理治疗的实例研究》（*Pragmatic Case Studies in Psychotherapy*）、《临床心理学杂志：会谈》（*Journal of Clinical Psychology*：*In Session*）和《临床个案研究》（*Clinical Case Studies*）。

除了将实践者当作研究的消费者，个案研究还可能为实践者进行有益的研究提供新的机遇。一些实践者可能缺乏资源来进行临床实验，但他们可以进行个案研究。任何一个从事实践的人都意识到，除了病人的愈合潜力，心理治疗还可以是观察人类经验和行为的一个了不起的实验室。心理咨询师经常会看到人的各个方面，这些是其他人很少或从来没见过的。因此，他们有特殊的机会进行实证地观察，这些观察会直接地支持心理治疗理论。原则上，个案研究提供了利用这些机会来改善理论的一种方法。

个案研究也有缺点。坎贝尔（Campbell，1979）的自由度论证（即一个案例的研究涉及很多观测）得出这样的论点：个案研究缺乏力量，并没有解决其他常见的批评。这些批评包括抽样（案例选择）、可靠性问题（观测结果的可信度）、测量不精确、缺乏标准词汇和研究者偏倚等。个案研究的报告也可能更难撰写，因为它们可能需要更详细的描述，并且要减少对研究报告的标准化语言的依赖。

由于个案研究缺乏简洁结论，这使习惯于阅读假设检验结果的读者感到困惑，因为后者能够用一个句子来进行描述。在独立性并未得到证实前，缺乏统计独立性和相关的问题（如共线性复合 α 水平）并不一定需要怀疑。事实上，各个观察之间的相互关系可能与描述相关，且对描述有重要的贡献。当研究的价值取决于许多实证表述，而不是一个或几个确定的实验时，可能需要不同的短语来描述个案研究如何支持或不支持理论，并且有效性的问题和可供选择的解释必然是不同的。个案研究使科学的理论构建逻辑更明确。由于没有提供去情境化的结论，个案研究的逻辑，使得那些渴望"去情境化知识"的人感到困惑。个案研究需要明确的理论，在我看来，这是一种美德。

6. 结论

个案研究和假设检验研究都可以为理论提供质量控制，质量控制是科学研究的重要问题。两种策略都会产生观察，渗透理论，使理论更加综合、精确和真实。个案研究使用不同于假设检验的策略，在同一个研究中解决许多理论问题，而不只是关注一个或几个。个案研究整合案例独特的特性，强调三角测量，而不是复制。尽管有着大家所熟知的缺点，在心理治疗研究中，个案研究仍具有独特的优势，特别是需要在情境中研究一个现象的多个方面的时候。总之，个案研究能为理论提供证据，为心理治疗的有效实践构建基础。

二、单一被试设计研究

鲁斯·M. 霍斯特，罗丝梅瑞·尼桑－格雷

当一个治疗满足实证支持治疗（ESTs）所有必要的标准时，治疗者会对已被研究证实具有内部和外部效度的治疗更有信心（Chambless et al.，1998）。当纤博丽丝等（Chambless et al.，1998）建立实证支持治疗的标准时，单一被试（S-P）设计实验被无可非议地确认为评估治疗有效性的可接受的研究方法之一，并开发了它确定治疗效果的可靠标准。

在本篇立场论文中，我们回顾 S-P 设计研究，认为它可以用来建立和指导心理健康中的循证实践。因为 S-P 设计研究是用于验证治疗，所以临床研究的消费者应该要熟悉它的方法，包括它何时被使用，以及这个设计提供给治疗者和研究者的优势。因为 S-P 研究通常不依靠推论统计去评估治疗效果（推论统计有时是对 S-P 设计研究的批判），我们还提供分析 S-P 设计结果的信息。

与个案研究相比，S-P 设计的核心特征是，通过对潜在混淆变量的控制，来降低内部效度所受到的威胁（Malott and Trojan Suarez，2004）。根据定义，S-P 设计实验使用少量的被试，甚至只有一个被试，随着时间的推移，重复测量被试的行为，基于个人治疗前的行为水平和治疗效果的可复制性，设计引进或终止治疗，评估治疗效果。尽管还有些补充的方法，有时甚至这些方法还会得到提倡，但 S-P 研究关于治疗效果的推论往往直接以视觉的图形形式来分析数据（Fisch，1998）。由于 S-P 研究方法采取了高质量的实验控制，有效推论治疗效果是可能的。

S-P 设计实验对行为的实证分析出自操作主义的研究传统（Baer et al.，1968；Kazdin，1982；Kratochwill，1978b；Morgan and Morgan，2003）。S-P 设计为理解人的独特性提供了实证方法（特殊规律研究法，idiographic approach），它可以指导治疗的发展，作为组内设计研究的补充或前驱（一般规律研究法，nomothetic approach；Kazdin，1982）。然而，值得注意的是，根据纤博丽丝等（Chambless et al.，1998）定义的标准，确定治疗效果，不一定要有组内设计的实验，可以完全基于 S-P 研究。对于理解环境和行为之间的功能性关系，那些利用操作性的 S-P 研究对环境与行为之间的功能性关系表现出强烈的兴趣（例如 Baer and Pinkston，1997），同时对推论统计表现出最低的容忍（Hopkins et al.，1998）；尽管如此，S-P 设计的使用并不局限于操作主义的框架内。

1. 单一设计类型

简单的基线（AB）设计。它是最基本的 S-P 设计（图 2.1a；请注意，图 2.1 和图 2.2 显示固有的图表数据，因为它们通常呈现了这里描述的每个设计）。这种设计要求收集治疗开始之前的数据，通常称为基线阶段（A）。当治疗阶段（B）开始，继续收集数据。为了评估治疗效果，用治疗阶段的数据同基线数据比较。干预后，为了确认治疗有助于改变，在因变量中直接的和明显的变化是必不可少的。如果发生了变化但不直接，那么内部效度就值得怀疑，可能有一个或多个中间变量影响了因变量的变化。这种设计常用于治疗研究的早期阶段，尤其是针对发病率低的问题的时候，或想对新的治疗方法进行精炼并初步测定治疗是否有效的时候。这个设计同个案研究类似的地方是，它们的内部效度都比较低。

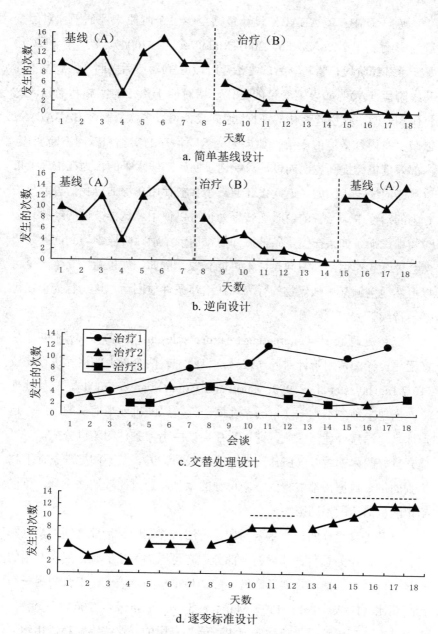

图 2.1　用虚拟数据描述的 S-P 研究设计

注：图 a 和图 b 展示了在基线和治疗条件下目标行为的发生次数；图 c 展示了治疗条件下目标行为的发生次数；图 d 展示了治疗标准下目标行为的发生次数。

逆向（ABA 或 ABAB）设计包括至少三个阶段来评估干预对因变量的影响（图 2.1b；Kazdin，2001；Malott et al.，2004）。初始阶段（A）是一个基线阶段，紧随其后的是治疗阶段（B），然后撤回，回到发生的基线阶段（A）。如果因变量的变化密切对应于治疗的实施和撤回，这将作为表明治疗引起变化的证据。逆向设计可以多次复制（ABABABA），以减少对内部效度的影响。如果因变量随治疗的实施和撤回不断变化，内部效度也会提高。逆向设计只能用于回到基线水平的行为在伦理上可以接受的情况。例如，逆向设计通常不会被使用在评估自我伤害或攻击行为的治疗中。无害的暂时逆转行为也可以使用，这样被试的经验只会短暂地受损。如果在治疗条件撤回后，前一个治疗阶段学习到的行为仍然会持续起作用，则逆向设计不可能有效。例如，如果新建立了一个可以自然地接触某种强化物的行为，在治疗条件撤回后，这一行为仍然可能会持续下去。

交替处理设计（alternating-treatments design，ATD）。有时也称为多元化设计，常用于针对同一被试，将两个或两个以上的治疗进行比较（图 2.1c；Hayes et al.，1999；Malott and Trojan Suarez，2004）。交替处理一次出现一种，不止一次，通常在同一天，以随机或半随机的顺序，迅速地呈现治疗处理。因此，通过治疗会谈中治疗条件的随机分配，可以建立良好的内部效度（Barlow and Hayes，1979）。从不同处理条件下收集到的每个数据，都被视为一个单独的系列，通过比较这些系列，可以确定随机治疗的不同影响。

交替处理设计的一个主要问题是无法排除归因于治疗之间的交互影响。然而，作为总研究项目的一部分，它可以为治疗的验证提供有用的一步。同时，它能满足实证支持治疗的标准——要求一个干预同另一个治疗相比（Hayes et al.，1999；Malott and Trojan Suarez，2004）。交替处理设计对心理治疗罕见疾病研究也可能是有用的，这些疾病很难用组内设计评估。

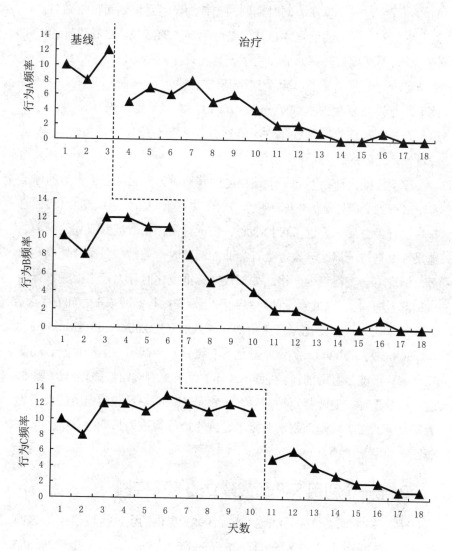

图 2.2　用虚拟数据描述的多基线设计

注：本图展示了三个目标行为在基线和治疗条件下各自的频率。

多基线设计。穿插不止一个基线进行重复治疗（图 2.2，Kazdin，
2001；Malott and Trojan Suarez，2004）。多个基线可以由一个个体的多
个行为组成，也可以是多个个体的同一行为，还可以是个体跨多个情境

的同一行为，或个体在不同时期的同一行为。当且仅当治疗生效时，行为发生改变，行为的变化才被认为是治疗导致的结果。这种设计的一个优点是，不需要逆转；然而，为了使这种设计能够验证治疗效果，必须要满足一定数量的重复（至少三个基线），并且要确保，只有在干预条件下，行为才发生改变（Kazdin，2001）。类似于逆向设计，当治疗效果一直持续，或重回基线条件不合适时（如在治疗危险行为时），多基线设计是无效的。

逐变标准设计。不同于上述描述的其他设计，它结合了实际的标准水平（行为必须匹配），来表明行为的变化是治疗的结果（图2.1d）。它在基线行为之后，设置了行为准则。被试对强化物的接受或其他预期的结果都要与这一标准一致。当行为匹配标准时，通常在多次会谈或几天后，标准将会变得更为严格。如果仅在标准变化时行为发生改变，行为与标准匹配，且有足够数量的可复制的行为变化与标准水平之间有关系，那么可以认为行为变化是直接由治疗导致的（Kazdin，2001；Malott and Trojan Suarez，2004）。类似于其他 S-P 设计，当试用一个治疗时，逐变标准设计可能是有用的，特别是在预计治疗将随着时间推移逐渐改变时。逐变标准设计在逆转甚至短期研究中都是有效的，那些治疗可能会因为潜在收益的损失风险而得不到批准，或不能一直成为长期治疗的一部分而发生的中止。

2. 第一个利用 S-P 研究建立的 EST 实例

由纤博丽丝等（Chambless et al.，1998）提供的实证支持治疗（EST）清单和结果列表中（例如，Nathan and Gorman，2002；Ollendick and King）包括许多验证治疗的实例。然而，在列表中没有指定用于验证治疗研究的设计方法。在本节中，我们将简要描述两个取自纤博丽丝等（Chambless et al.，1998）清单的 EST，它们是 EST 中使用 S-P 研究的典范。这些例子是遗尿症的行为矫正（Houts et al.，1994）以及习惯控制与消除技术（Azrin et al.，1980a；Azrin et al.，1980b）。

霍茨等（Houts et al., 1994）完成了一项治疗遗尿症的元分析，包括从 S-P 实验收集的数据，显示遗尿症的行为矫正有显著的疗效。霍茨等（Houts et al., 1994）包含的元分析由阿兹林等（Azrin et al., 1973）的 S-P 设计研究完成，审查了夜间遗尿所采用的不同治疗方式的影响。阿兹林等让六个发育障碍的被试使用一个 ABC 的设计（A= 基线；B = 尿液警报处理；C = 干床训练，dry-bed training），让另外六个有类似障碍的被试使用 AC 设计，以确定单独尿液警报的影响和经过干床训练尿液警报的影响。阿兹林等表明干床训练能有效地减少夜间遗尿，而单独使用尿液警报则不能。阿兹林等成功地利用了 S-P 研究程序，对治疗夜间遗尿方案的后续发展产生了重大的影响（Houts, 2003）。

依赖于 S-P 研究开发的另一个有效治疗是习惯消除与控制（Azrin et al., 1980a、1980b）。阿兹林等（Azrin et al., 1980b）引用了几个 S-P 实验，带来了这一技术的发展（Azrin and Nunn, 1973；Foxx and Azrin, 1973）。福克斯（Foxx）和阿兹林使用修改后的逆向设计，证明通过校正的自我刺激行为比单独的惩罚或强化适当的行为更有效。阿兹林等（Azrin et al., 1980a、1980b）描述了习惯消除与控制技术，以训练正常儿童的不良习惯（如吸吮拇指等）。在家长参与下进行自我提供的过度矫正方式，叫作习惯消除训练。从简单的过度矫正到更全面的习惯消除程序的演变，展示了在治疗有效性验证的发展过程中，S-P 设计研究中所发现的治疗效果是如何起作用的。

3. 临床实践中 S-P 设计的优点

治疗者进行 S-P 设计的主要优势是，它为他（她）提供了一种评估治疗效果的基于数据的方法。这种针对治疗的基于数据的方法，如果能作为常态加以使用，将为治疗者提供众多的优势（Hayes et al., 1999；Morgan and Morgan, 2003）。首先，这种方法有助于治疗者满足第三方支付者制定的问责标准。现在，实践者比以往任何时候都更容易被保险公司及政府进行问责，要求他们展示真实的治疗效果而不是临床的印象。

其次，使用 S-P 设计有助于治疗者面对同行制定的从业准则（参见心理学家的伦理原则和行为准则，Ethical Principles of Psychologists and Code of Conduct，APA，2002）。伦理（Ethics，APA，2002）要求治疗者使用可靠、有效的数据，在形成临床印象并进行临床决策时，倾向于依靠科学知识，而不是仅仅依靠他们对病人的主观经验。这是试图确保治疗者做出合适的决策和对评估结果进行更为准确的解释。S-P 设计通过多种重复条件来强调行为的可靠测量和评估治疗的有效性，为治疗者提供了一种验证治疗对个体影响的方法。这种方法可以证明决策的有效性，决定病人在实施特定的治疗后是否有所改善，治疗策略是否符合道德标准。这一点尤其重要，因为任何指定的 EST 都不会适合所有人，治疗者可以通过基线和治疗数据，对病人的病情进展保持警惕，并准备根据结果来改变或调整治疗策略。

最后，对治疗者而言，S-P 设计至少可以在两个方面促进科学知识。第一，治疗者可以将 EST 方案应用于不同的病人，来确定这一方案在病人群体中的普遍性。例如，一个针对成人抑郁症的 EST 方案，可以在一个或几个青少年病例上进行尝试，来确定这一 EST 方案是否普遍支持青少年人群（或应该得到限制）。第二，治疗者可以探索新的治疗方法，通过几个单一案例，一次一个，然后加总起来共同呈现结果，作为确认治疗效果的第一步。

4. 研究中 S-P 设计的优点

S-P 研究是一个有价值的研究工具，用于评估心理健康领域中治疗的效果，并且它有一些超过诸如随机对照实验（RCTs）等组内设计的优势。第一，S-P 设计在应用情境下可以运用得更容易，而随机临床实验可能会由于缺乏足够的样本量或所关注问题的发生率过低而无法进行（Hayes et al.，1999；Kazdin，1998）。例如，针对躯体障碍或分离性障碍，目前没有统一的基于证据的治疗，这些低发病率障碍，都可以利用 S-P 研究建立有效的治疗方法。第二，在检查已经建立的和潜在的治疗方法的构成成分时，S-P 研究为研究者提供了高度的灵活性。特别是 S-P 研究可以用来比较在不同治疗阶段治疗成分被添加、减去或结合的情况。第三，S-P 研究灵活地延伸到能够结合其他传统的研究设计，例如组内设计，通常能改善实验控制。例如，在验证研究中，被试被随机分配到控制组或治疗组。对照组的被试在整个实验中只能接受一个治疗，而治疗组的被试能够获得治疗加上 S-P 设计方法的交替处理（Kratochwill，1978）。在这个例子中，通过随机添加任务给被试（减少选择偏差）和添加一个对照组（减少内部效度威胁），实验控制得到改善（Kazdin，1998）。第四，S-P 研究对探索性研究非常有用，也可用在治疗对特定疾病可能有效时。S-P 设计还可用于对几个病人首次进行探索性治疗时。

5.S-P 数据分析

当解释 S-P 设计的结果时，不管因变量是否随时间而改变，通常要根据传统时间序列数据的图形解释（详细的描述参见：Baird and Nelson-Gray，1999）来进行决定。传统上，数据的图形展现出完整的治疗效果，无须统计分析就能确认治疗的效果（Baer et al.，1968；Morgan and Morgan，2003）。然而，实证研究表明，图形的视觉检查没有像贝尔等（Baer et al.，1968）主张的那么可靠，从那时起，相当多的研究和注意力一直致力于改善图表视觉检查的策略（Fisch，1998；Fisher et al.，2003）。这些策略包括减少可变性的数据组块，绘制数据的平均值与标准差，调整量表横坐标和纵坐标的位置，或针对图形的视觉辅助手段，如保守的双重标准的视觉辅助等（conservative dual-criteria visual aid，Fisher et al.，2003）。

值得注意的是，数据的统计分析经过改造后，可以用于图形方式显示的治疗效果（Fisch，1998；Gottman and Glass，1978；Hopkins et al.，1998）。当图形数据杂乱无章，数据未出现明确的趋势，或治疗改变的临床显著性遭到质疑时，视觉解释可能导致 I 型和 II 型错误，虽然有研究者认为，在 S-P 研究中 II 型错占据着主导地位（Fisch，1998）。因此，在某种意义上说，采取一些评估时间序列的统计分析，对于解释数据的串行依赖（serial dependency）或测量治疗改变的临床显著性有一定的用处（Jacobson and Truax，1991；Kazdin，2003）。这些分析的例子将打断时间序列分析，意味着减少基线、未重叠的数据比例、零的比例数据和回归统计（Campbell，2004；Crosbie，1993）。然而，遵循 S-P 传统，这里的主要信息是，统计结果显示出，它的结论与治疗效果的实验设计、图形描述和描述性分析是一致的（Shull，1999）。如果统计分析时出现了显著差异，但是图形数据并未表现出差异，那么统计学的显著性就应该值得怀疑（Baer et al.，1968）。

6. 结论

S-P 研究可用于证明和评估循证心理治疗。这种形式的研究，已经成为针对许多临床障碍（如遗尿症和习惯障碍）发展重要疗法的工具，它也可以作为一种方法来评估新的治疗方法（例如，Barreca et al.，2003；Lantz and Gregoire，2003；Singh and Banerjee，2002；Vande Vliet et al.，2003）。理解 S-P 研究需要熟悉基本的 S-P 设计，了解评估时间序列数据的背景知识；然而，虽然 S-P 研究来源于行为框架，但它并不需要行为方面的背景知识，因为它在理论上是中立的。S-P 研究的基本原则是，治疗效果能通过单个被试的可靠的、可重复的基线及治疗数据的估计来进行评估。S-P 研究特别有用，特别是在随机对照实验不适用、研究的问题出现频率很低，或对治疗效果进行探索性研究的时候。在验证治疗效果方法的概念上，S-P 研究允许一定的灵活性和创造性。S-P 设计不仅对研究者有用，而且对临床实践者也是有用的。它在一个个案例的治疗效果的基础上，提供给实践者基于数据的证据。使用 S-P 方法的治疗者具有明显的优势，这些数据可以指导临床印象，证明责任，支持治疗决策。在治疗者试图应对保险、政府和道德标准等相关问题时，S-P 设计也能提供基于数据的方法。

三、质化研究

克拉瑞·E.希尔

我坚持认为，质化研究有资格成为判断有效实践的方法。在本篇立场论文中，我将描述我之所以这样认为的原因，并描述一个使用质化数据来评估实践的例子。但首先，我要简要地谈谈什么是质化研究。

在心理治疗的研究中，最常用的质化研究是扎根理论 [①]（Grounded Theory；Glaser and Strauss，1967；Rennie et al.，1988；Strauss and Corbin，1998）、现象学（Giorgi，1985）、综合过程分析（CPA；Elliott，1989）和共识性质化研究（CQR；Hill et al.，1997；Hill et al.，in press）等研究的变种。这些质化研究的方法是探索性的，以发现为导向（如 Hill，1990；Mahrer，1988），依赖于质化数据收集策略以及对数据进行分类，要求研究者具有一系列新的可靠性高的判断方法，并对收集到的数据进行可靠的分类。庞特罗东（Ponterotto，in press）为不同的质化研究提供了一个很好的描述和哲学基础。

质化研究的本质特征是使用开放式的数据采集方法，使用文字和视觉图像，而不是统计数据来描述心理事件或经验；认为结果是社会建构而不是发现所谓"真理"，并使用递归方法来寻找被试的意义（即在归纳和演绎的方法之间循环往复）（Denzin and Lincoln，2000；Morrow and Smith，2000；Taylor and Bogdan，1998）。

质化研究之间的一个主要差异包括多少名评判者分析数据。在一端，符合建构主义和批判理论的质化研究者（如：Sciarra，1999）认为，不可能将决策从数据分析中分离出来，因为研究本质上是一个交流的过程。

---

① 译者注：扎根理论，是对质性资料做有系统的整理分析，以形成理论。也就是收集多方资料，再由其中产生的命题或假说，发现理论。

这些研究者认为，研究涉及丰富的现象描述，因此并不担心评判者之间的意见差异。在另一端，更接近哲学建构主义和后实证主义（像我这样）的研究者（CQR；Hill et al.，1997；Hill et al.，in press）认为，重要的是要控制评判者之间的偏差，因为获得的观点是源于被试，而不是源于研究者。因此，我们主张使用多个评判者，并在评判者之间寻找共识。

这篇立场论文很难代表所有的质化研究者的观点。我想澄清，我前面的评论，主要适用于共识性质化研究，它包括确保被试能提供一致数据的半结构式访谈的协议，至少有三个人的研究团队来检查所有数据，以及至少有一个核查员来监督所有研究决策，以降低群体思维的影响。在我看来，半结构式数据收集方法和多个视角看待问题，使共识性质化研究变成了一个严格的方法，它使我们对研究发现具有足够的信心。在评判有效实践时，严格的方法和对研究发现所拥有的信心尤为重要。

1. 什么可以作为证据

里奇拉克（Rychlak，1968）定义证据为"人们站在某一立场所持有信仰或判断的基础"。他接着指出，存在两种类型的证据：程序性证据和验证性证据。程序性证据指我们相信某一东西，因为"其自身的可理解性，它与常识性知识一致，或具有隐含的自我确证性"。另外，验证性证据依赖于"创建一个效果，通过我们所谓的'研究'的验证，来改变我们原有的知识。验证性证据依赖于研究方法，获得这类型的证据是所有采用科学方法来进行研究的学科的目标"。

我认为，质化研究为判断治疗的有效性提供了程序性证据。在整个治疗的过程中，我们能够以非常丰富的形式来了解被试的各种内在体验。病人所告诉我们的，关于那些富有同情心的治疗者治愈他们的有效经验，相比病人所呈现的平均改变方面的知识，在临床上更有意义。当病人和治疗者在描述治疗中哪些措施有效、哪些措施无效的故事时，我们可以判断他们的描述是否是可信的和可理解的。据此，我们也可以确定治疗的效果是否可靠、可信（这就是所谓的程序性证据）。

质化研究提供了获得描述的一种方法，并以更为系统的方式来审视它们。我们谨慎地准备需要询问的问题，小心地选择样本，思考他们语句的意义，评估我们自己的偏见，并一次又一次地返回数据本身，确保我们真的理解了这一现象，并且已经对它进行了精确的描述。因此，有了质化研究，我们对程序性证据的信心更为充足了。

2. 质化研究的优点和缺点

质化研究的第一个主要优点是，研究者能从个体的视角来接近与理解被试的感觉经验，而不是将一个议题或世界观强加给被试。比如，量化研究就经常通过标准化的工具，来询问具体的问题，并预先设计了反应的选项。质化研究要求，被试通过自己的声音来表达他们的内心体验和反应（尽管这个话题通常是研究者预先选择好的，它也会对收集到的数据产生一定的影响）。例如，使用量化的方法，要求病人在治疗完抑郁症后，在 5 点评分量表进行打分。病人的感觉从 3 移到 4，这个分数的增加可能是具有临床意义的。但我们并不知道"3"或"4"具体代表什么，因为我们并不知道，被试在完成测试的过程中，他们是如何理解这些数字的含义的。此外，我们也无法了解病人在这个评分量表两个极端的经历。相比之下，如果使用质化的方法，其中一个病人有可能告诉我们，她在治疗前连起床都觉得困难，而现在已经可以回去工作，并开始对一些阅读感兴趣。她把这一切都归因于治疗者的支持以及她对自己困难的解释（比如，她认为自己的疾病与母亲去世时，她感到自己被遗弃的感觉有关）。另一个病人可能告诉我们，她的抑郁症与自己的负面思维有关，治疗者帮助她矫正了自己的思维方式。这些例子表明，质化的方法可以帮助我们，能够从个体的角度来看待与理解这些丰富的改变过程。

由于病人、治疗者和经验丰富的评判者之间缺乏统一，如何从这些参与者的角度来理解治疗的有效性，对心理治疗的研究而言显得尤为重要（Hill and Lambert, 2004）。各方观点之间缺乏一致性的主要原因是，他们在治疗过程中的经验具有非常大的差异。我们知道，在治疗过程中，病人可能会隐藏负面反应并保守自己的秘密（Hill et al.，1993；Hill et al.，1992；Kelly，1998；Watson and Rennie，1994）。同样，治疗者会时时体会到"希望自己对病人是有帮助的"这种压力，从而忽视与这一思想压力相矛盾的信息；病人则往往希望在治疗之前看起来非常糟糕的自己，在治疗结束时已经获得了成功（即您好—再见效应，hello-goodbye effect）。最后，评判者也因为他们特殊的立场，可能会专门挑剔整个治疗过程的毛病。这些事例都说明，质化数据可以帮助我们从不同的视角来了解治疗改变的丰富性。

质化研究的第二个主要优点是，由于它是探索导向的，研究者可能会发现意想不到的结果（Glaser and Strauss，1967）。通过不预先形成假说、开放性地倾听被试并意识到自己的偏见，质化研究者能够从被试身上了解他们经验的实质（例如，他们可以学习到治疗的有效成分）。在一些当前所知甚少的领域（如，新的治疗方法的有效性或过程和结局变量的联系等），这种对数据的开放性学习显得尤为重要。相比之下，在预先存有理论取向的量化研究中，我们只能找到或找不到我们准备寻找的，我们收集数据的方法和措施本身并不会允许发现别的结论。如果你只去找抑郁，你只会发现抑郁症；如果你放开自己的思路去寻找其他东西（如未知事件等），那么你就有可能会发现其他的东西。如果我们已经有明确的理论，进行假设—检验当然是有用的。但我认为，如果我们处于了解某种心理治疗知识的初步阶段，我们就需要自下而上地学习哪些措施是有效的，然后再在获得的实证数据的基础上去构建理论。

第三个优点是，我们可以使用质化而非量化的方法来检测更加复杂的现象。在量化研究中，当我们面对三个方面的交互作用时（尤其是有协变量的加入时），我们就开始头痛了。在量化研究中，我们很少包括与研究相关的所有变量，因为我们不可能有足够的被试来保证统计结论，也没有能力去构建所有这些变量之间的关系模型（尽管路径分析技术改善了现状）。相比之下，在质化研究中，我们不会局限于同时只关注几个变量，我们可以检查所有变量，了解所有这些变量的复杂程度。我们还可以了解，这些变量是如何针对不同的病人或治疗者，进行着不同的运作的。

质化研究的第四个优点是研究者同研究数据保持着密切联系。当质化研究者进行访谈和进行数据分类时，他们将很快熟悉数据的各个方面，并从自己的视角来了解这些数据的结果。他们可以在数据中发现新事物，并基于这些发现总结出新的理论。相比之下，量化数据的研究者进行测量，将数据输入电脑，对数据进行统计分析处理，很容易形成不准确的结果（如错误的数据输入或使用错误的计算），研究者有可能永远也不知道存在这些错误（因为我们早期学习解释有效或无效的结果）。

第五个优点，在量化研究成果很少的情况下，质化研究结果对治疗者是有帮助的。在临床实践和个案概念化时我们都要深入思考病人功能的复杂性，因为二者的相似性，质化研究的结果对治疗者来说更直接（Sciarra，1999）。作为个案研究，治疗者可以寻找适用于他们和病人的想法，抛弃那些不适用的。例如，治疗者告诉我们，质化研究的结果一直对他们非常有用，因为研究反映了他们的经历，给他们实践的想法。为了给出有效实践相关的可以研究的各类课题的感受，我们研究了治疗的误解和困境（Rhodes et al.，1994）、病人的愤怒（Hill et al.，2003）、移情（Gelso et al.，1999）、反移情作用（Hayes et al.，1998）、治疗者自我开放（Knox et al.，1997）、病人内部表示（Knox et al.，1999）、病人的馈赠（Knox et al.，2003）和治疗者的沉默（Ladany et al.，2004）。

此外，质化研究没有量化研究那种强加的限制，允许被试有机会讲述他们的故事。量化研究中，我们所有的测量都可能与抑郁有关，而病人可能会想谈论有关治疗如何影响她的婚姻的经历。因此，被试通常感到与过程更密切，他们用自己的方式讲述故事时，这有助于构建研究联盟，让被试感觉他们自己的观点是有价值的。

质化研究的第一个主要缺点是难以结合各个研究的结果。不同的质化研究者使用不同的词来形容他们的发现，且所用的单词对不同的人意味着不同的东西（例如做"有效"、"有益"和"满意"的意思是否一样）。因此，当他们使用相同的单词时，很难知道如果两个不同的研究者确实发现相同或不同的结果。此外，我们没有方法（比如米塔分析）汇总质化的结果。

质化研究的第二个缺点是，决策者根据他们的偏见去解释数据，且很难区分（如果不是不可能的话）决策者角度和被试角度的偏见。然而，在某些质化研究上，使用多个决策者和审计师（如 CQR）可以减轻这种担忧，因为决策者可以意识到彼此的偏见和挑战对方。减少偏见的其他方法包括自我反思日志、被试检查和焦点小组。

我们也应该注意，量化研究也免不了偏见。例如，方式选择，因为它们反映了研究者的世界观。鲁伯斯基等（Luborsky et al., 1999）的29 个研究结论表明，研究者忠诚与治疗结果有关，表明研究者发现了他们想要证明什么（例如，认知—行为研究者发现认知—行为治疗比其他疗法更有效，而精神动力的研究者发现，心理动力学治疗比其他方法更有效）。虽然质化研究是有偏见的，但是量化研究也容易遭遇偏见，也许只是属于不同类型。

质化研究的第三个缺点是无法推广结果。提供小样本和使用丰富、描述性的数据，通常很难将结果推广到被试和研究者的特定样本之外（特别是如果只有一个决策者解释数据时）。当然，一些质化研究者，尤其是那些来自解释学极端的，不为缺乏可推广性而烦恼，因为他们的目标是丰富的描述（类似于可能会发现什么好新闻），而不是可推广的结果。推广的问题可以通过"从明确的人群中随机选择被试"来减少（就像量化研究一样）。研究者也可以使用大样本（12 ～ 15 位被试），然后应用频率标签描述在样本中每个结果多久出现（Hill et al., 1997；Hill et al., in press）。最后一点是，量化研究也经历了推广性问题，因为它们使用方便的样本（如一个咨询中心的病人），而不是代表性样本。

最后一个缺点是，质化研究通常依赖于回顾性记忆。例如，在终止治疗后，被试可能会被要求回想他们的治疗经验。这些回忆会遭受回忆偏见；例如，被试可能平缓情绪，因为他们不能清楚地记得当时他们的感觉，或者因为感情随时间变化而变化了。此外，考虑到"和他人谈论一种经验"的本质就是"一个人所说的经验"，一定要意识到人们在会谈中谈论的经验是建构的，这是非常重要的。

3. 例证

我们（Hill et al., 2000）进行了一项研究，使用量化研究和质化研究（CQR）两种方法,通过既有"令人不安的梦想"，又有"近期损失困扰"的成年病人的治疗过程和结局，来对比两种研究方法对梦想与损失的实效差别问题。无论焦点是梦想（Hill, 1996）还是损失（Hill and O'Brien, 1999），在 8 ～ 11 次的个体心理治疗会谈中，都是使用相同的三阶段模型（探索、洞察和行动）。我这里只关注与有效实践相关的结果，希望质化的研究结果能丰富我们对这种治疗的实效的理解。

量化测量表明，梦想治疗的病人比接受损失治疗的病人给予贯穿整个治疗的工作联盟、会谈评估、掌握洞察力、探索洞察收益和行动收益更高的分数。对于实施结果，治疗之间没有发现差异（症候学、损失的影响和人际功能）。因此，会谈水平有差异（即病人更喜欢焦点为梦想的治疗过程），但总的来说结果是同等的。

质化数据是通过会谈收集的，在终止治疗一星期后会谈，一个月后再次会谈。采访两个治疗的病人，让他们谈论他们的经验，使用 CQR 分析结果（Hill et al., 1997）。在治疗的促进方面，两个治疗中病人都声称他们的治疗者是讨人喜欢的，非常有帮助的，善于帮助他们探索想法和感受，善于建立联系和解释，善于询问问题。在损失研究中，病人经常提到治疗者的指导和建议的价值，而在梦想治疗研究中，病人认为专注于梦想是乐于助人的，治疗结构是有用的。就不利方面而言，接受损失治疗病人比接受梦想治疗的病人更常提到，治疗者做他们不喜欢的事情。

从结局的角度，质化数据显示，两个治疗的病人不仅非常满意地提及他们的治疗经验，而且也报告思想、感情、行为、对自己的感情和人际关系上有积极的变化。他们还报告说，他们计划继续他们的梦想。此外，梦想治疗病人往往比损失治疗病人更多报告说，他们的梦想变得更加积极，他们在学校或工作上做出了积极的变化。

此外，两种治疗方法的病人都在会谈中报告了他们获得的洞察力。梦想治疗的病人报告说，获得的洞察是关于他们的梦想，主要与他们的梦想对现实生活、自我和人际关系意味着什么有关。相比之下，损失治疗的病人报告，获得的洞察是过去对现在的影响和损失。

因此，结果表明，梦想和损失治疗取得了许多类似的结果，但也应注意不同的差异。量化结果提供了一幅病人实效的平均值图景，而质化研究提供更丰富、更个性化的信息。质化结果还提出一系列新措施（如治疗讨论的内容、见解的内容和梦想的内容的评级），可以为未来的梦想或损失研究进行拓展。

量化和质化的研究结果有助于我们理解梦想工作的实效，且它们之间能很好地互补。虽然没有必要将两种类型的数据包括在一项研究中，但是包含两种数据的研究允许对比从两个方法中产生的数据。

4. 结论

在这一节中，我认为，质化研究能提供与有效实践有关的令人信服的程序性证据。质化研究的优点是，它为我们提供了一个对个人反应的更好理解，会带来意想不到的结果，使我们能够研究复杂现象，帮助我们接近准确的数据，使我们对治疗者和病人更加友好。它的缺点包括在研究中聚合结果很困难、被试和决策者偏见的不可分离性、结果推广性问题以及使用回顾性记忆的担忧。

尽管在这个阶段使用质化研究对推进有效实践有着独特的优势，但我绝不建议放弃量化研究。事实上，量化和质化这两个方法都有优缺点，像杰尔索（Gelso，1979）的假设泡沫一样。最理想的是从不同的角度使用多种方法收集有效实践的证据。最有说服力的证据是当我们有多个来源的证据的三角测量时。

总之，我认为在我们的研究配备中有质化研究的空间，因为它们给我们提供关于有效实践的可靠的个性化信息。随着我们继续运用质化的心理治疗方法，它们肯定会发展和变得更加适用于帮助我们确定什么对每个病人有效。

四、过程改变研究

莱斯丽·S.格林伯格，詹妮·C.华生

　　在确认循证心理治疗清单时，人们强调 RCT 的使用，却忽略了心理治疗过程研究的重要性。过程研究在说明、测试、修改理论性实据和具体治疗的技术成分时是十分必要的。它也能使研究者确定活性改变成分（the active change ingredients）。要使心理治疗研究成为一门真正的应用科学，不仅需要提供治疗总体疗效的证据，还需要深入了解是哪个变化过程引起疗效。为了使之有效，研究者需要区分治疗者、病人以及他们之间的交互作用的影响。只有融合证据链，才能为治疗的有效性提供令人信服的证据基础。

　　过程改变研究在治疗发展、实施和修正的每个阶段，都是不可或缺的部分。治疗发展首先依赖过程研究阐明哪个改变过程影响结果。接下来，治疗的成功交付，不仅需要治疗者采取一系列的行为，而且要这些行为能使病人感知到过程已发生改变。另外，过程研究为循证实践的治疗传播提供实质性贡献。过程研究详细说明了从严格控制的疗效研究迁移到相对宽松的现实状态中所需要的关键因素。将治疗从实验室迁移到临床，特别是当治疗是多成分的，且相应推广到每一个案例时，要求我们知道迁移的有效成分。这并不是说"治疗者从事的行为"决定治疗效果，就像是决定"被试如何回应这些行为"及"行为引起被试什么样的过程"一样。实施治疗时，治疗者必须知道导致改变的有效过程，而不仅仅是根据手册的具体步骤操作。

　　在随机对照实验中证明特定的心理治疗是有效的，即使治疗者实施的干预是手册化的，仍不能详细说明心理治疗里什么过程发生了改变。为了确信"治疗是有效的"这一科学观点，我们需要证据：治疗者怎么做的（远端变量）且病人体验到他或她的改变过程（近端变量）跟结果有关。同手册化治疗相比，临床实验类似于"测试包含多个有效成分的药物的影响"的研究。事实是，药丸比起另一种（虽然有用，但还没告诉我们什么是有效的）替代选择能更好地缓解头疼。在19世纪，人们知道金鸡纳树的树皮可以减轻发烧症状，但是到了20世纪，科学提取活性成分奎宁——从树皮中发现的一种生物碱，这才知道它为什么能减轻发烧症状。了解"实验中的每个特定治疗中到底是什么引起了改变"需要过程研究。

在最近一次关于精神分裂症的遗传原因的演讲中，国家心理健康研究所（NIMH）的首席调查员强调了可行的解释模型的重要性。他认为，至少有两项研究显示，"基因与精神分裂症在0.05水平上的显著相关"不足以成为基因和精神分裂症有因果关系的具有充分说服力的证据（Weinberger，2003）。关于精神分裂症基因影响更有力的证据是，基因与一些疾病过程有因果联系，例如增加了视觉想象力——幻觉的过程之一。因此，通过"哪一个独立变量影响了因变量"来解释过程，是科学理解的必要条件，这在心理治疗研究中也是类似的。

关于各种治疗之间一般等效性的发现（Luborsky et al.，1975；Stiles et al.，1986；Wampold，2001）回避了"每个治疗的活性成分的本质是什么"这一问题。如果我们要建立对治疗效果的科学认识，"心理治疗是如何起作用的"是一个需要实证调查的至关重要的问题。如果不知道跟结果相关的具体过程和因果路径，我们就无法对治疗有一个科学的理解。手册详细说明了治疗者如何实施具体的治疗方法，但它们不清楚什么"构成"能胜任交付，也没有说明病人对过程的贡献。对真正的科学而言，我们需要说明病人和治疗者过程以及他们的交互作用。

例如，许多治疗抑郁症的方法已被证明是有效的。许多能有效减轻抑郁症的治疗形式都留给我们一个小秘密："到底是什么起了作用？"这些治疗抑郁症的方法被认为是可互换的吗？然而每个治疗提出不同的抑郁症病因，还提供了一种不同的方法。如果我们要解决"治疗抑郁症什么是有效的"这个难题，我们需要知道这些疗法的哪些过程引起积极的变化。它们是所有治疗的公共因素，还是不同疗法导致一个通用的病人过程？另外，是每个治疗促进不同的改变过程，但所有过程都按照共同的路径减轻抑郁症？还是在每个治疗中公共因素和一些特定的因素的组合？又或许是常见的和特定的因素组合解释相同数量的结果差异，尽管每个特定因素可能在每个治疗中是独一无二的，引发不同的改变过程。忽视解释潜在的、干预的变量是当前临床实验的一个主要问题（Greenberg and Foerster，1996；Greenberg and Newman，1996）。不研究改变过程，是不可能确定"哪部分结果是治疗模型所代表的具体改变过程引起的，哪部分是由于其他因素引起的"。

1. 随机对照实验的问题

在心理治疗研究中，限制我们对"什么构成随机对照实验的有效实践"的评估和忽视过程，会导致许多问题。研究表明，尽管在理论和技术上有明显差异，不同的治疗方法对治疗不同的疾病是有效的。在RCT中，每一个研究用的病人样本、不同的治疗者的治疗传播以及由同一治疗者对不同的病人进行的治疗传播，存在一个有问题的一致性假设。为了随机化的平衡个体差异，研究一般需要非常大的样本量（N），这个样本量比大多数心理治疗疗效研究的样本量要庞大得多。尽管治疗和个体有差异，过程研究仍有助于揭示什么过程引起变化。

（1）反应性

随机对照实验通常假设纳入研究的病人和治疗交付是相对同质的。数十年的研究已经表明，大量的结局变异是可以由病人因素予以解释的，治疗者的影响至少同治疗差异一样大（Norcross，2002）。因此，我们并不能准确地推测，手册化治疗就能确保每一个治疗者以同样的方式实施治疗，且每个治疗者同样对待每个病人。研究告诉我们，适宜的治疗要求治疗者能够根据他们的病人进行调整。治疗者必须对他们所做的事情进行改变。治疗的目标是在改变的过程中治疗病人，而不是遵守手册。

有效的心理治疗是系统的反应机制，治疗者和病人的行为受到情境的影响，也包括对对方的特点和行为的认识（Stiles et al., 1998）。情境化的过程研究是捕捉过程和反应瞬间的唯一方法。

反应可以与既定行动对比，既定行动是在其成立之初确定并运行的，不重视外部事件（Stiles et al., 1998）。既定行动无反应（nonresponsive）且不受新兴信息的影响。从这个视角看，没有心理治疗是既定的。尽管如此，心理治疗的研究往往包含了这一假设。例如，在临床实验中，对相同治疗条件的病人任务分配被视为给予病人相同的治疗。治疗条件作为整体往往被不恰当处理，如报告所示，病人接受品牌 X 疗法，使某些结局指标明显改善。相反，研究必须表明，在病人这一栏，这个治疗者行动导致这个复杂的改变过程，并与结局有关。

（2）不同的病人进程

治疗效果的整体报告忽视了病人的改变过程的重要作用，未能认识到在任何治疗中存在两个不同的团体：那些充分参与改变过程的和那些没有充分参与改变过程的。这个因素对结果产生重大影响。例如，对空椅子对话中病人改变过程的密集分析（Greenberg et al., 1993），导致了解决"关于重要他人未完成的事件"的主要成分的发展（Greenberg et al., 1993; Greenberg and Foerster, 1996）。在分析过程中，人们通过表达责备、抱怨、未解决的情感和觉醒的伤害等行动，调动了之前未满足的人际关系的需要。在许多成功的空椅子对话中，一个是转化观点，另一个是制定一种新的方式。最后问题解决是借助于人们采用更加自我肯定的姿态，理解或宽恕想象的人，或掌控其他的可控因素。

对未完成事件的解决过程的研究结果表明（Greenberg and Malcolm, 2002; Paivio and Greenberg, 1995），治疗并没有参与所有病人解决过程所需的所有活性治疗成分。仅有一部分病人充分参与了具体机制变化，有些人只是部分参与，还有些人是最低限度的参与。本研究表明，那些完全参与改变过程的病人，比没有完全参与的病人获益更多，他们比那些"体验良好联盟的常规影响"的人受益更多。

因此，当我们传播一个治疗时，如果我们不知道有效成分，便不能评估病人是否充分参与这一过程。这类似于药物治疗中不知道一个人是否吸收药物。在一项临床实验中，我们只有最简单的治疗影响指数，因为我们将吸收治疗和不吸收治疗的人混合在一起。

（3）公共因子

尽管构建不同治疗的理论概念仍有不同，在与心理治疗成功有关的一般流程上，正在通过各种方法建立共识。一些因素，如共情（Greenberg et al.，2001）、良好的工作联盟（Horvath and Greenberg，1994）、体验的深度（Hendricks，2002；Orlinsky and Howard，2002）以及病人参与治疗能力的差异（Beutler et al.，2002），都被证明是影响结果的重要公共元素。心理治疗关系的证据大量存在于现在的工作中（Norcross，2002）。同任意治疗过程和任何类型疗法的有效性相比，许多研究更关注治疗关系。同理心、联盟和目标协议都被证明是有效的，是治疗关系的特定元素，但仍然存在一些问题。这是关系还是其他常见因素？是所有治疗的有效成分吗？对每个治疗具体流程是独特的吗？它们在特定时间或对特定病人有效吗？

2. 改变过程

在更准确地解决担忧之前，心理治疗研究需要考虑事件序列或模式，结合情境，并认识到关键事件或重大事件可能会改变（Greenberg，1986；Rice and Greenberg，1984）。为了研究这些，对时不时的（moment-by-moment）改变过程需要用创新的手段和顺序分析方法进行研究。什么时候、什么情况下会出现一个特定种类的过程也需要调查。手册在临床实验中是粗略的，它对理解"不同会谈情境下既定行为的不同意义和影响"的复杂相互作用没有帮助。因此，过程改变研究是非常有必要的。

过程改变研究者已经开发出多种方法，用于观察复杂的交互作用、序列和情境。研究使用任务分析（Greenberg，1984/1986）、同化分析（Honos-Webb et al.，1998；Stiles et al.，1992）、综合过程分析（Elliott，

1998）和质化分析（Watson and Rennie，1994），来说明涉及复杂心理过程的问题和获得结果。任务分析由对一个共性问题的成功和不成功解决事件以及用录音带录制的细腻描述组成。

例如，格林伯格（Greenberg，1979）研究病人如何解决冲突发现，将严厉批评的声音软化成充满同情是解决冲突的必要成分。乔伊斯等（Joyce et al.，1995）使用这种方法，发现了病人怎样进行解释，并对比了病人进行解释工作和没有进行解释工作的事件。他们发现病人请求解释是成功片段的一个重要组成部分。没起作用的片段常表现出"含糊不清的、间接的或没有耐心请求解释"的特征。随后解释当时总是经历过早，即使被外部决策者认为是准确的。在决定影响方面，掌握时机或反应能力比解释的准确性更重要。

同化分析通过处理有问题的主题跟踪病人的进展。问题经验通常经过一系列的阶段被同化，从回避问题到问题解决和掌握方案。处理特定主题的方法被用来收集整体治疗的记录，放置在一个时间序列中，用于评估和详细阐述模型。

在综合过程分析中，研究者构建有用的因素和影响的"通路"，这个通路与特定目标事件有关。通过特定类型事件的不断重复，模式将被识别。例如，在一项唤醒事件的研究中，埃利奥特（Elliott，1989）发现，病人有时需要避免痛苦的意识。这一路径显示，避免痛苦甚至可能是成功处理问题事情的前兆。使用质化分析，华生和伦尼（Watson and Rennie，1994）通过系统唤起的演变检测病人观点的变化。本研究强调干预的特定方面对了解"哪些使病人变得顽固和混淆"有帮助。这一发现有助于治疗模型的细化和实施产生的变化。最终，这些模型被验证与结果有关。

3. 过程—结局研究的设计

研究治疗有效成分的设计要求建立三种统计关系：第一种是治疗者的行为和结果之间；第二种是病人进程和结局之间；第三种是治疗者的

行为和病人进程之间。当这三种统计关系全部建立——当病人进程被证明是调解治疗者的行为和结局的路径，当治疗者行为与病人进程的联系已经建立，我们可以说找到了一条通往结局的路径。理想的情况是，这种设计逻辑上明确提出不同的干预措施、过程和结局之间的不同链接。要做到这一点，就有必要衡量不同的干预措施、不同的过程、不同的结局。

4. 关联过程与结局：一个例子

心理学家们现在越来越认识到会话中深化情感体验对促进变化的重要性（Greenberg，2002；Samoilov and Goldfried，2000）。论证这些说法的过程和结局研究综述体现了会话中的情感体验——通过体验量表（EXP）测量（Klein et al.，1969）与治疗增益（Orlinsky and Howard，1986）之间稳固的关系。这已被心理、认知和经验疗法证明（Castonguay et al.，1996；Goldman and Greenberg，in press；Pos et al.，2003；Silberschatz et al.，1986）。这表明，这个变量可能是一个共同因素和最后共同通路，有助于解释各种方法的变化。体验量表测量关注当前身体感到的感觉和意义的程度，以及使用这些解决问题和创造新的意义。

我们进行了一系列研究，通过以病人为中心和过程体验治疗的方法，看体验量表能否预测抑郁症治疗的结局。我们试图确定如果情绪唤醒（EA）是改变的一个重要过程，假设同唤醒或单独理解经验相比，弄懂激发的情绪将是一个更好的结局预测器。

在以前的研究中，证明经验处理的变化形式之所以失败可能是由于治疗部分使用了随机抽样。我们假设病人进程在治疗的任何一点都有可能同等地发生。个体在会话中和会话间出现差别很大的表现，取决于在一瞬间发生了什么（Greenberg and Safran，1987）。这些事件范例表明，治疗过程可以通过对临床上重要的事件进行恰当的探索，如治疗任务、核心主题或情感的发作。

在我们的首次研究中，有 35 名病人接受了 16 ～ 20 周的治疗，证实了体验（EXP）的主题型深度和结局之间的关系（Goldman and

Greenberg，in press）。EXP 的核心主题占结局差异的比重超过了早期体验和治疗联盟的比重。因此，EXP 在病人早期经历能力和积极结局之间有中介作用。虽然一个强大联盟的形成是结局的一个重要因素，但是治疗中情感体验深度的增加被发现贡献 8% ～ 16% 的结果差异，这超过治疗联盟。

在接下来的研究中，亚当斯和格林伯格（Adams and Greenberg，1996）追踪每时每刻病人——治疗者的互动，发现治疗者报告影响病人体验的高体验,而治疗者体验焦点（experiential focus）的深度预测结局。更具体地说，如果病人被外部关注，且治疗者的干预是针对内部经验的，病人更可能达到更深层次的体验。研究突显出深化情感的过程中治疗者角色的重要性。考虑到病人体验预测结局，并且治疗者体验焦点的深度对病人体验和治疗结局都有影响，我们可以建立预测结局的路径。

另一项研究表明，早期情绪加工对结局的影响对后来情绪加工起介导作用（Pos et al.，2003）。在这里，情绪加工被定义为情感事件的体验深度，也就是病人在表达或谈论的会话片段中，体验到的与实际或想象的情况有关的情感。体验变量现在被放在那些明确充满感情经验的会话事件评定等级中来考虑了。在这项研究中，控制了早期情绪加工和治疗联盟，后期情绪加工还是单独增加 21% 来解释症状减轻的差异。早期情绪加工的能力在治疗中并不能保证一个好的结局，也不是没有这个能力保证疗效不佳。尽管可能是优势，但是早期情绪加工能力似乎不是心理治疗中获得或增加情绪加工深度的关键能力。

有研究调查了情绪唤醒在治疗的早、中、晚期的体验（Warwar，2003），使用病人情绪唤醒量表第三版（Client Emotional Arousal Scale III）测定了情绪唤醒（Warwar and Greenberg，1999）。在治疗中期拥有更高情绪唤醒的病人在治疗的最后取得了更大的变化。研究发现，治疗中期唤醒不仅可以预测结局，而且病人唤醒内部经验的能力是有意义的，可以解决问题，特别是在治疗后期的唤醒，会比中期情绪唤醒更大地影响结局差异。因此，这个过程—结局的研究表明，体验和情绪唤醒的结合能比任何一个单独的变量更能预测结局。

以前的研究增加了证据链，且具体说明了过程改变研究在指导循证实践中的价值。人们发现，不同的治疗方法可以有效缓解抑郁症，体验的深度能调和不同的治疗手册和结局的应用。这使我们离科学的认识"什么在心理治疗中起作用"更近了一步。

5. 结论

在本篇立场论文中，我们认为，当前这种"将 RCT 作为循证治疗的唯一仲裁者"的做法过于简单化。它告诉我们，大多数病人发现治疗有效，但没有说明活性成分，也没有确定哪种治疗对哪些病人效果最好。我们需要从多个数据源获取信息，以便了解具体技术、治疗者行为和影响心理治疗变化的病人过程之间的复杂关系。特别是，过程改变研究应当是这些多个数据源中的一个，它揭示了真实的变化机制，这种机制是心理治疗的有效成分。

五、实效研究

汤姆·D. 巴科威克，路易斯·G. 卡斯通古伊

　　实效研究（effectiveness research）试图获得关于现实临床情境中心理治疗结局的知识。实效研究与疗效研究（efficacy research）的传统区别在于，疗效研究常常是基于严格控制的发现、基于实验室结局的调查，可能无法推广到实际临床实践。这种普遍性的缺乏被认为是由于疗效研究的一个或多个特征与治疗者通常实践的方式有很大不同。这些特征包括：①参与疗效研究的病人招募；②多重的纳入和排除标准，限制了允许治疗的病人特征的异质性；③在治疗前、后和长期随访中对病人的仔细评估（通常包括目标评价者没有意识到病人现状）；④通常主要关注被《精神障碍诊断和统计手册》第四版（*DSM-IV*；APA，1994）定义的症状，未能充分考虑病人的投诉、困难和优势；⑤实验和对照条件病人的随机分配；⑥使用指定的、典型小的治疗次数；⑦使用详细的协议治疗手册和坚持使用这些手册的目标性监测[①]；⑧协议手册中的研究型治疗者（study therapists）的专项训练；⑨项目审查者对治疗者的仔细监督（例如，Castonguay et al.，1999；Hoagwood et al.，1995）。

　　前面所提的实效研究和疗效研究之间的区别，与谈到两种类型的研究之间假定差异时的另一个惯用的方式密切相关。疗效研究强调调查研究的内部效度，而实效研究强调外部（或生态）效度。内部效度与一系列对研究结局可信的、竞争的解释有关。在治疗研究中，这一般是指实验治疗是否引起所观察到的变化，或者换个说法，是否存在一些或全部的变化是由其他因素引起的。这里的一个关键问题是，科学研究能够通

---

　　① 译者注：目标性监测，是指根据医院感染管理的重点，对选定目标开展的医院感染监测，如 ICU 病人的监测、外科术后病人的监测、抗感染药物耐药性监测等。

过设计和方法排除的其他的解释越多，其内部效度越大。高内部效度在我们推论研究治疗的致病作用时给我们更大的信心。外部效度通常指的是这一研究的结局可能推广到其他病人、其他病人问题的类型、其他评估措施、其他治疗者，或其他研究样本环境类似的环境的程度。研究越能代表社区实践中真实的治疗情境，我们就对其得到的结局推广到同样的现实世界场景可能的普遍性越有信心。

本篇立场论文的目的是：实效研究应该用来确定和指导有效实践。然而，以这种方式进行的研究在多大程度上有用，取决于这种研究是如何在现实中执行的。因此，我们对未来的实效研究提出建议，以便可以最大限度地发挥其价值，获取更多知识，让有效的心理治疗形式越来越丰富。我们将通过四个立场声明来实现我们的目的。

1. 立场 1

内部效度和外部效度都是变化的连续统一体（可以排除多少其他竞争性解释，研究样本的代表性程度）。内部效度差的心理治疗研究，无论它具有多高的外部效度，其价值都是有限的。如果一项研究得不出可信的结论，且不能排除众多竞争对手的科学解释，那么推广这一不完善的结论，将是一件毫无意义的事情。

我们的立场是，实效研究拥有外部效度的同时，也要尽可能最大化内部效度（Hoagwood et al., 1995）。实际的挑战在于，在严格执行对照研究的结论时，研究者与治疗者还需要在研究设计和成本—效益分析之间做出平衡。但是，在其他人得到建议时，该领域将大大受益，他们会有更多的时间和精力，想出更有创意的方法来克服障碍，进行最大化内部效度的实效研究（Clarke, 1995）。

2. 立场 2

心理治疗研究作为科学事业的终极目标，就是确认其中的因果关系。实验设计必须获得最为明确的因果关系，而且，实验设计获得的结论，必须限制在识别这种因果关系的范围内。

这一立场植根于科学研究的本质。它提醒我们认识这些事实："疗效"和"实效"都是指向因果关系（"这导致或影响"），并且，两种类型中最好的研究，都是强化我们对因果关系的理解。两种研究都不能以社会大众思考问题的方式来直接回答心理治疗的终极问题（Borkovec and Castonguay，1998）。

在回答"这种治疗是否有效"以及"这种治疗到底多么有效"的同时，也一定会问这样的问题"这是与什么相关"（例如，是基于时间的流逝，或是因为提供了一位富于共情的听众）。然后，研究者有可能在保持其他引起临床变化的条件不变的情况下（比如那些非治疗因素或共同因素的控制条件，后者经常被称为"非特异性因素"）（Castonguay，1993），通过对比的条件来回答这些问题。这是用于"实证支持治疗"标准的基础（Chambless and Ollendick，2001）。如果在治疗和控制条件下发现统计差异显著，根据使用的对比条件类型，唯一的科学结论可能是"治疗引起的变化程度，高于大部分归因于时间流逝或共同因素导致的变化程度"。值得注意的是，这个结论并没有直接回答社会大众所问的心理疗法是否有效的问题。而且，社会大众的很多问题，比如治疗引起的临床显著性变化的程度、治疗中需要提供时间的长度以及财务资源方面的成本—收益等，实证支持治疗对回答这些问题保持沉默。

用科学企图回答另一个社会问题，"哪种治疗对哪种病症是最好的？"这还没有令人信服的答案。对比设计（如对抑郁的认知治疗对比人际治疗），如它们经常所做的，存在着不一致的、致命的缺陷（很小或没有内部效度）。这是因为两个疗法在许多方面都有差异，导致不可能得到明显的因素关系。没有一个有效的、可信的方法，能够保证两种疗法是同质的。治疗专家仅是执行他们自己的治疗，实验设计中治疗者因素以及治疗者与治疗的交互作用，会混淆实验获得的因果关系。进一步讲，三到五年之后，所做的研究可能需要修正，即使它曾经是有效的，也毕竟过于古老了。

我们的立场是：实效研究应致力于因果关系的识别，而不是试图将注意力转移到回答社会大众直接提出的问题上。频繁地使用对共同因素进行控制的方法，对达成这一目标是无用的。我们证明了一种治疗超越共同因素治疗，只能说明存在一些超过共同因素治疗的相关成分，但我们并不知道这些成分到底是什么。因此，为了增加特定的因果结论，理想的设计包含分解、添加、参数与催化设计（catalytic design）。同时，这些设计及它们的控制条件能够适当地控制时间及对共同因素的影响（Behar and Borkovec，2003）。

采用这种设计的控制实验研究用于寻找具体的原因时比较理想。这并不是说其他形式的心理治疗研究是无价值的，例如：识别"在治疗阶段真正发了什么"及"在不同的治疗方式中哪些事件是相同或不同的"研究实际上是很有价值的。类似地，关于预处理变量、中介变量、过程变量、疗程结局、最终的短期或长期门诊结局及其交互作用的研究，都在可能涉及因果关系时提供有用的基本信息（Astonguay et al.，2000；Hill and Lambert，2004）。特别有用的研究是那些包含检验治疗结局的中介模型的方法论与测量的研究。我们所说的是：所有类型的相关研究最好是在实验治疗研究环境中进行，而这实际上是中介模型研究所确实需要的（Kraemer et al.，2002）。

3. 立场 3

根据前文，心理治疗研究的基本目标是获得基础知识。科学研究通过确定关系（最终是因果关系），告诉我们关于人类的本性、导致心理问题的机制以及治疗改变的本质。我们能判断越多的原因，就越能在开发新的治疗方式中考虑这些原因。这些疗法将对更多的人及心理问题有效。通过这种方式，科学研究终于可以间接但有力地回答社会大众所提出的紧急问题了。

4. 立场 4

达到上述目的及促进关于心理治疗的知识的最好途径之一，就是建立实践研究网络（PRN）。在应用情境中，治疗者及临床科学家被联系到一起，进行大规模的治疗研究合作，这些研究在保留强的外部效度的同时有着科学的严格要求。这些研究将集中精力，以获得实践者导向的、具有临床意义的基础知识。

创建此种实践研究网络的第一步就是招募治疗者参加联合研究工作。第二步是建立一个基础架构来支持它的研究活动。这个基础架构的基石是一个核心的评估测验。它让所有病人参加 PRN，并覆盖了症状学、角色功能、总体幸福感领域（在 APA 会议上推荐为核心测试，Strupp et al.，1997）。这个核心测试必须简短，尽可能减轻病人和临床员工的负担。因为它管理着治疗前、治疗后及跟踪来评估临床结局。根据在特定的研究中被问的具体问题，可以加入额外的结局及疗程来测量。第三步是搭建参与的治疗者与研究者之间的桥梁，来设计一些有临床意义且能经受严格检查的问题。这些合作者一起决定在他们研究中会用到的设计、方法论及程序。

PRN 的创建过程，已经取得了大量的进展。例如，由宾夕法尼亚心理协会（Pennsylvania Psychological Association）及 APA 支持的宾夕法尼亚 PRN，建立于 20 世纪 90 年代中期，成功地完成了第一阶段的试行调研。这个调研创建了遍及全州的基础设施，并获得在使用核心测试及在应用环境下进行的联合研究方面的经验（Borkovec et al.，2001）。最近，第二阶段实验调研的数据收集已经完成，这个研究是用来测试因果关系的，实践者从各个疗程报告中得到这样的反馈：在治疗过程中，他们的病人发现哪些是有帮助的，哪些是有妨碍的。这个研究也提供机会，来判断哪些是病人视为有帮助的，怎样让治疗者相信这些研究是有帮助的，以及这两方的观点如何与治疗结局关联。它也可以作为一个实验研究情境中进行相关研究的案例。

作为进展的例子，作者与行为健康实验室联系，与詹瑞米·萨弗拉（Jeremy Safran）一起，致力于发展一个全国性的 PRN。行为健康实验室已经推广了一个名为"治疗结局包"（Treatment Outcome Package）的核心测试（Krauss et al.，in press），它已经在 35 个州测量了超过 40 万个病人。这些机构签订使用测试的初衷是：他们希望评估自己所提供服务的效果，并使用这些数据来提高他们的服务质量。不过，这也是个好机会来创造一个巨大的 PRN。最近一次对这些机构的调查显示，88% 的回答者表示他们的机构非常（56%）或者有些（32%）兴趣参加 RPN。我们的计划是联合这些机构来发展几个大规模的、实验式的、严格的研究。

最后一个例子是扩大影响，包括为刚起步的国家心理部门培训点创建 PRN。我们自己努力将使用"治疗结局包"作为核心评估测验的培训诊所组织在一起。这种特定的 PRN 有几个目标：①以更好的方式在培训诊所去激励、实施、分享想法，通过研究生教育，以无缝对接的方式整合科学和实践；②在每个诊所建立一个健全的基础设施，全体教师及学生都能实行严格的、有临床意义的研究；③在希望从事同样研究问题的诊所中发展合作。如果诊所的员工能高度参与到 PRN 中，则 PRN 更具有价值。此外，诊所间的合作意味着，即使是小的诊所，也可以加入到大的诊所或多个诊所，从而使大量的病人和治疗者参加这个研究，具有高水平的统计意义，并且有大量关于病人及治疗者特征的数据。

理想的 PRN 研究形式应该是，在不断发现特定因果基础上进行实验研究。除了在实效研究中最大化内部效度（如 Clarke，1995），并在严格的控制条件研究中最大化外部效度（如 Shadish et al.，2001）等建议。我们还建议使用增加设计（additive design，并强烈反对无治疗、共同因素及对比设计，因为它们不能得出明确的因果结论）。在这种类型的设计中，同一批治疗者同时提供两类治疗，一类治疗像他们往常一样进行，另一类治疗中加入一个特定的实验元素，再将两类治疗进行对比（如：在针对情绪障碍提供经验性深度治疗时，增加深度放松状态，使之与没有深度放松状态的治疗相比较（或在治疗焦虑症时，将 CBT 与增加情绪加深技术的 CBT 进行对比（Borkovec et al.，2003；Newman et al.，2004）。因为除了一个增加的因素，其他都是恒定的，此设计拥有良好的内部效度。所以，有可能获得关于这一实验因素的因果结论。另外，这种设计可能对那些直言反对参加各种类型的对照研究的治疗者非常有吸引力，他们采用习惯的灵活方式来管理他们常用的治疗，并且还可以学习一个新治疗元素，同时参加了决定这个元素是否加入临床使用的实验研究。

在 PRN 实效研究的情境中，几个额外特征能最大化获得信息的数量。例如，我们能在每次会谈结束时进行一次测量，因此能够反映在治疗的中间过程，能够评估假设的中介变量、调节变量及结局预测变量；能够为过程研究的每次会谈进行客观的编码记录；在治疗前对不同的诊断组进行前测，能够了解每个治疗组的不同特点。由于 PRN 涉及大量的病人和治疗者，使得我们高效地研究治疗者与病人特征成为可能，而这在以前的研究中，是很难实现的。

5. 结论

实效研究对改善临床实践非常重要，因为它的结论与治疗者工作的现实世界直接关联。我们认为它要成功地完成这个目标，依赖于严格的科学研究，这种研究主要关注临床显著性强的问题，进而有利于增加我们对心理障碍本质及改变机制的理解，并在获得这些知识的基础上，发展出更多有效的心理治疗。我们建议，在 PRNs 情境中，我们能为进行大型的、严格的、高外部效度的心理治疗研究提供一种独特的机会，我们也为真正整合科学与实践建立了一个可能的设施基础。

六、随机对照实验

史蒂芬·D. 霍伦

我长期对抑郁症感兴趣。《圣经》中的约伯记是我最喜欢的故事。我痴迷于去了解我心中的两个英雄（丘吉尔和林肯）的抑郁症病史。我来自一个心理世家（我父亲是执业心理治疗师，我妻子是发展精神病理学家）和有许多抑郁症亲人的家庭（我的许多亲戚都有显著的抑郁症史）。我长期对它的治疗有兴趣（甚至在大学毕业前，我就找到了一份在社区心理卫生中心工作的职位），在实习期，我（不顾我的临床培养计划）去了费城，为的是看到第一手的精彩的新鲜事物——贝克（Beck）和他的同事们正在满怀敬意地对抑郁症进行治疗。

我是一名临床医生，非常热爱科学。我的青少年时期，心目中的英雄是乔纳斯·索尔克（Jonas Salk，美国著名医师，他的疫苗消灭了脊髓灰质炎），而不是何帕龙·卡赛迪（Hopalong Cassidy，西部冒险片中的英雄），我一生的梦想是去除抑郁这个种族。并不是表明我能成功，只是表明我要不断尝试去做。在我的职业生涯中，我一直持续进行临床实践，我职业生涯的最大乐趣就是帮助人们学习怎样不抑郁。在费城时，我有幸进入了一个组织，它已经基本完成的首个研究表明，在抑郁治疗中，任何心理治疗都可以像药物一样维持（Rush et al.，1977）。更幸运的是，借助这些光环，我在明尼苏达大学（University of Minnesota）获得学术工作的职位，这个曾经是我无权追求的。我在明尼苏达遇到了一个名叫罗伯特·德鲁贝斯（Rob DeRubeis，现在是宾夕法尼亚大学一个部门的主管）极好的大学生，他和我在抑郁方面进行了分享，我们列出了一系列还需继续工作的研究。伴随职位和资金的获得，同事和朋友的加入令临床研究变得如此令人愉快，以致让我们难以相信，我们还有酬劳。

所有这些都是我想表达的方式，我关心我所做的，并且不管是否起作用。我不是火箭科学家，我只是足够明白，我不想对那些我不能支持的提出要求。保罗·弥尔（Meehl, 1987）曾经说，区别心理学与其他帮助人的专家的基本属性是："一般科学承诺不应该被愚弄，或是愚弄他人"。我做科学的目标是保证我不用那样做。

1. 我们如何知道一种疗法在起作用？

对于任何疗法，我们能问的第一个也是最重要的问题是：它有用吗（即是否比没有的好）？接下来是其他有趣及重要的问题：它比另一个干预好吗（相关效果）？当它起作用时，是怎样作用的（媒介）？它在什么样的情况（调节）下，对谁有用？第一个问题感兴趣的是一种因果关系，这是我认真对待的一个问题。作为一个临床医生，我想知道我所做的是否可以与众不同，生命如此短暂，我们要用它来做有效的事。

我不捍卫对照实验，因为我做它们；我做对照实验，因为我可以为它们辩护。在学生时代，使我的研究生培训升值的一个经历是源自李·塞赫雷斯特（Lee Sechrest）在佛罗里达州教我时，提供了一个关于研究设计的研讨会。他让我们读一本由坎贝尔和斯坦利（Campbell and Stanley, 1963）设计的关于实验与准实验的极好的入门读物。在这本专著中，特别是围绕表1的30页（第5～34页），作者列出了在多种不同的经验主义设计中内在的解释风险，如此清楚且优雅地排除了竞争的似是而非的选择逻辑，让我逐渐地改变（如同保罗在去大马士革的路上）。在一个下午，我理解了通过治疗效果得出因果推理。拥有了这个知识，我出发去了费城（我以研究者的身份出现），然后从这里出发去了明尼苏达（在这里，我继续临床实验），以发表评论家、期刊编辑者、本文作者的身份继续不同的冒险。这30页是我读过的最有价值的书。

坎贝尔和斯坦利（Campbell and Stanley, 1963）描述了两类效度以及每种效度面临的一系列威胁。内部效度是指一个观察的事件能归因于早期干涉的确定性。外部效度是指被观察到的效果在何种程度上能推广到人群及感兴趣的环境中。内部效度是必要的。如果你想知道某些东西是否有用，你在问你是否能将一个观察的效果归类到某个原因中。同时外部效度也很重要。如果这个治疗选择的样本并不能代表你想治疗的人群，那这个治疗效果也是无用的。治疗者和变量设置也很重要，但有点小问题，原因是我们将回到过去。

（1）内部效度与对因果推理的威胁

我们如何知道自己所做的起作用了？如果问题没有时好时坏，如果病人没有时不时地因为与治疗无关的原因而自发改善，那么得出因果关系的推论会相对简单。说白了，如果你能让一头猪飞起来，那么你就不需要一个对照组（或统计）来告诉你，你所做的有效果。猪不会自行飞起来，如果你能战胜上帝和自然的法则，那么你已经做了一些值得大书特书的事情。但面对过程和结局的异质性，因果关系不那么容易辨别。观察临床干预后的变化不一定证明因果关系，因为变化可能是由一个其他独立于治疗操作的影响因素所引起的。其他事件可能会已经进行了干预（历史因素），改变也可能是病人自身发展的结果（成熟因素）。实践往往会改变人们对评估的反应方式（测量因素），或者有些改变本身可能是由观察的记录方式所带来的（工具因素）。在极端分数基础上选定的人，在他们下一次的评估中，往往表现出更低的分数（统计回归现象，statistical regression）[①]，因为人们倾向于在最坏的情况下寻求治疗，于是情况可能会随着时间的推移变得更好（自发缓解）。增加我们的研究人数并没有减少这些威胁，但却增加了我们曲解数据的确定性。

RCTs 试图来控制这些外部因素，通过将病人随机分配到两个或两个以上的环境中，然后对比一些常见的共同感兴趣的测量结果。从本质上来讲，随机化是用来使两组病人的特点和出现外来因素的影响相等。随机化并没有什么神奇的，但是它提供了一条控制病情严重程度和病程

---

① 译者注：统计回归现象是指当一个被考察对象已经处于一个极端状态的情况下，任何影响都会引起研究对象的明显变化。

个体差异的途径，这在进行因果推理时是非常重要的一件事情。这是因为不同的结局可能是病人（和发生在他们身上的外部事件）或程序（包括治疗本身和实施它的人）的产物。因此，随机化增加了"任何观察到的差异可以归因于治疗，而不是其他可行的替代品（病人和外来的影响）"的确定性。在本质上，RCTs 提供了一种方式，来保护可以得出因果关系的推理的内部效度。

RCTs 并不是得出治疗疗效因果关系推论的唯一依据。当可以使用单一主题设计时，至少用于排除竞争对手的可行替代品时，它们的效果一样好（Kazdin，1981），准实验方法的整体宗旨是建立多控件的交错设置，来尽可能多地排除对解释的威胁（Campbell and Stanley，1963）。RCTs 不是万能药。随机化有时会失败，而且它可能被随后的消耗破坏（死亡率差别，differential mortality）。有些人认为，内部和外部效度之间存在一个权衡（Seligman，1995），虽然这并不总是如此（Hollon，1996）。当 RCTs 充分实现的时候，它们是得出因果推理的最佳手段。我想起了丘吉尔关于民主的名言："没有人认为民主是完美无缺的智慧……事实上，有人说，除了我们所有的已经时不时尝试过的其他政治体制之外，民主是最坏的了。"

（2）没有随机化的后果

我们为什么要控制治疗的分配？为什么不让病人选择他们喜欢的任何治疗，看看会发生什么？这是一种好的方式来找到"那些寻求特定治疗的人发生了什么"，但这并不是一个好的方式来判断"治疗中的哪一部分导致了因果关系"，也就是，治疗的哪一部分导致了观察到的变化。最近关于激素替代疗法（HRT）的争议说明了为什么会这样（Barlow，2004）。近 20 年来，更年期的妇女被建议服用雌激素，用于减少令人厌恶的症状，如潮热，以及预防骨质疏松症和冠状动脉粥样硬化性心脏病。普遍的共识是，这是良好的医疗实践。事实上，相当多来自非对照实验的证据表明，服用雌激素的妇女要比那些不服用雌激素的妇女表现得更好。最近的一系列 RCTs 告诉我们的是完全不同的一回事。在这些实验中，女性被随机分配到积极药物治疗组或安慰剂组，发现 HRT 不仅增加心血管疾病的风险（Manson et al.，2003），而且增加了乳腺癌的发病率（Chlebowski et al.，2003）。

我们怎么会错得如此离谱？怎么可能 20 年的临床观察得出的结论与 RCTs 如此不一致？目前在这个领域的理解是，不同的病人特点掩盖了治疗的负面效果。也就是说，在大多数方面自我保健表现良好的女性比那些没有这样的女性，更可能寻求或接受 HRT，并且前者的病人可能会比后者在任何治疗水平上（非 HRT 或 HRT）做得更好。在本质上，依靠临床观察和非对照实验，我们在不经意间混淆了个体差异与治疗的效果。相比那些原本健康状况较差的女性，那些无论何种方法（或者其他原因）都能更健康的女性，更可能接受对她们有风险的治疗。接受 HRT 后，拥有良好健康状况和不佳健康状况的两种女性，都比不接受 HRT 的女性表现得更糟糕。但是在我们做 RCTs 之前，我们看到的都是"接受 HRT 的拥有良好健康状况的女性"跟"没有接受 HRT 的拥有不佳健康状况的女性"对比。个体差异优势和 HRT 对所有女性的不良反应，被"这些更容易接受治疗的妇女拥有更好的健康状况"这个更大的但无关的趋向掩盖了。

也可以检查其他例子。当我还是一名大学生时，几乎每一本心理学导论的教科书都转载了一张图片：两只猴子肩并肩地坐在单独的椅子内，它们的身体与电极相连。这是布瑞迪（Brady，1958）的执行猴（executive monkey）实验。实验中两只猴子被套在一起，这样使他们在完全相同的时间被电击，但是，其中一只猴子（执行猴）可以关闭电击，但是另一只不能。这一经典研究发现，这只"执行猴"在压力下更容易患胃溃疡，或引用电影《亨利四世》中的话说，"戴王冠的头是不能安于他的枕席的（位高心不宁）"。这些结果被用来解释将高工资付给高管，以及给那些处在更高社会阶层的人赋予更大的奖励。

这种解释的问题在于，它本就是不正确的。布瑞迪没有将他的猴子随机分配到不同的条件下。相反，他所做的是对被试进行初步测试，确定哪只猴反应最快，然后将更灵敏的猴子分配到"执行条件"下（或许是为了减少每一对猴子受到电击的时间）。问题出在这一策略混淆了个体差异和他的实验操作。结果表明，拥有更多神经系统反应的猴子倾向于更快地响应电刺激，同时患溃疡的风险更大。这一点是杰·维斯（Weiss，1971）指出来的。他复制和延伸了布瑞迪的研究，通过测试小鼠，确定它们的反应性水平，然后随机分配到不同条件下。结果表明，当个体差异的疗效独立于实验操作时，你得到了对每一只小鼠的一个主效应。但是，反应性的个体差异主效应大于操纵变量控制的主效应。也就是说，在任一实验条件下，拥有更多神经系统反应的小鼠比拥有较少反应的小鼠更易患胃溃疡。所有小鼠在它们能够掌控局面的情况下比不能掌控局面时表现得更好。不管它们的神经系统碰巧如何反应，活性高的小鼠在良性的"执行条件"下，最终比在更紧张的从属地位下活性低的小鼠做得更糟糕（Weiss，1971）。再一次，让病人的特点来决定谁放在什么条件下，掩盖了该操作的真正效果。莎士比亚曾说过，事实证明，"当国王真好"。

心理治疗领域中普遍存在无数的例子，在这些例子中，良好的理论基础和强大的舆论导致采用了后来被证明是无效的或危险的治疗。一些治疗如重构治疗（reprogramming therapy）、重生呼吸治疗（rebirthing therapy）、严重事件应激晤谈（critical incident stress debriefing）、记忆恢复治疗（memory recovery therapy），都有它们的追随者，随后又全部销声匿迹。事实上，在整个心理学史和医学史中，这种事经常发生，我们不一定非要证明这些只由其信徒的信仰支持的治疗。我们必须证明的是，伦理无法确定治疗是否真的有效、效果是否是良性的或恶性的。

当然，某些例子走另一条路。在弗洛伊德第一次描述了精神分析基本原则的半个多世纪之后，艾森克（Eysenck，1952）发表了一篇评论，声称没有确凿证据证明心理治疗有任何有益的影响。在那场争议中，他比较了曾接受心理治疗的病人和没有接受治疗病人，结果发现没有差异。这引起了心理治疗领域的轩然大波，并导致了对心理治疗价值的大辩论。

虽然在艾森克提出批判时没有 RCTs，他掀起的这场风暴带来了接下来的十年，几十个对照实验的发表，其中的绝大部分显示心理治疗比不进行心理治疗要好（Luborsky et al.，1975）。

再一个问题是，艾森克评论的研究中的人，他们可以自由选择寻求或不寻求治疗，并且很有可能那些寻求治疗的人这样做是有原因的。当个体的困境水平和问题难度得不到控制时，很有可能那些有更大问题的人，在寻求治疗的时候容易产生额外的麻烦，在结束时不会比那些拥有较小需求的没有寻求治疗的人更糟。随后的研究，通过随机化控制了个体差异，没有这种偏倚的来源，并且清晰地表明，无论在什么困境水平，治疗都要比不治疗好。如果我们依靠不受控制的观察，就会错误地得出"治疗没有效果"的结论，而事实上它有。

只有好的意向是远远不够的。专家建议所形成的共识，也不能使我们远离集体偏见，治疗者的个体差异始终决定着哪个病人得到什么治疗。本杰明·拉什是他所在时代最杰出的治疗者，他还是独立宣言的签署人和乔治·华盛顿（George Washington）的密友。当他被叫去治疗他的这位朋友的肺炎时，他做了那个时代任何一个好治疗者都会做的事：通过放血疗法来降低华盛顿的发烧，这可能促成了他的死亡（Flexner，1974）。他的目的是挽救生命，但他的证据基础只是纯粹的专家意见。结果就是，他的治疗是医源性事故，而不是治疗。我的同事詹·福赛特（Jan Fawcett）是一位杰出的精神病学家，他的办公室有一块匾，上面写着："一个好的实验胜过一千个意见"。这句话在今天仍然正确，就像在美国革命的年代时一样。

2. 误解治疗效果的启动效应和偏见

问题是，当我们思考时，我们都必须走捷径。也就是说，我们都运用逻辑启动效应（logical heuristics），帮助我们更有效地处理信息，但是这些启动效应也使我们犯下某些特定的推理错误（Kahneman et al.，1982；Nisbett and Ross，1980）。这种思维是人类与生俱来的。当我们做出判断时，我们高估那些生动的和容易记住的（可用性），我们被事件之间的相似性（代表性）过度影响。我们高估事件之间的联合共生（joint cooccurrence）治疗和结局，而忽视了统计没有共同出现的次数（验证性偏见）。我们没有这样思考，是因为我们不够聪明；我们这样思考，是因为我们被设计成这样的思维方式，这种思维模式可能有维持生存的价值。我们可以训练自己推翻我们的第一印象，但这是一个困难的过程，需要时刻保持警惕。卡内曼等（Kahneman et al.，1982）开始进行逻辑启动效应的经典研究时，他们最初是在认知心理学家大会的会议之间观察他们的同事。我们看到实际上并不存在的因果关系，是因为它帮助我们的祖先生存；错误地假设在灌木丛中沙沙作响的是老虎，要比忽略并最终成为老虎的午餐要好。

我们需要对照组的原因是，作为对从观测结果推断因果关系的自然倾向的一个检查。如果我们有一个病人在治疗后变得更好，然后，我们亿万年的进化准备得出这样的结论：这是我们做了某些事造成的结果。我们之所以将病人随机分配到治疗，是因为它使我们不会混杂病人特点和治疗效果。好的研究设计使我们不会受到自己偏见的影响。

3.RCTs 的结构效度和局限性

RCTs 并不是被设计用来完成某些事情，如作为一个特别好的灵感来源。卡尔·波普尔[①]（Karl Popper）把"发现的范围"（context of discovery）（新思想的来源）和"辩护的范围"（context of justification，把小麦从谷壳中分离出来的过程，即去粗存精的过程）分开[②]。临床实验显然属于后者。临床创新通常来自临床实践（或日常生活事件），而不是来源于严格控制和系统计划的研究。意外的好运在可控的研究中很

---

① 卡尔·波普尔，科学哲学家。

② 逻辑实证论把科学哲学看作是经验科学知识论，在拒绝形而上学的同时，将科学分为两大范围（context），即发现的范围和辩护的范围。逻辑实证论强调科学哲学只研究后者，认为前者不是科学哲学的研究对象而将其拒斥。

少遇到（尽管基础研究可以是新思想的丰富源泉）。同样，RCTs 并不是一个特别好的办法来确定在临床实践中发生了什么。引用 20 世纪另一个伟大的哲学家的话来说，"观察能让你学会很多东西"。如果你想看到人们在实践中正在做什么，你必须去看看。经验主义是科学的本质，而不是实验（Cronbach，1957）。珍妮·古道尔（Jane Goodall）从来没有进行对照实验，然而她在观察我们的灵长类亲戚的基础上，告诉我们很多关于人性的知识。但实验做得比任何其他方法都要好的是，在我们对治疗是否有影响做因果推理时，保护我们免受固有的偏见和启动效应的影响。

除了得出因果关系，生活中还有更重要的东西；知道某个东西是否确实起作用是一件好事，更好的是，理解它是如何起作用的。库克和坎贝尔（Cook and Campbell，1979）在十多年后重新审视这些问题，添加了两种额外的效度：统计结论效度（statistical conclusion validity）是指研究的结果是否是由适当的分析和足够的几乎没有利益关系的技术得到的；结构效度（construct validity）关注在何种程度上我们理解治疗操作的哪个方面实际造成了观察到的变化。治疗包往往是复杂的，并且它太容易误诊或误解哪个成分在因果关系上是有效的。结构效度通常难以确定，并且对"有效治疗的哪个方面造成了因果关系"有分歧在文献中比比皆是（Wampold，2001）。检测效果要比解释效果容易，结构效度上努力的结果在解释效果的领域是失败的。

实验能够经常被用来解决结构效度。例如，我们比较积极治疗和非特异性对照组。这样的设计针对内部效度和结构效度，如果积极治疗优于非特异性对照组，那我们就不仅知道它起作用，而且还知道它起作用的具体原因。非实验设计有时也可以用来区分因果关系与纯粹的相关关系，但使用非实验设计是变化莫测的和充满诠释危险的。在一个"正确的"实验（随机分配）范围内检查某个过程或机制的这种设计，为检测因果关系调解提供了更为坚实的基础（Baron and Kenny，1986）。

4. 特异性是必要的吗？

反过来说，它有时被称为：治疗必须致力于使特定的原因是有效的；也就是说，它必须超过一个非特异性对照组的作用。事实根本不是如此。如果一个治疗比不使用它的情况下产生了更多的变化，那么它就是有效的。无论它是否超过一个非特异性对照组的作用，这都是正确的。我们可能误解了这种效果的性质（将它归因于特殊机制，而不是和其他干预措施共同的机制），但不管它是如何产生的，有效就是有效。如果不是要付出很高代价的话，我们可能对这些影响没有兴趣。例如，我们坚持药物治疗必须超过安慰剂对照组的疗效，一定程度上是因为药物通常产生有害的副作用或过高的价格。同样，当对照实验表明膝关节手术（曾广泛应用）没有带来比"假"手术更大的好处时，手术例数大幅下降。

从来没有人根据活动时间表服药过量，也很少有人会否认与某个发誓保守秘密的人共享私人知心话的有益影响。心理治疗没有也不应持有与其他医学治疗相同的标准，因为至少治疗关系对愈合的影响已确定。即使治疗被证明只不过是购买友谊（如一些人所声称的），那么，卖一个保密关系里的时间和关怀也是一件完全合理的事。如果额外的具体机制都动员起来，那就更好了，但它们不是证明"帮助专业的存在"所必需的。如前所述，显示治疗效果优于非特异性对照组不仅表明治疗有作用（内部效度），也表明治疗可能因为具体原因而起作用（结构效度）。然而，特异性只需要测试因果理论，或支持相对于其他类型的干预措施的优势，却不表明干预起作用（内部效度），且在该领域的实践中起作用（外部效度）。

5. 结论

我喜欢与病人接触，也喜欢测试我所使用的治疗。当使用这些治疗时，我特别喜欢自我测试（DeRubeis et al., in press; Hollon et al., in press）。当我效忠于严格的对照评价时，它增加了我对自己临床技能的信心，并且，RCTs 可以考验我的关于首选措施效果的信仰的准确性。一些我认为已被证明是正确的事情，但错得那样离谱，以至于我学会了相比自己的先验判断，更信任方法。

比如，关于人际关系治疗（IPT），我犯了致命的错误。当第一次听说这个方法时，我无法想象它怎么可能对抑郁症的治疗是有效的。然而，大自然没有因为我缺乏想象力而被束缚，IPT 也已在一系列的严格对照实验中被证明是有效的（Hollon et al., 2002, for a review）。同样的，当我的朋友尼尔·雅各布森（Neil Jacobson，已故）第一次宣布他打算测试认知治疗的纯粹行为成分时，我去了，纯粹出于感情。我无法想象仅靠行为策略就能提供不仅是谦逊和临时舒缓。再一次，大自然不满意我的预测，最近的两个实验（一个还未发表）已清楚地表明，行为激活至少是和我的首选措施一样有效，并且很有可能是持久有效（Jacobson et al., 1996）。

作为一个经常出错但很少有疑问的人，我发现了 RCTs 的力量，这既令人羞辱又令人有点安慰。我无须不带偏见地来了解真相，我要做的就是应用各种对照来使自己远离偏见。科学研究是一种令人愉快的探索启迪的方式，做实验是确定因果关系最有效的途径。对任何想要有效果的治疗者来说，用设计与实施良好的 RCTs 来处理结果是最好的方式，来确保他（她）做的将带来真正的改观。对那些不满意目前与他（她）的首选干预有关的文献质量的人来说，参加这样的实验，作为解决方案效果更好，并且最终令人非常满意。

七、对话：争议与共识

1. 威廉姆·B. 斯蒂尔斯

盲人摸象的寓言可以恰当地代表本章的另一个观点，就是"哪些研究有资格取代可以形成理论的案例研究？"（见我的立场论文）理解"这头野兽"需要多个不同的观点。我同意希尔的观点，我们的多种方法的整套配备还有进步空间。也就是说，这个评论听起来像是发出警告，警告我们将一些熟悉的科学方法应用于心理治疗时要小心谨慎。

为了令人信服的解释霍斯特和尼桑－格雷的立场论文，巴科威克和卡斯通古伊以及霍伦认为，作为最接近科学的对照实验可以成为推断因果关系的基础。如果除了一个自变量变化外，一切都保持不变（控制），那么任何不同的结果都可以归因于这个自变量。如果一个被试接受干预，而另一个相同的被试不接受，但是在所有其他方面的治疗相同，那么任何差异一定是由干预引起的。

难题也随之出现了，因为没有两个人是相同的，也不可能做到在治疗两个人时所有方面都相同而只有某个方面不一样。应用实验方法过程中产生的许多实际问题（在应用相关方法时也一样有）都可以追溯到普遍现象的反应性（responsiveness；Stiles et al.，1998；参见格林伯格的立场论文）。反应性会受到当下背景的行为，包括别人的行为的影响。例如，治疗者在以下方面做出了反应：根据被试的问题进行治疗任务分配，设计家庭作业时考虑被试的能力，或被试第一次不能理解时修改解释的措辞。治疗者与病人在不同的时间尺度互相反应，范围从几个月到毫秒。虽然远非完美，但他们的反应通常旨在使其更恰当；他们试图促使预期结果的方式与他们的方法保持一致。实际上，在所有的时间尺度上，预期结果（因变量）的反馈影响治疗的交付（自变量）。这使实验的因果逻辑关系变得混淆。

霍伦提供的例子说明了反应性怎样破坏因果推论。布瑞迪在选择"活性的猴子"时的反应性和激素替代疗法的病人对自己健康需求的不同反应性被忽视了，导致多年的错误推论。在心理学研究中击败反应性是不可能的，但仍不失为一个有趣的挑战。人们总是可以想到必须被排除的新的替代解释。

随机对照实验是一种适应性实验方法，旨在显示被试在统计学上的差异。同单一被试相比，调查者随机指派被试到不同的治疗组，假定了相关个体差异会或多或少地均匀分布在整个组当中。尽管组内结果可能会改变（因为被试不相同），但这意味着组间差异更明显，因为这应该归因于选择不同的治疗方法。

随机化的目的是无反应性，但心理治疗的目的是反应性，在心理治疗中实施随机对照实验的许多困难可被理解为反应性的表现（Haaga and Stiles，2000）。这表现为，治疗者和被试试图通过反应性地制造不同或更广泛地使用他们被允许使用的工具，来补偿协议强加的限制。例如，一个治疗者被告知减少提问，将会获得更多"唤起反思"或"保持沉默"的补偿，给被试更多说话的空间（Cox et al.，1981）。此外，治疗组和控制组被试可能寻求治疗协议以外的帮助，来适当地回应他们自己的需求。但这可能使随机对照实验变成混乱地比较"计划治疗加上一些未特定种类的外界帮助"与"非计划治疗加上不同种类的未特定的外界帮助"。

即使在治疗组中，也不会有两个被试得到相同的治疗。治疗者技能要求系统地应对出现的被试差异。哈代等（Hardy et al.，1998）发现，治疗者更倾向于对过分卷入人际风格的被试采取情感和人际关系治疗，但针对没有过分卷入人际风格的被试采取认知和行为治疗。尽管如此，或许因为他们接受不同的混合干预，这些不同人际风格的被试得到相同的积极成果。

在实效研究中反应性的问题可能更大，在这种情况下，反应性维度在日常实践中会有更大的争议。除正式研究协议外，治疗者可以相对自由地设计一个自定义的干预计划，从而使计划不同或修订计划以应对新兴的信息。

正如格林伯格所指出的，确定活性成分的相关策略也被反应性阻碍。有人可能会认为"有益"的某个过程组件（解释、"mm-hms"、家庭作业、放松训练）可以通过"它的频率/强度与结局的关联"来评估。但呈现出不相关的相关性观测，意味着这个组件是精准地送达或至少随机地回应被试的需求。这种治疗将是荒谬的。如果治疗者对被试的需求做出回应，被试将得到该组件最适宜的量。如果总是最佳水平，那么被试之间的结局会是相同的，只要它取决于该组件。当然，治疗者并不是完全回应，但任何适当的反应性往往会击败过程—结局的相关逻辑甚至可能扭转它。而且，始终如一的，最常见的干预措施与结局不相关（Stiles，1988；Stiles et al.，1998；Stiles and Shapiro，1994）。按常理来说，少数与结局有关的过程组件，如联盟、团体凝聚力、同理心和目标共识（Norcross，2002），不是随意的行为，而是成果（Stiles and Wolfe，in press），也就是说，是反应行为的结果，是在正确的时间做正确的事情的结果。

基于威泊尔德（Wampold，2001）的工作，雷曼（Leiman，2004）提出心理治疗研究著名的三元模型：医学元模型，以药物进行随机对照实验为例；上下文元模型，以过程—结局研究为例；发展元模型，以纵向案例研究为例。然而对于前两种模型而言，反应性是有问题的，所以它可能聚焦在第三种模式。

2. 鲁斯·M.霍斯特，罗丝梅瑞·尼桑－格雷

第二章的标题是"哪些研究可以判断有效实践？"为了回答这个问题，我们应同意霍伦的观点，随机对照实验是判断实效的金标准。在随机对照实验中，自变量是明确的，即可复制的治疗指南。因变量可以规定和量化。被试随机分配到一个或多个治疗条件，甚至可能是一长

串的可控条件。重申霍伦的评论，根据坎贝尔和斯坦利（Campbell and stanley，1963）所使用的术语，随机对照实验在内部和外部效度有很大的优势。具有内部效度，自变量和因变量之间的因果关系就可以由大量确切的事实确定。具有外部效度，观察结果就可以推广到感兴趣的人群和环境中。

巴科威克和卡斯通古伊指出，随机对照实验自身也有一些问题。有效性是相对而言的，即一个治疗比另一个治疗有效，或比没有治疗更有效，绝对有效的治疗是不存在的。结果通常是根据统计学意义进行判定，而不是根据临床意义。个体统计上的改善可能是有效治疗的结果，也可能是同另一个治疗相比的结果，但仍不能显示临床上的显著变化。此外，结局是依据组的平均值获得的，这样考虑了组间差异。在随机对照实验中，对特定个体的有效性并不能作为判定治疗整体疗效的主要标准。

在这一点上，斯蒂尔斯关于个案研究和希尔关于质化研究的贡献的评论就很中肯。个案研究和质化研究在考虑个体与他（她）的状况上很有优势。在我们看来，个案研究和质化研究可以作为启动临床创新的起点。新的治疗理念或修正现有的治疗方法可以从个体工作中获得建议，无论是通过案例分析还是质化研究。霍伦也肯定了这一点："临床创新通常来自临床实践，而不是来自严格控制和系统程序的研究。"

然而，在我们看来，不管是个案研究还是质化研究，都不具备判断"什么研究是有效实践"的资格，因为研究的关键部分（内部和外部效度）是缺失的。此外，个案研究或质化研究中描述的治疗通常是不能复制的。不同的治疗者无法复制没有被充分确定和指定的关键部分。辨别个案研究或质化研究中的被试与其他被试是否类似是很困难的，甚至是不可能的。通常相似性是在诊断分类或量化评估系列的预处理成绩的基础上进行判定的。没有判断被试相似或不同的明确标准，将严重损坏外部效度。回想一下，外部效度的建立取决于内部效度的存在。不同于单一被试研究，在本章我们自己的文章中描述的是，个案研究和质化研究没有内部与外部效度。

随机对照实验作为金标准的另一个局限性是，它通常只能确定治疗结局的有效性，而不确定结局获得的过程是怎样的。巴科威克和卡斯通古伊的观点是，过程研究有助于开发、实施和修订治疗。我们也同意斯蒂尔斯的观点，个案研究可以增加心理理论，使之成为形成有效治疗的基础。

我们的观点是，过程研究是第二步，在结局研究之后。在涉及我们自己的机制或过程中哪些是有效的之前，我们需要知道一个治疗是否是有效的。巴科威克和卡斯通古伊提供了一个非心理学的例子，金鸡纳树的树皮治疗发烧，但一个世纪后，活性成分——奎宁才被发现。我们注意到，在此期间，许多人的发烧减轻（结局研究），而不知道减轻（过程研究）的原因。在一个心理学的例子中，个案研究和分组研究首先建立了系统脱敏疗法的有效性，然后用拆解过程来实施过程研究。放松有必要吗？等级设置有必要吗？放松和等级设置的条目进行匹配有必要吗？基于这一过程研究，这确定了引起系统脱敏的过程机制更可能是"消退"，而不是"对抗条件反射"或"交互抑制"，如同沃尔普最初提出的那样（Wolpe，1959；Marks，1975）。消退然后成为许多其他暴露疗法发展的基础，这些疗法也被发现是有效的。

贯穿第二章的另一个要点是，传统的临床结局研究，包括随机对照实验的金标准，都是基于群体数据，而没有考虑个体。这就是由斯蒂尔斯关于个案研究和希尔关于质化研究的贡献提出的争论。我们还认为，需要更多地学习应用各种对个体有效的治疗。例如，一些抑郁症的实证支持治疗的方法得到发展，但没有制定指导方针或决策规则，指出这些治疗中哪些治疗可能针对哪些病人有效（Farmer and Nelson-Gray，2005）。一个相关的问题是，随机对照实验在日常临床实践中的外部效度问题，也就是说，治疗可能在临床研究的条件下是有效的，但在日常临床实践中是无效的。在我们看来，检验有效治疗的普遍适用性的方法是通过实践研究网络（PRNs），正如巴科威克和卡斯通古伊所述的那样。

总之，在回答"哪些研究可以判断有效实践"这个问题上，我们可以使用内部和外部效度的标准，并得出结论：金标准是随机对照实验辅以单一被试设计。个案研究和质化研究可以作为提出创新的治疗与个性化应用的起点，但他们不符合内部和外部效度的标准。过程研究是有用的，但要作为结局研究的第二步。只有在结局研究已建立有效治疗时，过程研究才值得做。

3. 克拉瑞 · E. 希尔

本章中所描述的每一种方法似乎都适合解释关于有效实践问题的一个不同部分。在讨论这些方法时，我将它们划分为描述性方法（质化、过程、改变过程、个案研究）和实证性方法（随机临床实验、实效研究、单一被试研究）。

质化研究适合"描述治疗是怎么进行的"以及"突出被试的内部事件"，其他方法则不能。这些方法也适合发现新的或意想不到的事物，特别是当我们不知道治疗的有效成分时，这是很重要的。

描述性的过程研究是被排除在这本书之外，但在心理治疗研究中拥有大传统[①]的一种方法，它通常依赖于会谈中治疗者和被试的行为的编码（如点头、治疗者的解释）。这种方法非常适合于从训练有素的观察者角度，描述自然发生的心理治疗中发生了什么。

过程改变研究不同于更传统的过程研究，这种不同表现在指定然后测试会谈中的特定理论序列，因此，超越了治疗方法的简单一般性描述，它假定会话事件中的有效行为序列，然后检查这些序列是否发生。因为研究者可以检查事件的成功解决，所以可以推断出一些变化机制的证据。

同样，个案研究采用描述性的方法，在单一案例中测试理论命题。专注于单一案例可允许研究者使用更多的背景来理解改变过程。如果改变发生在理论上指定的方式，我们就可以推断出变化的机制。

---

① 译者注：大传统（grand tradition）和小传统（little tradition）的概念来自人类学关于古老文明国家中文化传统的分层理论。"大传统"是指在国家—民族制度下形成的占据主导地位与支配地位的高层文化和精英文化。

　　总之，这些自然的、描述性的、观测的方法可以很好地描述理论过程怎样发生，或基于被试的反馈修正治疗方法，使它们变得更有效。它们也适用于创建变化机制的假设。因此，这些方法可以被认为是构成任何科学事业的第一步尝试。众所周知，科学发展过程的第一步是描述现象。一旦明确描述现象，我们就可以构建理论和验证假设。

　　这些自然主义设计的巨大优势是，治疗不是操纵；相反，治疗允许治疗者对个体被试做出回应。一旦我们操作治疗经验，我们就改变了它的关键方式。有一些结果可能会应用到实践，但我们真的不知道疗法的完整性被我们的操作改变了多少。

　　随机对照实验是最常推荐和使用的实验方法。我同意这是建立因果关系的一个很好的方法，特别是用于建立心理治疗起作用的因果关系。不幸的是，我相信，随机对照实验的方法对于"搞清楚治疗是如何运作的"作用更为有限。分解研究和附加研究，以及寻求结局的中介变量，被称为寻找治疗有效成分的方法，但这些方法告知我们变化机制的能力是有限的（这可能是为什么从业者会着手关闭这类心理治疗研究）。在知识发展的这个阶段，我们已经确定治疗确实有效，认为我们需要超越有效性这个简单的事实，了解更多关于治疗是如何工作的。

　　同样值得注意的是，我们的"治疗包"不是把复杂问题过分简单化的"子弹"，但综合的大型方法包含许多未经测试的组成部分。此外，当治疗专家很好地运用治疗时，他们会修订治疗以适合个体被试，当治疗被不同的治疗者对不同的个体实施时，看起来完全不同。

　　实效研究解决了随机对照实验的一些问题，特别是在被试和治疗者的选择方面的问题。但是，关于"测试治疗包的综合性影响"的挑战依然存在。另外，巴科威克和卡斯通古伊正确地指出，不可能对两个不同形式的治疗进行比较，因为存在太多的不可控变量。同样的，当治疗与不治疗相比时，我们仍然有这样的问题：没有正式寻求治疗的人经常会寻求其他帮助（如自助或告诉朋友）。

　　单一被试设计具有描述性和实证方法二者的一些优点。治疗者可以针对单个被试做出更多的响应，且同时可以引入和证实自变量。单一被试方法主要适用于可以实施和撤回的不相关联的行为干预。

总之，这些实验方法可用于研究因果关系。我关心的是，在建立要进行测试的治疗方法之前，我们需要退一步，并且先观察治疗的有效成分有哪些。

在我看来，此时最关键的问题是，治疗是如何起作用的。我们需要根据"什么起了作用"的实证证据来建立治疗，而不是简单地测试多种成分的治疗。一旦对治疗的有效成分和变化的机制有了更好的想法，我们就可以开发出更好的治疗方法，然后通过临床实验进行验证。自然地，质化研究在"发现的范围中"可以作为灵感的源泉，在"辩护的范围中"能促使用实证方法来确定因果关系。

我个人更喜欢发现导向的方法。我对我所学到的这些方法和近距离的接触治疗现象感到兴奋。也许我们每个人会被最适合我们个人风格的方法所吸引。

最后，我建议我们领域进步的方式是，通过众多不同的研究者使用不同的方式研究心理治疗。我们应该鼓励那些创造性的、创新的和思想开放的方法，这些方法可以引导我们更好地理解心理治疗。

4. 莱斯丽·S.格林伯格，詹妮·C.华生

在阅读这些立场论文时，包括我们自己的论文，似乎有两个基本的问题没有被解决。第一个问题是，深入整个 EST 辩论的政治经济力量的问题。这个问题关注的是"占主导的客观主义叙述"与"弱势群体努力发声的失败尝试"之间的冲突。占主导地位的群体相信他们观点的正确性，声称对问题有更深刻的理解，但通常不能真正地理解他们的权力地位对少数人群的影响。压迫的力度导致反对的声音被边缘化。在心理治疗中，权力涉及特权访问和控制资源（资助）、通信（出版物）、位置（任期）。

第二个问题是，因果关系的逻辑是否适用于人类科学和心理治疗研

究。尽管在这些立场论文中提出的实验程序的逻辑是无可挑剔的，但它并不适用于评估心理疗法的有效性，这由巴科威克和卡斯通古伊指出。关于推断因果关系的最佳设计的讨论，尽管听起来不错，却缺乏临床智慧。智慧意味着使用知识的能力，即运用知识在适当的情境中做出明智决定。例如，霍伦主张随机对照实验的优势，他们的信心来自于"能提供最好的方法进行因果推断"，但是他没有面对"我们能否将这个逻辑运用到这一领域"的问题。在心理治疗发展的早期阶段，一系列其他陈述（斯蒂尔斯和希尔）隐含的争论不是如何最好地推断出原因，而是如何适用，是"哪种治疗的效果最好"的因果推断逻辑的问题。

当我（莱斯丽·S. 格林伯格）从工程研究生毕业开始从事心理学工作时，我接触了坎贝尔和斯坦利（Campbell and Stanley，1963）的工作，发现他们在研究人文关怀时采取的实验设计是不适当的。在工程研究生的训练中，我吸收了多元化的科学观点。运用到心理学中，我发现基于线性决定论的自然科学实验方法，应用到非线性动态系统相互作用研究时的严重错位。尽管心理治疗如同一种药物的管理，而不是一个双剂相互作用的意义任务，将医学模型和 RCT 应用到心理学上仍然充满困难（常在其他地方被论证；Rice and Greenberg，1984）。

值得注意的是，心理治疗的主导群体是认知—行为，认为随机对照实验有价值的声音多来自这个群体。为什么会这样？我们认为有两个原因。第一个是他们致力于自然科学模型。这是公平的，代表一系列理论信仰。第二个原因更成问题：权力是如何隐匿在客观性方面的。在他们的辩护中，他们在该领域内也受到权力的压迫，因为他们试图从占主导地位的药物治疗中挽救心理治疗。

当前有关随机对照实验提议的最大问题是缺乏公平竞争的环境。在所有提出的治疗方案通过公平的测试之前，就通过准备进行测试以及行使权力和影响力，声称一些方法已经拥有优势，这等于控制测试。这种公平竞争环境的缺乏才是问题，也是导致争论的重要原因，而不是因果逻辑关系。辩论非常激烈，是因为"一些治疗由于缺乏在 RCT 进行测试的机会而被排除"的威胁。"缺乏证据，意味着没有证据"的谬论目前主导心理治疗的资金、实践和教育。实证支持治疗清单上的 CBT 和少量非 CBT 成员可能是我们拥有的治疗形式中较差的。我们怎么知道它们不是呢？它们没有与其他所有治疗比较。这是当前 EST 运动的一个核心问题。

阻碍公平竞争环境的最大的隐性操作控制因素，可能是那些"为什么构成知识"设置标准的人，他们有意无意设置标准纳入他们自己而排除其他的人。因此，设计要求的可接受性标准只有在其被满足之后，或者是在其成为占主导地位的组时才设置。一旦测试显示治疗对特定诊断组有效，就只有特定诊断组的研究才可以接受为证据。一旦写成手册，之后就只能接受手册—驱动的治疗。一旦主导地位的组（药物或 CBT 的支持者）在一项研究中的统计学强度达到一定程度，那么这将成为一种新的标准。严谨发展的行动方式可能带来不必要的副作用，如排除了其他有效的治疗方法。

我们强烈支持实证研究治疗，但如希尔指出的那样，我们正处于心理治疗研究知识获取的初步阶段，需要开始自下而上地学习什么是有效的。随机对照实验的拥护者过早地应用正确的逻辑，想在我们能走之前跑。在过去的几十年里，我们见证了太多以科学为名义的真理宣言，范围从"心理治疗不比自发缓解更有效"，"行为改变优于洞察"，到"人格变化的必要和充分条件"。这些随后跟随"认知—行为疗法是治疗抑郁症的首选"，"它不是，但它是焦虑和饮食失调的首选"以及列表上的其他事情。每个宣言以科学的名义成为磨得发亮的斧头，并用权力挥舞。心理治疗基于 RCT 的改变趋势，应该让所有有思想的人都持怀疑态度。我们不要继续支持这些权威动力学，并称之为科学。

5. 汤姆·D.巴科威克，路易斯·G.卡斯通古伊

对于其他作者用他们的方法对心理治疗研究做出的重要贡献，我们有两点看法。

首先,每个贡献都以这样或那样的方式强调追求因果关系的重要性。除了霍伦的信念:EST 标准足以证明应用目的的"疗效"(我们不同意),作者并没有在他们的方法中明确解决这些标准。相反,他们关于治疗证据的观点完全聚焦在建立变量之间的因果关系。我们完全同意这种观点,并认为,由于科学方法的本质,它将成为共识。识别因果关系是研究的有效的最终目的。通过科学方法,越来越具体的因果关系被确定,允许在发展疗法时包含更多的原因。这个过程虽然间接,但最终为疗效问题提供了应用的答案,因为它导致针对更多人的更多类型的心理问题的有效疗法不断增加(包含更多的原因)。

鉴于因果关系是终极目标,我们必须记住,相关研究并不证明这种关系。基于"个案研究、一致同意的质化研究、改变过程机制的调查"揭示关系的方法只能提供可能原因的征兆,不能明确地证明它们的存在。这可以通过实验来完成,在这样的实验研究中,可以发现自变量与过程和结果有关,过程变量也与结果存在关联。正如霍伦指出的,"实验是确定因果关系最强大的方法"。

正如一些作者所提到的,我们还需要注意我们数据的效度和信度,并形成对被试、治疗者、评估者、研究者偏倚的保护。当变量及其关系变得更复杂时,这将变得越来越重要,在非实验方法中也是一样。实验研究在测量、设计、方法上有几十年的发展优势,特别是对于这些问题。但正如 希尔提到的,即使是在这种方法中,偏倚仍是不可避免的。

既能减少这种偏倚,又最大限度地获取知识的重要方法是存在的。强推论(将斯蒂尔斯的善意警告扩大到理论的证伪风险)依赖的核心是设计相斥的假设,研究拒绝一个或多个假设,并反复利用这个过程,看看还有哪些相斥假设尚未排除(Platt,1964)。在实验心理治疗研究中,这种方法最好的例证是组件、附加条件、参数和催化设计。强推论与科学史上最快速的知识积累有关。此外,由于不止需要一个假说(除了无论如何研究者都相信是真实的),它还降低了研究者偏倚的可能性。因此,我们将鼓励心理治疗研究者不顾方法论,在研究计划和研究项目进展中运用强推论。

其次是被希尔富有洞察的评论所激发的，"最理想的是运用多种方法从一系列观点中收集有效实践的证据"。我们建议在任何调查中，部分或全部运用描述性方法，使获得的有用知识量最大化。建议用这样的整合方法有如下三点原因。①当不同的方法（每个都有自己的优点和缺点）获得相同或相似的结论时，我们都会对这些结论更有信心。②因为每种方法都可能揭示一些独特的关系，我们应最大限度地发现之前未知的（像希尔雄辩陈述的那样），以便进一步探寻。在这方面，本章中描述的非实验方法为创建情景、多方面、深入分析治疗变量之间的关系提供了非常有用的强调。我们想指出，实验设计也包括这样的优点，能通过调节—中介变量分析，构建情境化，多方面附加设计和深入案例分析，这是由霍斯特和尼桑－格雷所描述的。③心理治疗中一些关于原因的最重要的问题，需要实验和过程研究以理想的形式结合在一起。举例说明，扩展巴科威克和卡斯通古伊"过程—结局设计"的重要部分，为了最大化中介变量可以确定为对结果有影响的因果贡献者（而不仅仅是预测或关联）的可能性，在一个实验设计中，显示两个或多个对照条件间的不同结果，显示由于治疗类型引起的中介变量变化，以及中介变量和结局之间的关系是有必要的。

启动之前建议的整合方法的绝佳条件是存在的。一些实验治疗研究有会谈的存档录像带，可供其他研究人员为过程研究获取极丰富的信息。例如，我们的广泛性焦虑症项目的录像带，被犹他大学和俄亥俄州的迈阿密大学的研究人员用于过程分析。整合实验和非实验方法，用于发展未来的实践研究网络，是极其明智的。

最后，思考我们自己和其他作者的评论，引导我们推荐一个进一步的方法——模拟治疗研究的再现。实验治疗结局研究的主要缺点是时间和资金上的成本。这样的研究需要多年才能完成，理想设计的使用（组件、附加条件、参数和催化）需要非常大的被试量才能使统计疗效更好，并且所涉及的对比条件仅对应相对较小的组间效应量。通过在全面的结局研究之前，使用单一会话治疗研究，采用有效的方式实验操作假定的原因，并建立它们最初的因果作用，很可能使我们在治疗中追求的因果作用显著加速。在这样的模拟研究中，整合本章描述的其他非实验方法，将进一步提高我们的知识获取率，并且因此我们会发展越来越多的心理干预的有效形式。

6. 史蒂芬·D. 霍伦

我同意这一章很多其他的看法，只有个小问题，我对展示的逻辑性印象深刻。我阅读这些立场论文时发现两个原则："发现的范围"和"辩护的范围"的逻辑区别（Popper）；实证观察和实验操作的方法论区别（Cronbach）。

斯蒂尔斯对个案研究的使用做了一个深思熟虑的辩护，他认为，它们生成的观察可以在理论上提供质量控制。接着又指出，个案研究会很好地适应临床实践的灵敏度和逻辑性。他拥护的方法提供了很多价值（经验观察是所有科学的基础），我同意它可以作为一个更加正式的假设检验方法的补充。我认为用不受控制的个案研究提出新想法或修正（发现），比测试现有理念的准确性（辩护）更好，并且我认为它们有助于丰富临床事业。

霍斯特和尼桑-格雷描述的单一被试设计，允许随机临床实验提供的正式假设检验（辩护）。这些设计通过操作时间或治疗目标，来减少对内部效度的威胁（从而控制了潜在的混杂变量），他们这样做，也与非系统的个案研究一样，有着一定的经济考虑。这种控制必须是系统的（治疗可以在不同时间为不同目标被提出和撤回或引进），但它不需要分组设计或统计推断。在我的研究中，我很少使用这种设计（主要是因为我倾向于检验不能轻易推翻或拥有足够精准度的各种治疗），但我认为它们与随机临床实验在逻辑上等价，认识到它们能比大的分组设计带来一些更务实的优势。

我认为希尔描述的质化研究提供更大的价值，而且我喜欢她采用的程序性证据和验证性证据之间的区别。质化研究可以让研究者用丰富和不受约束的方式探索复杂的现象，也非常适合理解人们的主观经验架构。然而，质化研究在选择哪种竞争理论时提供的依据有限，甚至伪造某个单一理论，因此，它更适合"发现的范围"，而不是"辩护的范围"。人们经常对他们的主观经验或行为做出解释，这与控制他们行为的实际因素没有任何客观联系［见尼斯比特和罗斯（Nisbett and Ross，1980）的经典例子］。我在质化研究中看不见任何东西可以防止这种倾向。我认为质化研究是一种探索不同的解释系统用于生成假设的有价值的方式（发现），但我不认为它是解决现有信念之间差异的一个特别有效的方式（辩护）。

巴科威克和卡斯通古伊提供了一个生动的案例，说明过程研究的重要性，以便我们更好地理解变化是怎么来的。我认为理解什么中介过程作用于因果路径，将大大有助于增加我们继续前行的信心和力量。但是，我不赞同的是，这样的知识（虽然可取）是确定干预是否有因果效应所必需的。随机对照实验和单一被试设计——使用实验方法来控制竞争的貌似合理的假设（内部效度），可以确定治疗是否有因果关系，即使它们不解释这种效果是怎样传播的。这本身是一个有价值的目标，即使它让我们容易曲解干预的本质（结构效度），这些由巴科威克和卡斯通古伊描述的有关过程研究的事情能够解决。同时，在缺少结局的情况下研究过程并不一定能告知我们治疗的有效程度，并且为了很小的实践意义要冒探索现象的风险。巴科威克和卡斯通古伊描述的这类研究丰富了我们对涉及的过程的理解，并且有助于我们理解这一变化是如何产生的（结构效度），但它既没有必要，也没有充足地证明治疗是有效的。

我从来没有完全理解疗效和实效之间的区别，认为这是一种"稻草人"，用来解释与首选做法或现有信仰不一致的对照实验结果。尽管如此，我认为研究结果应该推广到临床实践，我喜欢巴科威克和卡斯通古伊根据内部与外部效度方面重塑划分特性的方式，首要地位要给前者。我将进一步认为，大多数元素通常归因于疗效研究既非必要也不可取。补充、包含一排斥、评估、诊断状态、治疗持续时间、使用手册、培训和监督这些项目都应随意变化。内部效度的唯一要求是，使用一些策略如随机分配或其逻辑上等价（见霍斯特和尼桑－格雷）来对照相对合理的备选方案，并关注操作的完整性。我不能接受巴科威克和卡斯通古伊分享的观念，即对照设计本质上是有缺陷的（如果你想看看谁拥有最快的马，你就把它们放在轨道上，让它们比赛），但是我喜欢被他们认可的各种研究，我赞赏他们在应用临床的环境下致力于实践研究的发展。

我认为在"辩护的范围"的对照实验是确定治疗有效的最好方法，但我承认研究中介过程的重要性及其推广到实际临床实践的程度。我也猜想，更多对未来研究的好想法将来源于个案研究和质化研究，而不是来自更多控制和系统的调查。

参考文献

Adams, K. E., Greenberg, L. S. 1996, June. Therapists' influence on depressed clients' therapeutic expenenling and outcome. Paper presented at 43rd annual convention of the Society for Psychotherapy Research, St. Amelia Island, FL.

American Psychiatric Association. 1994. *Diagnostic and Statistical Manual of Mental Disorders* (4th ed.). Washington, DC: Author.

American Psychological Association. 2002. *Ethical Principles of Psychologists and Code of Conduct.* Retrieved October 3, 2004, from http://www.apa.org/ethics/ code2002.pdf.

Anderson, T., Strupp, H. H. 1996. The ecology of psychotherapy research. *Journal of Consulting and Clinical Psychology*, 64, 776-782.

Angus, L., Hardtke, K., Levitt, H. 1999. The Narrative Processes Coding System: Research applications and implications for psychotherapy practice. *Journal of Clinical Psychology*, 55, 1255-1270.

Axline, V. 1964. *Dibs: In Search of Self.* Boston: Houghton.

Azrin, N., Nunn, R. 1973. Habit reversal: A method for eliminating nervous habits and tics. *Behaviour Research and Therapy*, 11, 619-628.

Azrin, N., Nunn, R., Frantz-Renshaw, S. 1980a. Habit reversal vs. negative practice treatment of nail-biting. *Behaviour Research and Therapy*, 18, 281-285.

Azrin, N., Nunn, R., Frantz-Renshaw, S. 1980b. Habit reversal treatment of thumbsucking. *Behaviour Research and Therapy*, 18, 395-399.

Azrin, N., Sneed, T., Foxx, R. 1973. Dry bed: A rapid method of eliminating bedwetting (enuresis) of the retarded. *Behaviour Research and Therapy*, 11, 427-434.

Baer, D., Pinkston, E. 1997. *Environment and Behavior*. Boulder: Westview Press.

Baer, D., Wolf, M., Risley, T. 1968. Some current dimensions of applied behavior analysis. *Journal of Applied Behavior Analysis*, 1, 91-97.

Baird, S., Nelson-Gray, R. 1999. Direct observation and self-monitoring. In S. Hayes, D. Barlow, R. Nelson-Gray (Eds.), *The Scientist Practitioner: Research and Accountability in the Age of Managed Care* (pp. 353-386). Boston: Allyn & Bacon.

Barlow, D. H. 2004. Psychological treatments. *American Psychologist*, 59, 869-878.

Barlow, D. H., Hayes, S. C. 1979. Alternating treatments design: One strategy for comparing the effects of two treatments in a single subject. *Journal of Applied Behavior Analysis*, 12, 199-210.

Baron, R. M., Kenny, D. A. 1986. The moderator-mediator variable distinction in social psychological research: Conceptual, strategic, and statistical considerations. *Journal of Personality and Social Psychology*, 51, 1173-1182.

Barreca, S., Velikonja, D., Brown, L. et al. 2003. Evaluation of the effectiveness of two clinical training procedures to elicit yes/no responses from patients with a severe acquired brain injury: A randomized single-subject design. *Brain Injury*, 17, 1065-1075.

Behar, E., Borkovec, T. D. 2003. Between-group therapy outcome research. In J. A. Schinka, W. Velicer (Eds.), *Comprehensive Handbook of Psychology: Research Methods* (Vol. 2, pp. 213-241). New York: Wiley.

Beutler, L. E., Harwood, T. M., Alimohamed, S. et al. 2002. Functional impairment and coping style. In J. C. Norcross (Ed.), *Psychotherapy Relationships that Work: Therapist Contributions and Responsiveness to Patients* (pp.145-174). New York: Oxford University Press.

Borkovec, T. D., Castonguay, L. G. 1998. What is the scientific meaning of "empirically supported therapy?" *Journal of Consulting and Clinical Psychology*, 66, 136-142.

Borkovec, T. D., Echemendia, R. J., Ragusea, S. A. et al. 2001. The Pennsylvania Practice Research Network and future possibilities for clinically meaningful and scientifically rigorous psychotherapy research. *Clinician Psychology: Science and Practice*, 8, 155-168.

Borkovec, T. D., Newman, M. G., Castonguay, L. G. 2003. Cognitive-behavioral therapy for generalized anxiety disorder with internalizations from interpersonal and experiential therapies. *CNS Spectrums*, 8, 382-389.

Brady, J. V. 1958. Ulcers in executive monkeys. Scientifi American, 199, 95-103.

Bums, D. D. 1990. *The Feeling Good Handbook*. New York: Morrow.

Campbell, D. T. 1979. "Degrees of freedom" and the case study. In T. D. Cook, C. S. Reichardt (Eds.), *Qualitative and Quantitative Methods in Evaluation Research* (pp. 49-67). Beverly Hills, CA: Sage.

Campbell, D. T., Stanley, J. C. 1963. *Experimental and Quasi-experimental Designs for Research and Teaching*. Chicago: Rand McNally.

Campbell, J. M. 2004. Statistical comparison of four effective sizes for single-subject designs. *Behavior Modification*, 28, 234-246.

Castonguay, L. G. 1993. "Common factors" and "nonspecific variables": Clarification of the two concepts and recommendations for research. *Journal of Psychotherapy Integration*, 3, 267-286.

Castonguay, L. G., Arnow, B. A., Blatt, S. J. et al. 1999. Psychotherapy for depression: Current and future directions in research, theory, practice, and public policy. *Journal of Clinical Psychology: In Session*, 55, 1347-1370.

Castonguay, L. G., Goldfried, M. R., Wiser, S. et al. 1996. Predicting the effect of cognitive therapy for depression: A study of unique and common factors. *Journal of Consulting and Clinical Psychology*, 64, 497-504.

Castonguay, L. G., Schut, A. J., Constantino, M. J. 2000. Psychotherapy research. In W. E. Craighead, C. B. Nemeroff (Eds.), *The Corsini Encyclopedia of Psychology and Behavioral Science* (3rd ed., pp. 778-780). New York: Wiley.

Chambless, D. L., Baker, M., Baucom, D. et al. 1998. Update on empirically validated therapies, II. *The Clinical Psychologist*, 51, 3-16.

Chambless, D. L, Ollendick, T. H. 2001. Empirically supported psychological interventions: Controversies and evidence. *Annual Review of Psychology*, 52, 685-716.

Chlebowski, R. T., Hendrix, S. L., Langer, R. D. et al. 2003. Influence of estrogen plus progestin on breast cancer and mammography in healthy postmenopausal women. *Journal of the American Medical Association*, 289, 3243-3253.

Clarke, G. N. 1995. Improving the transition from basic efficacy research to effectiveness studies: Methodological issues and procedures. *Journal of Consulting and Clinical Psychology*, 63, 718-725.

Cook, T. D., Campbell, D. T. 1979. *Quasi-experimentation: Design and Analysis Issues for Field Settings*. Chicago: Rand McNally.

Cox, A., Holbrook, D., Rutter, M. 1981. Psychiatric interviewing techniques VI. Experimental study: Eliciting feelings. *British Journal of Psychiatry*, 139, 144-152.

Cox, A., Rutter, M., Holbrook, D. 1981. Psychiatric interviewing techniques V. Experimental study: Eliciting factual information. *British Journal of Psychiatry*, 139, 29-37.

Cronbach, L. J. 1957. Two disciplines of scientific psychology. *American Psychologist*, 12, 671-684.

Crosbie, J. 1993. Interrupted time-series analysis with brief single-subject data. *Journal of Consulting and Clinical Psychology*, 61, 966-974.

Darwin, C. 1859. *On the Origin of Species by Means of Natural Selection, or the Preservation of Favored Races in the Struggle for Life*. London: J. Murray.

Denzin, N. K., Lincoln, Y. S. 2000. *Handbook of Qualitative Research*. Thousand Oaks, CA: Sage.

DeRubeis, R. J., Hollon, S. D., Amsterdam, J. D. et al. (in press). Cognitive therapy vs. medications in the treatment of moderate to severe depression. *Archives of General Psychiatry*.

Elkin, I., Shea, M. T., Watkins, J. T. et al. 1989. National Institute of Mental Health Treatment of Depression Collaborative Research Program: General effectiveness of treatments. *Archives of General Psychiatry*, 46, 971-982.

Elliott, R. 1989. Comprehensive process analysis: Understanding the change process in significant therapy events. In M. J. Packer, R. B. Addison (Eds.), *Entering the Circle: Hermeneutic Investigations in Psychology* (pp. 165-184). Albany: State University of New York Press.

Eysenck, H. J. 1952. The effects of psychotherapy: An evaluation. *Journal of Consulting Psychology*, 16, 319-324.

Farmer, R., Nelson-Gray, R. O. 2005. *Personality-Guided Behavior Therapy*. Washington, DC: American Psychological Association.

Fisch, G. S. 1998. Visual inspection of data revisited: Do the eyes still have it? *The Behavior Analyst*, 21, 111-124.

Fisher, W., Kelley, M., Lomas, J. 2003. Visual aids and structured criteria for improving visual inspection and interpretation of single-case designs. *Journal of Applied Behavior Analysis*, 3, 387-406.

Flexner, J. T. 1974. *Washington: The Indispensable Man*. New York: Little & Brown.

Foxx, R., Azrin, N. 1973. The elimination of autistic self-stimulatory behavior by overcorrection. *Journal of Applied Behavior Analysis*, 6, 1-14.

Freud, S. 1953. Fragment of an analysis of a case of hysteria. In J. Strachey (Ed. & Trans.), *The Standard Edition of the Complete Psychological Works of Sigmund Freud* (Vol. 7, pp. 3-122). London: Hogarth. (Original work published 1905)

Frijda, N. H. 1986. *The Emotions*. New York: Cambridge University Press.

Gelso, C. J. 1979. Research in counseling psychology: Methodological and professional issues. *The Counseling Psychologist*, 8, 7-35.

Gelso, C. J., Hill, C. E., Rochlen, A. et al. 1999. Describing the face of transference: Psychodynamic therapists' recollections of transference in successful long-term therapy. *Journal of Counseling Psychology*, 46, 257-267.

Giorgi, A. 1985. Sketch of a psychological phenomenological method. In A. Giorgi (Ed.), *Phenomenology and Psychological Research* (pp. 8-22). Pittsburgh, PA: Duquesne University Press.

Glaser, B., Strauss, A. L. 1967. *The Discovery of Grounded Theory: Strategies for Qualitative Research.* Hawthorne, NY: Aldine de Gruyter.

Goldman, R., Greenberg, L. S. (in press). Depth of emotional experience and outcome. *Psychotherapy Research.*

Goldman, R., Greenberg, L. S., Angus, L. 2004. The effects of adding specific emotion-focused interventions to the therapeutic relationship in the treatment of depression. Manuscript under review.

Gottman, J., Glass, G. 1978. Analysis of interrupted time-series experiments. In T. Kratochwill (Ed.), *Single Subject Research: Strategies for Evaluating Change* (pp. 197-236). New York: Academic Press.

Greenberg, L. 1979. Resolving splits: Use of the two-chair technique. *Psychotherapy*, 16, 310-318.

Greenberg, L. 1984. Task analysis of intrapersonal conflict. In L. Rice, L. Greenberg (Eds.), *Pattern of Change: Intensive Analysis of Psychotherapy* (pp. 67-123). New York: Guilford Press.

Greenberg, L. 1986. Change process research. *Journal of Consulting and Clinical Psychology*, 54, 4-9.

Greenberg, L. 2002. *Emotion-Focused Therapy: Coaching Clients to Work Through Feelings.* Washington, DC: American Psychological Association.

Greenberg, L., Bohart, A., Elliott, R. et al. 2001. Empathy. *Psychotherapy*, 38, 380-385.

Greenberg, L., Foerster, F. 1996. Resolving unfinished business: The process of change. *Journal of Consulting and Clinical Psychology*, 64, 439-446.

Greenberg, L., Malcolm, W. 2002. Resolving unfinished business: Relating process to outcome. *Journal of Consulting and Clinical Psychology*, 70, 406-416.

Greenberg, L., Newman, F. 1996. An approach to psychotherapy change process research: Introduction to the special section. *Journal of Consulting and Clinical Psychology*, 64, 435-438.

Greenberg, L., Rice, L., Elliott, R. 1993. *Facilitating Emotional Change: The Moment-By-Moment Process*. New York: Guilford Press.

Greenberg, L., Safran, J. 1987. *Emotion in Psychotherapy: Affect, Cognition and the Process of Change*. New York: Guilford Press.

Greenberg, L., Watson, J. 1998. Experiential therapy of depression: Differential effective of client-centered relationship conditions and process experiential interventions. *Psychotherapy Research*, 8(2), 210-224.

Haaga, D. A. F., Stiles, W. B. 2000. Randomized clinical trials in psychotherapy research: Methodology, design, and evaluation. In C. R. Snyder, R. E. Ingram (Eds.), *Handbook of Psychological Change: Psychotherapy Processes and Practices for the 21st Century* (pp.14-39). New York: Wiley.

Hardy, G., Stiles, W., Barkham, M. et al. 1998. Therapist responsiveness to client interpersonal style in time-limited treatments for depression. *Journal of Consulting and Clinical Psychology*, 66, 304-312.

Hayes, J. A., McCracken, J. E., McClanahan, M. K. et al. 1998. Therapist perspectives on countertransference: Qualitative data in search of a theory. *Journal of Counseling Psychology*, 45, 468-482.

Hayes, S., Barlow, D., Nelson-Gray, R. 1999. *The scientist Practitioner: Research and Accountability in the Age of Managed Care*. Boston: Allyn & Bacon.

Hendricks, M. N. 2002. Focusing-oriented/experiential psychotherapy. In

D. Cain, J. Seeman (Eds.), *Humanistic Psychotherapies: Handbook of Research and Practice* (pp. 221-252). Washington, DC: American Psychological Association.

Henry, W. P., Strupp, H. H., Butler, S. F. et al. 1993. Effect of training in time-limited dynamic psychotherapy: Changes in therapist behavior. *Journal of Consulting and Clinical Psychology*, 61, 434-440.

Hill, C. E. 1990. A review of exploratory in-session process research. *Journal of Consulting and Clinical Psychology*, 58, 288-294.

Hill, C. E. 1996. *Working with Dreams in Psychotherapy*. New York: Guilford Press.

Hill, C. E., Kellems, I. S., Kolchakian, M. R. et al. 2003. The therapist experience of being the target of hostile versus suspected-unasserted client anger: Factors associated with resolution. *Psychotherapy Research*, 13, 475-491.

Hill, C. E., Knox, S., Thompson, B. J. et al.(in press). Consensual qualitative research: An update. *Journal of Counseling Psychology*.

Hill, C. E., Lambert, M. J. 2004. Methodological issues in studying psychotherapy processes and outcomes. In M. J. Lambert (Ed.), *Bergin and Garfield's Handbook of Psychotherapy and Behavior Change* (5th ed., pp. 72-113). New York: Wiley.

Hill, C. E., O'Brien, K. 1999. *Helping Skills: Facilitating Exploration, Insight, and Action*. Washington, DC: American Psychological Association.

Hill, C. E., Thompson, B. J., Cogar, M. M. et al. 1993. Beneath the surface of long-term therapy: Client and therapist report of their own and each other's covert processes. *Journal of Counseling Psychology*, 40, 278-288.

Hill, C. E., Thompson, B. J., Corbett, M. M. 1992. The impact of therapist ability to perceive displayed and hidden client reactions on immediate outcome in first sessions of brief therapy. *Psychotherapy Research*, 2, 143-155.

Hill, C. E., Thompson, B. J., Williams, E. N. 1997. A guide to conducting consensual qualitative research. *Counseling Psychologist*, 25, 517-572.

Hill, C. E., Zack, J. S., Wonnell, T. L. et al. 2000. Structured brief therapy with a focus on dreams or loss for clients with troubling dreams and recent loss. *Journal of Counseling Psychology*, 47, 90-101.

Hoagwood, K., Hibbs, E., Brent, D. et al. 1995. Introduction to the special section: Effectiveand effectiveness in studies of child and adolescent psychotherapy. *Journal of Consulting and Clinical Psychology*, 63, 683-688.

Hollon, S. D. 1996. The efficacy and effectiveness of psychotherapy relative to medications. *American Psychologist*, 51, 1025-1030.

Hollon, S. D., DeRubeis, R. J., Shelton, R. C. et al. (in press). Prevention of relapse following cognitive therapy versus medications in moderate to severe depression. *Archives of General Psychiatry*.

Hollon, S. D., Thase, M. E., Markowitz, J. C. 2002. Treatment and prevention of depression. *Psychological Science in the Public Interest*, 3, 39-77.

Honos-Webb, L., Stiles, W. B., Greenberg, L. S. et al. 1998. Assimilation analysis of process-experiential psychotherapy: A comparison of two cases. *Psychotherapy Research*, 8, 264-286.

Honos-Webb, L., Surko, M., Stiles, W. B. et al. 1999. Assimilation of voices in psychotherapy: The case of Jan. *Journal of Counseling Psychology*, 46, 448-460.

Hopkins, B., Cole, B., Mason, T. 1998. A critique of the usefulness of inferential statistics in applied behavior analysis. *The Behavior Analyst*, 21, 125-138.

Horvath, A., Greenberg, L. (Eds.) 1994. *The Working Alliance: Theory, Research and Practice*. New York: Wiley.

Houts, A. 2003. Behavioral treatment for enuresis. In A. Kazdin, J. Weisz (Eds.), *Evidence-based Psychotherapies for Children and Adolescents* (pp. 389-406). New York: Guilford Press.

Houts, A., Berman, J., Abramson, H. 1994. The effectiveness of psychological and pharmacological treatments fornocturnal enuresis. *Journal of Consulting and Clinical Psychology*, 62, 737-745.

Jacobson, N. S., Dobson, K. S., Truax, P. A. et al. 1996. A component analysis of cognitive behavioral treatment for depression. *Journal of Consulting and Clinical Psychology*, 64, 295-304.

Jacobson, N. S., Truax, P. 1991. Clinical signifi A statistical approach to defining meaningful change in psychotherapy research. *Journal of Consulting and Clinical Psychology*, 59, 12-19.

Joyce, A. S., Duncan, S. C., Piper, W. E. 1995. Responses to dynamic interpretation in short-term individual psychotherapy. *Psychotherapy Research*, 5, 49-62.

Kahneman, D., Slavic, P., Tversky, A. 1982. *Judgment under Uncertainty: Heuristics and Biases*. New York: Cambridge University Press.

Kazdin, A. 1981. Drawing valid inferences from case studies. *Journal of Consulting and Clinical Psychology*, 49, 183-192.

Kazdin, A. 1982. *Single-case Design Research*. New York: Oxford University Press.

Kazdin, A. 1998. *Research Design in Clinical Psychology*. Boston: Allyn & Bacon.

Kazdin, A. 2001. *Behavior Modify in Applied Settings* (6th ed.). Belmont, CA: Wadsworth.

Kazdin, A. 2003. Clinical significance: Measuring whether interventions make a difference. In A. Kazdin (Ed.), *Methodological Issues and Strategies in Clinical Research* (3rd ed., pp. 691-710). Washington, DC: American Psychological Association.

Kelly, A. 1998. Clients' secret keeping in outpatient therapy. *Journal of Counseling Psychology*, 45, 50-57.

Klein, M. H., Mathieu, P. L., Gendlin, E. T. et al. 1969. *The Experiencing Scale: A Research and Training Manual* (Vol. 1). Madison: Wisconsin Psychiatric Institute.

Klein, M. H., Mathieu-Coughlan, P., Kiesler, D. J. 1986. The Experiencing Scales. In L. Greenberg, W. Pinsof (Eds.), *The Psychotherapeutic Process* (pp. 21-71). New York: Guilford Press.

Klerman, G. L., Weissman, M. M., Rounsaville, B. J. et al. 1984. *Interpersonal Psychotherapy of Depression*. New York: Basic Books.

Knox, S., Hess, S., Petersen, D. et al. 1997. A qualitative analysis of client perceptions of the effects of helpful therapist self-disclosure in long-term therapy. *Journal of Counseling Psychology*, 44, 274-283.

Knox, S., Hess, S., Williams, E. N. et al. 2003. Here's a little something for you: How therapists respond to client gifts. *Journal of Counseling Psychology*, 50, 199-210.

Knox, S., Hill, C. E., Goldberg, J. et al. 1999. Clients' internal representations of their therapists. *Journal of Counseling Psychology*, 46, 244-256.

Kraemer, H. C., Wilson, G. T., Fairburn, C. G. et al. 2002. Mediators and moderators of treatment effects in randomized clinical trials. *Archives of General Psychiatry*, 59, 877-883.

Kratochwill, T. 1978a. Foundations of time-series research. In T. Kratochwill (Ed.), *Single Subject Research: Strategies for Evaluating Change* (pp. 1-100). New York: Academic Press.

Kratochwill, T. 1978b. *Single Subject Research: Strategies for Evaluating*

Change. New York: Academic Press.

Krauss, D. R., Seligman, D. A., Jordan, J. R. (in press). Validation of a behavioral health treatment outcome and assessment tool designed for naturalistic settings: The treatment outcome package. *Journal of Clinical Psychology*.

Ladany, N., Hill, C. E., Thompson, B. J. et al. 2004. Therapist perspectives about using silence in therapy: A qualitative study. *Counselling and Psychotherapy Research*, 4, 80-89.

Lampropoulos, G. K., Goldfried, M. R., Castonguay, L. G. et al. 2002. What kind of research can we realistically expect from the practitioner? *Journal of Clinical Psychology*, 58, 1241-1264.

Lantz, J., Gregoire, T. 2003. Existential trauma therapy with men after a heart attack. *Journal of Contemporary Psychotherapy*, 33, 19-33.

Levins, R. 1968. *Evolution in Changing Environments: Some Theoretical Explorations*. Princeton, NJ: Princeton University Press.

Luborsky, L., Diguer, L., Seligman, D. A. et al. 1999. The researcher's own therapy allegiances: A "wild card" in comparisons of treatment effective. *Clinical Psychology: Science and Practice*, 6, 95-106.

Luborsky, L., Singer, B., Luborsky, L. 1975. Comparative studies of psychotherapies: Is it true that "Everyone has won and all must have prizes"? *Archives of General Psychiatry*, 32, 995-1008.

Mahrer, A. R. 1988. Discovery-oriented psychotherapy research. *American Psychologist*, 43, 694-702.

Malott, R., Trojan Suarez, E. 2004. *Principles of Behavior*. Upper Saddle River, NJ: Pearson.

Manson, J. E., Hsia, J., Johnson, K. C. et al. 2003. Estrogen plus progestin and the risk of coronary heart disease. *New England Journal of Medicine*, 349, 523-534.

Margison, F. R. 1994. Comprehensive process analysis of insight events in cognitive-behavioral and psychodynamic-interpersonal psychotherapies. *Journal of Counseling Psychology*, 41, 449-463.

Marks, I. 1975. Behavioral treatments of phobic and obsessive-compulsive disorders: A critical appraisal. In M. Hersen, R. M. Eisler, P. M. Miller (Eds.), *Progress in Behavior Modification* (Vol. 1, pp. 66-158). New York: Academic Press.

Meehl, P. E. 1987. Theory and practice: Reflections of an academic clinician. In E. F. Bourg, R. J. Bent, J. E. Callan et al. (Eds.), *Standards and Evaluation in the Education and Training of Professional Psychologists: Knowledge, Attitude, and Skills* (pp. 7-23). Norman, OK: Transcript Press.

Morgan, D., Morgan, R. 2003. Single-participant research design: Bringing science to managed care. In A. Kazdin (Ed.), *Methodological Issues and Strategies in Clinical Research* (3rd ed., pp. 635-654). Washington, DC: American Psychological Association.

Morrow, S. L., Smith, M. L. 2000. Qualitative research for counseling psychology. In S. D. Brown R. W. Lent (Eds.), *Handbook of Counseling Psychology* (3rd ed., pp.199-230). New York: Wiley.

Morrow-Bradley, C., Elliott, R. 1986. The utilization of psychotherapy research by practicing psychotherapists. *American Psychologist*, 41, 188-197.

Moseley, J. B., O'Malley, K., Petersen, N. J. et al. 2002. A controlled trial of arthroscopic surgery for osteoarthritis of the knee. *New England Journal of Medicine*, 347, 81-88.

Nathan, P., Gorman, J. 2002. *Augments to Treatments that Work*. New York: Oxford University Press.

Newman, M. G., Castonguay, L. G., Borkovec, T. D. et al. 2004. Integrative therapy. In R. G. Heimberg, C. L. Turk, D. S. Mennin (Eds.),

Generalized Anxiety Disorder (pp. 320-350). New York: Guilford Press.

Nisbett, R., Ross, L. 1980. *Human Inference: Strategies and Shortcomings of Social Judgment.* Englewood Cliff NJ: Prentice Hall.

Norcross, J. C. 2002. Empirically supported therapy relationships. In J. C. Norcross (Ed.), *Psychotherapy Relationships that Work: Therapist Control and Responsiveness to Patients* (pp. 3-16). New York: Oxford University Press.

Norcross, J. C. (Ed.) 2002. *Psychotherapy Relationships that Work: Therapist Contributions and Responsiveness to Patient Needs.* New York: Oxford University Press.

Ollendick, T., King, N. 2004. Empirically supported treatments for children and adolescents: Advances toward evidence-based practice. In R. Barrett, T. Ollendick (Eds.), *Handbook of Interventions that Work with Children and Adolescents: Prevention and Treatment* (pp. 3-25). New York: Wiley.

Orlinsky, D. E., Howard, K. I. 1986. Process and outcome in psychotherapy. In S. Garfield, A. Bergin (Eds.), *Handbook of Psychotherapy and Behavior Change.* New York: Wiley.

Paivio, S., Greenberg, L. 1995. Resolving unfinished business: Experiential therapy using empty chair dialogue. *Journal of Consulting and Clinical Psychology*, 63, 419-425.

Platt, J. R. 1964. Strong inference. *Science*, 146, 347-353.

Ponterotto, J. G. (in press). Qualitative research in counseling psychology: A primer on research paradigms, philosophy of science, and some quantitative/qualitative distinctions. *Journal of Counseling Psychology.*

Popper, K. 1959. *The Logic of Scientific Discovery.* New York: Basic Books. (Original work published 1934)

Pos, A. E., Greenberg, L. S., Korman, L. M. et al. 2003. Emotional processing during experiential treatment of depression. *Journal of Consulting and Clinical Psychology*, 71, 1007-1016.

Rennie, D. L., Phillips, J. R., Quartaro, G. K. 1988. Grounded theory: A promising approach to conceptualization in psychology? *Canadian Psychology*, 29, 138-150.

Rhodes, R., Hill, C. E., Thompson, B. J. et al. 1994. Client retrospective recall of resolved and unresolved misunderstanding events. *Journal of Counseling Psychology*, 41, 473-483.

Rice, L., Greenberg, L. (Eds.). 1984. *Patterns of Change: An Intensive Analysis of Psychotherapeutic Process*. New York: Guilford Press.

Rosenwald, G. C. 1988. A theory of multiple case research. *Journal of Personality*, 56, 239-264.

Rush, A. J., Beck, A. T., Kovacs, M. et al. 1977. Comparative efficacy of cognitive therapy and imipramine in the treatment of depressed patients. *Cognitive Therapy and Research*, 1, 17-37.

Rychlak, J. F. 1968. *A Philosophy of Science for Personality Theory*. Boston: Houghton Miff

Samoilov, A., Goldfried, M. 2000. Role of emotion in cognitive behavior therapy. *Clinical Psychology: Science and Practice*, 7, 373-385.

Sciarra, D. 1999. The role of the qualitative researcher. In M. Kopala, L. A. Suzuki (Eds.), *Using Qualitative Methods in Psychology* (pp. 37-48). Thousand Oaks, CA: Sage.

Seligman, M. E. P. 1995. The effectiveness of psychotherapy: The Consumer Reports study. *American Psychologist*, 50, 965-974.

Shadish, W. R., Cook, T. D., Campbell, D. T. 2001. *Experimental and Quasiexperimental Designs for Generalized Causal Inference*. Boston: Houghton Mifflin.

Shull, R. 1999. Statistical inference in behavior analysis: Discussant's remarks. *The Behavior Analyst*, 22, 117-121.

Silberschatz, G., Fretter, P. B., Curtis, J. T. 1986. How do interpretations influence the process of psychotherapy?*Journal of Consulting and Clinical Psychology*, 54, 646-652.

Singh, A., Banerjee, K. 2002. Treating panic attack with hypnosis in combination with rational emotive therapy – A case report. *Journal of Projective Psychology and Mental Health*, 9, 105-108.

Stiles, E. W. 1980. Patterns of fruit presentation and seed dispersal in bird disseminated woody plants in the eastern deciduous forest. *The American Naturalist*, 116, 670-688.

Stiles, W. B. 1981. Science, experience, and truth: A conversation with myself. *Teaching of Psychology*, 8, 227-230.

Stiles, W. B. 1988. Psychotherapy process-outcome correlations may be misleading. *Psychotherapy*, 25, 27-35.

Stiles, W. B. 1993. Quality control in qualitative research. *Clinical Psychology Review*, 13, 593-618.

Stiles, W. B. 2002. Assimilation of problematic experiences. In J. C. Norcross (Ed.), *Psychotherapy Relationships that Work: Therapist Contributions and Responsiveness to Patients* (pp. 357-365). New York: Oxford University Press.

Stiles, W. B. 2003. Qualitative research: Evaluating the process and the product. In S. P. Llewelyn, P. Kennedy (Eds.), *Handbook of Clinical Health Psychology* (pp. 477-499). London: Wiley.

Stiles, W. B., Elliott, R., Llewelyn, S. P. et al. 1990. Assimilation of problematic experiences by clients in psychotherapy. *Psychotherapy*, 27, 411-420.

Stiles, W. B., Honos-Webb, L., Surko, M. 1998. Responsiveness in psychotherapy. *Clinical Psychology: Science and Practice*, 5, 439-458.

Stiles, W. B., Meshot, C. M., Anderson, T. M. et al. 1992. Assimilation of problematic experiences: The case of John Jones. *Psychotherapy Research*, 2, 81-101.

Stiles, W. B., Shapiro, D. A. 1994. Disabuse of the drug metaphor: Psychotherapy process-outcome correlations. *Journal of Consulting and Clinical Psychology*, 62, 942-948.

Stiles, W. B., Shapiro, D. A., Elliott, R. 1986. "Are all psychotherapies equivalent?" *American Psychologist*, 41, 165-180.

Stiles, W. B., Wolfe, B. E. (in press). Relationship contributions to the treatment of anxiety disorders: Empirically supported principles. In L. G. Castonguay, L. Beutler (Eds.), *Principles of Change in Psychotherapy*. New York: Oxford University Press.

Strauss, A., Corbin, J. 1998. *Basics of Qualitative Research: Grounded Theory Procedures and Techniques* (2nd ed.). Newbury Park, CA: Sage.

Strupp, H. H., Horowitz, L. M., Lambert, M. J. (Eds.). 1997. *Measuring Patient Changes in Mood, Anxiety, and Personality Disorde: Toward a Core Battery*. Washington, DC: American Psychological Association.

Talley, P. F., Strupp, H. H., Butler, S. F. (Eds.). 1994. *Psychotherapy Research and Practice: Bridging the Gap*. New York: Basic Books.

Taylor, S. T., Bogdan, R. 1998. *Introduction to Qualitative Research Methods: A Guidebook and Resource* (3rd ed.). New York: Wiley.

van de Vliet, P., Onghena, P., Knapen, J. et al. 2003. Assessing the additional impact of fitness training in depressed psychiatric patients receiving multifaceted treatment: A replicated singlesubject design. *Disability and Rehabilitation*, 25, 1344-1353.

Varvin, S., Stiles, W. B. 1999. Emergence of severe traumatic experiences: An assimilation analysis of psychoanalytic therapy with a political refugee. *Psychotherapy Research*, 9, 381-404.

Wampold, B. E. 2001. *The Great Psychotherapy Debate: Models, Methods, and Findings.* Mahwah, NJ: Erlbaum.

Wampold, B. E., Mondin, G. W., Moody, M. et al. 1997. A meta-analysis *of* outcome studies comparing bona fide psychotherapies: Empirically, "all must have prizes." *Psychological Bulletin*, 122, 203-215.

Warwar, S. 2003. Relating emotional processes to outcome in experiential psychotherapy of depression. Unpublished doctoral dissertation, York University, Toronto, Canada.

Warwar, N., Greenberg, L. 1999, June. Emotional processing and therapeutic change. Paper presented at the Intern Society for Psychotherapy Research annual meeting, Braga, Portugal.

Watson, J. B., Rayner, R. 1920. Conditioned emotional reactions. *Journal of Experimental Psychology*, 3, 1-14.

Watson, J. C., Gordon, L. B., Stermac, L. et al. 2003. Comparing the effectiveness of process-experiential with cognitive-behavioral psychotherapy in the treatment of depression. *Journal of Consulting and Clinical Psychology*, 71, 773-781.

Watson, J. C., Rennie, D. L. 1994. Qualitative analysis of clients' subjective experience of significant moments during the exploration of problematic reactions. *Journal of Counseling Psychology*, 41, 500-509.

Weinberger, D. 2003, July. Evolution of the sites of molecular action for the treatment of psychosis. Paper presented at the International Conference on Constructivism, Bari, Italy.

Weiss, J. M. 1971. Effects of coping behavior with and without a feedback signal on stress pathology in rats. *Journal of Comparative and Physiological Psychology*, 77, 22-30.

Wolpe, J. 1959. *Psychotherapy by Reciprocal Inhibition.* Stanford, CA: Stanford University Press.

第三章

手册化能改善治疗结局吗？

一、心理治疗手册可以改善结局

迈克尔·E.艾迪斯，艾斯特班·V.卡德米尔

关于心理治疗手册在研究和实践方面的价值，已经持续争论了十多年。在某些方面值得注意的是，简简单单的一本描述心理治疗成分的书，如何能产生如此激烈的争议？不必是专业的治疗者，我们仅凭直觉就能知道，这些辩论涉及的远比治疗手册本身要多得多。手册本身及它们所描述的治疗，仅仅是浅显的辩论。在日益陷入困境的临床实践领域，岌岌可危的是职业认同、势力范围，决策权力和资源享用方面存在更深的冲突。这些深层的、长期的有关研究和实践关系的冲突，可能是源于文献中明显缺乏对"基于手册治疗的临床实践"的平衡观点。我们将在本篇立场论文的末尾，思考这些更大的问题中的一些部分。现在，我们将论证临床实践中需要使用治疗手册。

我们的论点基于以下五个前提：

• 治疗手册，循证治疗和手册化治疗不是同一回事，尽管人们在文献中经常反复地这样使用。

• 治疗手册被广泛误解为过于结构化的、一步一步的操作指南，剥夺了实践者治疗的创造力和技能。

• 尽管与流行的假设相反，大量研究已经表明，循证治疗在临床实践中是有效的。

• 治疗手册不过是试图描绘循证治疗的概念和结构的界限。因此，手册的用途在于帮助治疗者监测自己遵循的策略与技术，来促进治疗可能的活性成分。

• 我们目前关于治疗手册本身效用的实证数据（而不是它们描述的治疗），还远远不足以得出任何关于手册或其他方式具体效果的确切

149

结论。

1. 治疗手册是什么？

治疗手册是在心理治疗结局研究的情境中演变而来的（Luborsky and DeRubeis，1984）。在这种研究背景下，它们的主要功能是足够详细地描述一种干预。例如，为了保证实验中治疗的完整性，就一定要保证实验的自变量（即得到研究的治疗）在实验中能得到成功的操作。随着时间的推移，累积的证据支持各种心理疗法的疗效，治疗手册开始从临床研究传播到临床实践中（Wilson，1996/1998）。治疗开发人员相信手册足以为病人提供高质量的护理，所以强调治疗手册可以作为一种传播的手段，并且它还能提供更多的方便（Addis，1997；Henggeler and Schoenwald，2002）。实践者通常渴望新的研究支持的干预，治疗手册是成本相对较低且相对容易教育治疗者处理特定病人的一种方式。

当前，治疗手册的形式非常多，从相对结构化的会谈干预措施（Craske et al.，1994）到一般化的治疗策略的提纲，都可以由治疗者根据特定病人的需求来灵活地实现（Martell et al.，2001；Strupp and Binder，1984）。虽然心理疗法的治疗手册之间存在很大的差别，但所有手册都试图用足够的细节来描述干预，以便治疗者能够实现治疗的核心成分。

早期反对手册化治疗的辩论，经常忽略这些细节和结构程度上的差异。手册通常都被描绘成一步一步的（或"数字油画"；Silverman，1996）指南，在牺牲治疗关系的情况下，过分强调治疗技术（Fensterheim and Raw，1996；Garfield，1996）。因此，治疗手册的早期批评往往认为，"心理治疗手册同连接录像机或设置垃圾处理的手册相比是不一样的"这种说法，是创造了一个"稻草人"（Kendall，1998）。显然，那些试图防止临床判断出现任何偏差的极度刻板的规定，在临床实践中是无效的（甚至更糟），在那里病人被分成很多不同的维度（如发病率、种族和个体的生活环境等）。

与治疗手册早期批评者描述的印象相反，许多开发和评估手册化治疗的作者，已经确认治疗者的灵活性和创造力是成功治疗的关键要素。例如，艾迪斯和他的同事（Addis et al., 1999）描述了一系列在手册化治疗上的辩证逻辑，包括坚持手册与灵活性，注意和关注治疗技术与治疗关系等。他们建议，使用治疗手册的目的是找到一种创造性地平衡各种对立的综合体，而不是严格遵守对立谱系的任何一端。其他作者在坚持通过对照研究评估的治疗方法时，发现了类似的有创意的方法，即根据病人的需要来保持灵活性和调整适当的处理方式（Goebel-Fabbri et al., 2003；Hembree et al., 2003；Huppert and Eaker-Morrisette, 2003；Kendall et al., 1998）。

事实上，灵活性的重要性早在 25 年前就被强调，贝克和他的同事（Beck et al., 1979）警告说，治疗者新手可能严格地遵守技术，但却是以牺牲治疗联盟为代价的。在他们看来，这将是糟糕的治疗。一些实证研究也支持这样的观点：过于严格的手册干预措施，与心理治疗的不良传播及糟糕的临床结果高度相关（Castonguay et al., 1996；Henry et al., 1993；Vakoch and Strupp, 2000）。但是，治疗手册的批评者们总是不愿意承认，治疗者在执行治疗手册时，他们的能力是不一样的（如：Dobson and Shaw, 1988；Waltz et al., 1993；Weissman et al., 2000）。因此，治疗手册的早期批评关注相关经验较少的治疗者，根据他们的表现来推断与批判在治疗中运用的治疗手册。这些批评已经被最近的证据进一步削弱，建议使用手册化治疗的治疗者，要根据病人的反馈进行灵活多变的治疗（例如，Gibbons et al., 2003）。

2. 循证治疗、治疗手册和手册化治疗

如果治疗手册明显有别于循证治疗和所谓的手册化治疗，就很容易评估其本身的潜在优势。这三者在文献中常常被混为一谈。例如，针对治疗与《精神障碍诊断与统计手册》（第四版）轴 I 诊断有关的问题（*DSM-IV*；APA, 1994），威斯顿等（Westen et al., 2004）认为，"*DSM-IV*

中编码的大量障碍告诉治疗者，仅仅学习少数特定疾病的治疗手册是远远不够的。"这里的核心问题不是去学习特定的手册。循证实践的目标是，如何去学习和实施那些获得实证支持的治疗。

循证治疗是经过临床对照研究检验并被发现是有效的那些治疗。治疗手册是书面文件，旨在帮助评估、传播和实施一些循证治疗（Addis，1997）。"手册化治疗"这个词最初出现在对"附带有治疗手册的治疗"进行描述的文献中。这样的手册，正如我们前面描述的，它们的结构和内容有很大的不同。在任何时候，治疗手册的支持者都不会声称，应该完全逐条地"基于"治疗手册来进行治疗，仿佛手册就是治疗一样。相反，手册被认为是治疗中一个重要的和有用的部分。不幸的是，"手册化治疗"这个词现在似乎指的是一种假想的治疗，这种治疗遵循高度结构化的手册的每一页、每一句，达到治疗者完全被手册替代的程度。我们从没见过这样的治疗，也怀疑其存在的可能性。

3. 治疗手册可以改善临床结局吗？

一旦手册已经被它们所描述的治疗区分，就可以提出一系列具体的问题。其中第一个问题是，循证治疗是否可以提高临床结局？本书的任何一个地方都在试图回答这一问题。第二个问题是，治疗手册是否可以提高心理治疗的结局？一些作者试图通过审查有关治疗手册和结局之间的间接联系的实证文献（如：Miller and Binder，2002；Westen et al.，2004）来回答这个问题。例如，一些研究已经证明了治疗者训练（其中一个成分通常是治疗手册）和坚持这些治疗手册的治疗者之间的关系（Miller and Binder，2002）。其他研究已经检查坚持手册和治疗结局之间的相关分析，一些研究文献认为存在显著的相关，另一些文献则认为没有发现任何的相关（Westen et al.，2004）。

从我们的角度看来，这些研究都没有直接地传达治疗手册本身的价值。治疗手册的功能并不是取代敏感、有创造力、具有灵活性的治疗者，而是协助传播和实施循证治疗。依照这种观点，在为实践者提供证据支持的干预措施时，治疗手册有几个潜在的优势。首先，治疗手册为一个肯定的治疗阐明概念和结构的边界。概念边界勾勒了潜藏在特定病症或障碍背后的关于治疗改变过程、病因及病情维持因素的理论。例如，在治疗抑郁症的心理的或人际关系的治疗方法中（如 Klerman et al.，1984），假设病人的无意识思想是他（或她）的情绪的核心决定因素，这会在概念上超出治疗的边界。结构边界则更为具体，包括诸如治疗的典型长度、治疗者所需的训练、重要的干预措施或治疗策略等。例如，梦的分析就超出了惊恐障碍的认知—行为治疗的结构边界（Craske et al.，1994），而内感受性暴露干预技术（interoceptive exposure interventions）对于治疗是至关重要的。

当然，有人可能会问，为什么有边界呢？许多实践者都喜欢折中的或综合的方法，他们考虑感知到病人的需要，然后混合在一起，建立治疗的概念模型和结构。相对于"纯形式"的干预，折中主义干扰的问题更可能引起循证治疗边界的广泛争论。除了少数例外（如：Beutler et al.，2000；Beutler et al.，2004），大多数的循证治疗起因于单一的、一致的、概念性的框架或治疗取向，一般针对特定的问题或障碍（通常定义根据 *DSM-IV*）。这是因为一个适当的、经内部效度检验的治疗，需要有限数量的技术，它们可以根据不同情境中不同病人的需要而变化，适当地进行复制。换句话说，当治疗正在实施但又不清晰的时候，手册需要更加清晰（Waltz et al.，1993；Yeaton and Sechrest，1981）。

治疗者的优势在于，他们能够监控自己坚持一个良好治疗的程度，而不必局限于研究的情境。在临床实践中，不断地坚持任何干预策略足够长的时间，并接受病人改善方面的系统反馈，这是帮助个体病人和促进经验学习的关键（Dawes，1994）。如果治疗者不相信他或她实际上正在传播治疗，那治疗者如何知道某个具体的方法对特定的病人是有效的？因此，治疗手册的另一个优势是，它可以作为一个信号，帮助治疗者了解自己并未偏离正常的治疗轨道，或者告知治疗者治疗病人的"剂量"。

这里可能会引发一个问题，对依从性和"剂量"的强调，可能会过分关注治疗技术，且模糊治疗关系在改变过程中的重要性。这是一个人为的区别。在实践中，治疗技术总是嵌于治疗关系的情境中，反之亦然。不唤起病人特定的、相关的情境，而仅仅介入特定的技术或策略，基本是不可能的。同样地，不可能什么都不做，就同一个病人建立了治疗关系，即使这些东西像共情式倾听这样简单，它也是治疗技术的一部分，或本身就是治疗技术。治疗手册可以帮助描绘和监控治疗中存在的活性变化，不管他们是更关注"技术"还是更关注"关系"（Addis，1997）。例如，没有理由说，人本主义的研究者或治疗者就不能开发出明确地旨在改善治疗关系的治疗手册，就不能做出理论驱动的建议。此外，治疗手册也容易关注治疗改变的原则，就像关注技术一样（Castonguay and Beutler，in press）。关键的问题是，如果导致改变的活性成分得到了很好的描述，治疗者应该有可靠的办法来了解这些成分是否在治疗中得到了实施。

最后，不论好坏，治疗手册经常有助于将 *DSM-IV* 的特定诊断、病因学理论和一系列治疗联系起来。考虑作为疾病分类学系统的 *DSM-IV* 的优缺点已经超出了本篇立场论文的范围。假设某种疾病分类系统使问题与治疗匹配是有益的，认识到 *DSM-IV* 目前占这种系统的主导地位，手册具有明确地将疾病与特定的治疗技术连接在一起，为治疗者提供实用的优点。应该清楚的是，没有哪一本手册本身必须要与 *DSM-IV* 联系在一起。

4. 正在进行的辩论：更多的是感性，而非理性

总体来说，关于心理治疗手册的讨论完全没有必要两极化，对立双方都没有必要采取夸张的修辞与失去中立立场的批判分析。考虑到当前的立场论文，到目前为止，我们已经论证了以下三点：

• 治疗手册只不过是一本关于治疗的书，它试图描述治疗的概念与结构的边界。

• 与手册所描述的治疗相比，很少有研究证明手册本身的有效性。

•尽管如此，人们仍然有充分的理由假设，在合适的条件下，治疗手册能提高循证心理治疗的效果。

我们也不赞成下列结论：

•最好的心理治疗结局，是通过一步一步严格地遵守治疗手册来获得的。

•治疗手册本身是实施循证心理健康教育主要的，甚至可能是唯一的媒介。

•治疗手册忽略了实践者对技能、创造性和临床判断的需求。

•治疗手册的功能实现心理治疗的标准化，这样使每一个具有特定疾病的病人都可以接受相同的治疗。

第一组论点，对我们来说，更加合理和平衡。我们也相信它反映了许多心理治疗手册的倡导者所持有的一般观点（尽管我们无法确定这一点）。第二组论点经常被那些治疗手册的反对者所援用，将其描述为简单、科学、反人本主义的心理治疗方法。这些论点是我们从未在支持者的文献中见到过的。为什么这场讨论会以这种方式继续进行呢？

这里有三种可能的原因。第一种，"手册"这个词本身可能是一个代价昂贵的历史错误。手册通常被设计成治疗者以一步步的方式来进行治疗的线性过程。它们的功能是提高效率，把一个复杂的过程分解成可操作的步骤。两者中没有哪一个必然是坏事，但它们往往倾向于机械的联系以及其他无结局的或限制性的联系，这些联系不会简单地用这种方式去"感觉"我们通常所思考的心理治疗的方式。也许，"指南"、"大纲"或者"框架"会是更好的选择。目前在我们看来，这一领域可能应该一致努力，将讨论从手册本身中摆脱出来，转而关注它们所描述的治疗。

第二种不必要的激烈辩论来源于对手册的不熟悉，或者说对什么是治疗手册存在误解。在关于心理学家对待治疗手册的态度的全国性调查中，艾迪斯和克拉斯洛（Addis and Krasnow，2000）发现，63%的受访者认为自己能合理看待（46%）或清楚地知道（17%）什么是治疗手册；有65%的受访者表示，他们在临床实践中对治疗手册非常重视。

仅在这些数据的基础上，就可以得出结论：实践者充分了解治疗手册的本质，能清楚地了解治疗手册的优点与缺点。只有 16% 的受访者表示，他们曾协助去创建过一个治疗手册。当被要求描述治疗手册时，几个错误概念出现了。平均而言，受访者同意"治疗协议是由第三方付款人担负"的描述在 4 点量表上（从没有特点到治疗手册的特有特征）评级为 3.3；将治疗手册描述为治疗技术的"食谱"，获得平均评级为 3.7。毫不奇怪，那些倾向于同意上述描述的受访者，更有可能支持在治疗过程中强调治疗手册负面影响的项目。如果大量实践者认为治疗手册是由保险公司或健康保护机构强制按协议实施，也就不必惊讶辩论继续变得火热！

最后，关于治疗手册的争论可以被视为两个实质上更深层次冲突的明显表达（Fongay，1999）。这两个问题，一个是长期存在的，另一个是最近出现的，但实际上都可归结为职业认同和资源使用的问题：谁规定了心理治疗的实践？谁决定是否赔偿及如何理赔？针对第一个问题，答案是非常明确的，虽然很少直接承认，但所涉及的大部分的治疗手册都是描述认知—行为治疗方面的。坚持理论取向的程度与范围，与广泛的职业认同有实质的联系，很可能认知和行为取向的实践者将治疗手册视为一个资源，但对许多精神分析的、人际关系的或人本主义取向的实践者而言，这是对他们治疗者角色的威胁。

一些证据支持这个观点。例如，在治疗者对治疗手册的态度问题的全国性调查中，艾迪斯和克拉斯洛（Addis and Krasnow, 2000）发现，精神分析流派的治疗者报告，他们对治疗手册的态度比认知—行为流派的治疗者更为消极。同样，在多站点可卡因治疗实验中，那加维茨（Najavits, 2004）等发现，在这个研究中，精神分析（支持—表达）治疗者始终报告，他们对治疗手册的体验比研究中的其他治疗者（即认知—行为、个体化药物咨询和小组药物咨询）更少满意。其他研究者在检查认知—行为治疗者满意度时，也发现了他们积极支持手册体验（如 Morgenstern et al., 2001；Najavits et al., 2000）。

实际上，治疗手册还可能是导致非认知—行为疗法和治疗者被边缘化的原因。只有少数几个优秀的精神分析和人际的治疗手册得到广泛的运用（例如，Klerman et al., 1984；Luborsky，1984），这是非常令人遗憾的。如果治疗不以手册的方式来继续发展并最终实现循证心理治疗，那么这些领域将受到极大的伤害。

治疗手册也发现自己被卷入了传统心理治疗与管理医疗形式的第三方理赔的精神卫生服务之间的争执中。当代实践者对病人护理方面的专制的或财务的激励或约束非常敏感，它们一般由管理式医疗公司和其他第三方付款者所推动。不幸的是，可能由于这种敏感性，治疗手册经常同专制的会谈次数限制或其他治疗方法的约束混淆起来，而后者对病人没什么帮助。这是不幸的，因为事实上，与过去通常针对病人的那些治疗相比，循证心理治疗（治疗手册是其一部分）可能需要更多的治疗次数。比如，在情绪和焦虑症的治疗方面，许多认知—行为治疗需要 12 ～ 20 次会谈，远远超出了一些管理医疗公司和第三方支付者的限制。

5. 结论

我们认为，现有的对治疗手册的讨论大部分都被贴上了错误的标签：①存在治疗手册过于死板的刻板印象；②错误地以为治疗手册的预期功能是取代治疗者的技术、创造力和判断力；③把治疗手册与他们所描述的治疗方法混淆起来。为了支持手册，我们认为：①它们是描述治疗结构和概念边界的很好的方法；②它们可以帮助传播和实施循证心理治疗；③它们并不会牺牲治疗过程或治疗关系，而片面追求治疗技术；④它们可以提供指南，使治疗者监控自己所坚持的治疗原则和干预措施。是时候让这场讨论超越治疗手册，来好好思考循证心理治疗的利弊及未来发展了。当前的这本书正是走向这一备受欢迎的方向的一种努力。

二、治疗手册没有改善结局

巴里·L.邓肯，斯科特·D.米勒

你不能从手册中学会做认知治疗，就像你不能从手册中学
会进行外科手术一样。

——亚伦·T.贝克（Aaron T. Beck），《纽约时报》

尽管手册可以追溯到20世纪60年代（Lang and Lasovik，1963），根据医学模式来描述心理治疗的趋势、研究、教学、练习及规范等，则开始得更早。阿尔比（Albee，2000）认为，当心理治疗不加批判地接受为退伍的二战老兵提供精神病治疗的呼吁时，心理学就开始与医学模式做了一个浮士德式的交易（Faustian deal）。尽管受到许多人的抵制，科学家—实践者模式与医学语言及"精神病"等概念进行了联姻，从而永久地镌刻在1949年那次具有历史意义的博尔德（Boulder）会议之上了。

后来，自由选择法案通过了，心理学家与精神病学家取得了同等的理赔权利，他们学会了在精神病诊断的名称下，从第三方支付者那里获得服务的收款。很快，美国心理健康研究所（NIMH）决定，运用与药物研究同样的方法，即随机对照实验（RCT），来评估心理治疗的疗效。这意味着研究必须包括手册化治疗，并针对*DSM-IV*定义的疾病，才能有资格获得美国心理健康研究所的赞助支持（Goldfried and Wolfe，1998）。

手册化治疗随着循证心理治疗的到来达到了顶峰。伴随着医学向按病种付费的发展，到了1993年，美国精神病学会首次发展出对重度抑郁症和饮食失调的实践指南，接着又颁布了针对许多其他疾病的实践指南。精神病学的认可为手册提供了科学的合理性，精神病学家与他们所

偏好的、强调生理治疗的实践方式达成了一致（Duncan，2001）。

美国心理学会第 12 分会（临床心理学分会）坚持认为病人有权进行实证有效治疗（EVT），指责精神病学的实践指南，认为它们偏向于医学和科学文献，并不具备代表性。临床心理学分会提出了什么是科学、有效治疗的判定规则（Task Force，1993）。临床心理学分会的专业工作组决定采取手册化的治疗方式，认为心理治疗必须通过随机对照实验，证明它们对病人确实有效。手册化治疗的时代随之到来，鉴于实证支持疗法（EST）中 12 个清单有 8 个是相互重叠的，纤博丽丝和欧莱迪克（Chambless and Ollendick，2001）提出了 108 种已符合实证支持特定标准的手册化治疗，这是让任何治疗者都望而却步的数量。

尽管手册化心理治疗起源于医学模式，但是我们的立场论文并不想妖魔化治疗手册，将其视为医疗模式"邪恶的帮凶"。手册也有积极的作用。它们能增加结局比较研究的内部效度，提高治疗的整合性及治疗者的技术能力，确保研究过程的可重复性，为治疗者系统化的培训方法，并以特定的模式对治疗者进行督导（Lambert and Ogles，2004）。而且，本篇立场论文主要关注两个关键的缺点：手册并不能全面地反映心理治疗领域的全貌，其使用也不能改善心理治疗的结局。手册强调对研究证据的特定技术的实际操作，但这些心理治疗的研究证据如果有效的话，也只有一些具体的效果，且疗效并不高。在将手册化治疗应用到临床环境时研究发现，手册与治疗结局并没有多大关系，甚至还有损于治疗的积极结局。事实上，似乎独立于具体临床环境的手册化心理治疗，并不是已知的心理治疗结局研究的影响因素。

1. 手册和特定的效果

> 用丑陋的事实来扼杀美丽的假设，是科学的巨大灾难。
>
> ——托马斯·H. 赫胥黎（Thomas H. Huxley），
>
> 担任英国科学促进协会主席时的就职演说

手册化心理治疗隐含的一个可能的假设是，具体的治疗技术是导致结局改变的最主要因素，某一特定技术的活性（独特的）成分对不同的疾病产生不同的影响。实际上，这个假设把心理治疗当作一颗药丸，认为其可分离出来的、独特的活性成分比其他药物的活性成分对疾病更有效果。

有三个经验论据质疑这一假设。第一个是渡渡鸟效应（Dodo bird verdict），它生动地描述了心理治疗研究一个稳定的发现，即特定的治疗方法并没有表现出特殊的效果。1936年，索尔·罗森茨魏（Saul Rosenzweig）首先从《爱丽丝漫游记》中引用渡渡鸟的话，"每个人都赢了，大家都有奖"，来描述"不同的心理治疗方法引发了同等的治疗效果"这一现象。近40年后，鲁伯斯基等（Luborsky et al.，1975）在他们当前比较临床实验的经典元分析中，验证了罗森茨魏的结论。也许，渡渡鸟效应已经成为心理学文献最可复制的结论，已经在一系列研究设计、问题及临床环境中得到验证。

威泊尔德等（Wampold et al.，1997a）专门进行了一次元分析，包括从1970年持续至1995年执行的约277个研究，来测试渡渡鸟效应。研究结果发现，没有任何一种治疗方法能够非常可靠地证明它能超越其他治疗方法。治疗差异的效果量最多也只有微弱的0.2。威泊尔德等质疑道，"明明知道治疗方法的效应是很小的，为什么研究者们还要坚持去寻找治疗的差异呢？"由国际人类事务部（Human Affairs International）的两千名治疗者和两万名病人组成一个庞大的真实世界的研究显示，在包括药物治疗和家庭治疗等13种治疗方法之间，治疗结局并不存在差异（Brown et al.，1999）。

虽然兰伯特和奥格尔（Lambert and Ogles，2004）得出的结论是，数十年的研究证明，没有哪一个治疗方法或技术比另一个方法或技术更好。但是，兰伯特等（Lambert et al.，2004）还是指出，对于一些非常严重的疾病，认知疗法与行为疗法可能效果更好。为了清楚地阐述关于严重疾病的问题，威泊尔德等（Wampold et al.，1997b）重新分析了

1997 年的数据，将严格疾病专门分离出来进行研究，结果发现，渡渡鸟效应仍然是对数据的最好描述。绝大部分数据表明，在两种或两种以上治疗之间进行对比研究时，没有哪种治疗方法具有优势。如果没有具体的技术操作能够产生特定的治疗效应，那么手册化心理治疗似乎也就没有多大意义了。

关于手册化心理治疗问题的第二个论证，源自于具体技术对结局影响的评估。在几十年的数量广泛但非统计分析的结局研究的基础上，兰伯特（Lambert，1992）建立了一个模型，认为技术因素约占结局变异的 15%。威泊尔德（Wampold，2001）则认为，强调特定技术的各种心理治疗方法，在治疗中只担任更小的角色。他的元分析指出，只有 13% 的结局变异是由治疗方法所导致的，且这种治疗方法还要包括所有一般因素和特定因素。在 13% 中，只有 8% 的结局变异是由模型导致的。在结局总变异中，只有 1% 可以分配给特定的技术。这个令人惊讶的低的数字，来源于 1997 年元分析研究，在当时，治疗方法对结局变异最大程度的影响为 0.2，表明只有 1% 的结局变异可以归因于特定的治疗因素。兰伯特的研究和威泊尔德对差异的估计表明，手册化的因素并不能分别解释结局变异的 85% 和 99%。由于具体治疗者操作的治疗技术并不能解释太多的结局变异，手册并不能完整地描述心理治疗的整个领域。

第三个论证，将独特成分分离出来的成分研究，同样没有发现支持任何特定治疗方法的证据。雅各布森等（Jacobson et al.，1996）曾做过一个关于抑郁症认知—行为治疗的典型的成分研究。病人被随机分配到以下各组：a. 行为激活治疗；b. 行为激活治疗 + 自动化思维的应对技能训练；c. 完整的认知治疗（前两个条件 + 核心功能失调模式的识别和修改）。结果发现，在治疗终止与随后的跟踪研究中并没有治疗结局变异。也许我们可以先把这个问题放在一边，最近，安恩和威泊尔德（Ahn and Wampold，2001）对 1970 ～ 1998 年 27 个对照研究中的成分研究进行元分析表明，并没有任何差异。在研究中删除任何成分，治疗方法都仍然有效，就像包含有所有成分一样运作。临床对照实验、元分析和成分研究指向了同一个结论。治疗方法没有独特的成分，很少有经验研究证明手册化治疗有利于临床应用。

2. 手册、可移植性和结局

寻求事实并对之进行分类，你将成为一个做科学的工人。
创造或接受理论，你将成为这群工人的领导者。

——尼古拉斯·莫里斯·阿蒂斯（Nicholas Maurice Arthus），
免疫过敏反应研究者

当我们在文献中对手册化心理治疗进行描述时，我们容易形成一种印象，即它有一种技术上的精确性。这是一种错觉，认为手册就是一个高招，可以将治疗方法从研究情境中有效、可靠地迁移到临床实践中。任何治疗者只需要将手册这颗子弹，装到心理治疗的枪支里，就可以击毙控制病人的心理魔鬼。例如，韦德等（Wade et al.，1998）对 110 名在社区心理健康中心（CMHC）进行认知—行为治疗的惊恐症病人进行研究，试图了解治疗手册的"可移植性"。他们将这个研究，与使用基准测试策略的两个认知—行为疗法的临床实验，进行了结局对照研究。结果发现，在社区心理健康中心接受手册化治疗的每个病人，与临床测验相比，每一个项同样获得了改善。本研究实际上无法得出任何直接的结论，因为它并没有对照组，也没有对治疗过程进行完整的测量。

其他更好的对照研究论证了相反的观点。亨利等（Henry et al.，1993）在范德比尔特（Vanderbilt II）项目中，对 16 名治疗者进行时限动力性心理治疗（TLDP）手册的训练，检查其训练前后治疗的效果差异。结果发现，治疗者的人际关系技巧与学习操作手册的能力呈负相关。研究的过程是：治疗者在训练之前，治疗两个病人；在训练期间治疗一个病人；在训练结束后第二年再治疗两个病人。在训练前，治疗是以治疗者的过去工作的风格提供的，比较简洁，只有 25 次会谈。接受训练后的治疗时长同样为 25 次会谈。在治疗者接受训练的那一年中，治疗者参与每周组织的督导，并参加操作手册方法的专题研讨会。对训练的评估揭示，所有治疗者都学会了操作手册的协议（Henry，Schacht，et al.，1993；Henry，Strupp，et al.，1993）。但是，这种深入的培训，并没有带来治疗结局的改善。在治疗者进行操作手册的训练之前的病人，跟经过训练后治疗者的病人一样，治疗结局的改善方面并没有呈现出显著差异（Bein et al.，2000）。

这个研究和其他研究说明，在一个既定的心理治疗方法上，手册可以有效地培养治疗者。尽管如此，同样的研究显示，手册化心理治疗并没有改善治疗结局，而且还可能产生不良后果（Beutler et al.，2004；Lambert and Ogles，2004）。对于前者，沙迪什等（Shadish et al.，2000）发现，在对 90 个研究的元分析中，没有手册的心理疗法方法，同有操作手册的心理治疗方法一样有效。艾梅坎浦等（Emmelkamp et al.，1994）比较个性化认知疗法和手册化认知疗法，在治疗终止和随访研究中发现，手册化治疗甚至在整体上还存在中等程度的负面影响。另外，舒尔特等（Schulte et al.，1992）发现，手册化治疗只有很小的积极影响。由 302 个各种形式的心理治疗和心理教育的元分析构成的巨分析（mega-analysis；Lipsey and Wilson，1993）也显示，高度结构化的心理治疗，与自然情境中应用的一般治疗，在治疗结局方面没有差异。这些研究结果都一致表明，在临床情景中是否使用治疗手册，其结局并不会有多大差异。

对于治疗手册的负面影响，艾迪斯等（Addis et al.，1999）表明，实践者相信，治疗手册对治疗关系的质量会产生负面影响，它会不必要地、无意识地缩小治疗的范围，减少临床创新的可能性。治疗者的信念似乎有理由：严格地遵守特定的技术过程，干扰了良好的治疗联盟（Henry，Strupp et al.，1993）以及积极结局（Castonguay et al.，1996）的发展。在一个针对 30 名抑郁症病人的研究中，卡斯通古伊等（Castonguay et al.，1996）比较了认知疗法的特异性技术（关注扭曲认知的改变）与另外两个非特异性技术（联盟和病人与治疗者的情感参与）的影响。结果显示，后面两个非特异性技术与治疗进展高度相关，而认知—行为疗法的独特技术（通过改变扭曲认知来消除负面情绪）与结局反而呈负相关。事实上，常规的治疗者比手册化的治疗者与病人发展出更好的治疗联盟，而且手册化使治疗者似乎失去了创造性地进行反应的能力。因此，几乎没有证据表明手册化治疗对结局有任何影响，甚至还有研究认为它可能还存在一些负面影响。

3. 手册和已知的结局变异来源

获得知识而不加以应用，就像天天耕地而不播种一样。

——萨迪（Sa'di），古利斯坦

试图对心理治疗方法本身的效果进行虚假的证明有着一定的吸引力。在这些研究中，治疗方法的参与者，包括治疗者与病人，似乎与治疗过程完全不相关。这种治疗观实际上证明了手册化治疗的无效性。因为，治疗方法本身只可以解释很少的结局变异，而病人、治疗者及其相互关系，却解释了绝大部分治疗结局的变异。

从将结局变异归因为联盟、病人和治疗者之间的关系开始，一直到强调实现病人的目标（Bardin，1979），研究者已经反复验证，积极的联盟是治疗结局最佳的预测因素之一（Horvath and Symonds，1991；Martin et al.，2000）。超过一千项的研究发现，已经反映了治疗联盟对结局的影响（Orlinsky et al.，2004）。例如，克鲁波尼克等（Krupnick et al.，1996）分析了具有里程碑意义的、关于治疗抑郁症合作研究项目（TDCRP）的数据，结果发现，联盟可以预测结局成功的所有条件，而治疗方法则不行。在另一个关于酒精中毒多种治疗方式的大型研究中，即使在一年之后的随访中，联盟仍然能显著成功地预测成功的结局（即清醒状态，Connors et al.，1997）。

在霍瓦特和西蒙兹（Horvath and Symonds，1991）元分析的基础上，威泊尔德（Wampold，2001）认为，联盟占结局总体变异的7%。从这个角度来看，归因于联盟的变异，大约是归因于特定治疗方法或技术的七倍。以抑郁症合作研究项目作为另一个对比，结果发现，治疗联盟平均占有结局变异的21%，而治疗方法最多占2%，两者的重要性相差十倍左右（Krupnick et al.，1996；Wampold，2001）。对这种差异的认识，直接促使美国心理学会心理治疗分会发起的一场均衡化运动（counterbalancing movement），试图来识别有效治疗关系的元素（Norcross，2001）。

将差异归因于治疗者及手册使用的扩展，并未消除个体治疗者对结局的影响。具体的治疗仍然因治疗者的不同而存在显著差异。抑郁症合作研究项目再次提供了一个恰当的例子。布拉特等（Blatt et al.，1996）对数据进行了二次分析，来确定有效的治疗者的特点。这是一个十分有效的研究，因为抑郁症合作研究项目控制得非常好，它将手册使用应用于嵌套设计中，所有的治疗者都能致力于他们自身所精通的治疗方法。在这个研究中，治疗者之间出现了显著差异。这个差异，与治疗者所使用的治疗方法或自身的经验水平无关，而与治疗者本身的心理学或生物学取向相关，且同时还与其治疗时间的长短相关。

大量证据显示，在治疗者和治疗环境之间的效果存在差异（Lambert et al.，2003；Miller et al.，in preparation）。保守估计表明，6%（Crits-Christoph，1991）和9%（Project MATCH Research Group，1998）的结局变异归因于治疗者效果，而治疗环境占到3%～4%的比例（Wampold，2001）。这些百分比，与治疗方法导致的差异（1%）相比时，尤其值得注意。

几乎完全被手册化治疗运动所忽视的是，结局变异的最大来源，归因于与病人相关的变量，即所谓"治疗外因素"，包括难以解释的（或误差的）变量。这些变量伴随着治疗方法而出现，不同的病人有着不同的特殊性，比如那些对病人的病情恢复有帮助的部分环境因素，不管这些因素是否直接参与了病人的治疗过程（Lambert，1992）。病人带入治疗过程的因素，包括病人的特征、斗争、动机和社会支持，加起来可以解释结局变异的 40%（Lambert，1992）；病人本身是治疗改变的动力（Bohart and Tallman，1999）。威泊尔德（Wampold，2001）的元分析观点提出，非治疗因素和无法解释的变量贡献了整个结局变异的 87%。

在病人变量中，经常提到的有：病情的严重性、动机、交往能力、自我的力量、精神恍惚（psychological mindedness）以及辨别焦点问题的能力（Assay and Lambert，1999）。以具体的病人变量来预测结局，或来解释那些未知的变量，还缺乏令人信服的证据。这表明，变量的最大来源还不能概括出来，因为这些因素因人而异。这些不可预知的差异，可能仅仅在某个病人身上出现一次，抑或只在某个联盟、某个治疗者或某次治疗中出现一次。尽管具体的治疗方法并没有独特的成分，但数据似乎表明，病人好像存在一些稳定的、独特的成分。

手册化既无法解释有效治疗的结局，本身也不是有效治疗结局的变异来源。正如威泊尔德（Wampold，2001）所指出的那样，"手册将注意力集中于不毛之地，反而远离了原本的沃土"。考虑到上述数据，我们认为，在治疗手册的开发和传播上继续投入时间与资源，实在是误入歧途。存在着有效的、高效率的和负责任的更简单的干预途径。不要试图以循证心理治疗的名义，削足适履般地将病人适合于治疗手册，相反地，我们建议，应该以基于实践的证据为基础，让治疗者或整个治疗体系针对具体的病人，来修正自己的实践方式。

4. 从基于证据的实践到基于实践的证据

> 事实胜于雄辩。
>
> ——塞万提斯（Cervantes），《堂·吉诃德》

早期的治疗收益已经成为最终结局的一个稳定的预测因素（如 Brown et al.，1999；Hansen and Lambert，2003；Howard et al.，1986）。近年来，研究者一直在使用病人在治疗期间获得的病情进展的数据，以加强护理的质量，改善治疗的结局（Howard et al.，1996；Lambert et al.，2001；Whipple et al.，2003）。不像治疗手册，这样的方法积极地利用心理治疗结局变异的已知来源。例如，在一个针对 6224 名被试所进行的经典研究中，米勒等（Miller et al.，in press）为治疗者提供了正在进行的、实时反馈的、强有力地影响结局的两个因素：联盟中病人的经验以及治疗的进展。基于实践的证据的有效性，不仅带来更高的保持率，而且所提供服务的整体效果量也翻了一倍（基线的 ES=0.37 VS 最后阶段的 ES=0.79；p <0.001）。与治疗手册争议紧密相关的是，这些研究发现并没有任何控制治疗过程的意图；治疗者也没有受过任何新技术或诊断程序的训练。相反，他们完全自由地为病人提供他们所认为合适的方式。

反常的是，至少在单独测量治疗结局改善的基础上进行判断时，基于实践的证据可能是当前能识别的最为有效的循证心理治疗。兰伯特等（Lambert et al.，2003）指出，"那些鼓吹使用实证支持治疗的人们，是在治疗效应非常小的基础之上这样做的"。其他优势一样存在。例如，米勒等（Miller et al.，2005）表明，基于实践的证据可以用来识别治疗者之间可靠的结局变异。这种差异，正如前文所描述的那样，能够比治疗方法解释多出几倍的结局变异（Wampold，2001）。当前进行的研究正在检测那些能够用来加强培训、督导和质量保证的方法。初步的研究证明，如果能为治疗者提供治疗有效性的持续的、实时的反馈（将其有效性与所有治疗者进行治疗的有效性的平均值进行对比），那么治疗者之间的差异将会缓慢但持续地降低（Miller et al.，in preparation）。

5. 结论：手册不是地图

实际上每一个人都非常清楚地了解，自己是一个独特的存在，在这个地球上只会出现一次；像他这样的将多种独特性不可思议地结合在一起的人，永远也不会再有第二次机会重新组合在一起。

——弗里德里希·尼采（Friedrich Nietzsche），教育家

手册为心理治疗领域提供了一个实际上并不准确的地图，它将研究和实践引向了错误的方向。研究证据并不支持"具体的治疗者的技术操作导致病人变化"这一假设。虽然手册化心理治疗能够提高治疗者对某一特定治疗方法的学习和技术能力，但是在手册与结局之间，确实没有什么关联。手册过分强调了特定的或独特的治疗成分，忽略了导致结局变异的已知来源。手册并不是心理治疗领域的简单地图。

手册将病人等同于 *DSM-IV* 诊断，将治疗者等同于治疗技术，认为病人与治疗者是可以互换的和无关紧要的过程，手册倾向于忽略单个案例的具体分析（Davison，1998）。如果将治疗变量归因于未经识别的病人变量或其他不能解释的变量，那我们就没有办法预先知道，针对具体的病人与治疗者，哪些因素的确十分重要。具体的治疗方法不是唯一的，但病人却是唯一的。从这个角度看，手册肯定达不到预想的效果。有经验的治疗者都了解，应针对具体病人的独特情境，来调整自己的治疗方法。治疗的玄妙之处和实际情境迸发出的创造力，来自于治疗过程中所有当时当地的参与者之间的相互作用，来源于病人、关系与治疗者的独特的结合，而不是书本上预先定制的步骤 A 到达步骤 B。监控病人的病情进展，使用基于实践的证据，并据之选择治疗方法，是管理心理治疗过程的复杂性和不可思议的不确定性的一条途径（Duncan et al.，2004）。

心理治疗并不是一个完全没有技术程序的领域。它不是无菌的、一步步推进的外科手术，也不是从诊断、处方到治愈的一种预先确定的方法。在穿越未知领域的旅途中，如果没有病人、治疗者以及协作的冒险者，心理治疗就不能真正进行。心理治疗主要是人际关系的，而且从最根本上来看，它又是独特的。

三、对话：争议与共识

1. 迈克尔·E. 艾迪斯，艾斯特班·V. 卡德米尔

我们与邓肯和米勒的观点有一些共同点，特别是当他们简要地指出，治疗手册可以起到积极的作用的时候。此外，我们发现，他们继续令人遗憾地假设，治疗手册是对个体治疗者创造性和决策过程的直接威胁。在这里，我们将回应邓肯和米勒对治疗手册的两个主要的批评。

邓肯和米勒的第一个批评是，手册特别强调具体的技术操作，但却很少有证据支持心理治疗方法的疗效差异。如果不全面地深入"渡渡鸟"的争论（Luborsky et al.，1975），我们注意到这个特别有争议的声明（例如，Beutler，2002；Chambless，2002）将在本书整个第七章中得到探讨。对渡渡鸟效应的一个中肯批评是，在治疗某些疾病时，相当多的证据表明特定治疗方法的优势还是存在的（如采用行为疗法来治疗焦虑症）。因此，目前还不清楚，为什么聚合疾病和治疗方法的元分析，是一种合适的方法论途径。

我们不打算对具体技术的用处进行辩论，我们感到困惑，为什么邓肯和米勒，像许多其他对治疗手册的批评家一样，似乎无法从治疗技术中分离出治疗手册。手册的潜在价值在于，它们能够指定和操作很多的治疗方法的关键成分，不管它们被称之为"技术"还是其他名称。我们同意邓肯和米勒的看法，治疗联盟确实是影响治疗结局的一个重要组成部分，在治疗某些疾病（如抑郁症）的过程中非常关键。因此，我们会有趣地看到，一个针对抑郁症的治疗手册，同样非常关注治疗联盟；它可能包括一系列指定的行为，治疗者可以使用它来改善治疗者—病人的关系；它可能还包括一系列禁止的行为，比如，治疗者应该尽可能避免发展过于强烈的治疗联盟。

邓肯和米勒的第二个批评是，很少有证据表明治疗手册可以改善临床结局。他们选择性地引用一些研究，发现在手册化治疗和非手册化治疗的结局之间没有差异。邓肯和米勒并没有参考其他越来越多的疗效研究，这些研究表明，手册化治疗可能产生的结局与临床对照实验的结局一样没有差异（Addis et al.，2004；Franklin et al.，2000；Hahlweg et al.，2001；Lincoln et al.，2003；Persons et al.，1999；Tuschen-Caffie et al.，2001；Wade et al.，1998；Warren，1995；Warren and Thomas，2001）。最近的研究直接比较了手册化治疗和"常规治疗"，结果发现，手册化治疗的确具有一定的优势。例如，与常规治疗相比，特金顿等（Turkington et al.，2002）发现，对精神分裂症简短的、手册化的认知—行为治疗，在抑郁症、洞察和精神分裂症症状的改善方面都产生了更好的结局。艾迪斯和他的同事（Addis et al.，2004）发现，在管理医疗的背景下，对硕士水平的实践者进行培训，使之掌握针对恐惧症的手册化治疗后，他们所治疗的病人的结局，相比那些仅仅进行常规治疗的病人的结局，产生了更大的统计学上的和临床的显著改善。与邓肯和米勒的建议相反，有限的证据确实表明，在真实临床环境中，手册化治疗产生的结局要优于常规非手册化治疗，至少对研究过的病人样本是这样的。

邓肯和米勒接下来引用了三个研究，据称甚至发现了手册的负面效应（Addis et al.，1999；Castonguay et al.，1996；Henry et al.，1993）。仔细阅读这些研究，发现这些观点只有很少的支持。例如，邓肯和米勒声称艾迪斯等的（Addis et al.，1999）发现，治疗者认为手册对治疗关系的质量存在负面影响，不必要地、无意识地缩小了治疗范围，减少了临床创新的可能性。但是，艾迪斯等引用的文章并不是一个有数据的实证研究。相反，作者讨论了一些关于循证实践的可能障碍。在一项关于治疗者对手册化治疗的态度的实证研究中，艾迪斯和克拉斯洛（Addis and Krasnow，2000）发现，治疗者的态度存在相当大的不一致。

另外两个研究的结果据说证明了，严格地遵守治疗手册，可能会导致负面的结局，这比邓肯和米勒的建议更加微妙。例如，在亨利等

（Henry et al.，1993）的研究中，邓肯和米勒注意到一些"惊人的发现"，实际上只是在统计上显著，而且还存在许多邓肯和米勒没有说出来的积极结局。例如，根据培训的要求，治疗者更可能鼓励病人在会谈中体验和表达情绪反应，保持最佳的病人和观察者的立场，并使用开放式的问题（Henry，Strupp et al.，1993）。同样，卡斯通古伊和同事（Castonguay et al.，1996）强调，是手册化治疗的执行不力，而不是治疗手册本身，导致研究者得出了相关的结论（没有证据表明严格遵守手册会引起的不良后果）。一个案例中，治疗者试图给病人强行灌输认知模型，而忽略病人讨论她的痛苦的愿望，这看起来似乎是一个并不成功的心理治疗的案例，而不是对治疗手册的批评。

为什么我们仍然停留在同样的老争论之上？我们推测，治疗手册的批评者会有一种未曾言明的恐惧，即他们会认为，手册化治疗将导致治疗者和病人个性的损失。邓肯和米勒在阐释这一恐惧时认为，手册将病人等同于 *DSM-IV* 诊断，将治疗者等同于治疗技术，认为病人与治疗者是可以互换的和无关紧要的过程。这种阐释令我们困惑。我们知道，没有哪一个手册化治疗的支持者会相信，手册应该或者确实会损害治疗者和病人的个性。

在整个这一章中，我们试图提供一个关于治疗手册价值的平衡观点。由于治疗手册在强调理论、技术及灵活性方面十分不同，在一些情况下，它们可能会比在另一些情况中更有帮助。我们仍然希望，通过本章的讨论，能将大家对这一领域的注意力，从对治疗手册的两极争论中移开，帮助我们将精力集中在其他更为相关的问题上，来讨论循证实践如何以及在什么条件下能够改善心理治疗的临床有效性。

2. 巴里·L. 邓肯，斯科特·D. 米勒

艾迪斯和卡德米尔撰写了一篇理性、平衡的立场论文，来支持治疗手册的使用，其中的很多观点，我们都非常同意。他们正当地论证了，围绕手册使用问题的辩论及夸张的修辞，导致了当前一大堆的问题。他

们合理地建议，手册是描述治疗结构和概念边界的良好工具，能够帮助所谓循证心理治疗的实施和传播，为治疗者监控自己是否遵守了治疗原理与干预措施提供指导。他们的文章还敏锐地捕捉到了潜藏在手册化治疗的支持者与反对者背后的本质差异。我们完全同意，关系和技术是无法分开的，任何治疗者的技术操作，都必然发生在关系的情境之中。从这个角度看，技术是行动中的联盟的一个实例。

我们也同意另外两个观点，但得出完全不同的结论。第一，艾迪斯和卡德米尔认为，手册的作用帮助治疗者监测自己遵循的策略与技术，来促进治疗可能的活性成分。作者使用"可能的"的活性成分是准确的，反映了我们这篇立场论文的主要观点。我们认为，这些成分是"可能的"，并没有得到实证研究的证明，它们应该通过手册来进行描述（参见下文的描述）来防止人们的误解。而其他的成分已经得到了实证研究的证明，比如病人、关系和治疗者变量。因此，当我们已经了解哪些因素能真正改善治疗结局的时候，将那些"可能的"因素进行手册化是没有意义的。

第二，艾迪斯和卡德米尔提到，"在任何时候，治疗手册的支持者都不会声称应该完全逐条地'基于'治疗手册来进行治疗，仿佛手册就是治疗一样。""现有的对治疗手册的讨论大部分都被贴上了错误的标签……；把治疗手册与他们所描述的治疗方法混淆起来。"换句话说，艾迪斯和卡德米尔给我们指出了一点，手册不是治疗。手册并不能反映治疗过程独特的或相关的精妙之处。就像我们在文章中得出的结论一样，手册不是心理治疗领域的简单地图。

我们完全不同意艾迪斯和卡德米尔在目的问题上的表述。他们认为，治疗者误解手册的目的，将治疗限定为以牺牲治疗关系为代价的治疗技术，现存的争论错误地以为治疗手册的预期功能是取代治疗者的技术、创造力和判断力。艾迪斯和卡德米尔坚持，心理治疗的标准化并不是治疗手册的功能之一，以至于具有独特诊断的每个病人都能得到相同的治疗。

关于治疗手册目的的真实性是完全不同于艾迪斯和卡德米尔的。考虑三个例子，其中有两个是心理健康体系内著名而有远见的专家。尼古拉斯·卡明斯（Nicholas Cummings），是一个预见到管理医疗时代的心理学首席预言家，他建议未来的治疗者花费更多的时间在医疗环境中，成为"有时程限制，以协议为基础的教育心理团体"（Simon，2001）。同样，查尔斯·凯斯勒（Charles Kiesler，2000），像卡明斯一样预测管理医疗的时代的到来，他预言，未来的心理治疗者将在综合护理的情景下，使用标准化的治疗方案来治疗特定的疾病。最后提到的，并不是一个未来的预言家，它是《新英格兰医学杂志》发表的一篇社论（Scott，2000），这篇社论建议，在内科医生遇到慢性抑郁症病人时，将病人转介给能够熟练地进行手册化认知—行为治疗的治疗者。

　　这些声明只不过是无数声明中的三个，确证了那些手册化治疗的批评者的恐惧：病人被还原为诊断，心理治疗者被还原为技术工人，心理治疗的执行就是像医生一样开具药方。艾迪斯和卡德米尔所认为的手册的目标，与手册的功能及这些例子所反映出的真实情况，存在显著的差异。"误解"似乎并不是来源于"误导"，反而会准确地评估事物在哪里，它们将走向何方。难怪有许多人将手册看作是心理治疗死亡的前奏。

　　而对比手册的目的以及手枪的意图和实际影响，我们反而会采取艾迪斯和卡德米尔对于手册的意图的词句，建议一种可能的预防方法，来防止将来可能出现的误解。我们建议，在每一个手册上，都印上一个黑框警告，就像最近美国食品与药物管理局在儿童抗抑郁药瓶子上加上了黑框警告一样：

　　　　警告：本手册的建议，并没有研究显示它能够提高治疗效果。过分严格地遵守本手册，有可能会损伤治疗联盟，且有可能会产生负面的效果。
　　　　·此处的"可能的活性成分"并没有研究支持，也没有研究证明它比其他"可能的活性成分"更有优势。
　　　　·病人、联盟和治疗者变量对治疗效应的影响，可能比本手册提出的"可能的活性成分"对治疗效应的影响更大。

· 不要忽视这样一个事实：本手册是针对一些问题实施循证实践的陈述；它并不是治疗本身。而且，本手册也不是心理治疗领域的简单地图。

参考文献

Addis, M. E. 1997. Evaluating the treatment manual as a means of disseminating empirically validated psychotherapies. *Clinical Psychology: Science and Practice*, 4, 1-11.

Addis, M. E. 2002. Methods for disseminating research products and increasing evidence-based practice: Promises, obstacles, and future directions. *Clinical Psychology: Science and Practice*, 9, 381-392.

Addis, M. E., Hatgis, C., Krasnow, A. D. et al. 2004. Effectiveness of cognitive-behavioral treatment for panic disorder versus treatment as usual in a managed care setting. *Journal of Consulting and Clinical Psychology*, 72, 625-635.

Addis, M. E., Hatgis, C., Soysa, C. et al. 1999. The dialectics of manual-based psychotherapy. *The Behavior Therapist*, 22, 130-132.

Addis, M. E., Krasnow, A. D. 2000. A national survey of practicing psychologists' attitudes toward psychotherapy treatment manuals. *Journal of Consulting and Clinical Psychology*, 68, 331-339.

Addis, M. E., Wade, W. A., Hargis, C. 1999. Barriers to the dissemination of evidence-based practices: Addressing practitioners' concern about manualbased therapies. *Clinical Psychology: Science and Practice*, 6, 430-441.

Ahn, H., Wampold, B. 2001. Where oh where are the specific ingredients? A meta-analysis of component studies in counseling and psychotherapy.

Journal of Counseling Psychology, 38, 251-257.

Albee, G. 2000. The Boulder model's fatal flaw. *American Psychologist*, 55, 247-248.

American Psychiatric Association. 1994. *Diagnostic and Statistical Manual of Mental Disorders* (4th ed.). Washington, DC: Author.

Assay, T. P., Lambert, M. J. 1999. The empirical case for the common factors in therapy: Quantitative findings. In M. A. Hubble, B. L. Duncan, S. D. Miller (Eds.), *The Heart and Soul of Change: What Works in Therapy* (pp. 33-56). Washington, DC: American Psychological Association.

Beck, A.T., Rush, J., Shaw, B. et al. 1979. *Cognitive Therapy of Depression*. New York: Guilford Press.

Bein, E., Anderson, T., Strupp, H. H. et al. 2000. The effects of training in Ti Dynamic Psychotherapy: Change in therapeutic outcome. *Psychotherapy Research*, 10, 119-132.

Beutler, L. E. 2002. The dodo bird is extinct. *Clinical Psychology: Science and Practice*, 9, 30-34.

Beutler, L. E., Clarkin, J., Bongar, B. 2000. *Guidelines for the Systematic Treatment of the Depressed Patient*. New York: Oxford University Press.

Beutler, L. E., Malik, M., Alimohamed, S. et al. 2004. Therapist effects. In M. J. Lambert (Ed.), *Bergin and Garfi Handbook of Psychotherapy and Behavior Change* (5th ed., pp. 227-306). New York: Wiley.

Beutler, L. E., Malik, M., Talebi, H. et al. 2004. Use of psychological tests/instruments for treatment planning. In M. E. Maruish (Ed.), *The Use of Psychological Tests for Treatment Planning and Outcome Assessment* (Vol. 1, 3rd ed., pp. 111-145). Hillsdale, NJ: Erlbaum.

Blatt, S. J., Sanislow, C.A., Zuroff D. C. et al. 1996. Characteristics of effective therapists. Further analyses of the NIMH Treatment of

Depression Collaborative Research Program. *Journal of Consulting and Clinical Psychology*, 64, 1276-1284.

Bohart, A., Tallman, K. 1999. *What Clients Do to Make Therapy Work*. Washington, DC: American Psychological Association.

Bardin, E. S. 1979. The generalizability of the psychoanalytic concept of the working alliance. *Psychotherapy*, 16, 252-260.

Brown, J., Dreis, S., Nace, D. K. 1999. What really makes a difference in psychotherapy outcome? Why does managed care want to know? In M. A. Hubble, B. L. Duncan, S. D. Miller (Eds.), *The Heart and Soul of Change: What Works in Therapy* (pp. 389-406). Washington, DC: American Psychological Association.

Castonguay, L. G., Beutler, L. E. (Eds.). (in press). *Principles of Therapeutic Change that Work. New York*: Oxford University Press.

Castonguay, L. G., Goldfried, M. R., Wiser, S. et al. 1996. Predicting the effect of cognitive therapy for depression: A study of unique and common factors. *Journal of Consultion and Clinical Psychology*, 64, 497-504.

Chambless, D. L. 2002. Beware the dodo bird: The dangers of overgeneralization. *Clinical Psychology: Science and Practice*, 9, 13-16.

Chambless, D. L., Ollendick, T. H. 2001. Empirically supported psychological interventions: Controversies and evidence. *Annual Review of Psychology*, 52, 685-716.

Connors, G. J., DiClemente, C. C., Carroll, K. M. et al. 1997. The therapeutic alliance and its relationship to alcoholism treatment participation and outcome. *Journal of Consulting and Clinical Psychology*, 65, 588-598.

Craske, M. G., Meadows, E., Barlow, D. H. 1994. *Therapist's guide for the mastery of your anxiety and panic II and agoraphobia supplement*. New

York: Graywind Press.

Crits-Christoph, P., Barancackie, K., Kurdas, J. S. et al. 1991. Meta-analysis of therapist effective in psychotherapy outcome studies. *Psychotherapy Research*, 1, 81-91.

Davison, G. C. 1998. Being bolder with the Boulder model: The challenge of education and training in empirically supported treatments. *Journal of Consulting and Clinical Psychology*, 66, 163-167.

Dawes, R. M. 1994. *House of Cards: Psychology and Psychotherapy Built on Myth*. New York: Free Press.

Dobson, K. S., Shaw, B. E. 1988. The use of treatment manuals in cognitive therapy: Experience and issues. *Journal of Consulting and Clinical Psychology*, 56, 1-8.

Duncan, B. 2001, July/August. The future of psychotherapy: Beware the siren call of integrated care. *Psychotherapy Networker*, 24-33, 52-53.

Duncan, B. L., Miller. S. D., Sparks, J. 2004. *The Heroic Client: A Revolutionary Way to Improve Effectiveness Through Client Directed Outcome Informed Therapy* (revised ed.). San Francisco: Jossey Bass.

Emmelkamp, P. M., Bouman, T. K., Blaauw, E. 1994. Individualized versus standardized therapy: A comparative evaluation with obsessive-compulsive patients. *Clinical Psychology and Psychotherapy*, 1, 95-100.

Fensterheim, H., Raw, S. D. 1996. Psychotherapy research is not psychotherapy practice. *Clinical Psychology: Science and Practice*, 3, 168-171.

Fongay, P. 1999. Achieving evidence-based psychotherapy practice: A psychodynamic perspective on the general acceptance of treatment manuals. *Clinical Psychology: Science and Practice*, 6, 442-444.

Franklin, M. E., Abramowitz, J. S., Kozak, M. J. et al. 2000. Effectiveness of exposure and ritual prevention for obsessive-compulsive disorder:

Randomized compared with nonrandomized samples. *Journal of Consulting and Clinical Psychology*, 68, 594-602.

Garfield, S. L. 1996. Some problems associated with "validated" forms of psychotherapy. *Clinical Psychology: Science and Practice*, 3, 218-229.

Gibbons, M. B. C., Crits-Christoph, P., Levinson, J. et al. 2003. Flexibility in manual-based psychotherapies: Predictors of therapist interventions in interpersonal and cognitive-behavioral therapy. *Psychotherapy Research*, 13, 169-185.

Goebel-Fabbri, A. E., Fikkan, J., Franko, D. L. 2003. Beyond the manual: The flexible use of cognitive behavioral therapy. *Cognitive and Behavioral Practice*, 10, 41-50.

Goldfried, M. R., Wolfe, B. E. 1998. Toward a more clinically valid approach to therapy research. *American Psychologist*, 66, 143-150.

Hahlweg, K., Feigenbaum, W., Frank, M. et al. 2001. Short- and long-term effectiveness of an empirically supported treatment for agoraphobia. *Journal of Consulting and Clinical Psychology*, 69, 375-382.

Hansen, N. B., Lambert, M. J. 2003. An evaluation of the dose-response relationship in naturalistic treatment settings using survival analysis. *Mental Health Services Research*, 5, 1-12.

Hembree, E. A., Rauch, S. A. M., Foa, E. B. 2003. Beyond the manual: The insider's guide to prolonged exposure therapy for PTSD. *Cognitive and Behavioral Practice*, 10, 22-30.

Henggeler, S. W., Schoenwald, S. 2002. Treatment manuals: Necessary, but far from sufficient: Commentary. *Clinical Psychology: Science and Practice*, 9, 419-420.

Henry, W. P., Schacht, T. E., Strupp, H. H. et al. 1993. Effects of training in time-limited psychotherapy: Mediators of therapists' response to training. *Journal of Consulting and Clinical Psychology*, 61, 441-447.

Henry, W. P., Strupp, H. H., Butler, S. F. et al. 1993. Effects of training in time-limited dynamic psychotherapy: Changes in therapist behavior. *Journal of Consulting and Clinical Psychology*, 61, 434-440.

Horvath, A. O., Symonds, B. D. 1991. Relation between working alliance and outcome in psychotherapy: A meta-analysis. *Journal of Counseling Psychology*, 38, 139-149.

Howard, K. I., Kopte, S. M., Krause, M. S. et al. 1986. The dose-effect relationship in psychotherapy. *American Psychologist*, 41, 159-164.

Howard, K. I., Moras, K., Brill, P. L. et al. 1996. Evaluation of psychotherapy: Efficacy, effectiveness, and patient progress. *American Psychologist*, 51, 1059-1064.

Huppert, J. D., Baker-Morrisette, S. L. 2003. Beyond the manual: The insider's guide to panic control treatment. *Cognitive and Behavioral Practice*, 10, 2-13.

Jacobson, N., Dobson, K., Truax, P. et al. 1996. A component analysis of cognitive-behavioral treatment for depression. *Journal of Consulting and Clinical Psychology*, 64, 295-304.

Kendall, P. C. 1998. Directing misperceptions: Researching the issues facing manual-based treatments. *Clinical Psychology: Science and Practice*, 5, 396-399.

Kendall, P. C., Chu, B., Gifford, A. et al. 1998. Breathing life into a manual: Flexibility and creativity with manual-based treatments. *Cognitive and Behavioral Practice*, 5, 177-198.

Kiesler, C. 2000. The next wave of change for psychology and mental health services in the health care revolution. *American Psychologist*, 55, 481-487.

Klerman, G. L., Weissman, M. M., Rounsaville, B. J. et al. 1984. *Interpersonal Psychotherapy of Depression*. New York: Basic Books.

Krupnick, J. L., Sotsky, S. M., Simmens, S. et al. 1996. The role of the therapeutic alliance in psychotherapy and pharmacotherapy outcome: Findings in the National Institute of Mental Health Treatment of Depression Collaborative Research Program. *Journal of Consulting and Clinical Psychology*, 64, 532-539.

Lambert, M. J. 1992. Psychotherapy outcome research: Implications for integrative and eclectic therapists. In J. C. Norcross, M. R. Goldfried (Eds.), *Handbook of Psychotherapy Integration* (pp. 94-129). New York: Basic Books.

Lambert, M. J., Garfield, S. L., Bergin, A. E. 2004. Overview, trends, and future issues. In M. J. Lambert (Ed.), *Bergin and Garfi Handbook of Psychotherapy and Behavior Change* (5th ed., pp. 805-819). New York: Wiley.

Lambert, M. J., Ogles, B. 2004. The effective and effectiveness of psychotherapy. In M. J. Lambert (Ed.), *Bergin and Garfield's Handbook of Psychotherapy and Behavior Change* (5th ed., pp. 139-193). New York: Wiley.

Lambert, M. J., Whipple, J. L., Hawkins, E. J. et al. 2003. Is it time for clinicians routinely to track patient outcome? A meta-analysis. *Clinical Psychology*, 10, 288-301.

Lambert, M. J., Whipple, J., Smart, D., Vermeersch, D. et al. 2001. The effects of providing therapists with feedback on patient progress during psychotherapy: Are outcomes enhanced? *Psychotherapy Research*, 11, 49-68.

Lang, P. J., Lasovik, A. D. 1963. Experimental desensitization of a phobia. *Journal of Abnormal and Social Psychology*, 66, 519-5 25.

Lincoln, T. M., Rief, W., Hahlweg, K. et al. 2003. Effectiveness of an empirically supported treatment for social phobia in the field. *Behaviour*

Research and Therapy, 41, 1251-1269.

Lipsey, M. W., Wilson, D. B. 1993. The efficacy of psychological, educational, and behavioral treatment: Confirmation from meta-analyses. *American Psychologist*, 48, 1181-1209.

Luborsky, L. 1984. *Principles of Psychoanalytic Psychotherapy: A Manual for Supportive Expressive Treatment*. New York: Basic Books.

Luborsky, L., DeRubeis, R. J. 1984. The use of psychotherapy treatment manuals: A small revolution in psychotherapy research style. *Clinical Psychology Review*, 4, 5-14.

Luborsky, L., Singer, B., Luborsky, L. 1975. Comparative studies of psychotherapies: Is it true that "Everyone has won and all must have prizes"? *Archives of General Psychiatry*, 32, 995-1008.

Martin, D. J., Garske, J. P., Davis, K. M. 2000. Relation of the therapeutic alliance with outcome and other variables: A meta-analytic review. *Journal of Consulting and Clinical Psychology*, 68, 438-450.

Martell, C. R., Addis, M. E., Jacobson, N. S. 2001. *Depression in Context: Strategies for Guided Action*. New York: Norton.

Miller, S. J., Binder, J. L. 2002. The effects of manual-based training on treatment fidelity and outcome: A review of the literature on adult individual psychotherapy. *Psychotherapy*, 39, 184-198.

Miller, S. D., Duncan, B. L., Brown, J. et al. (in press). Using outcome to inform and improve treatment outcomes. *Journal of Brief Therapy*.

Miller, S. D., Duncan, B. L., Sorrell, R. et al. 2005. The partners for change outcome management system. *Journal of Clinical Psychology: In Session*, 61, 199-208.

Miller, S. D., Duncan, B. L., Sorrell, R. et al. (in preparation). The effects of feedback on therapist variability over time.

Morgenstern, J., Morgan, T. J., McCrady, B. S. et al. 2001. Manualguided cognitive-behavioral therapy training: A promising method for disseminating empirically supported substance abuse treatments to the practicing community. *Psychology of Addictive Behaviors*, 15, 83-88.

Najavits, L. M., Ghinassi, F., Van Horn, A. et al. 2004. Therapist satisfaction with four manual-based treatments on a national multisite trial: An exploratory study. *Psychotherapy*, 41, 26-37.

Najavits, L. M., Weiss, R. D., Shaw, S. R. et al. 2000. Psychotherapists' views of treatment manuals. *Professional Psychology: Research and Practice*, 31, 404-418.

Norcross, J. C. (Ed.). 2001. Empirically supported therapy relationships: Summary Report of the Division 29 Task Force. *Psychotherapy*, 38, 345-354.

Orlinsky, D. E., Rønnestad, M. H., Willutzki, U. 2004. Fifty years of processoutcome research: Continuity and change. In M. J. Lambert (Ed.), *Bergin and Garfi Handbook of Psychotherapy and Behavior Change* (5th ed., pp. 307-390). New York: Wiley.

Persons, J. B., Bostrom, A., Bertagnolli, A. 1999. Results of randomized controlled trials of cognitive therapy for depression generalize to private practice. *Cognitive Therapy and Research*, 23, 535-548.

Project MATCH Research Group. 1998. Therapist effects in three treatments for alcohol problems. *Psychotherapy Research*, 8, 455-464.

Rosenzweig, S. 1936. Some implicit common factors in diverse methods of psychotherapy. *American Journal of Orthopsychiatry*, 6, 412-424.

Schulte, D., Kunzel, R., Pepping, G. et al. 1992. Tailor-made versus standardized therapy of phobic patients. *Advanced Behavior Research and Therapy*, 14, 67-92.

Scott, J. 2000. Treatment of chronic depression. *New England Journal of Medicine*, 342, 1518-1520.

Shadish, W. R., Matt, G. E., Navarro, A. M. 2000. The effects of psychological therapies under clinically representative conditions: A meta-analysis. *Psychological Bulletin*, 126, 512-529.

Silverman, W. H. 1996. Cookbooks, manuals, and paint-by-numbers: Psychotherapy in the 90's. *Psychotherapy*, 33, 207-215.

Simon, R. 2001, July/August. Psychotherapy's soothsayer. *Psychotherapy Networker*, 34, 39-62.

Strupp, H. H., Binder, J. L. 1984. *Psychotherapy in a New Key: A Guide to Time Limited Dynamic Psychotherapy*. New York: Basic Books.

Task Force Report on Promotion and Dissemination of Psychological Practices. 1993. Training in and dissemination of empirically-validated psychological treatment: Report and recommendations. *The Clinical Psychologist*, 48, 2-23.

Turkington, D., Kingdon, D., Turn, T. 2002. Effectiveness of a briefcognitivebehavioural therapy intervention in the treatment of schizophrenia. *British Journal of Psychiatry*, 180, 523-527.

Tuschen-Caff, B., Pook, M., Frank, M. 2001. Evaluation of manual-based cognitive-behavioral therapy for bulimia nervosa in a service setting. *Behavioral Research and Therapy*, 39, 299-308.

Vakoch, D. A., Strupp, H. H. 2000. The evolution of psychotherapy training: Reflections on manual-based learning and future alternatives. *Journal of Clinical Psychology*, 56, 309-318.

Wade, W. A., Treat, T. A., Stuart, G. L. 1998. Transporting an empirically supported treatment for panic disorder to a service clinic setting: A benchmarking strategy. *Journal of Consulting and Clinical Psychology*, 66, 231-239.

Waltz, J., Addis, M., Koern, K. et al. 1993. Testing the integrity of a psychotherapy protocol: Assessing therapist adherence and competence.

Journal of Consulting and Clinical Psychology, 61, 620-630.

Wampold, B. E. 2001. *The Great Psychotherapy Debate: Models, Methods, and Finding*. Mahwah, NJ: Erlbaum.

Wampold, B. E., Mondin, G. W., Moody, M. et al. 1997a. The flat earth as a metaphor for the evidence of uniform efficacy of bona fide psychotherapies: Reply to Crits-Christoph 1997 and Howard et al. 1997. *Psychological Bulletin*, 122, 226-230.

Wampold, B. E., Mondin, G. W., Moody, M. et al. 1997b. A meta-analysis of outcome studies comparing bona fide psychotherapies: Empirically, "All Must Have Prizes." *Psychological Bulletin*, 122, 203-215.

Warren, R. 1995. Panic control treatment of panic disorder with agoraphobia and comorbid major depression: A private practice case. *Journal of Cognitive Psychotherapy*, 9, 123-134.

Warren, R., Thomas, J. C. 2001. Cognitive-behavior therapy of obsessivecompulsive disorder in private practice: An effectiveness study. *Journal ofAnxiety Disorders*, 15, 277-285.

Weissman, M. M., Markowitz, J. C., Klerman, G. L. 2000. *Comprehensive Guide to Interpersonal Psychotherapy*. New York: Basic Books.

Westen, D., Novotny, C. M., Thompson-Brenner, H. 2004. The empirical status of empirically supported psychotherapies: Assumptions, findings, and reporting in controlled clinical trials. *Psychological Bulletin*, 130, 631-663.

Whipple, J. L., Lambert, M. J., Vermeersch, D. A. et al. 2003. Improving the effects of psychotherapy: The use of early identification of treatment and problem-solving strategies in routine practice. *Journal of Counseling Psychology*, 50, 59-68.

Wilson, G. T. 1996. Manual-based treatments: The clinical application of research findings. *Behavior Research and Therapy*, 34, 1-59.

Wilson, G. T. 1998. Manual-based treatment and clinical practice. *Clinical Psychology: Science and Practice*, 5, 363-375.

Yeaton, W. H., Sechrest, L. 1981. Critical dimensions in the choice and maintenance of successful treatments: Strength, integrity, and effectiveness. *Journal of Consulting and Clinical Psychology*, 49, 156-167.

第四章

研究中病人及临床实验能代表现实的临床实践吗?

一、临床实验中的病人及治疗不能充分代表现实的临床实践

德鲁·I.威斯顿

在循证实践中争议的核心问题之一是：实验室治疗对"社区中的病人和治疗"的可推广性问题。很明显，内部效度（足够的研究设计）及外部效度（结果的可推广性）总是涉及权衡。在心理治疗研究中要求绝对的代表性将削弱科学事业，且留给治疗者比随机对照实验（RCT）更不完美的推广样本，也就是他们自己的病人（仅经过单一的、非盲评估及治疗）。另外，在过去的十年中，临床训练和报销方面的戏剧性转变，反映了一个隐式：如果没有明确的假设，用在心理治疗实验室实验中的样本和技术确实能推广到社区。

在这篇立场论文中，我将提出两点：第一，实验室里治疗的病人，没有充分地代表社区中治疗的病人；第二，治疗在实验室里测试，不能充分地代表治疗在社区中的实践。

1.临床实验中的病人能代表社区中的病人吗？

在思考 RCT 中病人的代表性时，我提出了两个问题：第一，研究者在呈现和解释他们的结果时，是怎样提出代表性及可推广性的；第二，他们怎样处理取样决定的问题。

（1）结果的解释与展示

样本的代表性常常与调查者想要将结果推广到的人群相关。抑郁症研究者不需要假设或证明他们的治疗方法能推广到所有抑郁症病人中。如果他们只打算将治疗推广到小团体中，那么他们需要清楚地明确这个

小团体，并且在发展出复本证据的多次实验中使用同样的入选和排除标准。尽管治疗研究者明确地了解这方面的可推广性，但他们的显性知识并没有被他们总结的数据反映出来，大体而言，这些数据包括：标题、摘要乃至初步研究论文或科学证据综述（Westen et al.，2004a、2004b）。

例如，如果研究者用《精神障碍诊断与统计手册》第四版（*DSM-IV*，APA，1994）来定义重度抑郁，作为一个抑郁研究的入选标准，他们不能推广到"抑郁症"。对重度抑郁有效的方法，不一定是治疗较轻但有临床显著症状抑郁症的最好选择，反之亦然。如果研究者一致地强加排除标准，将有自杀倾向和边缘性人格障碍（BPD）的病人从重度抑郁的研究中排除出来，他们需要适当地限制其结果，考虑重度抑郁的病人中自杀及 BPD 的发生率。

不幸的是，此种限制在文献中是非常稀缺的。最近完成的一项研究可以说是关于抑郁症有史以来最令人印象深刻的，最具有生态有效性的随机对照实验（RCT）——美国心理健康研究所治疗青少年抑郁的研究（TADS；March et al.，2004）（我将在整章中使用这个例子，因为它的优点与其他研究相关）。简言之，研究者对比了氯西汀（百忧解）、认知—行为疗法（CBT）以及它们的结合和安慰剂控制环境。他们发现：无论有没有使用认知—行为疗法，百忧解都非常有效（在两种环境下，被试反应率分别为约 70% 和 60%），而单纯使用 CBT 和安慰剂，产生了类似的反应率（分别有近 35% 和 40%）。尽管这些作者都非常小心地限制他们在青少年的重度抑郁（MDD）上的结论，但在美国医学协会杂志上，文章的最后部分描述了他们的结果（如大多数媒体报道的研究）：CBT"应该已经可以成为综合治疗抑郁的青少年的一部分"（特别强调），与此对应的是少数的达到 MDD 标准的抑郁青少年。

即使将这个研究有限制地推广到 MDD，仍然可能会有问题。调查者们推断："TADS 成功地招到了一个样本，它包括了全系列的"治疗—寻求"（Treatment-Seeking）MDD 病人。据此我们推断：研究的结果应该能广泛地应用到在临床实践中 MDD 的青少年"。但在筛选被试时，还是有 85% 的青少年被 TADS 排除了，有些是有非常合理的原因（如，他们不符合 MDD 的标准，或当他们获知研究的全过程后，选择不参加了），有些是因为排除标准提出这不是一个典型的青少年重度抑郁的样本。

　　TADS 排除了吸毒的或者是在最近两个月缺勤率超过 25% 的青少年。这样将会有效地排除以下几种青少年：要么是外显病理学的（他们进一步被另一个排除标准排除，即重度行为障碍；要么是被抑郁折磨着的；要么是家庭关系混乱或有不能确保孩子每天上学的消极的父母。研究者也排除了最近或曾经有过躁抑症症状的病人，这在成年人 MDD 研究中是合适的，因为躁抑症状是非常清晰的，可是，在青少年抑郁研究中却是有问题的，对他们来说，躁抑症状经常被不适当地应用在有人格障碍或童年性虐史的青少年身上，因为他们"情绪不稳"。研究者也排除了在最近三个月内因精神病的原因曾住院或是最近六个月没有与直接监护人住一起的青少年，如此有效地排除了问题少年或者来自问题家庭的少年。

　　另一个排除标准也许是最有问题的，特别是根据这篇论文的介绍的研究原因，"抑郁是……导致青少年自杀行为和自杀完成的一个重要原因，它是导致患抑郁症的青少年死亡的第三大主因"。事实上，由于对成年和青少年抑郁的心理治疗与药物治疗的临床实验引导了过去的二十多年，调查者排除了一些病人，如果他们被认为是有高自杀企图风险的，不管是他们最近自杀过，还是有行动计划，或是有"在一个紊乱的家庭环境中，不能保证足够的安全监护的情况下，有自杀构想"。除了自杀成了青少年重度抑郁的一个普遍症状外，一些相结合的排除标准——滥用药物、上学出勤率问题、躁抑症状、因精神病住院、与其他人而非监护人居住以及自杀——事实上也导致了 BPD 青少年在样本中缺席。然而，这种人格障碍在有 MDD 的青少年和成人中的发生率非常高，并且只有中等的治疗效果（Wixon et al., 1993）。

　　调查者做了另一个可能放弃这个非典型样本的决定（并且可能部分

地解释为什么 CBT 表现如此之差）：他们要求病人在连续多个筛查中达到 MDD 标准，产生一组青少年样本，他们平均有 40～50 周重度抑郁期。虽然他们的目标是保证病人有"稳定的、连续的"抑郁期，这个标准会排除许多（重度或其他）抑郁青少年"应激性的"抑郁特质，包括有显著的人格病理学的病人。

再次申明，我不是要批判这个特别的研究，与青少年抑郁研究的平均排除标准相比，它只有较少的限制排除标准。事实上，青少年抑郁的模态研究招收了在临床上无代表性的团体环境（如课堂会谈）下无"治疗—寻求"行为的青少年，并且没有汇报与可推广性相关的关键信息，如病人的社会经济地位（SES）、种族划分、环境特征（如学校、社区心理健康中心、门诊诊所）、治疗者特征（如治疗者是刚毕业的学生还是经验丰富的治疗者，他们是否均在实验及控制环境下治疗被试；Weisz et al.，2005）。我的观点是：关于普遍性，即使是发表在最好期刊上的最好研究，都有可能让目标消费者（决定是否使用在调查研究中的治疗方案的治疗者、第三方付费者、政策制定者以及消费者）困惑。所以，研究者得出他们希望其治疗方案推广到人群的结论时，要更加地谨慎。

（2）样本的选择与可推广性

除了研究者们报告及解释他们发现的方式，另一个相关问题是关于设计决策，这个问题使得在过去二十多年中大部分心理治疗 RCT 不太关注研究的可推广性。我并不是要说从这些研究中来的数据都是没有可推广性的。可推广性是一个连续变量，并非一分为二的（如研究在他们应用的人群及子人群的范围上是变化的）。我们许多人都很关注这个普遍的假设：被认定为实证支持疗法（EST）的治疗，要比没有进行过 RCT 测试的广泛实践的治疗有效（Roth and Fonagy，1996），并且在 RCT 的可推广性中也是成立的：缺乏证据并不代表证据不存在。我的观点是，我们不知道，因为研究者在进入 RCT 时已经使用一致的选择标准，这与在临床环境中的选择标准显著不同，这也就是病人选择社区治疗及治疗者选择治疗或转介的原因。

　　病人在社区中治疗的表现与在研究环境中的表现有差异是不可避免的，比如他们参加研究的意愿（经常在安慰剂环境下，他们会预期接收到帮助）。在这种情况下，评论家在解释这如何可能导致获得的结果时，有提供证据的责任（如，对一个特别的焦虑障碍，暴露与暴露加认知重新架构的差异），和研究者寻找可推广性时需要提供证据是一样的。

　　另外两个问题在追求可推广性时更成为问题：研究和实践中病人问题的差异及日常实践中治疗者与研究者所用的排除标准的差异。20 世纪 70 年代及 80 年代初，在临床实验中一个主要的变化是病人诊断的特异性。当今几乎所有的 RCT 都研究符合 *DSM-IV* 标准的具体障碍的病人。事实上，在美国寻求基金的研究者没有选择，只能让他们的病人按照 *DSM-IV* 的标准在临床上"一刀切"。这个有很多好处，通过研究设置，有许多相似的样本，但是，也有严重的不足。从经验主义的观点来看，我们仅有非常少的关于在社区中病人寻求治疗的数据（特别是在私人诊所），但是我们知道：不管是社区中的病人还是心理治疗的基础科学研究中的病人，都不仅呈现了一个单一的、基本的 I 轴（*DSM-IV* 轴 I）障碍。不幸的是，对 RCT 的被试来说，这是一个模式的入选标准（Westen et al.，2004a）。事实上，治疗者们报告称，他们治疗的呈现人格病理学的病人，大部分达不到 II 轴诊断的临界值（Westen and Arkowitz-Westen，1998），研究者不断地发现"阈下限"的 I 轴病理（如，焦虑、抑郁、饮食病理或达不到 *DSM-IV* 临界值的用药）有高患病率且对生活满意度和公共健康有非常大的影响（如 Fava and Mangelli，2001）。

　　在我自己的经验中，大部分病人在私人诊所抱怨的问题，大致如下："我的生活一团糟，我不能决定是否继续我的婚姻，有时我感到恐慌，并且感觉工作再也不满意了。"稍作思考就能表明，此种抱怨并不仅仅是杞人忧天。当我们最核心的关系和工作混乱时，极少数人能维持心理健康。在过去的 20 多年里，此种病人几乎被排除在每一个潜在相关的 RCT 之外，除非是他 / 她的惊恐情绪恰好提高到了惊恐障碍的水平（在这种情况下，病人将被随机安排一种治疗，他可能不能解决他呈现出来的其他亟待解决的问题，EST 对此不适用）。

对一些诸如"惊恐障碍"等障碍来说，我们在治疗这些障碍时，可以让病人脱离相关环境（或者让病人在生活环境中发现他自己），来减少障碍的症状。这特别有可能发生在那些能呈现机能自主性的症状或症候群的个案中（Westen et al.，2004a），如，惊恐障碍的病人在他们自己内在感受与呼吸短促的经验间建立的恐惧性条件反射（Barlow，2002）。但是，即使是针对这类型的障碍，在广泛而系统地进行处理后，可能会减少或者消除这类障碍的 *DSM-IV* 所述的症状。当然，也有可能，病人仍然有许多其他要寻求帮助的问题。事实上，在研究所收集关于后治疗（posttreatment）"治疗—寻求"的数据时，最常见障碍 RCT 处理的病人近一半报告在两年内寻求再次治疗（Westen and Morrison，2001）。

也许更多的困境是，大量的分类研究已经证明：人格变量，特别是负性情感或内化病理学，在情绪和焦虑症候群中解释大部分的方差，并解释了为什么在这些障碍中的共病会如此高（Brown et al.，1998；Krueger and Piasecki，2002）。如果我们要开发针对特定病理的治疗，我们最好开发针对宽频段人格变量（如负性情感）的治疗，与其他旨在解决病人随时可能呈现的具体症状或症候群的技术。在这方面正在进行的，一个有希望的方向是，跨 *DSM-IV* 诊断组的治疗技术的发展（Barlow et al.，2004；Fairhurn et al.，2003）。接下来要看的是，研究者如何在扩大干预目标的同时，维护这些治疗的简洁。

即使我们接受了单焦点（主要是 I 轴）的诊断，RCT 展示的数据也并不理想。在一系列的障碍中，从抑郁到创伤后应激障碍（PTSD），研究者经常排除当前治疗的大部分病人，所使用的排除标准在研究与研究之间不同，因此导致跨研究的推广非常难（Bradley et al.，in press；Westen and Morrison，2001；Westen et al.，2004a）。

图 4.1 显示了六种障碍的 RCT 中，根据入选标准筛选纳入的，平均实际接受治疗的病人比例（Westen and Bradley，in press）。如图所示，在大多数的 RCT 中，筛选纳入的典型病人并没有开始和完成治疗。这

些数据可能低估了在 RCT 中的排除率，因为研究者极少报告在结构化面试之前的电话筛选排除了多少病人。对试图将 RCT 的结果应用到一个指定病人的治疗者来说，高排除率及在研究中变化的排除标准是有问题的，这要求他们在没有经验指导的情况下，猜测这些证据的结果是否可以应用到他们的病人身上。对治疗少数民族病人的治疗者来说，情况更为沮丧，从 RCT 中得到的可推广到少数民族病人的数据几乎完全缺乏（Zane et al., 2004）。我并不打算暗示所有 RCT 中的所有病人都是"无污染的"；许多都不是。问题在于 RCT 使用的入选和排除标准导致他们不具有代表性。

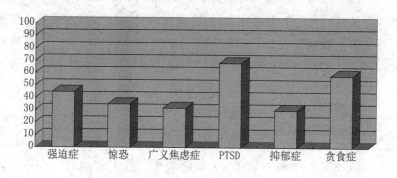

图 4.1　筛选纳入研究的病人百分比

2.RCT 中的治疗能代表实践中的治疗吗？

我们现在主要考虑，实验室中测试的治疗在何种程度上能代表在社区中的治疗或治疗环境。如前所述，研究的条件经常会在病人之间以及实验室、门诊、私人诊所的程序之间产生一些差异。比如，RCT 中的病人知道他们被随机地分配到一种可能的环境中，除非是他们在治疗时持久地昏迷，他们当然会假设他们接受哪种治疗。研究者对此不能做什么，更不能给病人某些暗示，某个环境是"好"环境（或者，更甚者，在研究组中，对比不同研究员拥护的不同治疗方案）。

我们在这里关注的两个问题，与如何将研究的治疗推广到日常实践有关：治疗方案选择的代表性以及治疗长度的代表性。

（1）测试治疗方案选择的代表性

第一个问题是，研究者怎样选择哪个治疗方法来测试。大部分的心理治疗研究者与科学哲学家卡尔·波普尔（Popper，1959）的观点一致，他将科学方法等同于假设测试。从这个角度，只要我们恰当地测试它们，我们就能从自己的领域得到假设。我认为，"我们如何选择哪个假设来测试"有着重要的科学意义，测试的治疗应从"社区中广泛实践的治疗"及"实验室中开发的有前途的治疗"中取样。原因是多方面的。

从科学的角度来看，目前的情况是，研究者主要只测试 CBT 的变化（偶尔也用人际关系治疗），然后得出选择治疗方案的结论，在理论上是站不住脚的。这有点类似于举办实践种族中心主义的"世界杯"，只有美国队参加比赛。例如，想象一下，在没有临床观察证据的情况下，心理治疗者使用了几十年的选择性五羟色胺再摄取抑制剂（SSRIs）来治疗抑郁，而且它对许多病人有帮助。然后，假设药物研究者发现了"圣约翰草"（St. John's Wort），并且计划在研究中测试它，研究后甚至没有将它与（未取得专利的）SSRIS 对比。他们可能会发现"圣约翰草"优于安慰剂，并开始劝诫治疗者们停止"使用 SSRIS 来治疗抑郁症"这种科学上无效的实践。事实上，大多数疾病的大多数治疗，是由相信这种疗法的审查者测试，并由相信这种疗法的治疗者实施的，这更加突显了心理治疗研究中的问题（Luborsky et al.，1999；Wampold，2001）。除非我们对比了实验产生的治疗及社区中广泛应用的治疗，否则我们不能决定治疗的选择。

标准的研究实践将 20 世纪演变的，除了长期的、综合的、心理动力治疗之外的一切东西进行了对比，不仅不科学而且实际上也不可取。当今的刊物充满了对为什么治疗者不愿醒来去品尝一下实证主义支持的咖啡的绝望（即他们为什么不愿放弃他们的实践和偏见，使用科学支持的治疗）。虽然治疗者的傲慢、忽视、阻抗都可能发挥一些作用，但是研究者的傲慢、忽视、阻抗至少导致了同样的变化。如果研究者希望治疗者"测试—驱动"他们的手册，他们需要证明，他们的治疗比"社区的好治疗者在类似病人身上能达到的期望"要好，而不仅是要比安慰剂、候补药（waitlists）、明显的惰性或在因技术限制而必然失败的条件下，或者是在社区心理健康环境中，工作劳累过度的研究生水平治疗者的常规治疗（TAU）要好（除非是他们的目标仅是表明他们的治疗应该在这种环境，而非更宽泛的临床实践中使用）。发展超过一个世纪的临床工作未能测试治疗，这不仅是真正想从 RCT 中获得信息的治疗者的不幸，而且显示出治疗者及他们这些年培训和经历所学知识的贬值（且只会增加他们对抗 EST）。

再次考虑 TADS。在 CBT 环境下，经过多次筛选的病人只有 1/5 从治疗中退出来（因此被假定为高激励的），其他完成治疗的病人中，平均每个病人四次就有一次缺席。即使撇开"CBT 单一环境"中适当地获得结果，作为一个执业医师，如果我的病人有如此高的缺席率，我将会寻求督导。除了少数特定焦虑障碍的研究（Roth and Fonagy，1996）和 BPD 病人姿态性自杀（parasuicidal）行为的研究（Linehan，1993），我不记得我最近一次读 RCT 的结果，但是印象深刻的是，普通病人要好过我实践中的普通病人。

研究者一般怎样选择治疗方法？作为拨款方案及原稿的评估家，我的经验是：研究者选择测试的治疗方案，往往基于以下一个或多个问题的回答：我们以前用的是什么？已有的操作手册中，我们在相关障碍中用的是什么？什么是已经手册化的？哪些不需要太长时间？哪些可能获得资金？最后，哪些在理论上是有意义的，或者是依据基础科学相关研究结果的？另一个问题也许值得思考：社区中哪些治疗者结果最好，他们做了些什么（Westen et al.，2004a、2004b）？

（2）临床实验中治疗长度的代表性

除了测试哪个治疗方案的问题之外，另外一个问题是，花多长时间来测试它们。对成年病人来说，RCT 的平均时间是 8 ～ 20 周（Westen et al.，2004a），对小孩及青少年，则是九周（Westen et al.，2004a）。对经验丰富的治疗者来说，这个统计反映了对心理治疗的复杂性和持久性的严重误解。凭经验，经验丰富的治疗者是对的：除了几个针对少数障碍的治疗方案，针对大多数障碍，在 RCT 中测试的大多数简明治疗使得大多数病人，包括那些被形容为"反应者"的，在治疗结束时还有症状，并在两年内易复发（Westen and Morrison，2001；Westen et al.，2004a）。相反的是，在实践中平均治疗约持续两年，即使是在社区中，平均 CBT 治疗也将持续一年左右（Morrison et al.，2003；Thompson-Brenner and Westen，in press）。更长时间治疗的结果是否比 RCT 中的简明治疗效果要好，很大程度上还未知。有许多自然主义的研究表明，在 RCT 中测试长程治疗是有价值的。

不幸的是，除少数例外，大多数研究者将治疗长度看作是研究人员构建手册的一个特点，而不是一个应该广泛测试以识别最佳参数的变量。研究者最近开始测试短程抑郁症治疗的长程版本（Long-term Version），因为研究发现，简明心理治疗实验并没有产生与长程药物维持实验类似的效果（Hollon et al.，2002）。目前他们还没有意识到，对比长程延伸的 CBT 或者长程 IPT 治疗的目的是从一开始就进行长程治疗。没有这类比较，我们不清楚治疗者是否该使用简明治疗的长程版本，或者他们是否该继续使用常规治疗，后者显示，临床得出的假设现在被证明是准确的，即抑郁症在 16 周内不容易治好的。

3. 结论

循证实践运动（且它的变种强调 EST）导致了实践和培训中巨大的变化，并从 20 世纪 90 年代中期起，主导了心理治疗的方向。毫无疑问，我们已经在发展有效治疗方面前进了很多，特别是焦虑症。我们并不知道的是，在心理治疗的实践和培养中我们退步了多少，因为无数病人现在接受多重治疗，却较少关注焦点。

如果研究者希望治疗者们认真对待他们的研究，那么他们也要认真地对待治疗者。也就是说，他们需要将他们的治疗与在私人诊所里经验丰富的、高报酬的教授的治疗实验相对比，而不是与那些没有治疗经验的、负责预约的、被贴 TAU 的最差实践（如，被超负荷、未受良好教育的治疗师，在资金不足的情况下治疗），或者是注定失败的环境相对比（如，由知道他们是在非善意的治疗环境中的研究生实施的，没有理论目标的"支持性"理论；Wampold，2001）。他们也需要研究类似于在社区接受治疗的病人，使用有能力的私人执业治疗者使用的同样的排除标准。根据这个观点，如果目标是推广到日常实践，就没有理由在 RCT 中继续排除情绪、焦虑、饮食障碍、滥用药物障碍以及除了精神病、躁狂症及头部损伤的其他所有病人了。也没有理由将经验治疗与除了私人诊所的最好的治疗者治疗之外的其他治疗进行对比了。

我们对内部效度已经了解得够多，是时候来学些心理治疗的东西了。

二、研究中的病人与临床实验经常能够代表现实的临床实践

沙龙·W.斯特曼，罗伯特·J.德鲁贝斯

研究与实践的差异不足以成为撤销"将 RCT 结果应用到临床实践"的理由。虽然在某些方面，RCT 与常规临床实践确实存在一些差异，但这些差异被夸大了。我们由此得出结论，一部分依据是最近研究的发现，这些研究显示，参与心理治疗疗效研究的病人比在临床实践中接受治疗的病人，比之前假设的更具代表性。为了支持这个观点，我们将回顾最近关于研究中被试共病的数据，以及"治疗—寻求"的门诊病人和 RCT 中的病人的对比研究结果。然后我们将考虑与临床实验的外部效度相关的其他问题。

1. 病人性格

关于"参与研究的病人"与"在门诊或私人诊所接受治疗的病人"之间的差异问题，大部分是基于事实的，有据可查的是，威斯顿和莫里森（Westen and Morrison，2001）声称在纳入过程（intake process）中，经典 RCT 筛选出约 2/3 的病人。RCT 的评论家据此推断：①经典的"治疗—寻求"病人不符合参与 RCT 的必备条件；②被 RCT 排除的病人呈现出的问题、症状、诊断，导致他比典型入选的病人更难治疗。基于这些参考资料，形成了一份申明，即：如果治疗者在他们的实践或门诊中使用这些测试过的治疗，他们的期望可能导致 RCT 报告的好转率被高估（Westen and Morrison，2001）。

这些结论值得考虑，但是他们基于的这些数据（排除率）也有许多

其他的可能性。在 RCT 中通常测试相对简短的治疗，除了呈现被证明很难手册化的症候群外，病人被排除在 RCT 之外，最少可能有五种其他的原因。

（1）被排除的病人呈现不符合研究标准的严重程度的症状。研究文献没有告诉我们，被排除的病人在提供的 RCT 治疗中反应比入选的典型病人好还是差，但是一个合理的假设是，此类病人至少会与入选的典型病人反应一样。

（2）与在 RCT 中研究障碍的相比，被排除的病人被视为患有一种通常认为更轻微的、短期的障碍，并且目前无这方面的 EST。此种排除的一个例子是：在一个治疗研究中呈现重度抑郁的病人，没有用重度抑郁症（MDD）诊断，但是用了适应障碍或轻度抑郁诊断。在最近完成的一个重度抑郁症 RCT 中，近一半 MDD 被研究排除是因为前面两个原因之一。

（3）被排除的病人获得一个诊断，使得他符合另一种 RCT 的条件，但不是他被转介到的那种。一个典型的例子是，一个被转介到社交恐惧症治疗研究的病人；在纳入时，发现他符合 MDD 的标准，但不符合社交恐惧症的标准。如果这个病人被筛选到 MDD 治疗的经典 RCT 中，他确实可能被筛选纳入。

（4）被排除的病人在研究时达到标准，但在纳入时被认为另一种才是主要的症状。一个自认为或者被专家认为是 MDD 的病人，参加抑郁治疗的研究。研究的诊断专家发现，这个病人初步诊断为药物依赖，药物依赖比抑郁症更干涉功能，根据判断，药物依赖的治疗将可能缓解抑郁症，反之则不能。这个有抑郁症共病的病人，将被选入药物依赖的经典 RCT 治疗中。关于这个病人我们不知道更多，我们可以预计的是，他会服从这些研究通常发现的某个水平的药物依赖的 EST。

（5）被排除的病人会得到一个诊断，但几乎没有个人化的、手册化的相关心理治疗研究的存在。这些诊断包括适应障碍、双相情感障碍、恶劣心境等。

仅仅以排除率为基础，不可能区分上述所列的排除原因。威斯顿和莫里森（Westen and Morrison，2001）认为必须使用不同类型的实证数据，在各种可能性构成的集合之间做出决定。如果这是正确的，则RCT的研究结果相较于无效的面对面临床治疗或者是其他可能性，将导致RCT研究结果适用性更为细化的、更乐观的结论。另一个问题是，尽管在公开发表的研究中记录了高整体排除率，并且在RCT的报告中罗列了排除标准，经常会出现的问题是，研究并没有列出在每个排除分类中，有多少潜在被试被排除了。因此直到最近，为什么社区的大多数潜在病人没有被包括在研究中，这个特别的原因已经是一个可以直接观察到的结论，而不需要进行实证的调查了。

最近一项研究中，斯特曼等（Stirman et al.，2003）根据在管理行为健康保健网上报道的病人数据，从对成人一般心理健康诊断进行个体化治疗的近100个RCT研究中，探测了它们的纳入和排除标准。样本中最大的团体（47%的被试）被下了一个适应障碍的诊断，没有轴Ⅰ诊断。由于适应障碍没有对应的EST，所以这些病人可能并不符合任何已发表的RCT。然而，对这些在文献中被诊断为具有代表症状的病人，评估者（对研究目标"不知情"）根据他们的初步诊断确定，80%的病人最少符合一个研究标准，70%的病人应该符合两个或两个以上的研究标准。许多没有适应障碍但不适宜参加研究的病人，被认为不适宜的原因是：他们的严重程度太低，不能达到相关研究的标准，因此，我们的医疗管理样本中的大多数病人，不会拥有比参加心理治疗研究的病人更复杂的诊断档案，事实是，相反的似乎才是真的。

尽管这些结果表明，RCT的发现至少可能合理推广到一部分临床实践，研究的限制表明，在自信地得出结论之前，有必要进行进一步的研究。在斯特曼等（Stirman et al.，2003）的研究中用的诊断信息是通过非结构化面试得来的，因此诊断的信度成了问题。约一半的病人被诊断为适应障碍，且被观察到有轴Ⅱ共病，这个事实揭示：该样本可能不能代表典型的门诊病人。所以，我们复制了我们研究的方法，这次的样本是寻求并被宾悉法尼亚大学拒绝参加 RCT 的病人，与之前不同，这次是使用可信的结构化诊断，59% 的病人呈现轴 I 或轴 II 的共病，并且病人的种族差异比之前的样本更大。

在这 220 人的样本中，165 人（73%）初步诊断为拥有 RCT 文献中的代表性症状。其中有 95% 的人被初步诊断为至少适应一个研究，有 74% 的人被认为至少适应两个研究。在每个研究诊断中，还计算了每个研究中出现任意症状（不仅仅是初步诊断的某个特定障碍）的病人的合格率。大部分抑郁（94%）、惊恐症（100%）及广泛性焦虑症（100%）的病人被确定至少能参加一个针对这些症状的研究。强迫症及社交焦虑症的病人的入选率非常高，虽然在我们的样本中极少数病人拥有这些诊断。在研究中所有模式的障碍中，最突出的例外是药物依赖病人，它们的纳入率很低。在研究中，合适率最低的是药物依赖的个体治疗，这是因为研究中测试的治疗经常使用的是单个药物，而大多数药物依赖都使用多个药物。由于团体治疗是药物依赖（和药物依赖治疗的 RCT 中）普遍采用的治疗，而我们的研究中不包含团体治疗，所以我们无法报告，药物滥用文献从整体来看是否更具有包容性。

斯特曼等（Stirman et al., 2005）的研究结果表明，所有的 RCT 文献中，除药物依赖的病人外，大部分"治疗—寻求"个体有资格进入符合初步诊断的 RCT，经常也适合进入次级诊断的 RCT。那些不适合的，许多病人被排除，是因为他们部分缓解或严重程度低于研究中最低严重程度的标准。因此，表面看起来，不管是在诊所还是被研究实验排除在外的"治疗—寻求"的门诊病人，不会比参与研究的病人的诊断档案更复杂。

当然，入选 RCT 也不能保证成功治疗，RCT 的成功率与许多因素相关，包括决定"成功"的选择标准，一般是 50% ～ 75%。因此很有可能的是，拥有复杂的诊断档案、达到 RCT 入选标准的门诊病人，使用 RCT 研究的治疗方法，成功治疗的可能性还是不高。如纽曼等（Newman et al., 1998）所指出，在与研究相关的一般门诊病人中，如果病症案例的代表性过高或过低，研究结果能被推广到患有这些障碍的人群中的程度就可能受限。

例如：在 MDD 研究中，轴 I 共病与不同的结果相关（DeRubeis et al.，2004；Goodyer et al.，1997）。在 MDD 及其他轴 I 障碍研究中（Chambless et al.，2000；Crits-Christoph and Barber，2002；Ezquiaga et al.，1999；Reich and Vasile，1993；Shea et al.，1990），轴 II 共病与结果相关低。因此，如果 RCT 参加者是低严重程度，或者是预示差结果的症状特质，比非随机化病人的比例低，这个 RCT 的结果可能不会被推广到门诊群体中。

事实上，许多治疗 RCT 都已经报告了被试的高共病率。谢伊等（Shea et al.，1990）报告：74% 的参加抑郁治疗联合研究项目的人有人格障碍（Elkin et al.，1989）。在最近完成的一份 CBT 与 MDD 抗抑郁的对比的 RCT 中，69% 的病人被诊断为轴 I，49% 的人被诊断为轴 II。另外，米兰达等（Miranda et al.，2003）报告到，在一群低收入少数民族妇女的抑郁对比治疗 RCT 中，47% 的人有 PTSD。斯坦吉尔等（Stangie et al.，2003）报告，在他们的研究中，社交焦虑症对比治疗中，75% 的病人有轴 I 共病，35% 的病人有轴 II 共病。同时，卡特欧等（Cottraux et al.，2000）报告，72% 的人有回避型人格障碍，特别是在最近的研究中，看起来，RCT 被试也许有相关的复杂的诊断模式。

直接对比参与研究与不参与研究的病人，根据他们的相似性和差异性也能提供些信息。范等（Pham et al.，2004）对比了两种抑郁病人的诊断档案，一种是在门诊环境接受治疗，另一种是两个抑郁 RCT 的被试。在埃尔金等（Elkin et al.，1989；DeRubeis et al.，2004）的研究中，被试患轴 II 的比率差不多，患轴 I 的比率 RCT 病人比门诊病人样本低一点，但是在德鲁贝斯的研究中，患轴 I 和轴 II 的病人都与门诊样本比率相近。以上结果进一步证明，研究中的病人与非研究病人的诊断档案比之前假设的更相似。

就我们经验而言，参与研究的病人呈现的症状最少与临床实践中的病人一样普遍。由于他们的精神状态，在研究诊所中的大部分病人都是无保障的，没有就业的，并且不能支付治疗费用的。其他一些病人由于在另外的地方接受心理或药物治疗没有成功，所以他们去寻求研究诊所，因为他们希望尝试一下"尖端"的治疗。如果将一个综合的"研究的"与"门诊的"病人相对比，一个合理的预测是："研究的"病人比"门诊的"病人有更多的与不良反应相关的特征。幸运的是，治疗和研究正在结合：特别是针对共病的病人，以及那些呈现轴 II 或药物依赖伴随轴 I 或轴 II 的症状的病人（Linehan et al.，2002）。

2. 评估与治疗

与非研究环境相比，在研究环境下，有多少临床程序是不同的？在这节里，我们将讨论一些在研究及非研究环境下评估与治疗的相关问题。我们也会考虑在病人的治疗经验及治疗结果方面，研究与实践的不同可能造成的影响。

在经典的 RCT 中，病人首先被筛选其病症，这些是研究的关注点。如果病人认可这些症状，诊断专家在完成一个结构化的临床面谈，亲自给病人诊断之后，如果病人加入研究，将不会被提供治疗。这是研究与实践的显著差异，虽然有些大型的心理健康保健诊所会在将这些案子分配给治疗者之前，让潜在病人做一个正式的评估。在门诊环境下，这个政策是摆设多于规定的。在私人诊所，在治疗者首次见面之前，病人的背景及诊断信息基本是不可能提供给治疗者的，除非这个病人是被另一个知道其背景的治疗者转介的，治疗者经常在首次见面时诊断病人，在随后的会面（通常是通过结构化面试）中可能修改诊断。相反的是，只有病人进入临床实验后，他才能见到治疗者，此时他要么已经看了评估会议的带子，要么已经被研究者亲自告知了，所以在治疗开始时，RCT 中的治疗者比临床实践中的治疗者，应该有更可靠及综合的诊断信息。在开始，更完整的诊断信息能使研究治疗者预期障碍，即使这些障碍在他们与病人首次会面之前会出现，也能让他们选择更有效及合适的方法来处理。

　　研究者可以从临床实验中排除一些潜在的被试，但是在临床实践中，治疗者就没有"这么奢侈地去筛选他们认为无反应的病人了"（Westen and Morrison，2001）。研究者、临床实践的治疗者有责任保证他们的病人接收到最合适和胜任的治疗。想象一下，一个没有治疗饮食障碍经验的治疗者，发现他要治疗新病人的贪食症，这个治疗可以有两个选择：寻求贪食症相关的督导，然后继续治疗，或将患者转介给有治疗饮食失调经验的治疗师。后一种选择有点类似于研究者在发现"潜在的病人有一种不是研究目标的诊断，但需要另外一种治疗"之后，在病人可以期许参与缓和符合研究目标的症状之前做出决定。

　　尽管评估不同，无论是在研究环境还是在门诊实践中，治疗者与病人的早期会面，都具有一些共同特征。在这两种环境下，当他们讨论病人的病史及目标时，治疗者致力于营造与病人和谐一致的氛围。病人知道，在治疗过程中，他们能期望什么，并且他们有机会发问。在经典RCT中，治疗者与病人按规定好的议程来进行，如果病人依然有病症，他要么被转介，要么有时在一个分配的"推进环节"下，跟进几个月。治疗的时间限制属性可能区分开研究和门诊实践，虽然在临床实践中，许多病人接受时间限制的治疗，如果没其他的理由，他们是无法负担长期治疗的。

　　使用时间限制和操作手册的治疗可能是私人诊所与研究的最大区别。在一份关于实践治疗者的国家级调查中，47%的心理学家报告，在他们的实践中，从没有使用过操作手册，仅有6%的参与调查的治疗者报告，他们在所有治疗中曾使用操作手册（Addis and Krasnow，2000）。因此，在临床实践中的心理治疗看起来不像临床实验中的治疗。未来部分依赖于操作手册治疗是否可以有效地应用到临床环境中。关于遵守治疗手册及治疗结局的关系，已经在外部有许多争论（见第三章相关内容），所以在此不再讨论。值得注意的是，预示标杆和实效研究的发现显示如（Merrill et al.，2003；Persons et al.，1999；Wade et al.，1998），在不损害治疗整体的情况下，RCT 研究的治疗可以成功地转化到临床实践。另外有证据显示，认知—行为主义的治疗者倾向于持有治疗手册有利的看法，并广泛使用它们（Najavits et al.，2000）。这个发现与假设相反，即为了使基于手册的治疗在临床环境中有效，他们需要某种程度的修订——他们不再像在临床实验中引导的治疗。从许多诊所及实践中可见，专门从事认知—行为治疗的治疗者依然在某种程度上与认知—行为准则一致地、灵活地使用手册。如，他们整合认知—行为技术来治疗呈现多种症状的病人。

　　不管是在私人诊所还是在研究环境，有一个问题：治疗者被期望必须决定何时是否继续治疗。例如，是否要用一种不同的方法。有证据显示，在私人诊所看病的病人，要求许多疗程，以从治疗中获益，并且研究显示，这个差异的根本原因是出现了共病的条件（Morrison et al.，2003；Persons et al.，1999）。平均而言，呈现多种障碍的病人将要求长期治疗以充分治疗好他们的全部症状。但是我们认为，其他的一些因素会导致研究与实践的平均长度有差异。有些证据显示，如果在开始时，心理治疗与疗程受限，病人和治疗者均会更努力地解决（Reynolds et al.，1996）。这是在典型 RCT 中治疗的一个属性，有利于提高治疗效率。也有证据显示，就平均而言，私人实践的治疗者过高估计病人需要的治疗周期（Cohen and Cohen，1984；Vessey et al.，1994），这可能影响治疗进程的步伐。当然，有些病人会需要比 RCT 分配更多的疗程，以得到全面治疗。因为在共病的环境下，有高于平均值的复发率，或者是缺乏进展。所以，由于缺乏循证实践与常规照料的对比研究，还不知道足够多的 TAU 是否能用更少的疗程提供更多的信心给病人。

　　关于研究与临床实践中病人和治疗方案的类型对比，另一个高度相关的问题是，在心理治疗中，测试的研究结果对实践中的病人有效吗？有些发现显示，在真实世界中，这些治疗是有效的。弗兰克林等（Franklin et al.，2000）对强迫症（OCD）治疗方法对比研究中排除的病人，进行了暴露和反应预防疗法治疗。非 RCT 病人达到了大量的、临床意义的减少 OCD 及抑郁症状的效果，与在 RCT 中报告的结果有可比性。另外，韦德等（Wade et al., 1998）将 CMHC 病人中恐怖障碍的 CBT 的结果与几个功效研究的结果对比。在社区心理健康中心样本中，从预处理到后续变化的幅度，及从后处理到后续变化的维持，都与疗效研究中报告的具有可比性。接下来，89% 的社区心理健康中心病人的恐慌感消失，大部分样本成功地停止了使用镇静剂。梅里尔等（Merrill et al., 2003）也发现：CBT 对门诊病人及抑郁症的两个 RCT 一样有效，即使在临床实践中，病人接受的疗程多于 RCT 中的。珀森斯等（Persons et al., 1999）指出，用 CBT 治疗的抑郁临床病人经历了统计的、临床的显著症状减少，这个与研究样本具有可比性，尽管在临床病人中，有更复杂的症状档案。事实上，这些结果显示，在非研究环境治疗下的病人们能从 RCT 研究的治疗中获益。

3. 结论

总之，研究环境及临床实践的病人存在的差异仍没有很好地定性，但是迄今的数据显示，他们并没有有些人假设的那么大的差异（Seligman, 1995），特别是 RCT 发展到找出早期研究的不足。初期有研究和我们的经验导致这个结论：研究中的病人和临床实验经常代表临床实践。研究正进一步变得与临床实践更加相关。临床研究和实践治疗者应继续合作，搭建研究与实践的差异的桥梁，为了一个目标：要求持续和调整现有的方法，而不是遗弃已经对迄今为止的实践知识贡献颇多的科学方法。

三、对话：争议与共识

1. 德鲁·I. 威斯顿

我基本同意斯特曼和德鲁贝斯论文中的概括性信息："研究和实践中的差异不足以确定放弃 RCT。"我的论点从来不是：我们应该从循证实践中排除 RCT 的结果多于从心脏病治疗中排除 RCT 的结果。我的论点是：我们应该很好地利用 RCT，用科学的方法而非仅 RCT，把治疗者当成合作者。在这里，我将提出两个广泛的问题：为什么研究者从RCT 中排除病人？为什么研究者排除"可能源自真正与执业医师的合作"得到的知识？

在最近的研究中，斯特曼和德鲁贝斯展示了一个令人印象深刻的证据，显示 RCT 中的病人与临床实践中的病人没有多大差异。问题是，研究者花了近 20 年的时间来排除那些患者的纳入，而这些患者可能没有影响。我认为，答案与一个已经证明是错误的心理治疗的假设以及一个同样有问题的治疗研究目标的假设有关。

EST 运动的一个核心假设是具体病症要求特殊治疗（但不是一般的RCT 方法；Westen et al.，2004a、2004b）。对早期心理治疗研究的主要批评是，具体病症需要特殊的治疗，这导致 APA12 分会专业工作组极力降低 21 世纪 50～80 年代的绝大多数 RCT 的贡献，认为之前所使用的一般方法（如 CBT 或心理动力学），其样本是异质性的，因此这些研究的价值是很有限的。这个假设反映了很多融合的趋势：精神病学实践指南中的药物失衡，*DSM-IV* 作为关于精神病理学及治疗的所有研究的分类基础的出现，以及占 EST 支持者大多数的 CBT 研究者对这个假设的适意。结合发展"治疗包"的目标，这个治疗包括"输送"到临床实践，"应用"在社区，这个假设必然引导研究者应用广泛的排除标准。

为什么？如果某人正在开发抑郁症的具体治疗，共病条件的存在可能要求更多的介入，在实验环境下创造条件内变异，导致增加变异的治疗期限（因为如果具体问题具体干涉，两个问题必然比一个问题要求的时间更长）。如果不假设一个人的共病是附加的（有抑郁及药物滥用的病人仅是偶然不幸地有两个问题而不是一个）且独立于人格的，问题就复杂了。斯特曼和德鲁贝斯认为，当一个被研究排除的多种条件的病人能很容易地进入另一种障碍的研究时，他们重复地做出这些假设，即在不考虑共同特质的情况下，治疗者能轻而易举地将问题排列为"首要的"和"次要的"，共病的病人能在每个障碍分别考虑的情况下，按设计好的操作手册，按顺序治疗。然后，治疗者评估病人，并决定：这是一个对贪食症"最合适的治疗"（而不是，如：一个既专注于贪食症症状，又专注于调节突如其来的冲动的广泛问题，它们也许是其中的一个指标的治疗；Thompson-Brenner and Westen，in press）。

第一个问题是，我们现在知道共病不是随机的或附加的，并且许多共病是反应根源于人格变异的体质，如消极情感（Kendler et al.，2003；Krueger，1999），这个认可已经引领一些重要的 EST 研究者开始开发 Pan-Disorder 治疗（Barlow et al.，2004；Fairburn et al.，2003），我们认为这是个很好的发展，朝关注"治疗包"而非治疗过程前进。

第二个问题是，为什么研究者一直排除精神治疗研究的知识，他们应该是源自与实践治疗者的真实合作。例如我和同事在其他地方（Westen et al.，in press）的争论："研究者—治疗者合作"联合 EST 运动——明确地反应了比如输送及宣传，以及将 TAU 或在社区心理健康中心中，由资金不足的学士或研究生水平的治疗者提供的"社区治疗"对等的趋势——这些不是对等的搭档。尽管"临床数据"有许多限制，这些数据在几十年前引导治疗基于两个假设：大部分心理过程都是输入联合的网络，但人们缺乏通路进入那个网络；大部分心理症状与持久性人格性情相关。一个世纪后，这两个假设被很好地整理了，并对许多简短治疗做出实质性的限制，这成为 EST 运动的临近—排除焦点（Westen，1998；

Westen et al.，2004a）。这个历史事实可以让我们在"将治疗者降级为手册测试员的角色"前先暂停一下（Westen and Weinberger，in press）。

按严格的科学观点，如果研究者主张将他们的研究推广到常规临床实践中，他们需要使用取自与日常实践病人同类人群的样本。当他们宣称他们的治疗是被指定的治疗时，他们也需要对比经验主义治疗与采样自"比较治疗中他们希望推广到的人群"的治疗。也就是说，他们需要对比由经验丰富的私人实践者的治疗。

同时，RCT 中的数据为治疗者在其实践中使用的干预措施提供了一个令人信服的来源，但是，EST 的优势仅能推广到没有治疗的、候诊的及注定失败的环境中,研究中的病人要么比私人诊所中的病人更健康，或更严重，或一个与另一个完全不同。与建议放弃科学相比，我的建议是绝对相反的：我们将自己限制于科学有效地推广我们的研究，改变我们的实验设计，使它们更具有可推广性及临床实用性。如果我们的目标是最佳实践，则可以使用所有可用的数据整合实验研究的发现。

2. 沙龙 · W. 斯特曼，罗伯特 · J. 德鲁贝斯

心理治疗的结局研究在继续发展，研究的内部及外部效度的两个方面都有提升。结果是：如今，制定者、治疗者及病人都能在从大量心理治疗研究文化的知识体方面比以前更自信。这个文化上的规则贡献者，经验丰富的、专注的治疗者，当然不能回答全部的他们或其同事可能要问的问题。他们所做的选择，是因为有同级评价者及资金机构在这种劳动密集型的研究区域控制支持。在很长一段时间，我们假设它是真的且不平凡的，且需要更多研究，如果我们继续使用科学来限制实践。

威斯顿教授再次为这个领域做出了贡献，指出心理治疗研究文献存在一些限制，相对于更多关注长期治疗而非至今为止文献已经形成的规范,应该合理设置优先等级。我们解释一些现有数据与威斯顿教授不同，特别是围绕那些"来自参与研究的各种病人"与"在私人诊所、社区心理健康中心及管理式医疗联盟治疗的病人"的数据,谈论匹配或不匹配。

威斯顿和莫里森（Westen and Mowison，2001）关注高经典 RCT 的排除率，对某些人，比如我们来说，是一个唤醒的警铃，看到治疗研究外部效度是必要的，如果我们将这个结论应用在门诊的话。因此，令人欣慰的是，我们已在研究项目初期考虑了这个问题，即排除的病人大体上是明智的、由于临床相关的原因且似乎并没有明显地破坏 RCT 文献调查结果的实用价值。事实上，在有些研究中，个体研究的筛选率是非常高的，一个很好的例子是威斯顿引用的 TADS 报告中非常规的高比例（85%）。但即使是高筛选率也不一定会损坏研究发现的临床实用性，如我们同意（在本章）及展示的（Stirman et al.，2003、2005）。

有时提出关于单一研究筛选政策的严重问题时，如由威斯顿提出的关于自杀和 TADS 的问题。他们定义自杀水平将导致转介到研究之外时，研究者会面对一个困难的"伦理—实践—科学"决定。在我们关于治疗严重的、慢性的、周期性的抑郁时，我们发现有些参加筛选程序的病人有明显的自杀意图，以致最合适的行动是陪伴他们去医院。在住院之后，如果药物治疗或心理治疗被认为是安全的选择，这样的病人才可能会被允许加入我们的研究方案。在这个国家，负责的实践者每天在类似的事情上重复这个顺序。即门诊治疗的病人呈现给治疗者自杀危机之后通常安排其住院。因为，关于每星期一次或两次的门诊疗程功效的研究，不必包括需要提供比研究更深化治疗的病人。所以，目标是自杀或辅助自杀行为的研究是要鼓励的（Bruce et al.，2004；Evans et al.，1999；Linehan et al.，1991；MacLeod et al.，1998；Tyrer et al.，2003），至少在最初，此种治疗可能比抑郁治疗方案对有些病人更有益。

我们还要强调重点关注的研究进展，如由威斯顿提出的，少数民族和种族在临床实验中是缺少代表性的。尽管没有一致的模式表明少数的状态预示更好或更差的结果，研究者们仍开始改编和测试缺乏代表性的人群的治疗，如少数民族及失业的病人，且有满意的结果（Carter et al.，2003；Ginsburg and Drake，2002；Kahn et al.，2002；Miranda et al.，2003；Creed et al.，1999），这些实验的阳性结果，为修订治疗方案以适应特别的需求或人的可能性，提供了乐观的理由。

我们同意威斯顿关于"对比 RCT 研究的治疗与足够的 TAU 是必要的"的观点。缺乏这种类型的广泛的研究，大部分是因为这样的活动资金困难，但是我们同意威斯特的观点，即资金的优先权应改变。我们将简短地描述一种研究方案，它将解决许多仍然存在的关于 EST 价值的问题。在各种诊所中的许多治疗者们（主动参加的）将被随机地分组，在要么是单一的、明确定义障碍的人群（如惊恐障碍的病人）或者是一组群体（如非精神病性的情感障碍或焦虑障碍的病人），要么如往常一样继续他们的实践，要么学习和跟随一个治疗方案或一组治疗方案。采用"关心"来保证"实验"组的治疗者与控制组治疗者接收的支持一样多，所以举例来说，病人的负荷是相等的，如会面时间。鉴于实验组的治疗者为持续监督而会面，控制组的治疗者同样也开会讨论案例。这类研究是必要的，以确定哪类病人人群（如果有的话）将会通过时间、资金得到最好的治疗，以及"要求在新治疗中培养治疗者"的努力。

得益于过去半个多世纪的心理治疗研究文献的发现，我们和成千上万的临床者及科学家及从事循证实践的治疗者一起，已经充满能量并且被启发。我们很自豪地在这个事业上贡献，我们相信临床科学家继续从事研究是至关重要的，这最终将提升精神卫生保健的日常产出。

参考文献

Addis, M., Krasnow, A. 2000. A national survey of practicing psychologists' attitudes toward psychotherapy treatment manuals. *Journal of Consulting and Clinical Psychology*, 68, 331-339.

American Psychiatric Association. 1994. *Diagnostic and Statistical Manual of Mental Disorders* (4th ed.). Washington, DC: Author.

Barlow, D. 2002. *Anxiety and Its Disorders* (2nd ed.). New York: Guilford Press.

Barlow, D. H., Allen, L. B., Choate, M. L. 2004. Toward a unified treatment for emotional disorders. *Behavior Therapy*, 35, 205-230.

Barrowclough, C., Haddock, G., Tarrier, N. et al. 2001. Randomized controlled trial of motivational interviewing, cognitive behavior therapy, and family intervention for patients with comorbid schizophrenia and substance use disorders. *American Journal of Psychiatry*, 158, 1706-1713.

Bradley, R., Greene, J., Russ, E. et al. (in press). A multidimensional meta-analysis of psychotherapy for PTSD. *American Journal of Psychiatry*.

Brady, K., Dansky, B., Back, S. et al. 2001. Exposure therapy in the treatment of PTSD among cocaine-dependent individuals: Preliminary findings. *Journal of Substance Abuse Treatment*, 21, 47-54.

Brown, T. A., Chorpita, B. F., Barlow, D. H. 1998. Structural relationships among dimensions of the *DSM-IV* anxiety and mood disorders and dimensions of negative affect, positive affect, and autonomic arousal. *Journal of Abnormal Psychology*, 107, 179-192.

Bruce, M., Ten Have, T., Reynolds, C. et al. 2004. Reducing suicidal ideation and depressive symptoms in depressed older primary care patients: A randomized controlled trial. *Journal of the American Medical Association*, 29, 1081-1091.

Carter, M. M., Sbrocco, T., Gore, K. L. et al. 2003. Cognitive-behavioral group therapy versus a wait-list control in the treatment of African American women with panic disorder. *Cognitive Therapy and Research*, 27, 505-518.

Chambless, D., Renneberg, B., Gracely, E. et al. 2000. Axis I and II comorbidity in agoraphobia: Prediction of psychotherapy outcome in a clinical setting. *Psychotherapy Research*, 10, 279-295.

Cohen, P., Cohen, J. 1984. The clinician's illusion. *Archives of General*

Psychiatry, 41, 1178-1182.

Cottraux, J., Note, I., Albuisson, E. et al. 2000. Cognitive behavior therapy versus supportive therapy in social phobia: A randomized controlled trial. *Psychotherapy and Psychosomatics*, 3, 137-146.

Creed, P. A., Machin, M. A., Hicks, R. E. 1999. Improving mental health status and coping abilities for long-term unemployed youth using cognitive-behaviour therapy-based training interventions. *Journal of Organizational Behavior*, 20, 963-978.

Crits-Christoph, P., Barber, J. P. 2002. Psychosocial treatments for personality disorders. In P. Nathan, J. Gorman (Eds.), *A Guide to Treatments that Work* (pp. 611-624). New York: Oxford University Press.

DeRubeis, R. J., Amsterdam, J. D., O'Reardon, J. P. et al. 2004, July. Cognitive therapy versus medications: Acute treatment of severe depression. In S. D. Hollon (Chair), Cognitive therapy versus medications: Treatment and prevention of severe depression. Symposium conducted at the annual meeting of the American Psychological Association, Honolulu, Hawaii.

Elkin, I., Shea, M. T., Watkins, J. T. et al. 1989. National Institute of Mental Health Treatment of Depression Collaborative Research Program: General effectiveness of treatments. *Archives of General Psychiatry*, 46, 971-982.

Evans, K., Tyrer, P., Catalan, J. et al. 1999. Manual-assisted cognitive-behaviour therapy (MACT): A randomised controlled trial of a brief intervention with bibliotherapy in the treatment of recurrent deliberate self-harm. *Psychological Medicine*, 29, 19-25.

Ezquiaga, E., Garcia, A., Pallares, T. et al. 1999. Psychosocial predictors of outcome in major depression: A prospective12-month study. *Journal of Affective Disorders*, 52, 209-216.

Fairburn, C., Cooper, Z., Shafr, R. 2003. Cognitive behaviour therapy for eating disorders: A "transdiagnostic" theory and treatment. *Behavior and Research Therapy*, 41, 509-528.

Fava, G. A., Mangelli, L. 2001. Assessment of subclinical symptoms and psychological well-being in depression. *European Archive of Psychiatry and Clinical Neuroscience*, 251, 47-52.

Franklin, M. E., Abramowitz, J. S., Kozak, M. J. et al. 2000. Effectiveness of exposure and ritual prevention for obsessive-compulsive disorder: Randomized compared with nonrandomized samples. *Journal of Consulting and Clinical Psychology*, 68, 594-602.

Ginsburg, G. S., Drake, K. L. 2002. School-based treatment for anxious Afr American adolescents: A controlled pilot study. *Journal of the American Academy of Child & Adolescent Psychiatry*, 41, 768-775.

Goodyer, I., Herbert, J., Secher, S. et al. 1997. Short-term outcome of major depression: I. Comorbidity and severity at presentation as predictors of persistent disorder. *Journal of the American Academy of Child and Adolescent Psychiatry*, 36, 179-187.

Hollon, S. D., Thase, M. E., Markowitz, J. C. 2002. Treatment and prevention of depression. *Psychological Science in the Public Interest*, 3, 39-77.

Kendler, K. S., Prescott, C. A., Myers, J. et al. 2003. The structure of genetic and environmental risk factors for common psychiatric and substance use disorders in men and women. *Archives of General Psychiatry*, 60, 929-937.

Kohn, L. P., Oden, T., Muñoz, R. F. et al. 2002. Adapted cognitive behavioral group therapy for depressed low-income African American women. *Community Menta HealthJournal*, 38, 497-504.

Krueger, R. F. 1999. The structure of common mental disorders. *Archives of General Psychiatry*, 56, 921-926.

Krueger, R. F., Piasecki, T. M. 2002. Toward a dimensional and psychometricallyinformed approach to conceptualizing psychopathology. *Behaviour Research and Therapy*, 40, 485-499.

Linehan, M., Dimeffective, L., Reynolds, S. et al. 2002. Dialectal behavior therapy versus comprehensive validation therapy plus12-step for the treatment of opioid dependent women meeting criteria for borderline personality disorder. *Drug and Alcohol Dependence*, 67, 13-26.

Linehan, M. M. 1993. *Cognitive-Behavioral Treatment of Borderline Personality Disorder*. New York: Guilford Press.

Linehan, M. M., Armstrong, H., Suarez, A. et al. 1991. Cognitive-behavioral treatment of chronically parasuicidal borderline patients. *Archives of General Psychiatry*, 48, 1060-1064.

Luborsky, L., Diguer, L., Seligman, D. A. et al. 1999. The researcher's own therapy allegiances: A "wild card" in comparisons of treatment effective *Clinical Psychology: Science and Practice*, 6, 95-106.

MacLeod, A., Tata, P., Evans, K. et al. 1998. Recovery of positive future thinking within a high-risk parasuicide group: Results from a pilot randomized controlled trial. *British Journal of Clinical Psychology*, 37, 371-379.

March, J. S., Silva, S., Petrycki, S. et al. 2004. Fluoxetine, cognitive-behavioral therapy, and their combination for adolescents with depression: Treatment for adolescents with depression study (TADS) randomized controlled trial. *Journal of the American Medical Association*, 292, 807-820.

Merrill, K. A., Tolbert, V. E., Wade, W. A. 2003. Effectiveness of cognitive therapy for depression in a community mental health center: A benchmarking study. *Journal of Consulting and Clinical Psychology*, 404-409.

Miranda, J., Chung, J., Green, B. et al. 2003. Treating depression in predominantly low-income young minority women: A randomized controlled trial. *Journal of the American Medical Association*, 290, 57-65.

Morrison, K., Bradley, R., Westen, D. 2003. The external validity of controlled clinical trials of psychotherapy for depression and anxiety: A naturalistic study. *Psychology and Psychotherapy: Theory, Research and Practice*, 76, 109-132.

Najavits, L. M., Weiss, R. D., Shaw, S. R. et al. 2000. Psychotherapists' views of treatment manuals. *Professional Psychology: Research and Practice*, 31, 404-408.

Newman, D., Moff, T., Caspi, A. et al. 1998. Comorbid mental disorders: Implications for treatment and sample selection. *Journal of Abnormal Psychology*, 107, 305-311.

Persons, J. B., Bostrom, A., Bertagnolli, A. 1999. Results of randomized controlled trials of cognitive therapy for depression generalize to private practice. *Cognitive Therapy and Research*, 23, 243-248.

Pham, T., Tang, T., Elkin, I. 2004. Real world patients versus research patients: How big is the gap? Unpublished manuscript, Northwestern University.

Popper, K. 1959. *The Logic of Scientific Discovery*. London: Hutchinson.

Reich, J., Vasile, R. 1993. Effectiveof personality disorders on treatment outcome of Axis I disorders: An update. *Journal of Nervous Mental Disease*, 182, 475-484.

Reynolds, S., Stiles, W. B., Barkham, M. 1996. Acceleration of changes in session impact during contrasting time-limited psychotherapies. *Journal of Consulting and Clinical Psychology*, 64, 577-586.

Roth, A., Fonagy, P. 1996. *What Works for Whom? A Critical Review of*

Psychotherapy Research. New York: Guilford Press.

Seligman, M. E. P. 1995. The effectiveness of psychotherapy: The Consumer Reports study. *American Psychologist*, 50, 965-974.

Shea, M. T., Pilkonis, P., Beckham, E. et al. 1990. Personality disorders and treatment outcome in the NIMH Treatment of Depression Collaborative Research Program. *American Journal of Psychiatry*, 147, 711-718.

Stangier, U., Heindreich, T., Peitz, M. et al. 2003. Cognitive therapy for social phobia: Individual versus group treatment. *Behaviour Research and Therapy*, 41, 991-1007.

Stirman, S. W., DeRubeis, R. J., Crits-Christoph, P. et al. 2003. Are samples in randomized controlled trials of psychotherapy representative of community outpatients? A new methodology and initial findings. *Journal of Consulting and Clinical Psychology*, 71, 963-972.

Stirman, S. W., DeRubeis, R. J., Crits-Christoph, P. et al. 2005. Can the randomized controlled trial literature generalize to non-randomized patients? *Journal of Consulting and Clinical Psychology*, 73, 127-135.

Svartberg, M., Stiles, T., Seltzer, M. 2004. Randomized controlled trial of the effectiveness of short-term dynamic psychotherapy and cognitive therapy for cluster C personality disorders. *American Journal of Psychiatry*, 161, 810-817.

Thompson-Brenner, H., Westen, D. (in press). A naturalistic study of psychotherapy for bulimia nervosa, Part 1: Comorbidity and therapeutic outcome. *Journal of Nervous and Mental Disorders*.

Tyrer, P., Thompson, S., Schmidt, U. et al. 2003. Randomized controlled trial of brief cognitive behaviour therapy versus treatment as usual in recurrent deliberate self-harm: The POPMACT study. *Psychological Medicine*, 33, 969-976.

Vessey, J. T., Howard, K. I., Lueger, R. et al. 1994. The clinician's illusion and the psychotherapy practice: An application of stochastic modeling. *Journal of Consulting and Clinical Psychology*, 62, 679-685.

Wade, W. A., Treat, T. A., Stuart, G. L. 1998. Transporting an empirically supported treatment for panic disorder to a service clinic setting: A benchmarking strategy. *Journal of Consulting and Clinical Psychology*, 66, 231-239.

Wampold, B. E. 2001. The great psychotherapy debate: Models, methods, and findings. Mahwah, NJ: Erlbaum.

Warren, R., Thomas, J. 2001. Cognitive-behavior therapy of obsessivecompulsive disorder in private practice: An effectiveness study. *Journal of Anxiety Disorders*, 15, 277-285.

Weisz, J. R., Jensen Doss, A., Hawley, K. M. 2005. Youth psychotherapy outcome research: A review and critique of the evidence base. *Annual Review of Psychology*, 56, 337-363.

Westen, D. 1998. The scientific legacy of Sigmund Freud: Toward a psychodynamically informed psychological science. *Psychological Bulletin*, 124, 333-371.

Westen, D., Arkowitz-Westen, L. 1998. Limitations of Axis II in diagnosing personality pathology in clinical practice. *American Journal of Psychiatry*, 155, 1767-1771.

Westen, D., Bradley, R. (in press). Empirically supported complexity: Avoiding dichotomous thinking in the evaluation of psychotherapies. *Current Directions in Psychological Science*.

Westen, D., Morrison, K. 2001. A multidimensional meta-analysis of treatments for depression, panic, and generalized anxiety disorder: An empirical examination of the status of empirically supported therapies. *Journal of Consulting and Clinical Psychology*, 69, 875-899.

Westen, D., Novotny, C., Thompson-Brenner, H. 2004a. The empirical status of empirically supported therapies: Assumptions, methods, and findings. *Psychologi Bulletin*, 130, 631-663.

Westen, D., Novotny, C., Thompson-Brenner, H. 2004b. The next generation of psychotherapy research. *Psychological Bulletin*, 130, 677-683.

Westen, D., Novotny, C., Thompson-Brenner, H. (in press). EBP-EST: Reply to Crits-Christoph, Wilson, and Holton 2005 and Weisz, Weersing, and Henggeler 2005. *Psychological Bulletin*.

Westen, D., Weinberger, J. (in press). In praise of clinical judgment: Meehl's forgotten legacy. *Journal of Clinical Psychology*.

Wixom, J., Ludolph, P., Westen, D. 1993. Quality of depression in borderline adolescents. *Journal of the American Academy of Child and Adolescent Psychiatry*, 32, 1172-1177.

Zane, N., Halt, G. N., Sue, S. et al. 2004. Research on psychotherapy with culturally diverse populations. In M. J. Lambert (Ed.), *Bergin and Garfi ld's Handbook of Psychotherapy* (5th ed., pp. 767-804). New York: Wiley.

Zlotnick, C., Najavits, L., Rohsenow, D. et al. 2003. A cognitivebehavioral treatment for incarcerated women with substance abusedisorder and posttraumatic stress disorder: Findings from a pilot study. *Journal of Substance Abuse Treatment*, 25, 99-105.

第五章

哪些因素应该得到验证？

一、治疗方法

戴安娜·L.纤博丽丝，保罗·克瑞斯-克里斯托弗

　　心理治疗是一项复杂的工作。它是否成功取决于许多因素，治疗者采取的治疗方法只是这些因素之一。虽然治疗方法并不是影响治疗结局的唯一因素，但这并不会降低它的重要性。与对循证医学方法的推动一致（Sackett et al.，1997），我们认为，实证地检验治疗方法，对改善治疗结局非常重要。另外，我们还需要将治疗方法与其他潜在方法进行对比研究，这是"心理学家的工作必须基于科学知识"这一伦理原则的必然要求（APA，2002）。

1. 什么是治疗方法？

　　我们首先来定义我们所说的治疗方法。治疗包括所有治疗者旨在促进治疗利益的行为。治疗可能非常复杂，可能会涉及许多不同的成分，如辩证行为治疗（dialectical behavior therapy；Linehan，1993）等；同时，治疗也可能只是一种具体的干预措施，如空椅子技术（Paivio and Greenberg，1995），就是专门解决病人与某一重要他人的冲突，多用于完形治疗的一种技术。重要的是，这种治疗要能进行详细的说明且适于教育他人。从公共卫生的角度来看，如果治疗者不能向他人表明自己成功背后的原理，就不能帮忙我们了解，这些天才的治疗者是如何能达到如此良好的治疗结局的。这些个体的内隐知识只能使他们自己处理的病人受益，而不能传授给学生和同事。对于一种公共卫生意义上的治疗方法，我们必须能够了解它的原理和方法。只有这样，这种治疗方法才有可能传授给学生和其他专家，并通过有效的方法来进行检验。

　　我们来想象一下，某人已经成功开发出一种治疗方法，它能成功治

愈从自闭症儿童到婚姻破裂的夫妇等各种各样的病人，且这种治疗相对比较便宜，容易被治疗者掌握。这是可能的吗？一旦我们确定这种方法真的能有效地治疗各种问题，作为心理治疗的研究者的任务就结束了；一旦我们学会了操作这个治疗，对治疗者的培训就可以结束了。对于我们来说，现在或将来，都不可能存在这种治疗。如果情况真是这样，有良知的治疗者就只要针对病人选择治疗方法，或针对自身擅长的治疗方法来"削足适履"般地选择病人。

治疗者选择治疗方法的依据是什么？在本篇立场论文中，我们回顾了关于临床决策的文献，我们非常惊讶，在治疗者选择治疗方法方面的研究竟然如此之少。这与对治疗者进行心理评估的临床决策方面的大量研究文献，形成了鲜明的对比（Garb，1998）。我们认为，就像我们在其他地方所强调的那样（Task Force on Promotion and Dissemination of Psychological Procedures，1995），只要有可能，就应该基于实证研究的结论来进行治疗决策，以检验哪些治疗针对哪种特征的病人的哪些问题是有效的，以此来改善治疗的结局。只有这种方法，才能实现心理学家所承诺的科学和实践的交汇。例如，研究文献告诉我们，放松训练对于治疗强迫性障碍来说是个无效的方法，但暴露和反应预防却是一种很好的方法。我们的任务就很简单：如果我们有能力这么做，或能够将病人转介给有这种能力的其他人，就一定要使用暴露和阻止反应技术，而不是使用无效的放松训练。

2. 实证支持治疗 VS 非实证支持治疗

不管是基于研究还是其他什么基础，心理治疗者总得选择一种治疗方法。他们只提供他们喜欢从事的治疗类型吗？或者，他们会不管治疗方法的优缺点，只提供最简单的治疗方法吗？当然，出于同情心，有良知的治疗者并不会这样做。我们怀疑那些不重视实证研究的治疗者，只会重视老师、工作坊、著名作家传授的临床知识，或者基于自身的经验而进行临床决策。事实上，在我们发现的关于治疗方法选择的唯一研究中，治疗者在治疗心身障碍的病人时，对研究者提供给他们的经验证据持开放的态度。但是，这必须是在这些证据与他们的临床经验并不冲突的情况下（Raine et al.，2004）。我们不希望对临床知识进行批判。这种知识往往是发展新的有效治疗的第一步。相反，我们认为，临床知识是远远不够的，只要有可能，我们就应对之进行严格的实证检验。例如阴蒂切除术、可卡因、放血疗法、环钻术等治疗精神疾病的历史范例，提醒我们不经验证的临床知识，可能会是一种灾难性的错误。近年来，对于发展障碍病人的治疗，已经很少有这样悲惨的案例，一种治疗方法除非被对照研究反复证明了一定会产生积极的结局，且疗效确实不能归因于治疗者无意识的指导，才可能被认为是有效的（Hirshoren and Gregory，1995）。

目前，许多疾病没有相应的实证支持治疗（EST）。在许多案例中，EST也是失败的。即使治疗者能使用实证支持治疗，也要做出数以百计的小的决定，而这些决定是没有具体的数据来指导它们的。因为，对于治疗者的各个行为，不可能都有过硬的数据支持。所以，我们希望能尽可能多地做治疗方法及其相关的研究，同时也意识到，我们需要将这些实证文献推广到现实实践，基于临床知识做出结论。如果不这样做，治疗就可能会失败。当疗法A存在有效的证据时，对于更喜欢疗法B的治疗者来说，如果仅仅凭借"反正没有人证实疗法B无效"，就一直使用疗法B，这理由显然是不够充分的。疗法A仍是道德的选择，除非疗法B也被证明是成功的。当然，在知情同意的过程中，治疗者向每个病人描绘各种疗法选择及相应证据，可以允许他们在了解情况后，自己做出接受哪种治疗的决定。对于治疗者的实践来说，遇到这种合乎伦理的要求并非敲响了丧钟。事实上，病人既对治疗者基于临床经验的建议感兴趣，也愿意接受研究数据的建议（O'Donohue et al.，1989）。

如果许多病人都愿意以临床经验作为他们的治疗基础，我们为什么还会感到悲观呢？作为心理学家，我们比病人更加了解人类作为信息处理机器的局限性。治疗者真正能够可靠地评价并准确地记住，是什么因素带来他们病人的改善吗？没有系统的研究，在那么多变量及不可控制的因素中，治疗者怎么能确定，是哪些因素对某类病人或某类疾病起作用了呢？比如，单就治疗者在关于病人在他们诊所治疗的时间这一简单信息来看，就容易随着时间的流逝而发生记忆的歪曲。治疗者倾向于高估在他们诊所进行过长期治疗的病人比例（Vessey et al.，1994）。

论文的空间不允许我们大量地回顾人类在进行信息处理的过程中，与心理治疗相关的所有的认知错误，我们仅仅考虑其中一部分（关于这些认知错误的综述，可以参见 Baron，2000；Turk and Salovey，1988；以及霍伦在本书中的论述）。当治疗者试图在记忆中搜索他们以前针对类似的病人曾经采取过什么治疗措施时，他们容易采取基于可得性启发法做出决策[①]，而这种偏见可能是非常危险的。相应地，在心理治疗中，获得那些过去干预成功或失败例子的容易程度，会直接影响治疗者对这种疗法成功率的期望。一个或两个突出的成功案例，可能会推倒这一疗法在过去众多的失败经验。例如，我们其中之一（戴安娜·L.纤博丽丝），早期曾是针对惊恐障碍病人实施矛盾意向疗法（paradoxical intention）的提倡者，并把它当作暴露指令疗法（exposure instructions）的一种补充。毫无疑问，这是被早期戏剧性的成功蒙蔽了双眼，后来的对照研究表明，这种方法比单独的暴露疗法还要更差（Michelson et al.，1985）；同时也表明，许多病人在恐怖情境中，很容易忽略这些指令而开始惊恐发作（Edelman and Chambless，1993）。

证实性偏见（confirmation bias）的影响可能是这样，治疗者只看到所期望的成功，而忽视失败的证据。毕竟治疗者也是人，他们要在担负着重大责任、存在着重重压力的职业中，维护自己的自信和自尊。肯德尔等（Kendall et al.，1992）发现治疗者对于他们的案例评价存在自我们服务偏向的证据，这就不足为奇了。当心理学家描述失败的案例时，

---

① 译者注：availability heuristic，指判别者根据一类事物中的事例或一个事件发生情况容易回忆的程度，来评估该类事物或该事件的发生率。比如，人们往往觉得飞机比火车更不安全，因为飞机失事后经常被高频度曝光，但事实上却并非如此。

他们最有可能认为失败的原因是由病人的特质引起的。相反地，就像基普尼斯等（Kipnis et al.，1989）所描述的那样（转引自 Kendall et al.，1992），治疗者最有可能认为，治疗成功是由他们本人及其技能所带来的。

在治疗者看到的一些病例中，撇开治疗不谈，随着时间的流逝和环境的影响，也许 1/3 的病人会自发得到改善（Smith et al.，1980）。这就是所谓的自动缓解（spontaneous remission），容易导致虚幻的相关发展，让治疗者认为改善是由治疗引起的，但事实上并非这样。随着时间的推移，这些在专业诊所的治疗者，他们常常会遇到同样的案例，并在改进过程中建立准确的识别模式。对于一般治疗者来说，要通过阅读大量案例，再在临床实践中形成清楚的因果关系观点是比较困难的。那为什么治疗者对自己和别人的临床经验，要比对研究资料更加自信呢？可能有两个因素在起作用：第一，人们通常会倾向于高估自己判断的正确性（Baron，2000）；第二，相比间接经验（如阅读枯燥的统计学；Snyder and Thomsen，1988），直接经验更加生动且对后续行为的影响更大。因此，由督导描述的一个生动的案例，或治疗者自己在实践中所经历的引人注意的案例，通常会使他们忽视最新的元分析证据。

如果粉碎了这些偏见，我们要如何鼓励治疗者更多去质疑那些未证实的治疗，并更热情地实施循证心理治疗呢？加强研究生的培训是答案之一。不断地向学生呈现认知偏差案例，教育他们在实践中整合实证的治疗方法，这会使他们在毕业后，增加将自己的实践根植于科学的可能性。针对研究生与相关专家，呈现基于 EST 的案例研究也是有益的。而 EST 在社区的实践环境中有效的、不断增长的证据，也有助于缓解治疗者的这类担心，他们认为在 EST 有效性研究中的样本病人，与他们在现实生活中处理的病人是完全不同的（Chambless and Ollendick，2001）。最后，在许多诊所里，不断增长的用标准化的评价工具来监测治疗效果的实践，为治疗者提供了所有他们案例的反馈，这些案例鼓励治疗者在自己的实践过程中，更客观地看待"哪些治疗对谁有效"（what works for whom）是很必要的。这种评估可能会刺激人们对 EST 的需求。

3. 治疗方法与其他变量

EST 的批评者们持有的混乱观点的共同之处是，认为我们持有这样的信念：在识别和使用 EST 时，心理治疗的方法是治疗结局唯一重要的变量。这当然不是事实，我们希望能够在这篇论文中加以澄清。这些批评还表明，心理治疗还有许多需要关注的更重要的因素。这些因素包括病人、治疗者及治疗者—病人的关系。在这一部分，我们将考虑众多这些方面的论据。

（1）治疗变量 VS 病人变量

EST 的批评者已经论证，病人变量会影响治疗效果。因此，建立 EST 清单忽略了一个事实，有些结局变异是由病人变量引起的（Garfield，1998）。这个论据的一个更为复杂的版本呼吁，要重视病人变量和治疗变量可能引发的交互作用。确实，某些治疗方法对于某些类型的病人适合，而对其他的病人未必适合。伴随着这种论据的担心是，治疗方法的研究可能告诉我们，平均而言，如果某一特定的治疗方法优于控制组的治疗方法或其他治疗，但这个信息并不能保证，在当前治疗者的办公室里，这个治疗对于某个具体的病人会起作用（因为病人的个性特征可能会导致相对较差的效果）。

这些论证，并不是放弃治疗研究或编制 EST 治疗清单的理由。这些论证的谬误是，它们假设治疗研究设计的目的是为了保证每一个具有特定问题的病人都能获得特定的治疗结局。传播 EST 的目的是做最好的治疗，要帮助尽可能多的病人。因此，治疗研究是以公共卫生的观点来进行的，即如果一种新的治疗得到实证研究的支持，那么它可以为病人减少多少痛苦、疾病或残疾，然后再想办法将这种治疗方法进行传播。另外，我们看不懂这一论证的逻辑，治疗者依据自己的直觉，为什么会比实施 EST 更好呢？ EST 可能帮不了每个病人，但至少也为帮助每个病人提供了一个好的机会。

对于某个治疗而言，可能一些结局的差异是由病人变量引起的（有时这种影响甚至还要大过治疗对结局造成的影响）。这肯定会促使人们去传播高度特异性的量化治疗方法（如，这种治疗对于中度心理障碍的年轻人有效，但对老年人无效）。当没有如此特异性的治疗得以传播的时候，大部分一般性的治疗还是可以获得的。这时一旦有其他的研究澄清，某种治疗不能再针对这类病人使用，这个信息立即就会得到传播，在未来能够进一步提高针对病人的平均结局。如果病人变量几乎不能一致而有力地预测治疗效果（Luborsky et al.，1988），且大多数心理干预的成功率还是相当高的（在 50% ~ 80% 的范围内），那么我们就不要过分关注治疗的失败率，因为大多数病人在使用 EST 时获得了成功。如果在我们传播一个治疗之前，我们需要等待数十年的研究，来确定所有的病人变量能否预测结局以及不同治疗之间的交互作用，在这几十年间，我们将冒着允许大量病人痛苦的风险来继续研究（而事实上，其中大部分的痛苦本来是可以降低的）。这种情况并不少见，例如，在过去的二十余年中，各种非实证支持治疗来治疗强迫障碍病人时，基本上没有得到改善。如果对他们使用 EST，这些病人中，许多将实质性地缓解症状并改善生活质量，即使不是所有的病人都能得到改善。

关于影响治疗结局的病人变量的问题，再次还原到如下问题：在选择治疗方法时，还有其他的替代疗法吗？没有研究证明，一个特定的 EST（如暴露和反应预防强迫性障碍），对于某种类型的病人（如同时具有强迫症与抑郁症的病人）是无效的（或者相对效果差于另一种疗法）。我们认为，即使对于这种病人，EST 仍然是最好的可供选择的治疗。如果病人使用 EST 没有得到改善，那么临床的选项（如替代治疗或长程治疗）就应该得到考虑。总之，我们必须基于当前拥有的最佳实证知识进行治疗，并随着时间的推移不断地补充、细化这些知识。

（2）关系变量 VS 治疗变量

另一个伪命题是，治疗改变的中心是治疗关系而不是治疗方法，因此任何关注治疗方法的努力都是错误的。首先，尽管治疗联盟已经被证实为治疗效果的一个预测变量，统计关系数值实际上是相当小的。在涵盖众多心理疗法的元分析的基础上，只有大约 5% 的结局变异是治疗联盟导致的（Martin et al.，2000）。其次，只有少数研究已经排除了联盟—结局关系中有第三变量的解释，即治疗联盟是在治疗早期改善的部分功能（在病人和治疗者获得早期收益的时候，两者有着更好的关系）。尽管看起来联盟—结局关系的一些组成部分独立于第三变量（Klein et al.，2003），但根据当前的文献记录，治疗联盟对于结局的直接影响很可能低于当前证实的 5%。

尽管如此，我们应当清楚，我们也把治疗关系看作多数治疗方法的关键因素。事实上，许多 EST（Beck et al.，1979）将治疗关系作为整体治疗包的一个组成部分。因此，把这些 EST 看作忽视治疗关系是不准确的。将现存的"心理治疗研究表明治疗联盟与结局相关"，推广到"它对所有疾病的所有治疗都是最关键的"，这种程度也是不准确的。对于一些治疗，治疗联盟可能并不是一个重要的因果因素。例如，大量研究表明，对于惊恐障碍，基于书本或网络进行传播的认知—行为自助疗法是有效的（Chambless and Peterman，2004）。显然，这些治疗中，并没有什么治疗者与病人结成的联盟。

假设治疗联盟对于多数治疗结局确实重要。相应的问题是，治疗者会影响联盟的质量吗？如果是这样，那治疗者旨在提高治疗联盟的行为，也应该是特定治疗方法的一部分。如果联盟是病人带入治疗的一种功能，那么我们仍然需要关注，可能治疗者所做的一切对结局的贡献要远远超过联盟所做的贡献。只有当联盟能够 100% 地预测结局变量时（事实上这是不可能的），关注治疗技术才是无用的。

如果联盟的质量能被某些治疗者的行为改善（技术是可以教的），那么，对治疗联盟的强调，本身就包含在对治疗技术的强调之中。我们完全可以在研究领域内来尝试证实治疗技术。沿着这一路线，我们作者中的一个（保罗·克瑞斯－克里斯托弗）为了培养结成联盟的能力，已经创建了一种治疗手册来培养治疗者与病人之间的联盟关系，并对之进行了初步的研究，评估治疗者在学会改善或修复联盟的技术后，是否改变了他们与病人的联盟关系（Crits-Christoph et al., in press）。当前需要进一步研究来证明，加强联盟的技术是否使病人获得最大化的效果；或者需要研究，它是否还应该与其他类型的技术结合在一起；以及更进一步研究，以确定有多少比例的治疗者，能够有效地学会并使用这种培养联盟的技术。

（3）治疗变量 VS 治疗者变量

与联盟问题相关的争论是，关注治疗方法会忽视治疗者变量对结局的贡献。治疗者的内在品质（如热情和真诚），比治疗技术可能更重要。因为病人的特征以及治疗者的个人特征的存在都会影响治疗效果，但这与治疗模型的测试和传播并不是对立的。除非结局变异能够100%地归因于治疗者变量（或者病人加治疗者变量），我们仍然可以通过教会治疗者治疗方法，来改善治疗的结局。

治疗者当然需要适当的选拔、培训和认证。除非我们严格地规定，只有拥有天赋的治疗者才能进行心理治疗的实践，即使他们得到极少正规培训，也能取得较好的效果（但从今天允许进行心理治疗的治疗者来看，他们与这些拥有天赋的治疗者相比，还有一定距离）。因此，教会治疗者如何最好地帮助病人，仍将扮演非常重要的作用。

（4）治疗变量 VS 原则

对于直接关注 EST 运动的另外一个批评是，治疗手册是过分关注特定技术的"烹饪书"，而不是关注一般的原则。根据这一观点，一个更好的方法是，教会他们在应用中使用具有临床灵活性的实证支持的原则。这个观点包含多个谬误。首先，它将 EST 等同于"烹饪书"。许多现有的治疗手册有大量实证支持（如对抑郁症的认知治疗），它们根本就不是所谓的"烹饪书"。在实施治疗模式中,治疗者被告知一般的原则,并具有相当大的灵活性。尽管在培训中，通常会概括出一个典型的治疗过程来协助治疗者，但事实上，许多治疗手册（Luborsky，1984）明显是基于一系列原则的。

其次，假设原则是可以教的，那么就没有理由质疑，为什么不能创建基于原则的心理治疗手册来评估治疗呢？我们需要谨慎的态度来确保手册不要太过灵活，而使治疗的实施过程无法得到重复。如果其他治疗者不能复制这个实施过程，这些治疗原则就不能得到实证性地支持（这些原则在某种程度上对其他治疗者是有用的）。最后，更加强调治疗原则的呼吁，迫使治疗者偏爱某些类型的治疗手册。我们完全支持继续进行此类研究，以证明治疗原则能够不断地得到学习和实施。适当地验证这种治疗模式（或原则），本身就能够添加到不断发展的 EST 清单之上。

4. 为什么要研究治疗方法?

我们认为，治疗原则、治疗技术和治疗者旨在加强同病人的联盟的行为，都是治疗方法的一部分。我们可能有兴趣知道这是否是真实的：某类特殊的病人，不论实施什么方法的治疗都会受益；某个特定人格的治疗者，不论使用什么治疗方法，都能获得积极的效果。但是，除了仅仅为那些特殊的病人提供心理治疗，或仅仅允许那些幸运的治疗者去进行治疗之外，真实的心理治疗情境远比这些情况更为复杂。

如果我们要改善对病人的护理，我们接下来还能做什么？治疗方法。为什么是这个？对于影响心理治疗结局的所有因素，治疗方法是唯一一个治疗者能被培训的因素，它是唯一一个能在临床实验加以控制检测的因素。如果它被证明具有价值，那么它又是唯一一个能被传播给其他心理治疗者的因素。作为临床心理学家和心理治疗研究者，心理治疗这个过程本身就让我们非常着迷。我们主要关心的是，心理治疗要用来改善病人的生活。如果心理治疗者协助病人减少他们的痛苦、增强他们的功能，他们就一定要懂得有效的治疗方法，并接受相应的训练。这就是我们为什么推广 EST 清单的初衷。

5. 总结

我们的观点是，病人、治疗者、治疗关系和技术这些变量，对治疗结局都是有帮助的。经过实证研究验证的治疗，仅仅是以能够得到修正的形式，来提高病人护理质量的一种努力。关于治疗的知识总是在不断变化，随着时间的推移，总是在对现有的 EST 加以改进，并发展出新的治疗方法。其他提高病人护理质量的方法也应当被进行（比如，在如何选择治疗者方面进行临床相关的研究）。任何不重视教育我们的治疗者来改善治疗结局的心理治疗研究，都冒着一定的风险，使得减少病人的痛苦和障碍的方法得不到关注。治疗方法不是与结局相关的所有行为，它们处在合理地通过干预来改善护理质量的地方。

二、心理治疗者

布鲁斯·E. 威泊尔德

　　一个基本的问题是，验证影响心理治疗的那些因素的目的是什么？从我的角度来看，答案就是验证过程最终将有益于病人。另外，验证过程存在的情境中，还包括专业因素和个人因素等（Wampold and Bhati，2004）。例如，EST 运动明确指出，目标之一是促进临床心理学："如果临床心理学要在生物精神病学的全盛时期得以幸存，APA 就必须行动起来，强调我们的优点，即我们正在提供疗效已经得到证明的各种心理治疗。"（Task Force，1995）。但是，EST 运动给予一些治疗方式以特权地位（比如那些进入 EST 清单的治疗方式），这损害了其他的治疗方式。

　　有一个独立于 EST 和循证心理治疗背后的动机，且与病人利益相关的问题必须得到解答：对心理治疗某些因素的验证，确实有利于病人吗？虽然本篇立场论文将花大部分篇幅直接考察这个问题，但回答这个问题的意义要在文后才能得到阐述。

1. 治疗结局变异的来源

　　对心理治疗某一因素的验证，涉及如何建立这一因素与结局的相关关系。治疗的一些因素必须存在（如共同因素）；在这种环境中的验证将涉及关联效应（如结局）以及共同因素的程度（如共情反应的频率），或者这些因素的质量（如病人评定的治疗联盟；Horvath and Bedi，2002）。在其他情况下，验证涉及治疗的一些因素的存在与缺失进行对比，比如，用一种治疗与没有治疗或其他治疗进行对比。无论在何种情况下，希望验证的治疗因素的选择，必须能够与治疗结局表现出可靠的相关。

　　在变异来源中，当前没有明显地当作验证目标的是心理治疗者

（Wampold，2001a；Wampold and Bhati，2004），尽管证据表明它是一种重要的（如果不是最重要的话）结局变异的来源。本篇立场论文中，将考察与回顾心理治疗者效应的研究，并将其与结局变异的其他来源相比较。在回顾这些文献前，我们先要讨论一些与治疗者相关的方法论问题。

（1）方法论问题

在临床实验的初步分析中，心理治疗者作为一个因素通常被忽略，这引起了两大重要的问题（Crits-Christoph and Mintz，1991；Crits-Christoph et al.，1991；Kim et al.，in press；Wampold and Bhati，2004）。首先，在研究设计和分析中，如果不考虑心理治疗者，那就不可能确定，结局中有多少的变异性可以归因于治疗者因素。此外，忽视心理治疗者效应，容易导致对治疗效果的高估（Wampold and Serlin，2000）。

在确定治疗者效应时，把治疗者作为一个随机因素或固定因素是必要的（Crits-Christoph and Mintz，1991；Serlin et al.，2003；Siemer and Joormann，2003；Wampold and Serlin，2000）。如果将治疗者视为固定因素，那么结局就取决于临床实验中具体的治疗者。虽然限制研究结果的可推广性，会带来主效应的增长，但是，从特别少的治疗者获得的研究结论将表现出不合理的限制（Serlin et al.，2003；Siemer and Joormann，2003）。如果治疗者是从治疗者群体中随机选取的，那么获得的结论将更有指导意义，更能推广到普通的治疗者身上（或者至少能代表与实验类似的情境中的治疗者）。

如果决定将心理治疗者看作随机因素，就必须选用合适的统计模型。治疗者之间的变异产生了治疗之间可以观察到的变异，而这些变异可能并不是真正的治疗差异。因此，不管是变异分析模型（Wampold and Serlin，2000），还是多级模型（Moerbeek，2004），在临床实验中，都必须使用混合模型（治疗固定，心理治疗者随机）。

（2）治疗者因素造成的结局变异

在这里，我将回顾一些文献，来评估治疗者因素在结局变异中所占的比例。在回顾研究的过程中，我们必须考虑以下三点。第一，治疗者效应是按治疗者在结局变异中所占的比例而估计的，可以用组内相关系数来估计治疗者效应（Wampold and Serlin，2000）。根据这一理念，没有必要也不值得通过专家评级或各种按结局分类的标准来选择胜任的治疗者（比如，使用中值分割）。我们所引用的评估，完全依赖于治疗者产生的结局，从这个意义上说，胜任得到了实证的定义。

第二，在大多数情况下，我们所引用的研究，主要是临床实验中通过多种方法而获得数据的再分析等。这些研究看似足以对治疗者效应进行一个粗略的估计（Kim et al.，in press）。

第三，对治疗者效应的估计，需要与其他心理治疗因素进行比较。这又表现为这些因素在结局变异中所占的百分比。我们已经回顾了大量研究，并获得了如下估计（Baskin et al.，2003；Wampold，2001b）：治疗与不治疗，13%；不同治疗，0～1%；EST 与心理治疗安慰剂，0～4%；工作联盟，5%。治疗者效应的重要性评估，所估计的范围从 0（处理间差异）到 13% 来判断。13% 是治疗者因素在结局变异中所占百分比的上限（Wampold，2001b）。

20 世纪 90 年代早期，研究者开始分析临床实验的数据，借以估计治疗者的影响。克瑞斯－克里斯托弗和明茨（Crits-Christoph and Mintz，1991）二次分析了来自十个临床实验的数据，结果发现，在研究间平均变异的基础上，治疗者所占结局变异比例的范围从 0 到 13.5% 不等。在 27 个治疗组的基础上，发现在结局的所有变异中，8.6% 的变异可归因于治疗者。

吉姆等（Kim et al.，in press）对美国心理健康研究所关于抑郁症协作研究项目的数据进行了再分析，分析使用了各种多级模型方法，结果发现，在每个治疗中，治疗效果中大约有 8% 的变异归因于治疗者。这个百分比将随着对测量结局的分析以及对治疗者变异进行建模的方式的不同而变化。如表 5.1 所示，在认知—行为治疗和人际关系治疗中，我们将治疗者因素所占比例与两种治疗间的治疗差异进行了对比。在这四个结局测量研究中，治疗者变异的百分比范围介于 5%～10%。所有四个结局测量研究中，不同治疗的差异所占结局变异的比例为 0。

表 5.1　治疗的多层分析（固定）以及针对完成者的治疗者效应

（随机截距，固定斜线）

| 变量 | 治疗（固定） | | | | | 治疗者（随机效应） | | | 误差 σ^2 |
	系数 $\hat{\gamma}_{01}$	标准差	t	p	$\hat{\omega}^2$	τ_0^2	p	$\hat{\rho}_1$	
HRSD	-0.903	1.432	-0.631	0.537	0.000	2.44	0.211	0.069	33.03
GAS	1.50	2.93	0.513	0.615	0.000	16.67	0.062	0.097	114.01
BDI	-3.197	1.99	-1.606	0.129	0.000	4.10	0.293	0.050	78.56
HSCL	-0.048	0.107	-0.449	0.659	0.000	0.018	0.143	0.090	0.181

注：$\hat{\omega}^2$ 代表认知－行为治疗与人际关系治疗间的治疗差异；$\hat{\rho}_1$ 为治疗者变异的估计值；HRSD 是汉密尔顿抑郁量表；GAS 是大体评量化表；BDI 是贝克抑郁测验；HSCL 是霍普金斯症状检查表。

资料来源："Therapist Effects in Psychotherapy: A Random Effects Modeling of the NIMH TDCRP Data," by D. M. Kim, B. E. Wampold, and D. M. Bolt, in press, *Psycotherapy Research*. 获 Taylor & Francis, www.tandf.co.uk. 授权。经许可改编。

最近，于佩尔等（Huppert et al.，2001）在针对惊恐障碍者的多中心实验中，对认知—行为治疗的数据进行了再分析，报告了研究中使用各种方法测量到的治疗者效应，效应范围 1%～18% 不等。这可以解释为，不同的认知—行为治疗的分配，并未实质性地改变治疗者效应。

把所有的临床实验纳入再分析表明，结果中大约 8% 的变异是由治疗者之间的差异导致的（Wampold and Brown，in press）。这一估计可推广到类似于临床实验治疗者样本的治疗者。在这一情境中，治疗者通常因自己特殊的技能而被选择，都受过专门训练，接受专业监督，并遵循治疗手册的指导（Elkin，1999；Wampold and Serlin，2000；Westen et al.，2004）。此外，临床实验中的治疗者效应，也受到其他情境变量的限制，如临床实验中病人样本的同质性等（Westen et al.，2004）。在临床实验中，治疗者对结局变异的影响（8%～9%）要大于治疗因素（0～1%）、工作联盟（5%）以及 EST 与安慰剂治疗的对比（0～4%）。这说明，治疗者因素是除病人疾病最初的严重性水平之外，对治疗结局影响最为稳健的预测因素。

奇怪的是，在日常实践中发现，影响结局的治疗者因素，可能会少于在临床实验中证实的 8%。威泊尔德和布朗研究了 581 名治疗者（6146名病人）的私人实践，发现结局变异（考虑到病人病情最初的严重性水平）中，大约有 5% 是由治疗者引起。起初，这种情况使人感到困惑。因为，正如人们所预料的那样，私人实践的治疗者比在临床实验中的治疗者同质性更小[①]。但是，在私人实践中，病人的同质性同样较少，这就增加了误差（Wampold and Brown, in press）。威泊尔德和布朗描述说，虽然 5% 看似不大，这些效应的大小，可以通过识别在第一周期中最好（上四分位数）和最差（下四分位数）的治疗者，在残余获得分数[②]的基础上，检验他们在第二个周期中的结局。

表 5.2 呈现了这个分析的结果，主要有以下几个指标：①治疗者变量，那些至少看过 6 个（3 个在预测中和 3 个在标准子样本中）或 18 个（9个在预测中和 9 个在标准子样本中）病人的心理治疗者；②残余获得分数；③病人改变的比例（如从最初的结局测量到最后的结局测量，病人改善了两个或以上的标准差；Jacobson and Truax, 1991）；④病人效应大小（前测减去后测，除以在常模样本中结局测量的标准差）。显然，那些认定为有效的心理治疗者（在预测样本中的上四分位数）使他们的病人产生了更好的结局。"最好的"心理治疗者的病人，在这个交互验证样本（cross-validated sample）中，有负的残余获得分数（病人比预期变得更好），显示出比"最差的"心理治疗者获得了更为可靠的改变（7% ～ 13% 或更高，取决于使用的样本），产生的前—后测效应大小约是"最差的"治疗者的两倍。换句话说，在治疗结局中，5% 的变异是由私人实践的治疗者贡献的，他们导致了病人在统计与临床方面显著的受益差异。

---

① 译者注：所以治疗者效应理应更大。
② 译者注：residualized gain score，指控制了两组最初的水平之后，第一组的人是否比第二组的人改变得更多，详见后文。

表 5.2　治疗者效应的交叉验证（标准样本的平均结局）

变量	上四分位数 （最好的）	下四分位数 （最差的）
3 个病人以上（k=483 位治疗者）		
残余改变（Residualized change）	-1.30	1.90
可靠改变比例（Proportion reliably changed）	0.32	0.25
效果量（Effect size）	0.43	0.23
9 个病人以上（k=73 位治疗者）		
残余改变（Residualized change）	-1.81	2.30
可靠改变比例（Proportion reliably changed）	0.35	0.22
效果量（Effect size）	0.47	0.20

注：根据预测样本的残余获得分数，治疗者被放置在四分位数上。此表中的结果来自标准样本的平均数。

结局中有较大的变异是由治疗者因素导致的，一些治疗者比起另一些治疗者能产生持续更好的效果。因此，治疗者是一个值得进行验证研究的因素。

2. 治疗者的验证性研究

在本节，我将讨论在治疗者验证研究中的几个问题。首先，有必要了解，许多变量可能与治疗者变量相混淆。在讨论所观察到的结局变异的原因时，到底是治疗者因素，还是与治疗者相关的其他一些因素，导致了这些差异，描述起来就会有一定的困难。其次，确定那些一直产生良好效果的治疗者的特征和行为也很重要。最后，在实践中使用结局提出了必须解决的问题。

（1）混淆变量

治疗者验证研究的一个威胁是，潜在变量会与治疗者变量混淆。如果病人不是随机分配给治疗者，那么就存在这种可能性，一些治疗者产生更好的效果，不是因为结局变量与治疗者相关，而是因为他们的病人与其他治疗者的病人之间本身存在差异。例如，心理治疗产生"更不好"结局的病人可能会有更多阻抗，有更难处理的诊断（如轴 II 诊断），或可能患有更严重的障碍。但是实际情况似乎不是这样。在对临床实验数据的再分析中，病人是典型地随机分配给心理治疗者；如果病人并没有随机分配，他们也是同质的，因为他们是依据 *DSM* 诊断而筛选，没有共病，没有同时进行药物治疗，且没有自杀的可能性（Westen et al.，2004）。在威泊尔德和布朗（Wampold and Brown，in press）在个体实践心理治疗者的研究中，诸如治疗者的学位等级、治疗者的经验、治疗者与病人的性别和年龄、病人的用药状况以及病人的诊断，对治疗者变量都没有或很少起作用。

（2）治疗者 VS 治疗者的特征和行为

验证特定的治疗者因素，也会引发一些问题，比如，产生更好结局的治疗者，其个人特征是否是共同的？或者，其行为是否具有共同性？如果是其中任意一种情况，得到验证的就应该是治疗者的特点或心理行为，而不是具体的治疗者。

虽然已经研究了几十年的治疗变量，但只有极少的几个变量被可靠地证明的确与治疗结局相关（Beutler et al.，2004）。或许更有意思的是，治疗者变量与结局没有关系。布拉特等（Blatl et al.，1996）在对 NIMH、TDCRP 三个正性治疗的再分析中（即丙咪嗪＋临床管理、CBT 和 IPT），发现心理治疗者的年龄、性别、种族、宗教、婚姻状况、一般临床经验和特殊治疗的临床经验，都与治疗者的有效性无关。治疗者的有效性是与心理干预（相对于生物干预）、心理准备及治疗的预期时间呈正相关的。于佩尔等（Huppert et al.，2001）在对治疗惊恐障碍的 CBT 治疗者进行了分析，虽然发现心理治疗者的有效性与心理治疗者的年龄、性别、性别匹配和 CBT 经验无关，但是治疗者的有效性与从事心理治疗的整体性经验相关。这也显示出与之相关的 EST 协议、专家评定能力与治疗者变量并不相关。

与此同时，心理治疗的某些方面一直被证明与结局相关，例如，治疗联盟、共情、目标一致性、针对不同病人采取不同的治疗方法等（Norcross，2002）。但是这并没有说明，这些变量是由临床实验或私人实践不断检测到的治疗者变量的一部分。虽然沃斯莎罗等（Vocisano et al.，2004）最近发现，效果更好的治疗者比效果较差的治疗者更强调治疗关系。因为治疗者的特征和行为不能随机分配，所以从治疗者的特征和行为中找出治疗者变量，会由于这些数据的结构而更加复杂。尝试将治疗者变量分割为其他变量涉及复杂的统计方法，这是将来研究需要解决的重要问题。除了一些自然主义的研究（Wampold and Brown，in press）之外，通过使用来自临床实验的数据，使用同质的病人样本，特别是利用 *DSM* 诊断病人及类似的治疗，我们可以粗略地估计治疗者变量的数值。很可能在自然环境中的结局研究，大部分的变量可能涉及其他因素，如治疗有更大的异质性，治疗—病人可能更少匹配（如，Beutler et al.，2002a、2002b）等。治疗者灵活地将病人与治疗方法进行匹配，这在临床实验中看起来行不通，但在真实的实践中，可能是经常发生的事实。只有到了我们能证明，治疗者特征及行为以及治疗者—病人匹配变量，都与治疗者变量相关的时候，治疗者变量在结局变量中所起作用的百分比才能真正地得到验证。

（3）结局数据的使用

验证治疗者因素还提出了涉及心理治疗服务的管理问题。机智的观察者将注意到，教育中的高风险测试与"不让一个孩子掉队"法案（No Child Left Behind Legislation）是平行的。在教育情境中，做得较差的学校一开始会被给予机会进行改善（有一些但非常有限的额外补助）；如果他们不那么做，他们将会得到惩罚（如学生可能转到另外学校去；交由国家对学校进行管理）。识别和验证心理治疗者变量可能会促使医疗管理者（如行为医疗管理组织和诊所管理者等）采取行动。

提供这个复杂问题的一个全面讨论（Miller et al.，in press），已经超出本文的范围，但还是需要说明几点。首先，关于治疗者有效性的知识，对临床决策是很必要的。虽然医疗不一定采用这些数据，但这些数据的有效性应该是没有争议的。在什么基础上，才能不去考虑治疗者有效性的信息？其次，治疗者的有效性数据能用来改善医疗系统的质量（Miller et al.，in press）。事实上，兰伯特等（Lambert et al.，2001）已经发现，只要将病人病情的进展简单地反馈给心理治疗者，也能使结局变得更好，使服务变得更有效。

3. 结论

这里提出的论点是，我们应当验证治疗者变量。这不应当被解释为，一些心理治疗者应当得到惩罚，因为他们是"无效"的（我们将为那些引用本篇文章来做出这种结论的人感到羞耻）。正如兰伯特及他的同事正在做的那样，我们需要研究一些方法，使治疗者有效性的研究数据能够改善病人的最终结局。当然，某些治疗者可能会受到损害，甚至会因为不能很好地治疗病人而被采取措施。这些治疗者应当禁止他们提供的服务。基于结局做出决定，胜过谴责治疗者那些与结局不相关的行为（比如，让他们不能成功地获取必要的继续教育学分）。

我们处在基于结局来指导实践和管理服务这一革命的起点。必须谨慎地使用这些珍贵的数据，想办法让病人受益，而不是老想着如何削减医疗成本。最后，我们（治疗者、研究者和第三方）应当统一目标，使治疗者能为病人提供最优的服务。因此，我们必须强调，是哪些变量导致了心理治疗的结局。恰恰是在这一点上，已有证据表明，治疗者因素是非常重要的。

三、治疗关系

约翰·C.诺克罗斯，米歇尔·J.兰伯特

　　全球的保健政策制定者们正在传播实践指南，并给予在心理健康方面的循证研究以特权地位。这些都是宝贵的尝试，它们将科学研究应用于临床实践，并试图指导研究生的培训。这样的努力明智地证明，在当前强调问责制的时代氛围中，心理治疗经得起最为严格的实证的检验，表明它已经准备提供最好的医疗干预。大量针对心理治疗有效性的实证研究，为指导心理治疗的实践提供了一个令人印象深刻的科学基础。

　　与最初的努力一样，循证实践运动是不彻底的，存在着潜在的误导，包括以下三点问题。首先，针对具体障碍的具体治疗的作用被人为地夸大了（Wampold et al.，1997）。那些主张针对具体障碍进行具体干预的人，并没有认识到心理治疗者、病人、治疗者以及人性研究的复杂性（Lambert and Ogles，2004；Wampold，2001b）。心理治疗远远超出了以下情况：只考虑针对 *DSM* 的轴 I 障碍病人，来传播那些手册化的技术。其次，强调循证心理治疗，极大地忽略了反映治疗关系重要性的证据。病人与治疗者之间人际关系的质量，对心理治疗的结局能起到一致性的实质贡献（Norcross，2002）。最后，一开始所进行的 EST 的努力，典型地忽视了病人及其个体情况的复杂性。治疗者治疗具有复杂性的病人，要将治疗方案及治疗关系与病情明显超出了 *DSM* 轴 I 诊断的个体病人进行匹配。

　　在本篇立场论中，我们将回顾关于治疗关系有效性的可靠的研究和临床证据，并认为，除了治疗方法、治疗者、病人之外，治疗关系也应该得到循证心理治疗的重视。这里回顾的大部分研究，都在美国心理学会心理治疗分会的专业工作组（Norcross，2001、2002）出版的最终文

件中得到了陈述。该工作组定义、操作化并传播了"实证支持关系"（ESR）
这一概念。

1. 心理治疗结局变异的来源

心理治疗的结局研究，通常只能解释或说明整个结局变异的
40% ～ 50%。这个事实提醒我们，确实非常需要了解与测量治疗结局
的复杂的变异来源（Roberts et al.，1993）。

通过数以百计的心理治疗结局研究及众多的元分析，我们估计，在
解释整体的结局变异中，病人（包括他们严重的病症）占 25% ～ 30%，
治疗关系占 10%，治疗者占 18%（剔除治疗效应），具体的治疗方法占
5% ～ 8%。病人之间的相互作用、治疗及关系也许能（也许不能）解
释剩下的 5% 的原因。当然，这只不过是对不可分割的临床现实粗鲁地
进行分割的一种尝试。在对病人结局起作用的数十个变量中，在任何特
定的研究中，都仅仅有一部分被纳入研究的过程中。这种复杂性，使我
们对影响治疗结局的所有变量的相对重要性，难以进行精确的估计。

毫无疑问，治疗效果的最大的决定因素是病人。研究清楚地表明，
病人病症的严重性程度，是影响治疗结局最重要的病人变量（Garfield，
1994）。一些开始就大致处于正常功能的病人，表明收获不大；那些病
症原本非常严重的病人，治疗期间会有大量的收获，但通常无法恢复完
全正常的功能（特别是，如果他们遭受共病障碍或诸如精神分裂症等功
能丧失的慢性障碍）。最有希望的病人，既不是太健康的也不是太失调的。
他们证明了大量的治疗收益，并可以在功能正常范围内终止治疗。除了
病症的严重性，病人还给治疗带来各种各样的其他特征，包括积极期望、
改变的容易程度等。我们评估病人，包括他们病症的严重程度，大约能
解释总体变异的 25% ～ 30%。

除了病人因素，治疗关系和治疗者在病人的改变方面作用最大，但
是个别治疗者的作用很少得到研究。虽然病人和治疗者共同决定治疗关
系的质量，病人往往将治疗的成功直接归因于治疗者，以及他们所提供

的共情式的、支持的和尊重的治疗。关系的重要性也得到这个事实的支撑，即非专业人员和未经培训的人员经常会发现，他们与训练有素的专业人员一样有效。这一事实又得到了以下证据的支撑：具体的校本治疗[①]之间有着不同的治疗效果，或者，在进行校本治疗之前，治疗就已经出现了改善等（Haas et al.，2002）。关系的质量大约可以解释结局变异的 10%，治疗者效应增加了另外的 8%。与之形成鲜明对照的是，特定的治疗方法仅可解释结局变异的 5%～8%。

这些百分比的大小依赖于不同的研究设计、测量方法及每个研究的情境。结局变异的评估设计是很不一样的，例如，可以把心理治疗和非治疗，治疗 A 与治疗 B，或者任意治疗与安慰剂相比较。在最后一种情况中，安慰剂十分有效，能典型地解释一半或更多的非正式治疗的成功（Baskin et al.，2003；Fisher and Greenberg，1997；Kirsch，2002）。我们将模棱两可的"安慰剂效应"，解释为一个或几个因素的组合，其主要成分是积极努力、积极的期望以及病人对治疗所做的贡献（参见本书中布赫特的论文）。

2. 关系影响力的证据

我们通过依次回顾反元分析、个体结局研究及病人自我报告的研究，来探究关于治疗关系的大量研究证据。

（1）元分析

治疗联盟指病人和治疗者之间合作关系的质量与强度，通常通过治疗目标一致性、治疗任务的共识及关系结合度等来进行测量。89 个研究发现，在成人中，治疗联盟和治疗结局之间的平均相关为 0.21，这是一个中等而稳固的联盟（Horvath and Bedi，2002）。通过对儿童与青少年治疗的 23 个独立研究进行元分析，同样发现了类似的结局。在联盟和结局之间的加权平均相关是 0.20（Shirk and Karver，2003）。与这些

[①]　译者注：school-based treatments，指从学校获得经验的治疗。

相关对应的 d 为 0.45，是一个中等大小的影响。

在团体治疗与个体治疗中，治疗关系对病人结局的影响大致相同。这些研究中约 80% 都支持固体治疗中的治疗关系（主要成员与成员之间）与治疗结局之间存在正相关（Burlingame et al.，2002）。

对于部分治疗者的具体的关系行为进行量化的回顾与元分析发现，同样可以预测病人的结局。举一个明显的例子，共情指的是治疗者理解病人的想法，感受及从病人的角度来看待矛盾的敏感能力和意愿（Rogers，1957）。一个针对 47 个研究进行的元分析（包括 190 个共情—结局关系的测试）显示，效应—水平分析的中值 γ 为 0.20，研究—水平分析为 0.26（Bohart et al.，2002）。再采用两个与治疗联盟相关的其他案例，目标共识和协作，即治疗者—病人在治疗目标一致性以及在这种协作关系中的双方的被试的共同卷入程度。有 68% 的研究发现，在目标共识与结局之间存在积极的相关；有 88% 的研究报告，在治疗者—病人协作和结局之间存在同样积极的相关（Tryon and Winograd，2002）。

心理治疗分会的专业工作组回顾了大量实证研究，创建了一系列实证支持关系元素。对于每个元素，我们将其分为明显有效、有希望和可能有效或研究不充分的判断三大类别。做这些判断的证据标准包括：支持性研究的数量、研究结果的一致性、这一元素与结局积极关系的大小、元素和结局的联系性、研究实验的严谨性以及研究的外部效度等。前面五个元素——联盟、团体治疗中的凝聚力、共情、目标共识和协作——被确定为明显有效的元素。我们还确定另外七个与治疗者相关的元素，将它们视为有希望和可能有效的，包括：积极尊重、一致性、反馈、修复破损的联盟、自我表露、反移情管理、关系解释的质量（但不是量化的数值、详细请参阅 Norcross，2002）。

（2）个别结局研究

对一些个别研究的简短讨论，将在治疗关系（通常被当作联盟而被测量）与病人结局之间的典型连接，提供一些例证。萨弗拉和沃尔纳

（Safran and Wallner，1991）研究了 22 位门诊病人，他们接受有时间限制的认知治疗。使用工作联盟问卷（Working Alliance Inventory）和加州心理治疗联盟量表（California Psychotherapy Alliance Scale）来对工作联盟进行测量。结果表明，在治疗的第三次会谈之后，两个工作联盟的量表都成为了治疗结局的预测因素。这些研究强调了，不仅仅在个人中心治疗和精神分析治疗中，联盟在认知治疗中同样具有重要的作用。这与另一研究的结论一致，即治疗结局能通过早期治疗阶段的关系评级而得到预测（Horvath and Luborsky，1993）。

在一个经典的针对酒精滥用者的研究中，米勒等（Miller et al.，1980）在减少酒精消费中检验了几种行为手段的比较有效性。作者还收集了治疗者的共情影响病人结局的数据。在 6～8 个月的回访中，病人对治疗者共情的评级与病人结局显著相关（r=0.82），因此占了整个变异的 67%。这些结局论证了，即使在行为或其他以技术为中心的治疗中，治疗者共情也是非常重要的。

在其他研究中，加斯顿等（Gaston et al.，in press）使用分层回归分析，来检验参加精神分析、认知治疗或行为治疗的老年抑郁病人的联盟。症状改善过程中联盟测量与病人及治疗者联盟的分数，能够作为最终治疗结局的预测因素。在该研究中，评估到的联盟质量能解释最终的结局变异的 36%～57%。

卡斯通古伊等（Castonguay et al.，1996）研究了 30 位重度抑郁病人的心理治疗结局，对比了认知治疗所独有的治疗变量（治疗者关注认知歪曲），以及另外两个与其他治疗共有的变量（治疗联盟和病人情感卷入）的影响。结果表明，治疗联盟和病人情感卷入这两个共同变量，与病人的改善呈正相关。相反，被视为认知治疗的独特变量，将歪曲的认知与无关的情绪连接，与伴随治疗出现的抑郁症状呈正相关。

在 NIMH 的协作研究中，克鲁波尼克等（Krupnick et al.，1996）检验了治疗联盟对于抑郁个体治疗的影响。在减少病人的抑郁症状的过程中，治疗联盟在心理治疗和药物治疗中，同时成为了一种主导的力量。

在总结研究的结局时，作者们写道，"研究结果与以下观点最为一致，即治疗联盟是各种不同的抑郁疗法中的共同因素，它能从特定的治疗技术或者药物治疗中分离出来。"

（3）"什么是有效的"的病人报告

除了对治疗关系和治疗结局的可靠联盟进行复杂的统计分析之外，大量临床经验与病人报告，都证明了治疗关系能够缓解病症（如果不是治疗病症的话）的本质。当治疗者询问病人治疗中什么是有用的时候，病人通常回答说是治疗关系（Sloane et al.，1975）。在文献中，至少已有 100 个这样的研究得出了类似的结论。病人不会强调特定技术或者方法的有效性，相反，他们将治疗的效果主要归因于与治疗者的关系（Elliott and James，1989）。

在一个描述性研究中，墨菲等（Murphy et al.，1984）要求门诊病人列出 CBT 成功的治疗因素。大部分病人认可的因素是建议（79%）、与对我的问题感兴趣的人进行的交谈（75%）、鼓励和安慰（67%）、同能理解我的人交谈（58%）、希望灌注（instillation of hope，58%）。该研究中的病人主要来自社会经济阶层较低的人群，在过去的研究中已经表明他们希望在治疗中能够得到专家更多的建议（Goin et al.，1965）。

在加维茨和斯特鲁普（Najavits and Strupp，1994）的一项调查中，16 名治疗者被分配类似病情的病人。在 25 次会谈后，再根据治疗结局、病人治疗的时间长度以及治疗者在会谈间的行为，对治疗者进行评估。其病人取得了更好结局的治疗者，比那些病人取得了更差结局的治疗者，使用了更多的积极行为和较少的消极行为，且在关系行为而不是技术行为之间出现了最大的差异。温暖、理解和肯定被认为是积极的，轻视、责备、忽视、忽略、攻击和拒绝等微妙的形式则被认为是消极的行为。从这些结局，作者总结道，"因此，人类相关的基本能力——温暖、肯定和最小的攻击与责备——可能是有效心理治疗干预的核心。在这一研究中，基于技术干预的理论远未达到真正的有效。"（Najavits and Strupp，1994）

病人对心理治疗有效方面的观点，同样得到 NIMH 协作治疗研究的检验（Elkin et al.，1989）。研究结果表明，在大量的研究中，即使在接受手册化治疗的病人中，最常见的反应也会归为"我的治疗者的帮助"（41%）和"学会了一些新东西"（36%）。在治疗后，有 32% 获得安慰剂加临床管理的病人认为，对他们治疗最有帮助的因素是"治疗者"（Gershefski et al.，1996）。

最后我们指出，最能指导心理治疗病人的，正是治疗者本身。在两项研究中，要求美国（N=380）和英国（N=710）的治疗者反省他们的治疗经验，指出他们治疗实践中获得的持久的教训（Norcross et al.，1992、1988）。最常见的反应都是要关注人际关系和心理治疗动态性：温暖的中心地位、共情和人际关系；移情和反移情的重要性；治疗者的不可避免的个人性；在心理治疗中需要更多的耐心。相反，已发表的五个研究回顾发现，受到心理健康专家有害治疗的变量通常包括冰冷而严肃的治疗者、情绪诱导的治疗者以及病人—治疗者不匹配等因素（Orlinsky and Norcross，2005）。

（4）关系媒介的证据

APA 心理治疗分会专业工作组的首要目标是，证明关系行为（主要由心理治疗者提供）是有效的。这就是一般意义上的"什么是有效的"。工作组的第二个目标是证明哪些病人的行为或特质可以作为定制治疗关系的可靠标志。这就是"针对具体的病人，什么是有效的"。

治疗者努力提供或选择这样的治疗，它们能对病人的特征、倾向与世界观进行敏感的回应。在这一小节中，我们将回顾一些研究证据，使治疗关系适应专业工作组寻找到的两类这样的病人特征，即明显有效（阻抗）的和可能有效（改变的阶段）的定制个别病人关系的方法。

病人阻抗容易由外部需求所激发。研究证明，高阻抗病人一贯与更差的治疗结局相联系（82% 的研究都发现了这一点）。但是，80% 的研究发现，如果治疗者指令与病人阻抗水平相匹配，有助于改善治疗效率和治疗结局（Beutler et al.，2002b）。具体来说，病人呈现出来的高阻抗更多地受益于自我控制方法、治疗者指令性的最小化以及似是而非的干预方法。相反，低阻抗病人主要受益于治疗者的指令性和明确的指导。这对临床实践的启示是，要把治疗者的指令性水平与病人的阻抗水平进行匹配。

人们通过一系列的阶段来取得进展，这些阶段包括心理治疗与自我改变的意向前期、意向期、准备期、行动期和维护期。针对 47 个研究的元分析（Rosen，2000））发现，这些在各阶段中，对于不同改变过程的使用效应达到 0.70 和 0.80。具体来说，认知—情感过程最经常使用在病人的前意向期与意向期，行为过程最经常使用在行动期与维护期。治疗者最理想的立场也依靠病人各阶段的改变而变化：意向前期像病人的父母，意向期像病人的苏格拉底式的教师，行动期像一位有经验的教练，维护期像一位咨询顾问（Prochaska and Norcross，2002）。对临床实践的启示是，要评估病人改变的阶段，将改变阶段与相应的治疗关系及治疗方法进行匹配，当病人从一个阶段发展到另一个阶段时，治疗者应相应地改变治疗的策略。

针对不同的病人的确需要不同的治疗，前面两个病人特征描述了研究支持的关系匹配问题。工作组决定，除了病人的阻抗，病人的功能障碍也是定制关系的一种明显有效的方法。而且除了病人改变的阶段，病人的应对风格、情绪的社会性依赖风格或自主的内省风格、期望以及对有问题经验的吸收都是有希望的和可能有效的定制治疗关系的因素。现在，专业工作组的研究还是非常不够的，难以清楚地判断，根据病人的如下特征来定制治疗关系，是否会影响到治疗结局的改善，这些病人特征包括依恋风格、性别、种族、宗教和价值、偏好和人格障碍等。

3. 验证治疗关系过程中遭遇的挑战

实践者和研究者宣告，治疗关系和治疗结局中的积极联盟经常会遭遇许多挑战。下面我们将简要地考虑以下三个挑战。

第一个最直接的考虑，在关系成分与治疗结局之间存在的、与因果关系相对的相关关系。我们总是难以对治疗关系这样的过程变量做出因果推论（Feeley et al.，1999）。是关系引起了改善，还是关系反应了改善？关系由治疗者产生，还是病人本身就带入了治疗之中？几个非混淆回归、结构方程和生长曲线的研究令人信服地表明，治疗关系对治疗结局做出了因果性的贡献。例如，巴伯等（Barber et al.，2000）表明，在剔除了抑郁症病人最初的病症水平后，联盟在所有的改变阶段都能明显地预测随后的改变。联盟一直是病人进一步改善的有力的、因果关系的预测因素。再举一个例子，克莱因等（Klein et al.，2003）针对 367 位慢性抑郁病人进行了成长曲线分析，结果发现，在控制了治疗前因素及八个相关的病人特征后，早期的联盟能够显著地预测随后的治疗改善。实验设计和治疗天赋交互作用的研究也表明，某些与治疗关系匹配的病人特征与结局存在因果关系（例如，Beutler et al.，2003）。虽然我们需要继续寻找一些因果联系，但是治疗关系与治疗结局之间存在因果关系这一点已经得到了证实。

第二个普遍的挑战是，治疗关系对一些治疗方法或病症可能是强有力的，但对其他治疗或病症则不然。换句话说，也许我们没有充分地关注到治疗关系中治疗特异性与病症特异性的本质。对于前者有些人认为，联盟—结局和共情—结局的治疗关系，可能在那些将共情视为关键改变过程的治疗中具有更大的意义。但是，对治疗联盟（Horvath and Bedi，2002）和共情（Bohart et al.，2002）影响进行元分析，几乎没有发现相关的证据。相反，"有一种潜在的暗示，相比其他治疗，在认知—行为治疗的共情因素对结局的影响更为重要"（Bohart et al.，2002）。

后者认为，治疗关系可能在一些治疗中比在另一治疗中更为重要。我们同意，几乎没有系统性的研究证据存在。因此，我们也难以对它们进行聚合的元分析研究。但是我们一致认为，病人最开始的病症可能会不同程度地影响治疗关系。更有可能的是，关系变量的重要性，是病人干扰程度的一个函数，而不是诊断本身。对于那些具有更多的损伤、不良行为、无家可归、滥用药物、恐惧—焦虑和被人轻视的病人，更难建立良好的治疗关系（Horvath and Bedi，2002）。在诸如恐怖症和强迫症等严重焦虑障碍的治疗中，早期的研究认为，特定的治疗似乎比治疗关系表现更大的效果；但在抑郁研究中，治疗关系的效果比治疗方法的效果更大（Krupnick et al. 1996；Stevens et al.，2000）。伴随这些特定治疗的研究，我们可能不能再问"这种关系起作用吗"这种问题，而应该问"这种关系对于哪些病症、哪些病人，如何起作用"。

第三个挑战出现在治疗关系效果的争论中，认为治疗关系倾向于低估病人和治疗方法对治疗结局贡献。的确，通过数以百计的心理治疗结局研究，原本就存在的病人特征占了结局变异的最大部分。我们应当小心所谓的"治疗者中心"，它会最小化治疗关系的贡献以及病人自我修复的能力。

从另一个角度来看，我们偶尔会批评那些忽视具体治疗方法实质效果的研究。我们的立场很清楚：实证研究已经表明，治疗关系和治疗方法对于治疗结局都有一定的贡献。在对哪种因素有多大贡献的判断与方法论上都还存在一些问题，但是人们已经达成共识，治疗方法与治疗关系（在我们能对之进行分离的范围内）都是"起作用"的。片面地看待治疗方法或治疗关系（抑或病人贡献），显然是有问题的。

4. 结论和建议

对治疗关系与关系匹配这两个重要因素的忽视，降低了第一代循证治疗的价值。我们有许多观点是一致的，比如，鼓吹针对特定病症进行特定治疗，可能会过分强调治疗方法的重要性。治疗为具体病症的主张，会导致过分强调治疗努力的最小疗效。促进 EST 治疗（与循证实践相对）可能会在无意中忽视人际关系的重要性（Bergin，1997）。

治疗关系，对包括药物治疗在内的所有类型的治疗的结局，都有一致的、实质性的贡献。传播并不考虑治疗关系的 EST 清单的努力，在临床实践与实证研究的基础上都存在严重的问题。相应地，循证心理治疗应当明确地阐述治疗者的行为和品质，以促进良好的治疗关系。

　　同时，在决定治疗效果的过程中，治疗关系可以协调分散的干预措施、病人特征和治疗者的品质。要对有效（和无效）的心理治疗进行全面的理解，需要考虑所有这些因素以及它们的最佳组合。

　　针对具体的病人特征（除了诊断）来调整和定制治疗关系，能够提高治疗的有效性。虽然有研究表明，某些心理治疗能更好地治疗某些病症，但是，心理治疗将越来越匹配病人，不仅仅是去匹配所诊断的病症。

　　心理治疗分会的专业工作组报告（Norcross，2001、2002）接受了一系列通用的、实践性的、培训的、研究的和政策性的建议。在这里，为了响应这些建立全面与平衡的循证心理治疗的建议，我们得出以下几个结论：

　　•实践者应该得到鼓励，学会创建与培养良好的治疗关系。治疗关系由一些已经证实有效或可能有效的成分构成，是治疗的主要目标。

　　•实践者应该得到鼓励，针对病人的特征来调整治疗关系，并在这一过程中改善治疗的结局。

　　•实践者应该得到鼓励，对病人关于治疗关系的反应及治疗的进程进行常规性监控。这种监控，将提高修复联盟、改善关系、调整策略并避免过早终止治疗的机会（Lambert，2005，for a review）。

　　•同时使用实证治疗关系与实证支持治疗，并针对病人的病症与特征进行适当的调整，这将大大提高产生最佳结局的可能性。

四、主动的病人

阿塞·C.布赫特

心理治疗工作，主要被视为两个（或更多）有智慧的、有思想的人之间协作与对话，他们联合起来，共同努力来帮助其中的一个人克服困难，过上更有创造性的生活。病人在获得自我权利的努力中，能够使用学习策略、模式及许多不同的心理治疗方法来完成这一点。病人这样做的自愈能力压倒性地胜过了技术与程序所带来的结局变异。

在本篇立场论文中，我认为病人积极的自愈能力是心理治疗结局的主要决定因素，进一步说，推进"不同的病症需要不同的治疗"这一概念的 EST 途径，限制了我们关于有效治疗的替代模式的观点。它给予治疗包以特权，认为它超过病人的自我校正，这种特权在我对研究证据的解释中并没有得到支持。

1. 病人作为主动的自愈者

心理治疗可以被视为一个促进和释放病人自然的自愈倾向的过程。米勒和罗尼克（Miller and Rollnick，1991）观察到，"我们相信每个人都拥有改变的强大潜能。作为一个治疗者，你的任务就是释放这种潜能，促进个体内存的自然改变过程。用这种方法，病人就像是治疗者的盟友一样，受到极大的尊重。"欧林斯基等（Orlinsky et al.，1994）说，"我们把心理治疗看作是'与病人强大的内在治愈系统的沟通过程，这个内在系统是所有个体的心理生理学以及所有关系的社会生理学的一部分'"（Kleinman，1988）。

尽管存在这些观点、理论和研究著作，心理治疗仍然大量地将自己描述为治疗者干预治愈病人的病症这样一个过程。一般来说，治疗者会认识到，病人必须在治疗中扮演积极的角色，但是通常他们认为这种角色受制于他们参与治疗的积极程度。即使治疗者没有采取强有力的干预措施"处理病人"，病人也能够形成自我成长的力量，这个观点几乎没有得到认可。在医学模式中，矫正病人行为的关键权利掌握在治疗者的手中。例如以下观点，"病人能够自我生成思想"，或者"有效的治疗是在支持性的、对话的关系思考并解决问题的"，都只有很少的存在空间。换句话说，尽管事实上所有的心理治疗者都同意，病人的活动和韧性在积极的结局中起作用，但是对他们状况的一项分析结果却揭示出一种治疗者中心的偏见。他们表面上也承认病人的贡献，但对专家所提供治疗的力量更为看重。

病人作为积极自愈者至少有两种不同的意义。第一，大部分治疗者强调，病人必须积极参与到治疗的过程中。由此延伸出来的许多治疗者认同的观点是，病人必须严格遵守他们提供的治疗。但是，还有另外一个更强的意义，就是将病人视为更为中心和更为真诚的合作者，依据同治疗者的对话，他们对自己获得什么治疗方式有发言权，能与治疗者一直思考对他们有帮助的观念与治疗方式。第二个含义是基于这个想法，所有的病人都有能力在自己的生活中进行创造性的学习，并做出相应的改变。他们进入治疗时，士气低落或丧失了勇气，所以没有采取主动的行动。在日常生活中，他们作为积极的问题解决者，至少取得了部分成功（Cantor，2003）。

在心理治疗中，作为一个积极的自愈者意味着：①将自己积极地带入治疗进程；②主动地试用某种治疗，通过与治疗者交流，在治疗过程中进行学习；③创造性地进行辩证思考，做出合理的推论，适当地获取意义；④使用自己的逻辑思维能力；⑤创造性地"误解"治疗者的干预[①]；⑥将治疗者的干预当作自己痊愈的一种工具；⑦从治疗中学习方法，并主动地应用于现实生活；⑧主动经历治疗，并从治疗过程中获取

---

① 译者注：即对治疗者给出的治疗方案进行创造性理解，有时甚至能做出治疗者没有要求的举动，使自己更快康复。

知识；⑨将治疗过程中所学到的东西积极地应用到现实生活中。换句话说，在治疗中，治疗者不是唯一的"当下的临床科学家"（Trierweiler and Strieker，1998）或者"反思性的实践者"（Schön，1983）。作为人格心理学家，康托尔（Cantor，2003）已经观察到，"对个体倾向性的建设性认知的重要特征，就是他的创造性……，事实上，人们关于自己和他人的大量思考，都能与他们创造性地与'现实'的交互作用进行精确的匹配。"

2. 心理治疗的医学模式

病人作为主动的自愈者这一观点，与把心理疗法作为治疗（Orlinsky，1989）或者医学模式占统治地位的象征形成对照。在医学模式中，治疗类似于医学操作：通过在病人身上干预操作，改变病人机能失调的行为、认知、情感与人格结构。这是 EST 运动支持的隐喻。治疗的医学模式图解如下：

治疗者的干预→在病人身上实施→产生效果

病人是治疗者操作干预自变量所导致的"因变量"。遵循这种范式的研究，往往会最小化病人的贡献（Angus，1992；Dreier，2000）。

医学隐喻有四个含义。第一，它引起这个信念，心理治疗者的力量主要依赖于技术，适应特定的疾病。第二，治疗关系是分等级的结构：治疗者是决定问题、设置议程以及选择与应用治愈药物的专家。病人的角色是遵从和参与。第三，在医学中，关系对于"真正的治疗"而言是次要的；一个好的医患关系起着支持性作用，增加病人遵从的机会。第四，应该通过适当的研究策略排除安慰剂效应，以便证明"真正"起作用的干预力量，而不是将其作为正当的治疗因素（Snyder et al.，1999）。

在医学隐喻的基础上，我们预期治疗者的干预是强有力的，负责治疗结局的大部分变异。干预比关系更重要，治疗者的专业技能与效果显著相关，治疗者的程序的执行是治疗改变过程有效且必要的部分，病人将干预视为主要的治愈成分。正如本书中随处可见的综述，一般来说，证据并不支持这一模式（Bohart and Tallman，1999）。

证据表明，大多数治疗对于大多数障碍的效果大致相同，由不同理论基础出发的干预措施，并没有对结局产生特殊的影响。在治疗假想的有效成分发生作用之前，治疗的改变就已经发生了。自助程序产生的效果，与治疗者通过专家应用的干预措施所产生的效果几乎一样强大。

如果心理治疗是专家针对具体病症进行具体干预的一项商业活动，这个是没有意义的。正如我所论证的那样（Bohart and Tallman，1999），如果某人假设主动的病人能够有效地应用不同治疗所提供的技术来创造改变，那它又是有意义的。我认为这是对这些研究的最为简单的解释。

3. 治疗中病人作为主要治愈力量的证据

在这里，我认为证据支持"在治疗中病人是主要的治愈力量"这一观点。德雷尔（Dreier，2000）在其家庭治疗研究的基础上，得出结论：

> 治疗并不是因为治疗者对病人产生了效应而获得进展。治疗的进展是因为，病人在不同社会环境中，经历和处理问题的相互关联的不同模式所产生的变化。治疗的主要改变者是病人而非治疗者。

兰伯特（Lambert，1992）评估，病人因素是影响结局的首要因素，其次是治疗的共同因素（其中最重要的是治疗关系）。在本文中，我认为影响结局最主要的是病人对关系的利用。安慰剂效应引发的治愈是病人本身产生的，如果病人对关系做出了实质性的贡献，那么治疗结局则更多地归因于病人而非治疗者。

研究者还得出结论：病人的主动努力与参与是治疗结局的关键。欧林斯基（Orlinsky，2000）建议治疗者，"判断你的病人治疗的进步，注意这一过程中病人持续的人际、情感—心理的品质，如果这些都是积极的，那么你的病人最有可能朝着积极的结局发展。"

治疗者和病人的联盟是比技术更重要的结局的组成部分（Bachelor and Horvath，1999）。这个联盟给病人提供了参与和努力的一个平台。

相比治疗者对于联盟的观点，病人对于联盟的观点与治疗结局有着更高程度的相关（Bachelor and Horvath，1999；Busseri and Tyler，2004）。这又与病人同意治疗者所做事情的程度有关（Horvath and Greenberg，1986）。如果病人不同意治疗者的议程，那么在这个过程中，他们就不太可能积极地投入精力，最终什么都不会发生。

证据也支持病人角色期望、希望和乐观（Snyder et al.，1999）。增强希望和乐观的因素能够治愈病人，因为它们激发了病人的自愈能力。

这些证据流都与如下观点一致：一般情况下，人类都有自愈和自我成长的能力（Deci and Ryan，1991；Prochaska et al.，1994）。我们可以在自我改变和人类弹性的研究中，找到支持这一观点的证据。马斯腾等（Masten et al.，1990）已经得出结论："心理社会弹性的研究支持这个观点，人类心理的发展具有高度的弹性，且能够自动复原。"其他研究也发现，40%～60%的个体在成长过程中历经过重大创伤（Tedeschi et al.，1998），许多酗酒者都能自我恢复（Miller and Rollnick，1991）；许多表现出反社会行为的人，到40岁以后开始成熟并减少此类行为（Pulkkinen，2001）；许多精神分裂症病人，随着年龄的增长，即使不用药物，也能调整到一个合理的水平（Harding et al.，1987）。针对1000个美国人的盖洛普民意调查显示，在不久前，90%的人成功地战胜了一项重大的健康、情绪、成瘾或生活方式方面的问题。最后，米勒（Miller，2004）等记载，在没有精神卫生服务的援助下，个体在经历突然而重大的生活变故时，出现了频繁的"量子变革"（quantum change）现象。

在我看来，应借助病人一般人类弹性和个人成长的能力，使他对治疗效果负主要责任。在治疗中，病人对治疗者下一步进行什么的同意，努力地投入治疗过程中，保持希望和乐观，这些都驱动着治疗的改变过程。正如我们将在下一节看到的，病人举一反三的能力，创造性地产生想法，并将所学应用于日常生活之中，这些形式都为病人自愈产生了更为主动的贡献。

4. 病人怎样使治疗起作用

个体前来治疗，是因为他们在日常生活空间中，可供利用的资源已经不能解决他们的问题。他们需要援助。如果病人积极参与治疗，在许多情况中，他们可以广泛地使用各种不同的疗法。这是因为疗法及技术并不是真正操作并改变病人的治疗，而是由病人在他们自愈与解决问题的过程中所需要的工具。技术不会过多地操控病人，而是病人在操控技术，原因是病人能使用许多不同技术来达到相同的结局。从病人作为主动的自愈者的观点来看，治疗的过程如下：

病人→接受治疗者的干预→产生效果

在临床研究中，因为治疗者是折中取向的，病人如何导致了改变的证据是有效的。下面的结论是从量化、质化和历史案例研究中的建议所得到：

• 病人创造性地操作和解释他们从治疗者那里获得的信息。他们积极地工作来获得他们想要的东西（Rennie，2000）；筛选什么对他们是有用的、什么是没用的（Elliott，1984）；解释、制造或误解治疗者的信息来获得他们需要的（Bohart and Boyd，1997）；围绕治疗者并与之一起工作（Rennie，1994）。塔尔蒙（Talmon，1990）和愈后病人的访谈研究是说明性的。塔尔蒙发现：

　　我过于严肃地执行了我的干预措施及我的言语。病人报告了接下来的建议，我记得我并没有提出过这样的建议。他们创造了自己的解释，这些有时和我所回忆的特别不同，有时更有创造性，更适合我的建议……

• 在另外一个例子中，肯乃恩（Kühnlein，1999）采访了49个接受CBT治疗的住院病人，他们在治疗中并没有盲目地接受治疗中的一切，而是采取了自己认为有用的技术，并将他们与自己之前存在的图式结合起来。

• 病人使用治疗环境作为一个"工作区"，在那里，他们能讨论他们的问题，获得关于他们的一些观点（Phillips，1984）。病人感觉与治疗者讨论问题更加轻松，因为治疗者是一个不会参与他们生活的陌生人（Dreier，2000）。

• 病人将治疗视为思考自己问题的一个机会（Rennie，1992；Watson and Rennie，1994）。病人可能在自身生成活动中获得见解，且不会报告给他们的治疗者。伦尼（Rennie，1990）发现，在治疗期间，病人不断思考。这都是秘密进行的，大部分都没有报告给治疗者，因为将思考具体化为语言需要努力。病人还会做出自己的解释（Angus，1992）。

• 病人在治疗外起作用。已有几个研究发现，甚至在病人第一次治疗会谈之前，他们就已经表现出治疗的改善（McKeel，1996）。疗效并不是主要在治疗者的办公室产生的。病人不仅仅将所学到的知识转移到生活环境，而且还积极地转化和应用它。"病人在他们不断地进行社会实践的结构中，设定着治疗的意义"（Dreier，2000）。在治疗室之外，病人可能也增加资源的利用；例如，病人会与其他人谈话，获得额外的治疗室之外的资源（Cross et al.，1980）。

• 病人可能会在治疗室之外，使用与治疗者在治疗中相同的程序（Prochaska et al.，1994）。例如，暴露是行为治疗者使用的一种常见的程序，但暴露这一想法原本就是日常智慧的部分（Efran and Blumberg，1994）。西尔弗曼等（Silverman et al.，1999）发现，与他们的期望相反，对父母和孩子进行辅助教育的控制组，与对儿童恐惧症的暴露治疗同样有效。他们怀疑，教育辅助条件可能激发了病人的自我暴露。

• 至少一些病人在操作过程中将自己视为整合的治疗者（Gold，1994）。他们可以有目的地、顺序地去看不同取向的治疗者，或者使用一种治疗类型的机制，来获得对另一种治疗类型的见解。

总之，病人不是治疗方法起作用的对象，而是操作治疗方法的人。他们不仅通过遵从治疗者并投入努力，使治疗起作用；同时，他们还积极地投入思想与智慧，从而促使治疗起作用。他们倾听治疗者的建议，评价他们所说的一切，并参照他们自己的框架来进行理解。病人有时候会创造性地进行误解，从误解中派生出意义（他并不总是与我们所想的一样），然后在他们的生活空间里，使用他们所学到的知识来解决问题。因而病人是治疗者获得知识的积极转化者，而不是简单的、在干预和结局之间存在的一对一的关系。

5. 结论

在心理健康领域的循证实践中，病人作为积极的自愈者出现，它有弱、强两个版本。在弱版本里，病人作为积极自愈者的理论与 EST 并非不兼容。事实上，许多认知—行为治疗方案，鼓励他们的病人在治疗室之外或结束治疗之后，应用认知—行为技术，使病人自己成为治疗者。在这个版本中，病人是主动的，表现为积极地遵循治疗者的指示，并非使用他们自己的创造性生成能力。事实上，依靠共同因素来提高病人自愈的方法，并不被一些人所认可。他们认为，除非专家教会病人一些特定的技能，否则病人所获得的"非特异性的"技能的效果都是短暂的（Karoly and Anderson，2000）。因此，在病人作为主动自愈者的弱版本中，如果治疗要获得成功，病人可以而且必须成为治疗的积极贡献者。但是，专家的治疗仍然是治疗起作用的最重要因素。

病人作为积极的自愈者的强版本暗示着另一种可供选择的心理治疗范式。在这种观点中，病人的自愈能力是主要的，治疗方案则为次要的。治疗之所以起作用，主要是因为它们为病人的自我生成能力提供了一个有用的结构。心理治疗是两个智者之间的对话，而不是将具体的技术应用于具体的病症。治疗者适宜的角色更加类似于一个问题解决的协助者，而非一名应用特定技术的专家。治疗者根据预先制订的治疗计划进行治疗（Suinn，1999），或基于治疗手册来选择治疗方法，与这个强版本是不一致的。治疗者和病人可能仍然使用 EST，但不再是在 EST 模板或预定公式的基础上来解决病人的问题。相反，病人和治疗者在相互对话中联合起来，而特定的技术，如果必要的话，也只是这种融合在对话过程中的一些手段。

如果病人作为积极的自我治愈者的更强版本是对的，那么 EST 在心理治疗研究中就变得不合时宜了。正如威斯特及其同事（Westen et al.，2004）曾表示，涉及 EST 对手册的需求：

> 治疗手册的科学实用性在治疗中被最大化了。其中，治疗者将为每次会谈设置议程。病人实际上控制着治疗的内容和结构，治疗者只能进行少量的控制……这就像药物实验中是药物起作用而非治疗者起作用……它为研究者提供了一个假设，手册是治疗起作用的唯一合法因素。也就是说，治疗就是治疗者运用技术、促使病人进行一些重要改变的过程，而不是病人和治疗者合作的事务性的过程。

因此，EST 范式不应当决定治疗要如何进行或如何得到研究。另一种研究的策略，是将重点放在理解治疗怎样起作用这一点上，病人是积极的自愈者，通过合作、对话的关系，促进并支持治疗成功。这将包括这样的一些研究，研究建设性的治疗关系如何支持病人成为富有成效的、沉思的实践者，了解病人为什么看起来非常重视别人对他们的倾听和理解，探索他们如何高效使用了这种建设性的治疗关系。关注病人的一些更重要的研究，还包括探索病人的动机和信息处理风格的个体差异，关注治疗如何嵌入病人的生活之中，强调病人对治疗中所发生的一切的理解，重视他们如何使用这些理解来促进自己的治疗（Dreier，2000）。

如果病人在治疗过程中积极参与且坚持投入努力，治疗者无论使用哪种具体的方法，在大多数情况下都可能是有益的。在这方面，心理治疗类似于学校等其他学习环境，因此，提高学生的努力程度和参与程度，比提供不同的教室风格或环境更为重要（Murphy，1999；Shaffer，2000）。

作为替代 EST 的结构化的循证实践方法，它与病人作为主动的自愈者这一更强版本相互兼容。相比依赖于对待具体病症治疗的手册形式在随机临床（或控制）的实验中（RCTs；Bohart，2005；Orlinsky et al.，2004；Rozin，2001），它更加依赖于来自不同来源的证据的集合。一般来说，共同因素的证据，尤其是病人作为主动的自愈者的证据，都来自各种聚合的来源（包括 RCTs）。当前广泛的聚合证据，有利于"验证"病人作为主动的自愈者这一观念，也有利用在心理健康的循证实践中形成病人中心的理念。对于我们来说，有必要对循证实践采取更广泛的观点，积极地拥护其他的替代范式。奥格尔等（Ogles et al., 1999）发现："模式化对于心理治疗研究和实践的发展是必要的。但是更重要的是，这些模式不一定需要包括技术……相反，这样一个模式可能强调一个温暖和富有同情心的治疗关系的发展。"我将再加上一点，要"强调病人作为主动的自愈者"。

五、改变的原则

拉瑞·E.博伊特勒，布莱恩·E.约翰森

当前心理学正在关注一场争论，讨论治疗过程、关系变量或治疗者品质在积极治疗结局中具有的地位。一些学者（如：Lambert，1992；Wampold，2001b）阐述了关系和情境因素的重要性，认为它们是病人和治疗者形成的治疗联盟的一种功能。这些作者认为，积极结局的主要贡献者，不是治疗技术，而是病人因素和治疗者因素（Norcross，2002）。其他学者（如：Chambless and Hollon，1998；Chambless and Ollendick，2001；Nathan and Gorman，1998、2002）认为，共同因素的影响是偶然的，治疗技术的力量基于构成与指导治疗者工作的过程。对这些作者而言，有效的治疗是通过识别适当的技术而实现的，这些技术对那些有着共同诊断的病人最为有效，而且治疗本身又通过手册得到描述或指导。

这是一场双方都有科学性的争论，体现为治疗关系和治疗者专业技能的共同变量以及具体的理论模型或治疗手册，都能引发病人的感情和行为的改变（Castonguay and Beutler，in press）。但非此即彼的争论，阻碍了两者的正确观点之间建立良好的关系。尽管病人、治疗者、情境因素、关系和治疗模式的变量都与治疗的改善有关，已经有众多研究清楚地表明，任何一个孤立的变量都不能解释治疗所发生的大部分改变。

150多个不同的治疗手册已经符合了"有效"的标准，并被认定为有效且值得推荐（Chambless and Ollendick，2001），但是，这些 EST 的实际效果只有微不足道的差异。多数心理疗法占不到结局总变异的 10%（Luborsky et al.，2001）。治疗过程中，必须关注关系、情境，或者必须关注治疗模式这样的信念，既不会促进治疗的疗效与实效，也不能在个体水平预测治疗的结局。

必须有个不同的视角，来准确地呈现心理治疗的复杂性并有效地指导实践。这种新的视角，必须考虑所有变量单独起作用的方式，了解它们如何交互作用并最好地解决了病人的问题。一个整合被试、情境、关系和治疗变量的有效方法，要通过对改变原则的科学研究来进行说明。牢固地建立在不断增加的心理治疗研究的基础之上的改变原则，能够有效地指导治疗计划并促进治疗的实施。这种基于研究的原则，描述了变量和不同结局所形成的直接的与间接的关系。这些实证地获得的治疗原则，不拘泥于任何特殊治疗模式；另外，它们是从研究证据中提取出来的，给予病人、治疗者、情境、关系和技术等变量不同的优先权限，这既能警示治疗者关注病人的预后情境，也能帮助治疗者调整环境和治疗方式。

1. 识别产生疗效的因素

在这一节中，我们简要地回顾研究文献已经识别出来的关系、被试和治疗因素。这些因素形成了本文下一部分将要总结的改变原则的基础。

（1）关系因素

那些认为心理治疗的利益依赖于治疗关系重要性的学者们，非常重视实证的研究：①通过不同治疗技术的对照研究，说明他们的相对价值；②不管有没有使用特定的技术，病人都经常表现出改善。因为治疗关系的强度通常与良好的结局相联系（如：Martin et al.，2000；Norcross，2002），我们很容易得出结论，改变与治疗者和病人的治疗关系有着因果关联。这个结论是有说服力的，但观察到治疗关系只能解释结局变异的 10% 这一点，也是非常重要的（Beutler et al.，2003；Horvath and Symonds，1991）。另外，还没有研究令人信服地表明，关系质量与治疗结局之间存在着确定的因果关系。它们之间的相关性可能受到额外因素的影响（如病人变量、治疗者变量、治疗的本质等），或者，这些额外变量可能是提供治疗的一种功能，分别产生了交互作用。

（2）病人因素

病人因素是参与治疗的治疗者或病人所具有的持久的、相对稳定的特征。病人因素在治疗结局上发挥了两种影响。第一种是广泛地直接影响到治疗的预后。但是，当加入治疗技术因素后，一些比这些直接影响更大的影响出现了。研究发现，病人因素只是治疗结局的中介因素。第二种是，病人的素质会影响到不同治疗起作用的程度（Castonguay and Beutler，in press；Norcross，2002）。在许多情况下，只有当具体的治疗技术与病人因素同时得到重视时，治疗的效果才会出现。不同的病人需要不同的治疗，也就是说，某些病人对于某些心理治疗模式或程序所产生的反应存在差异（Barber and Muenz，1996；Beutler et al.，1991；Calvert et al.，1988；Cooney et al.，1991）。传统模式只关注共同因素或具体的干预技术，并没有认识到病人与治疗交互作用的影响。相反，了解研究改变的原则，可以捕捉病人、治疗者、背景、关系和治疗变量直接而复杂的交互作用。

（3）治疗因素

大多数临床实践依赖于治疗。而所谓治疗的益处更多是基于强大的观念与理论，而不是直接依赖于科学证据的发现（Beutler，2000）。实践者想要使用科学证据来指导他们的实践，这面临许多重要的问题。首先，他们要面对现实，当代实践中并没有多少 EST 可供利用。其次，他们面对大量以研究为基础的治疗手册，这需要长时间的培训。要保证有这么长的时间通常是不可能的，即使它可以有这么长的时间，也不清楚，要有效地治疗一个病人，需要多少种不同的治疗手册与治疗技术。

因此，富于研究精神的实践者几乎被迫选择一个治疗的单一模式，他们寻求培训，并希望它们足够灵活和广泛，能够满足实践中病人的众多需要。选择一个特定理论模式，希望它能解决所有问题，这比人们能够想象的更加危险。即使是基于相同理论的治疗手册，它们在如何应用与干预时，都有很大的不同（Malik et al.，2003）。缺少从一个手册到另一个手册、从一个病人到另一个病人的成功推广经验，为我们提供了充足的理由,要努力发展一整套基于研究的改变原则来指导实践。原则比技术、手册或者治疗模式更好,可以跨越不同环境和条件,为一个人基于科学的实践提供清晰而一致的方法。

（4）因素的整合

直观地说,大多数治疗者都知道所有的病人都是独一无二的,如果病人适合治疗技术的特定要求,针对任何特定病人的治疗或多或少有一些效果。我们理解,治疗者在提供各种治疗方法的能力方面存在差异,所有的治疗者都是这样,他们治疗某些病人比治疗另一些病人的效果要更好。几项研究发现,病人因素、治疗类型、治疗关系和病人与治疗技术的匹配度等,都对治疗结局的预测起着独特的作用（Beutler et al.，2003）。总的来说,当所有这些因素都得到考虑,且治疗与病人达到了最优匹配时,它们对治疗结局有 90% 的预测力。

2. 改变的原则

基于研究的改变原则允许治疗者选择、创建和修正治疗的过程,心理治疗应该基于每个病人的独特性。这个过程不需要治疗者学习新的理论和众多的具体技术,来应对各种不同的论断组合（Beutler et al.，2000）。两大主要的力量和一些更受限制的因素,促使发展了广泛合理的原则清单,它们详细说明治疗变化的条件,可以专门用来指导治疗计划的制订以及有效地实施心理治疗。博伊特勒等（Beutler et al.，2000）在系统性治疗选择（Systematic Treatment Selection，STS）的名义下首次进行了这种努力。它主要关注对抑郁症病人的改变预测。这就引起了第二次和更全面的努力,通过两个专业团体来制作一个广泛的原则清单,它可以应用于更为广泛的问题。在这里,我们将对第一个努力进行简要的介绍,但更为关注第二次努力,因为后者具有广泛的适应性,代表着一大群科学家的观点,他们试图寻找普遍适用的改变原则。

（1）系统治疗选择

系统性治疗选择（Beutler et al.，2000）是试图实证地建立超越模型和学科治疗原则的一种努力。这种方法的发展包括以下几个步骤。首先，基于心理治疗结局研究文献的广泛回顾，提取出六个病人特征。研究表明，这六个特征与病人的预后直接相关，或者能够间接对治疗结局起中介的影响。这六个特征分别是：病人的功能损害程度、问题的复杂性或共病、病人的阻抗水平、病人的应对方式、社会支持水平和病人主观痛苦的水平。

博伊特勒等（Beutler et al.，2000）得出结论，在最佳的计划治疗中，这六个病人维度的每一个都能有力地匹配一个或更多病人维度。因此，病人的损害程度作为治疗强度水平的明显的指标，需要诱发一种效应，即病人的损伤程度越高，需要越高强度（长度、频率、形式等）的治疗。

其次，文献综述得出结论，病人问题的复杂性是使用治疗组合的一个可能指标，包括药物和治疗的强度。阻抗水平是一种定向性水平的指标。应对方式，与问题的复杂性一起，用来显示洞察力或关注症状的干预措施的可能价值。可以利用的社会支持表示需要多人参与到治疗过程中（如团体或者家庭治疗）。主观痛苦水平可以作为是否支持或勇敢面对治疗的指标。

最后，关于这种治疗计划模式的研究，为多数原则提供了大量支持。这促使治疗计划的维度进行了优化，可以将之简化为六个基本的病人或治疗维度（Beutler et al.，2000）。它还促进了一种具体手册的发展，针对抑郁症和吸毒病人的个别治疗，来指导这些原则的应用（Beutler and Harwood，2000）。手册以及随后的证据表明，病人—治疗的匹配维度，提高了针对这些群体的治疗的有效性（Beutler et al.，2003；Karno et al.，2002）。

（2）治疗改变的原则

在上述工作的基础上，美国心理学会临床心理学分会和北美心理治疗研究协会（NASPR；Castonguay and Beutler，in press）成立了一个联合工作组，试图来识别治疗改变的一般原则。其任务是识别、澄清和扩展原则的清单，并将其应用于治疗反应的计划与预测。这个工作组专门选择一大群研究者，查阅了广泛的文献，其范围扩展到四个问题区域（抑郁、焦虑、人格障碍和药物使用障碍）和三个变量领域（关系、被试因素和治疗），试图将其与之前获得的一些研究成果整合起来，这些成果包括"有效的治疗"（Nathan and Gorman，1998）和"有效的治疗关系"（Norcross，2002）等。

联合工作组阐述了以下问题：①在跨越理论模式与方法的治疗结局的影响因素中，被试、关系和程序的本质是什么？②这些与被试、关系和治疗相关的因素，是如何一起、对立或彼此结合起来，共同促成了治疗的改变？回答这些问题的目标是建立原则的清单，使治疗者能够在保持对自己理论倾向忠诚度的同时，针对病人的具体问题，选择有效的、最佳的治疗措施。

工作组由不同的治疗专家和病人群体的高级调查员共同组成。他们被分成几组，来确保观点的多样性与代表性，随后加入的作者和工作组成员，扩大了病人与专家的代表性。近50名被试一起工作，在这四个问题领域中，来识别引起治疗改变的已知与未知的原则。工作组将改变原则定义如下：

> 是一组一般性陈述，在特定的环境下，针对具体的病人，来识别那些使病人产生改变的条件、治疗者行为和干预类型。相比它所包含的治疗技术，原则是更为一般的陈述；相比它所基于的理论基础，原则又是更为具体的陈述（Castonguay and Beutler，in press）。

远离特殊理论取向的疆界，治疗者可以服务于更广泛的病人，大幅提高治疗的有效性。工作组成员以小组工作形式，阐述了在四大问题领域中，关系因素、被试因素和治疗因素的作用。

（3）改变原则与治疗关系

这些原则考虑病人和治疗者两个因素，使治疗能够调整他们的治疗决策，在保持自己理论倾向的同时，优化治疗的结局。有些原则强调一定治疗者特征的重要性，这将促进治疗联盟的发展，如适应性和共情等。另一些原则强调病人和治疗者在与背景和文化相关因素方法的匹配，强调这些因素进行匹配的重要性。还有一些原则强调要有良好的治疗联盟，它对于不同心理治疗技术的有效使用起重要作用。

（4）改变原则与被试

这些改变原则，与识别哪些病人可能有好的预后、评估哪些病人会从治疗中受益的可能性相关。另一些原则确定那些似乎无助于治疗改变的因素，即使一些理论和逻辑倾向认为它们会起作用。例如，治疗者在有效治疗过程中必须有类似成瘾的症状，或者某些问题必须在特定的情境中才能得到治疗的信念，在实践过程中都没有得到研究证据的支持。还有另外一些原则，识别最适合特定病人或治疗者的治疗程序，强调治疗者的指令和病人的阻抗之间要进行匹配，重视治疗过程中对行为或认知的关注，要与对病人的应对技能的关注进行平衡。

（5）改变原则与治疗方法

这些治疗原则涵盖了各式各样的治疗模式。我们特别努力地定义治疗，而不去考虑其理论基础或根源。因此，这些原则既适用于治疗结构（早期与晚期的会谈，群体与个体的治疗形式，指令性的与非指令性的，家庭作业的使用等），也适用于治疗的内容（认知的、内观的或情感的；行为改变、技能发展与意识等）。我们并不需要提及传统的治疗方法的名称。一些原则对某些类型的问题领域是具体的，而另一些原则在问题领域上很一般。另外，在一个水平上的原则还可以反映到其他水平上。例如，治疗的一个原则强调所有的治疗程序应当在稳定的、支持性的治疗联盟的背景下实施。另一个原则强调，当问题非常严重时，从其他不同的方法中借用一些治疗程序。还有一个原则强调，直接症状的改变以及自我理解的提高，都会受到病人处理改变与压力的一般方法的影响。

3. 结论

研究文献越来越支持，治疗方法要同超出诊断范围的病人特征及情境因素整合起来。我们已经回顾了两种努力,来定义有效原则的本质及其在提高治疗结局方面的影响。识别改变的原则尝试吸收和整合各种在不同心理治疗中重要的因素。然而目前识别的原则尚未达到这种状态,它们可以被用作治疗程序的指南,应该实现自身在为建构治疗会谈,或为干预措施提供基于研究的建议,作为一种病人的描述、问题、目标和情境的功能。

如果能得到适当的应用,改变的原则允许治疗者操纵研究来指导实践,以提高他们的能力来服务于更广泛的病人,并使用折中的、实证支持的临床方法。系统地使用上述改变原则,根据病人的特征来制定心理治疗的程序,这将改善结局的几率与范围。在这一点上,我们当前还不能精确地了解被试、关系和治疗因素对结局起着什么程度的影响,也不能精确地衡量哪个因素对结局做出的贡献更大。但是,排除其中任何一个因素,或者对它们进行孤立的考虑,都不能为心理健康服务的消费者提供完整的护理。心理治疗是一个多层面的实践,需要对有助于行为变化因素进行系统的考虑。

六、对话：争议与共识

1. 戴安娜·L. 纤博丽丝，保罗·克瑞斯－克里斯托弗

我们非常高兴有机会来澄清有关 EST 重要性的许多错误观点，这些明显是这些立场论文及其他一些针对 EST 批评的文章中存在的。

（1）误解 1：EST 拥护者忽略心理治疗者的贡献

我们希望我们的立场论文中已清楚地阐明，我们没有且从未暗示过，心理治疗者在治疗有效性方面并不存在无意义的差别。任何试图寻找转介的病人都知道，他们经常更加渴望某些治疗者，而不是另一些治疗者。但是对于我们的发现，例如这些由威泊尔德所讨论的，表明一些治疗比其他治疗者更加有效，我们可以做些什么呢？除非心理学授权董事会，准备淘汰那些效果比其他治疗者差的（相对于那些显然是无能或无道德的），这样影响的证明是有趣的，但它仅仅是使用心理治疗研究使公众受益的第一步。

有一件可以做的事情是：通过对治疗进行标准化，包括了解已知治疗方法的重要成分，来提高那些较差治疗者的执行水平。事实上，治疗者结局变异的程度，能够通过使用治疗手册而减小（Crits-Christoph et al., 1991）。另一个可以采取的步骤是，研究那些更有效的治疗者，试图了解是哪些因素使他们更有效，并在治疗中整合这些行为，让其他治疗者也能学会来运用它们。

威泊尔德的回顾很清楚，到目前为止，我们对哪些因素使得一个治疗者的效果优于另一个，知之甚少。在很少有研究来检验是否治疗技术与能力导致了治疗差异的时候，就将它们作为额外的因素进行抛弃，这显然是不成熟的。威泊尔德引用了两项研究，来表明这些因素是不相关的，但是其中之一（Shaw et al., 1999）并没有解决这个问题，而另一

项研究（Huppert et al.，2001），确实发现了能力和治疗者结局之间存在一定关系，即使这种关系并非是线性的。大量研究已经发现，遵守特殊的治疗程序，或拥有执行特殊治疗技术的能力，能够预测到更好的治疗结局（如：Barber et al.，1996；DeRubeis and Feeley，1990；Feeley et al.，1999）。这似乎是合理的假设，结局的差异与治疗者效应相关。但是临床实验试图通过治疗者选拔、培训、认证、监督和遵循—能力监测来标准化治疗者变量，并不能很好地检验这种问题。据我们所知，还没有研究纳入大量治疗者被试，全方面地考察遵循—能力，来充分地解决这个问题。因此，这保持着明显的可能性，但是肯定不是唯一的。

（2）误解2：EST拥护者认为治疗关系不重要

从事心理治疗研究的研究者表明，治疗联盟在行为和心理动力治疗方面的地位非常重要。作为心理治疗者，有时候作为病人本身，我们当然认识到治疗者和病人之间关系的重要性。我们惊讶地知道，有人认为我们从提出到传播循证心理治疗的重要性，仅仅意味着这是一个技术问题。因此，在这里要说明的是：治疗关系同样重要！在EST研究者中，我们并不孤独。我们从未见过EST的治疗手册表明治疗者应当忽视治疗关系。事实上，许多手册都明确描述了关系的重要性，甚至规定了它的性质（如在认知治疗中的双方合作关系）。我们同意诺克罗斯和兰伯特的观点，他们回顾所有的实践指南和文献后发现，在EST中同样也强调积极的治疗关系。

治疗关系只不过是治疗结局的一部分。我们寻找更好的可以教会别人的治疗方法，也能带来更好的结局。我们认为这一点是显然存在的（如：Chambless and Ollendick，2001；Crits-Christoph，1997）。例如，巴科威克和科斯特洛（Borkovec and Costello，1993）在广泛性焦虑症（GAD）治疗中，对非指示性疗法和认知—行为疗法进行了比较。治疗关系的质量没有差异，同一个治疗者，可能在同时进行两种治疗。尽管如此，接受认知—行为治疗的病人更可能对治疗进行反应（58%），而非指示性治疗的病人的反应只有22%。这一研究与其他研究一道，使我们认为认知—行为治疗在治疗广泛性焦虑症方面获得了实证支持。

我们讨论关于关系的研究必须超越相关研究（无论多么花俏的统计，相关研究都不建立因果关系）。我们需要有效的治疗者与病人结成良好关系后，在这些行为中培训其他治疗者，来检测是否是关系造成了结局中的差异。只有这样，我们才能利用治疗关系的研究，来改善（而不是简单的描述）治疗结局，进而使公众受益。

（3）误解3：EST的拥护者认为病人是治疗的被动接受者

布赫特提供了一个重要信息，认为病人对于他们自身自愈的贡献是极为重要的。这不仅在心理治疗中是对的，而且在医学治疗中也是对的。病人来找我们，因为他们希望我们能有一些专业知识，我们应该向他们提供信息，关于哪些疗法可能帮助他们达到他们想要的改变。最终还由他们自己做出决定，确定他们接受哪种疗法。最后，我们建议，作为治疗者，我们的部分工作是，找出如何帮助更多病人进行充分的治疗，以改善他们的生活质量，而不是简单地描述治疗的结局，并因此使公众从中受益。

2. 布鲁斯·E. 威泊尔德

没有人会质疑本章中讨论的问题，对心理治疗的过程和结局都是很重要的。事实上，在改变原则的基础上，心理治疗者和病人在关系情境中所做的治疗，构成我们所熟知的心理治疗的重要成分。它强调这些方面或推论，都是来源于证据，为病人提供最佳服务方法非常重要。

本章的一个观点，似乎是要来验证治疗与其他因素的重要性。纤博丽丝和克瑞斯－克里斯托弗声称，使用实证验证之外的治疗是不道德的，而其他作者阐述了心理治疗过程中不同因素的交互作用。纤博丽丝和克瑞斯－克里斯托弗的观点，潜在地接受了医学模式，认为治疗是最重要的，而其他方面的努力都是次要的。现代医学的历史，是寻找治疗特定疾病的化学药物的故事。医学界可以摆脱药典中包含无数物种药物的阴影，对从业人员管理程序进行标准化。强调治疗成分，忽视所有可能产生效应的其他方面的因素（Wampold and Bhati，2004）。虽然，强调治疗的特异性在医学中可能是合适的，但在心理治疗中并非如此。导致心理治疗结局变异的来源很多，包括治疗者、关系、病人和改变的策略等。正如我们在本章中所讨论的，它们比治疗所引起的变异性更为重要。

研究显示，相比不治疗或者安慰剂类型治疗（如支持性治疗），治疗方法 A 产生更好的结局，并不能在逻辑上说明治疗方法 A 的特定成分引起了结局的变化，也不能说明治疗方法 A 优于其他治疗。给予治疗方法 A 如此高的特权，过分提高了治疗技术的影响，忽略了其他因素的影响。这是一种有问题的二分法，将基于临床知识的治疗与基于科学证据的治疗对立起来。本章引用了大量研究，说明心理治疗的成功还存在着治疗技术之外的很多因素，治疗者必须考虑到这些因素，才能提供更好的服务。

查看验证有用的方法是，病人、治疗者和付款人或服务公司的经理三个方面的视角。从这三种视角来看，哪些决策将会促使病人获得最大利益呢？病人必须选择一个治疗者和一种治疗方法。为了实用的目的，这两方面被混淆，似乎选择了一个治疗者就是选择了特定的治疗。研究表明，治疗者变量导致的结局改变，至少比治疗方法所导致的结局改变要大一个数量级。因此，病人首先应该选择一个最有效的治疗者。根据研究者设计的临床实验得知，治疗者的选择是至关重要的；病人会试图使用最有效的治疗者来提高治疗的效果。研究表明，关系（Horvath and Bedi，2002）和期望（Arnkoff et al.，2002）都与治疗结局相关，病人为了确保自己能得到很好的服务，他们会与治疗者形成良好的关系，并相信治疗一定会有效。布赫特建议病人要积极地利用治疗者和治疗方法，而不要过多地考虑所接受的治疗技术。站在治疗者的角度考虑，对于每个治疗者来说，确保他们能获得适当的结局是最重要的。不管是否是实证支持的治疗方法，采用某种特定的治疗并不能保证病人一定会受益，每位治疗者都有他们关于治疗有效性的证据（Miller et al.，in press）。还有，研究显示，针对具体的病人制订治疗方案并形成治疗关系（如：

Beutler，Haruood et al.，2002；Beutler，Moleiro et al.，2002a，2002b）已经表明，治疗者的灵活性比采取某种特定的治疗方案更为重要。

最后，付款人和管理者所关心的是，能够有效地利用有限的资源以获得最大的收益。在管理医疗的环境中，很少有证据表明，将资源花费在批准和检测治疗上，制订治疗计划，监管治疗者所使用的治疗方式，可以获得更好的治疗结局。因为提供者解释了管理医疗中治疗结局的大多数变量（Wampold and Brown，in press），管理者应当利用资源来帮助业绩更差的治疗者（Miller et al.，in press）。而帮助治疗者的良好方法是，给他们提供即时的反馈（如：Lambert et al.，2001），这正是太平洋行为健康组织所使用的一个成功的策略（Matumoto et al.，2003）。

本章所讨论的心理治疗的各个方面，对于心理治疗事业而言都是不可缺少的。医学模式将重点放在治疗的选择上，忽视其他一切因素。事实上，证据并不支持这种观点。更为合适的途径是，将心理治疗看作一项复杂的事业，其中不同的因素交互作用，共同促进了治疗的改善。

3. 约翰·C.诺克罗斯，米歇尔·J.兰伯特

我们基本同意本章各位作者所持的大多数观点。我们同意，对于成功的心理治疗、治疗方法、个体治疗者，治疗关系和病人都是至关重要的贡献者，并且这些因素都必须得到研究。综合的循证心理治疗将考虑所有这些决定因素以及它们的优化组合。正如其他作者一样，我们是坚定地相信利用研究可以改善病人的结局，相信当实证方法与临床智慧整合起来，病人将得到最好的服务。

每个作者都从不同的角度，像盲人摸象一样，看着心理治疗这一头大象，一个发现大象的鼻子，另一个发现大象的腿。我所发现的并不仅仅是奇思异想和知觉障碍。相反，我们对证据的解释，深深地扎根于我们的哲学世界观和可能的人格立场。

我们最大的分歧是，对于基于学校的治疗是否应该当作临床培训和传递服务的重要方面。纤博丽丝和克瑞斯-克里斯托弗适当地注意到

了治疗方法以外的变量的重要性；尽管如此，在我们看来，他们还是减少了关系变量的重要性，没有看到治疗关系与治疗结局之间的因果关系。我们也相信，他们夸大了针对具体病症的具体技术的证据价值。他们宣称大部分心理健康服务都应该基于 RCT，这是治疗者的一种伦理责任。显然，他们走向了另一极端。

我们的立场不是"任何关注治疗方法的努力都是误入歧途"。相反，在立场论文中，我们明确地讨论这一问题：

实证研究表明，治疗关系和治疗方法对于治疗结局都有贡献。在它们如何起作用的方面，仍然只是个体判断与思考的方法问题。但是，关系与治疗方法（如果我们能分开它们的话）对治疗"起作用"，这是大家都一致同意的。

以二分的、非黑即白的方式来感知世界的倾向，是人们不能就循证心理治疗达成共识的重要障碍。必须明确：我们所讨论的中心问题是治疗关系，但这并不排除其他的因素。正如我们在立场论文中提到的，相比治疗关系或治疗方法，病人本身对治疗结局的影响实际上要更大一些。

应当强调将关系视为执行治疗、选择治疗者及临床培训等过程的基础因素。作为关系变量的重要证据，考虑一下这个事实：研究者毫不犹豫地控制和操纵治疗方法来进行实验，却很少进行操纵关系变量的实验。临床实验中，治疗者永远也不会故意地出现冷淡、拒绝、无礼、沮丧、欺骗和防御的行为。从业人员、研究者和人类被试委员会都理解这种行为可能带来的损害。缺乏关系变量的实验研究，并不是因为其缺乏可以研究的基础，而是因为这些变量明显具有作用，似乎不需要进行研究。

纤博丽丝和克瑞斯－克里斯托弗认为，在关系和结局中缺乏一种明显的因果关系，因为，"由阅读疗法和基于网络项目传播的认知—行为治疗（CBT）对恐惧症是有效的"。他们没有注意到，那些创造这些资源的人，离开了他们自己的方式，在自助资源中，表达了他们对于病人的关注以及对症状的理解。自助项目的作者们，在他们的材料中，提供了广泛的希望、温暖、接纳和尊重。我们是自助资源热心的支持者（如：

Finch et al.，2000；Norcross et al.，2003），但是这些材料很难显示出并不存在关系的因素。事实上他们描述了相反的方面：他们的"体会"很重要，似乎"治疗者"就蕴含在自助书、电脑程序或自助网站之中。

我们基本同意威泊尔德关于治疗者的影响以及布赫特对积极病人的强调，但是将提供一些小的修正。在威泊尔德的案例中，我们并不能过多地依赖多元分析来评估治疗方法的影响。我们相信，治疗的训练在某种程度上说比他所做的影响更多，尤其是针对严重的或慢性的疾病。在布赫特的案例中，我们将扩大他的参数，通过参考病人早期戏剧性的反应和结局。哈斯等（Haas et al.，2002）以病人每周基础的进程，发现了早期对治疗有戏剧性反应的一个子群体。这些病人优先对心理治疗的"积极技术成分"的引入进行反映。值得注意的是，这些病人不仅在早期的治疗中显示出戏剧性的反应，后来的随访中（平均为一年后的随访）同样如此。该作者建议，诸如足智多谋等病人的特征，最可能解释这些问题。

至于布赫特的论文，他对病人贡献的热情介绍给我们留下了深刻的印象，并且我们同意大部分文献确实是"治疗者中心的"。与此同时，他偶尔也混入个人的激情，缺乏有着足够区分度的经验证据。

博伊特勒和约翰森认为改变原则非常重要，它可能代表着一种更加简洁、有效和共同的关注。我们也同意这一点。我们相信，他们可能夸大了 EST 或者共同因素的地位，使得这些因素更加对立、更不兼容。而且，我们认为，针对病人的特征来寻找匹配的治疗方法，并不是很乐观。很少有这类研究，大部分的研究绪论都是初步的，并且绪论的可重复性也难以出现（Norcross，2002）。我们期待进一步的研究，不仅能匹配病人和治疗方法，而且还会出现博伊特勒和约翰森所倡导的改变原则。

我们担心对小的差异的扫描会掩盖更多的一致性，让我们在阅读这章的立场论文中总结出两个关键的信息。首先，广泛的循证心理治疗，包含治疗方法、个体治疗者、治疗关系、病人以及病人的优化组合，既有良好的实践，也有良好的研究。其次，让我们都避免无所不在的二元分歧，它会使每个人走向极端，既有良好的的科学，也有良好的治疗关系。

4. 阿塞·C. 布赫特

威泊尔德、诺克罗斯和兰伯特的论文观点接近于我关于实证支持心理治疗的关系范式的观点。实证支持原则（博伊特勒和约翰森）也和这种范式相兼容。另外，把病人看作积极自愈者的"强观点"与 EST 范式是不兼容的（纤博丽丝和克瑞斯－克里斯托弗）。

当我二十来岁时，我患有广泛性焦虑症。我看过一位采取罗杰斯人本态度的心理动力治疗者。当我处理自己的问题时（我遭遇了存在感危机），我听从自己的直觉行事，我的治疗者很支持我。五个月之后，我逐渐改善，并且没有复发。我的治疗者以一种合乎伦理的、实证的方式进行实践，虽然他并没有使用 EST。为什么呢？第一，他没有对治疗施加影响，而是根据我的世界观来建立一个治疗方向，支持一种合作的、发现导向的治疗，在此过程中，我是最终的"治疗者"（布赫特）。第二，他推进了一种共情式的关系基础，我可以做自己想做的事情（诺克罗斯和兰伯特）。第三，作为一个治疗者，他在各个方面的个人表现都是乐于助人的（威泊尔德）。总的来说，他的工作正是建立在科学和专业知识训练基础上。因此，他的实践是符合美国心理学会伦理守则第 2.04 条："心理学家的工作是建立在心理学科的科学与专业的知识基础之上的"。

纤博丽丝和克瑞斯－克里斯托弗的立场论文引发的关于治疗方法的问题是，如果这些作者真的是对的，那么当我的病情复发后，我将面临两个选择，要么找一位与类似于先前的治疗者来进行治疗，要么被迫使用 EST 来"治疗"？因为后者声称那是"合乎伦理"的治疗方式。虽然我尊重作为学者的 EST 的支持者，但我的确被他们作品中蕴含的霸权倾向所烦扰。他们似乎想把自己的治疗模式强加给每个人，要求大家都遵循他们制定的研究标准，接受他们关于"实证支持"的特殊定义。事实上，不只我一个人在质疑，他们使用他们的研究标准排除了其他形式的证据（Orlinsky et al.，2004）。

博伊特勒和约翰森提出了治疗关系与治疗方法两者的关系问题，它们代表着两种竞争的世界观。他们认为，通过发展实证支持的改变原则，两者可以形成良好的关系。虽然我赞同这个观点，但我不是很确定，这种良好的关系是否真正令人满意。我相信基本范式的冲突是危险的，在心理治疗如何工作方面，存在着两种可行但是不同的模式。第一种范式是实证支持范式，它模仿医学模式，基于特定的疾病需要特定治疗这一毋庸置疑的假设的基础之上。研究所选择的方法是随机对照实验。

相比之下，关系范式存在各种形式。他们将治疗者与病人之间的个人关系置于治疗的中心。关系是平等、协作和鼓励。对许多人来说，这个过程是对个人意义的探索和发现（如：Division 32 Task Force，2004），与此不同，其他人则系统地使用共同因素（Duncan and Miller，2000）。尽管这一范式的治疗者仍然将它称为"治疗"，它与 EST 意义上的治疗并不相同。在这一范式中，同样可以使用 EST，相对于针对病人的关系与协作，EST 是第二位的。专业的治疗者根据针对特定病症制定的治疗"食谱"来做出决策。手册化的想法本身就是矛盾的，因为，治疗的重点是每时每刻不停地做出敏感的回应，而不是一直应用一个模板来进行干预。通过争论已经表明，治疗者所做的一切，比单纯的"治疗方法"要更好。

关系范式的支持者倾向于使用多种不同研究方法获得的证据，如元分析、相关研究、随机对照实验、质化研究、案例研究等（Miller，2004）。没有一种方法能说自己就是金标准。埃利奥特等（Elliott et al.，2004）证明，黄金标准的比喻具有误导性，我们需要多样化的方法。虽然每个证据都有自身的局限性，但通过整合不同来源的证据就能形成更好的结论，这正是像生物学与物理学那样成熟的科学所做的（Rozin，2001）。临床判断比纤博丽丝和克瑞斯－克里斯托弗所指出的方法更加值得信任（Miller，2004），诋毁人类判断力和感知力的倾向可能是过分紧张的（如：Coady，1992）。卡内曼（Kahneman，2002）认为，技巧性很高的认知活动通常是直觉的，拒绝那些可能的代表性启发所导致的判断偏见。

许多病人发现治疗关系是有用的，不断增加的质化研究也正在支持这一观点。例如，塞尔比（Selby，2004）表明，通过对那些创造性病人的会谈磁带的深入分析，可以从中找到治疗者与病人协作的方法。

我们要认真考虑，强调治疗关系与强调 EST 的世界观之间争论的本质。拉科夫（Lakoff，2002）指出，一个特定世界观的支持者可能会努力去整合另一种世界观所强调的元素。纤博丽丝和克瑞斯－克里斯托弗声称治疗关系是治疗的一种形式，因此治疗关系应该纳入他们所支持的范式。正如拉科夫所指出的，问题是当一个人在自己的世界观中吸收其他的元素时，该元素的意义就变化了。我无法相信，我所认为的要怎样才能被有意义地视为一种"治疗方式"。

证据同时支持这两种范式。试图将一种范式置于另一种范式之上，还为时尚早。在实践的基础上，排第一位的立场是，实践者可以同时提供两种模式的治疗，而研究者也可以同时对两种模式进行研究。我相信，追求实证支持的原则是很重要的，这种原则可以有效利用在关系范式中。支持这种共存的、多维的方法与途径，可能对我们的病人及整个心理学领域都有好处。

5. 拉瑞 · E. 博伊特勒，布莱恩 · E. 约翰森

本章所有的立场论文呈现出许多争议，这也塑造了我们的立场：要拓展科学的定义与作用，而不是将科学特指为具体的研究方法。在超越最基础层面的相似性后，我们注意到，本章的作者们与我们的立场还是有着许多不一致的地方。

在我们看来，尽管作者们都承认影响治疗结局因素的复杂性和多样性，但他们在分析结局时，认为来自不同领域变量的贡献似乎是相互独立的，治疗方法和治疗关系变量似乎天生就比它们复杂的交互作用更为重要。我们并不认为，心理治疗哪一个重要的因素，能独立于其他影响因素进行研究。必须要承认，不同类型变量的复杂性和交互作用，它们

体现于研究变量如何进行选择、测量、分析和讨论的过程中。应该鼓励研究者去设计好的研究方法，以研究这些变量之间的交互作用，降低这些变量产生的影响。结局也应当被视为是治疗技术、病人品质、治疗者因素、环境和治疗关系等因素集体引发的结果。

我们也注意到，作者们有一种强烈的愿望，试图以非常全面的方式，来考虑引起治疗改变的贡献者。在我们的判断中，这可能会带来一些不成熟的结论。例如，纤博丽丝和克瑞斯－克里斯托弗声明，尽管额外的治疗因素很重要，但治疗"是唯一一个能在临床实验加以控制检测的因素。并且，如果它被证明具有价值，那么它又是唯一一个能被传播给其他心理治疗者的因素"。这个声明，贬低了培训治疗者的努力，认为培养治疗者建立个人风格，有区别地强化治疗关系，改变病人的喜好，或者提供可能会影响治疗者对待治疗态度的信息等，都没有多大效果。我们同意，治疗者必须使用最好的可供使用的实证知识，但是我们也相信，治疗过程中包括治疗者与治疗程序的匹配。明显地，这些因素对治疗结局也有重要影响。

忽视复杂变量如何影响结局的研究证据，也可以有其他的表现方式。诺克罗斯和兰伯特阐明了这一点，他们按照变量对结局的影响程度，得出不同变量在解释结局时所占的百分比。他们通过主观分析，提出了心理治疗的一个简单模型。在这个模型中，病人、关系和技术因素构成了影响结局的总体变量。这个分析潜在地认为，这些变量是可叠加的线性变量，心理治疗变量之间的交互作用可以忽略不计。因此，我们也用不着惊讶，他们会从这种模式中得出结论，认为治疗者所做的治疗和病人能接受的治疗之间的交互作用，在整个治疗结局变异中所占的比重"可能（或还没有）占到5%"。这证明（Beutler et al., 2000）当我们实证性地研究治疗和病人因素匹配的影响时，其变异的解释不仅来自误差项，还来自病人、治疗和治疗者等相关的变量，这强调了产生后来结论的错误假设。

威泊尔德与诺克罗斯、兰伯特一样，处理着同一个问题，他使用了更为复杂的统计方法，但是出现了相同的错误，因为匹配的效果不会自动出现，它们就没必要得到研究。他对治疗方法—病人匹配或者治疗者—病人匹配的可行性感到悲观。所以，他忽略了大量已经证明的缓和（匹配）效应研究（如：Beutler et al.，2003；Castonguay and Beutler，in press）。这些研究已经证明，多个领域变量的相互作用对治疗的贡献远远超过任何单一的变量，但它们并没有出现在威泊尔德的多元分析中。由此人们可以得出结论，这些因素是不重要的。更为实际的是，揭示它们就要使用那些寻找它们独特类型的统计方法。要做到这一点，每个研究必须编码"适合"一组常见的维度。任何这样做的努力，都需要一系列潜在的匹配变量，这种努力可能被复杂化，使用广泛且不同的测量手段以及跨研究的结构化标签。这反而更困难，所以多元分析通常忽略了全部或者大部分潜在治疗效果的缓和剂。博伊特勒等（Beutler et al.，2000）插入一个步骤，在其中通过研究变量的定义和测量，然后接受一个独立的测试，来证明针对病人采取合适治疗方法的重要性。

　　布赫特的论文说明，所有作者之间一直存在着不同的倾向，在决定心理治疗中哪些因素起作用时，个人经验与信仰容易取代实证研究的证据。他认为，病人是心理变化的动力，他将各种尚未研究的、难以测量的病人变量，提高到了解释结局变量的最重要位置。这一假设是重要的，并且值得探索。在可以利用的证据基础上，我们不能确定布赫特是否正确，因为各个变量的相互作用很少得到研究。我们可以提供一种替代假设。我们认为，布赫特针对那些知情的、有强烈动机与自我意识的病人的建议，很可能是正确的。我们提出了其他的一些变量，这些变量大部分来自于关系、治疗者匹配和治疗方法匹配的变量，可能在那些治疗动机不强、不具有洞察力和未得到激励的病人中更为重要（如法院的病人或者严重精神病病人）。在这些情况下，它很可能是治疗方法、关系、治疗者或者来自三者的促进治疗结局的其他贡献。这对于病人是最重要的，没有他们，这将成为毫无意义的讨论，其他变量也不会起作用。

　　总之，在这一章的立场论文中，每篇论文都提供了整个迷宫的一个部分。在分离状态下，分别研究治疗、关系、治疗者和病人等因素，尝试了解每个因素对结局产生影响的过程，当然是重要的。但是，我们还需要明白，所有的这些因素并不是孤立存在的，它们同时也受到其他因素的影响。心理治疗不仅涉及治疗方法、关系、被试和环境因素，它还包括上述所有因素的集合与交互作用。因此，在考虑对治疗结局起作用的因素时，必须要考虑所有这些代表性的或可能的变量。

参考文献

American Psychological Association. 2002. Ethical principles of psychologists and code of conduct. *American Psychologist*, 57, 1060-1073.

Angus, L. E. 1992. Metaphor and the communication interaction in psychotherapy: A multimethodological approach. In S. G. Toukmanian, D. L. Rennie (Eds.), *Psychotherapy Process Research: Paradigmatic and Narrative Approaches* (pp. 187-210). Newbury Park, CA: Sage Press.

Arnkoff, D. B., Glass, C. R., Shapiro, S. J. 2002. Expectations and preferences. In J. C. Norcross (Ed.), *Psychotherapy Relationships that Work* (pp. 335-356). New York: Oxford University Press.

Bachelor, A., Horvath, A. 1999. The therapeutic relationship. In M. A. Hubble, B. L. Duncan, S. M. Miller (Eds.), *The Heart and Soul of Change: What Works in Therapy* (pp. 133-178). Washington, DC: American Psychologic Association.

Barber, J. P., Connolly, M. B., Crits-Christoph, P. et al. 2000. Alliance predicts patients' outcomes beyond in-treatment change in symptoms. *Journal of Consulting and Clinical Psychology*, 68, 1027-1032.

Barber, J. P., Crits-Christoph, P., Luborsky, L. 1996. Therapist competence and treatment outcome in dynamic therapy. *Journal of Consulting and Clinical Psychology*, 64, 619-622.

Barber, J. P., Muenz, L. R. 1996. The role of avoidance and obsessiveness in matching patients to cognitive and interpersonal psychotherapy: Empirical findings from the Treatment of Depression Collaborative Research Program. *Journal of Consulting and Clinical Psychology*, 64, 927-935.

Baron, J. 2000. *Thinking and Deciding* (3rd ed.). Cambridge, England: Cambridge University Press.

Baskin, T. W., Tierney, S. C., Minami, T. et al. 2003. Establishing specificity in psychotherapy: A meta-analysis of structural equivalence of placebo controls. *Journal of Consulting and Clinical Psychology*, 71, 973-979.

Beck, A. T., Rush, A. J., Shaw, B. F. et al. 1979. *Cognitive Therapy of Depression*. New York: Guilford Press.

Bergin, A. E. 1997. Neglect of the therapist and the human dimensions of change: A commentary. *Clinical Psychology: Science and Practice*, 4, 83-89.

Beutler, L. E., Clarkin, J. F., Bongar, B. 2000. *Guidelines for the Systematic Treatment of the Depressed Patient*. New York: Oxford University Press.

Beutler, L. E., Engle, D., Mohr, D. et al. 1991. Predictors of diff response to cognitive, experiential, and selfdirected psychotherapeutic techniques. *Journal of Consulting and Clinical Psychology*, 59, 333-340.

Beutler, L. E., Harwood, T. M. 2000. *Prescriptive Psychotherapy*. New York: Oxford University Press.

Beutler, L. E., Harwood, T. M., Alimohamed, S. et al. 2002. Functional impairment and coping style: Patient moderators of therapeutic relationships. In J). C. Norcross (Ed.), *Psychotherapy Relationships that*

Work (pp.145-170). New York: Oxford University Press.

Beutler, L. E., Malik, M., Alimohamed, S. et al. 2004. Therapist variables. In M. J. Lambert (Ed.), *Bergin and Garfield's Handbook of Psychotherapy and Behavior Change* (5th ed., pp. 227-306). New York: Wiley.

Beutler, L. E., Moleiro, C., Malik, M. et al. 2003. A comparison of the Dodo, EST, and ATI indicators among co-morbid stimulant dependent, depressed patients. *Clinical Psychology and Psychotherapy*, 10, 69-85.

Beutler, L. E., Moleiro, C. M., Talebi, H. 2002a. How practitioners can systematically use empirical evidence in treatment selection. *Journal of Clinical Psychology*, 58, 1199-1212.

Beutler, L. E., Moleiro, C. M., Talebi, H. 2002b. Resistance. In J. C. Norcross (Ed.), *Psychotherapy Relationships that Work*. New York: Oxford University Press.

Blatt, S. J., Sanislow, C. A., Zuroff, D. C. et al. 1996. Characteristics of effective therapists: Further analyses of data from the National Institute of Mental Health Treatment of Depression Collaborative Research Program. *Journal of Consulting and Clinical Psychology*, 64, 1276-1284.

Bohart, A. 2005. Evidence-based psychotherapy means evidence-informed, not evidence-driven. *Journal of Conte Psychotherapy*, 35, 39-53.

Bohart, A., Boyd, G. 1997, December. Clients' construction of the therapy process: A qualitative analysis. Paper presented at the Meeting of the North American Association of the Society for Psychotherapy Research, Tucson, AZ.

Bohart, A. C., Elliott, R., Greenberg, L. S. et al. 2002. Empathy. In J. C. Norcross (Ed.), *Psychotherapy Relationships that Work* (pp. 89-108). New York: Oxford University Press.

Bohart, A., Tallman, K. 1999. *How Clients Make Therapy Work: The Process of Active Self-healing*. Washington, DC: American Psychological Association.

Borkovec, T. D., Costello, E. 1993. Effective of applied relaxation and cognitive-behavioral therapy in the treatment of generalized anxiety disorder. *Journal of Consulting and Clinical Psychology*, 61, 611-619.

Burlingame, G. M., Fuhriman, A., Johnson, J. E. 2002. Cohesion in group psychotherapy. In J. C. Norcross (Ed.), *Psychotherapy Relationships that Work* (pp. 71-88). New York: Oxford University Press.

Busseri, M. A., Tyler, J. D. 2004. Client-therapist agreement on target problems, working alliance, and counseling outcome. *Psychotherapy Research*, 14, 77-88.

Calvert, S. J., Beutler, L. E., Crago, M. 1988. Psychotherapy outcomes as a function of therapist-patient matching on selected variables. *Journal of Social and Clinical Psychology*, 6, 104-117.

Cantor, N. 2003. Constructive cognition, personal goals, and the social embedding of personality. In L. G. Aspinwall, U. M. Staudinger (Eds.), *A Psychology of Human Strengths* (pp. 49-60). Washington, DC: American Psychological Association.

Castonguay, L. G., Beutler, L. E. (Eds.). Principles of psychotherapy that work: Integrating relationship, treatment, client, and therapist factors. Manuscript in preparation.

Castonguay, L. G., Beutler, L. E. (Eds.). (in press). *Principles of Therapeutic Change that Work*. New York: Oxford University Press.

Castonguay, L. G., Goldfried, M. R., Wiser, S. et al. 1996. Predicting the effective of cognitive therapy for depression: A study of unique and common factors. *Journal of Consulting and Clinical Psychology*, 65, 497-504.

Chambless, D. L., Hollon, S. D. 1998. Defining empirically supported therapies. *Journal of Consulting and Clinical Psychology*, 66, 7-18.

Chambless, D. L., Ollendick, T. H. 2001. Empirically supported psychological interventions: Controversies and evidence. In S. T. Fiske, D. L. Schacter, C. Zahn-Waxler (Eds.), *Annual Review of Psychology* (Vol. 52, pp. 685-716). Palo Alto, CA: Annual Reviews.

Chambless, D. L., Peterman, M. 2004. Evidence on cognitive-behavioral therapy for generalized anxiety disorder and panic disorder: The second decade. In R. L. Leahy (Ed.), *Contemporary Cognitive Therapy* (pp. 86-115). New York: Guilford Press.

Coady, C. A. J. 1992. *Testimony: A Philosophical Study*. New York: Oxford University Press.

Cooney, N. L., Kadden, R. M., Litt, M. D. et al. 1991. Matching alcoholics to coping skills or interactional therapies: Two-year follow-up results. *Journal of Consulting and Clinical Psychology*, 59, 598-601.

Crits-Christoph, P. 1997. Limitations of the dodo bird verdict and the role of clinical trials in psychotherapy research: Comment on Wampold et al. 1997. *Psychological Bulletin*, 122, 216-220.

Crits-Christoph, P., Baranackie, K., Kurcias, J. S. et al. 1991. Meta-analysis of therapist effects in psychotherapy outcome studies. *Psychotherapy Research*, 1, 81-91.

Crits-Christoph, P., Connolly Gibbons, M. B., Narducci, J. et al. (in press). Can therapists be trained to improve their alliances? A pilot study of Alliance-Fostering Therapy. *Psychotherapy Research*.

Crits-Christoph, P., Mintz, J. 1991. Implications of therapist effects for the design and analysis of comparative studies of psychotherapies. *Journal of Consulting and Clinical Psychology*, 59, 20-26.

Cross, D. G., Sheehan, P. W., Kahn, J. A. 1980. Alternative advice and counseling psychotherapy. *Journal of Consulting and Clinical*

Psychology, 48, 615-625.

Deci, E. L., Ryan, R. M. 1991. A motivational approach to self: Integration in personality. In R. A. Dienstbier (Ed.), *Perspectives on Motivation: Nebraska Symposium on Motivation*, 1990 (pp. 237-288). Lincoln: University of Nebraska Press.

DeRubeis, R. J., Feeley, M. 1990. Determinants of change in cognitive behavioral therapy for depression. *Cognitive Therapy and Research*, 14, 469-482.

Division 32 Task Force. 2004. Recommended principles and practices for the provision of humanistic psychosocial services: Alternative to mandated practice and treatment guidelines. *Humanistic Psychologist*, 32, 3-75.

Dreier, O. 2000. Psychotherapy in clients' trajectories across contexts. In C. Mattingly, L. Garro (Eds.), *Narrative and the Cultural Construction of Illness and Healing* (pp. 237-258). Berkeley: University of California Press.

Duncan, B. L., Miller, S. D. 2000. *The Heroic Client*. San Francisco: Jossey-Bass.

Edelman, R. E., Chambless, D. L. 1993. Compliance during sessions and homework in exposure-based treatment of agoraphobia. *Behavior Research and Therapy*, 31, 767-773.

Efran, J. S., Blumberg, M. J. 1994. Emotion and family living: The perspective of structure determinism. In S. M. Johnson, L. S. Greenberg (Eds.), *The Heart of the Matter* (pp.172-206). New York: Brunner/Mazel.

Elkin, I. 1999. A major dilemma in psychotherapy outcome research: Disentangling therapists from therapies. *Clinical Psychology: Science and Practice*, 6, 10-32.

Elkin, I., Shea, T., Watkins, J. T. et al. 1989. National Institute of Mental

Health Treatment of Depression Collaborative Research Program: General effective of treatments. *Archives General Psychiatry*, 46, 97-98.

Elliott, R. 1984. A discovery-oriented approach to significant change events in psychotherapy: Interpersonal process recall and comprehensive process analysis. In L. S. Greenberg, L. N. Rice (Eds.), *Patterns of Change* (pp. 249-286). New York: Guilford Press.

Elliott, R., Elliott, K. 2004, November. The gold standard: Myth and metaphor in the EST/ESR debates. Paper presented at the annual conference of the North American Society for Psychotherapy Research, Springdale, UT.

Elliott, R., James, E. 1989. Varieties of client experience in psychotherapy: An analysis of the literature. *Clinical Psychology Review*, 9, 443-467.

Feeley, M., DeRubeis, R. J., Gelfand, L. A. 1999. The temporal relation of adherence and alliance to symptom change in cognitive therapy for depression. *Journal of Consulting and Clinical Psychology*, 67, 578-582.

Finch, A. E., Lambert, M. J., Brown, G. S. 2000. Attacking anxiety: A naturalistic study of a multimedia self-help program. *Journal of Clinical Psychology*, 56, 11-21.

Fisher, S., Greenberg, R. P. (Eds.). 1997. *From Placebo to Panacea: Putting Psychiatric Drugs to the Test*. New York: Wiley.

Garb, H. N. 1998. *Studying the Clinician: Judgment Research and Psychological Assessment*. Washington, DC: American Psychological Association.

Garfield, S. L. 1998. Some comments on empirically supported treatments. *Journal of Consulting and Clinical Psychology*, 66, 121-125.

Garfield, S. L. 1994. Research on client variables in psychotherapy. In A. E. Bergin, S. L. Garfield (Eds.), *Handbook of Psychotherapy and Behavior*

Change (4th ed., pp. 190-228). New York: Wiley.

Gaston, L., Marmar, L. R., Thompson, L. et al. (in press). The importance of the alliance in psychotherapy of elderly depressed patients. *Journal of Gerontology: Psychological Sciences*.

Gershefski, J. J., Arnkoff, D. B., Glass, C. R. et al. 1996. Clients' perceptions of their treatment for depression: I. Helpful aspects. *Psychotherapy Research*, 6, 245-259.

Goin, M. K., Yamamoto, J., Silverman, J. 1965. Therapy congruent with classlinked expectations. *Archives of General Psychiatry*, 38, 335-339.

Gold, J. R. 1994. When the patient does the integrating: Lessons for theory and practice. *Journal of Psychotherapy Integration*, 4, 133-158.

Gurin, J. 1990, March. Remaking our lives. *American Health*, 50-52.

Haas, E., Hill, R., Lambert, M. J. et al. 2002. Do early responders to psychotherapy maintain treatment gains? *Journal of Clinical Psychology*, 58, 1157-1172.

Harding, C., Brooks, G. W., Ashikaga, T. et al. 1987. The Vermont longitudinal study of persons with severe mental illness. I: Methodology, study sample, and overall status 32 years later. *American Journal of Psychiatry*, 144, 718-726.

Hirshoren, A., Gregory, J. 1995. Further negative findings on facilitated communication. *Psychology in the School*, 32, 109-113.

Horvath, A. O., Bedi, R. P. 2002. The alliance. In J. C. Norcross (Ed.), *Psychotherapy Relationships that Work* (pp. 37-69). New York: Oxford University Press.

Horvath, A. O., Greenberg, L. S. 1986. The development of the Working Alliance Inventory. In L. S. Greenberg, W. M. Pinsof (Eds.), *The Psychotherapeutic Process: A Research Handbook* (pp. 529-556). New York: Guilford Press.

Horvath, A. O., Luborsky, L. 1993. The role of the therapeutic alliance in psychotherapy. *Journal of Consulting and Clinical Psychology*, 61, 561-573.

Horvath, A. O., Symonds, B. D. 1991. Relation between working alliance and outcome in psychotherapy: A meta-analysis. *Journal of Counseling Psychology*, 38, 139-149.

Huppert, J. D., Bufka, L. F., Barlow, D. H. et al. 2001. Therapists, therapist variables, and cognitive-behavioral therapy outcomes in a multicenter trial for panic disorder. *Journal of Consulting and Clinical Psychology*, 69, 747-755.

Jacobson, N. S., Truax, P. 1991. Clinical significance: A statistical approach to defining meaningfu change in psychotherapy. *Journal of Consulting and Clinical Psychology*, 59, 12-19.

Kahneman, D. 2002. Daniel Kahneman-Autobiography. Retrieved March 1, 2005, from http://nobelprize.org/economics/laureates/2002/kahneman-autobio.html.

Karno, M., Beutler, L. E., Harwood, T. M. 2002. Interactions between psychotherapy process and patient attributes that predict alcohol treatment effectiveness: A preliminary report. *Addictive Behaviors*, 27, 779-797.

Karoly, P., Anderson, C. W. 2000. The long and short of psychological change: Toward a goal-centered understanding of treatment and durability and adaptive success. In C. R. Snyder, R. E. Ingram (Eds.), *Handbook of Psychological Change* (pp. 154-176). New York: Wiley.

Kendall, P. C., Kipnis, D., Otto-Salaj, L. 1992. When clients don't progress: Influences on and explanations for lack of therapeutic progress. *Cognitive Therapy and Research*, 16, 269-281.

Kim, D. M., Wampold, B. E., Bolt, D. M. (in press). Therapist effects in psychotherapy: A random effects modeling of the NIMH TDCRP data. *Psychotherapy Research.*

Kirsch, I. 2002. Yes, there IS a placebo effect, but IS there a powerful antidepressant drug effect? *Prevention and Treatment*, 5(5), Article 0022. Retrieved July 15, 2002, from http://journ org/prevention/volume 5/pre 0050022i.html.

Klein, D. N., Schwartz, J. E., Santiago, N. J. et al. 2003. Therapeutic alliance in depression treatment: Controlling for prior change and patient characteristics. *Journal of Consulting and Clinical Psychology*, 71, 997-1006.

Kleinman, A. 1988. *Rethinking Psychiatry: From Cultural Category to Personal Experience.* New York: Free Press.

Krupnick, J. L., Stotsky, S. M., Simmons, S. et al. 1996. The role of the therapeutic alliance in psychotherapy and pharmacotherapy outcome: Findings in the National Institute of Mental Health Treatment of Depression Collaborative Research Program. *Journal of Consulting and Clinical Psychology*, 64, 532-539.

Kühnlein, I. 1999. Psychotherapy as a process of transformation: Analysis of posttherapeutic autobiographical narrations. *Psychotherapy Research*, 9, 274-288.

Lakoff, G. 2002. *Moral Politics* (Rev. ed.). Chicago: University of Chicago Press.

Lambert, M. J. 1992. Psychotherapy outcome research: Implications for integrative and eclectic therapists. In J. C. Norcross, M. R. Goldfried (Eds.), *Handbook of Psychotherapy Integration* (pp. 94-129). New York: Basic Books.

Lambert, M. J. 2005. Enhancing psychotherapy outcome through feedback. *Journal of Clinical Psychology: In Session*, 61.

Lambert, M. J., Hansen, N. B., Finch, A. E. 2001. Patient-focused research: Using patient outcome data to enhance treatment effects. *Journal of Consulting and Clinical Psychology*, 69, 159-172.

Lambert, M. J., Ogles, B. M. 2004. The efficacy and effectiveness of psychotherapy. In M. J. Lambert (Ed.), *Bergin and Garfi Handbook of Psychotherapy and Behavior Change* (5th ed., pp. 139-193). New York: Wiley.

Linehan, M. M. 1993. *Cognitive-Behavioral Treatment of Borderline Personality Disorder*. New York: Guilford Press.

Luborsky, L. 1984. *Principles of Psychoanalytic Psychotherapy: A Manual for Supportiveexpressive Treatment*. New York: Basic Books.

Luborsky, L., Crits-Christoph, P., Mintz, J. et al. 1988. *Who will Benefit for Psychotherapy? Predicting Therapeutic Outcomes*. New York: Basic Rooks.

Luborsky, L., Rosenthal, R., Diguer, L. et al. 2001. The dodo bird verdict is alive and well-mostly. *Clinical Psychology: Science and Practice*, 9, 2-12.

Malik, M. L., Beutler, L. E., Gallagher-Thompson, D. et al. 2003. Are all cognitive therapies alike? A comparison of cognitive and non-cognitive therapy process and implications for the application of empirically supported treatments (ESTs). *Journal of Consulting and Clinical Psychology*, 71, 150-158.

Martin, D. J., Garske, J. P., Davis, M. K. 2000. Relation of the therapeutic alliance with outcome and other variables: A meta-analytic review. *Journal of Consulting and Clinical Psychology*, 68, 438-450.

Masten, A. S., Best, K. M., Garmazy, N. 1990. Resilience and development: Contribution from the study of children who overcome adversity. *Development and Psychopathology*, 2, 425-444.

Matumoto, K., Jones, E., Brown, J. 2003. Using clinical informatics to improve outcomes: A new approach to managing behavioral healthcare. *Journal of Information Technology in Health Care*, 1, 135-150.

McKeel, A. J. 1996. A clinician's guide to research on solution-focused brief therapy. In S. D. Miller, M. A. Hubble, B. L. Duncan (Eds.), *Handbook of Solution-focused Brief Therapy* (pp. 251-271). San Francisco: Jossey-Bass.

Michelson, L., Mavissakalian, M., Marchione, K. 1985. Cognitive and behavioral treatments of agoraphobia: Clinical, behavioral, and psychophysiological outcomes. *Journal of Consulting and Clinical Psychology*, 53, 913-925.

Miller, R. B. 2004. *Facing Human Suffering: Psychology and Psychotherapy as Moral Engagement*. Washington, DC: American Psychological Association.

Miller, S. D., Duncan, B. L., Hubble, M. A. (in press). Outcome-informed clinical work. In J. C. Norcross, M. R. Goldfried (Eds.), *Handbook of Psychotherapy Integration* (2nd ed.). New York: Oxford University Press.

Miller, W. R. (Ed.). 2004. Quantum change. *Journal of Clinical Psychology: In Session, Special Issue*, 60, 453-541.

Miller, W. R., Rollnick, S. 1991. *Motivational Interviewing: Preparing People to Change Addictive Behavior*. New York: Guilford Press.

Miller, W. R., Taylor, C. A., West, J. C. 1980. Focused versus broad-spectrum behavior therapy for problem drinkers. *Journal of Consulting and Clinical Psychology*, 48, 590-601.

Moerbeek, M. 2004. The consequences of ignoring a level of nesting in multilevel analysis. *Multivariate Behavioral Research*, 39, 129-149.

Murphy, J. J. 1999. Common factors of school-based change. In M. A.

Hubble, B. L. Duncan, S. M. Miller (Eds.), *The Heart and Soul of Change: What Works in Therapy* (pp. 361-388). Washington, DC: American Psychological Association.

Murphy, P. M., Cramer, D., Lillie, F. J. 1984. The relationship between curative factors perceived by patients in their psychotherapy and treatment outcome: An exploratory study. *British Journal of Medical Psychology*, 57, 187-192.

Najavits, L. M., Strupp, H. 1994. Differences in the effectiveness of psychodynamic therapists: A process-outcome study. *Psychotherapy*, 31, 114-123.

Nathan, P. E., Gorman, J. M. (Eds.). 1998. *A Guide to Treatments that Work*. New York: Oxford University Press.

Nathan, P. E., Gorman, J. M. (Eds.). 2002. *A Guide to Treatments that Work* (2nd ed.). New York: Oxford University Press.

Norcross, J. C. (Ed.). 2001. Empirically supported therapy relationships: Summary Report of the Division 29 Task Force. *Psychotherapy*, 38, 345-356.

Norcross, J. C. (Ed.). 2002. *Psychotherapy Relationships that Work: Therapist Contributions and Responsiveness to Patient Needs*. New York: Oxford University Press.

Norcross, J. C., Dryden, W., DeMichele, J. T. 1992. British clinical psychologists and personal therapy: III. What's good for the goose? *Clinical Psychology Forum*, 44, 29-33.

Norcross, J. C., Santrock, J. W., Campbell, L. F. et al. 2003. *Authoritative Guide to Self-help Resources in Mental Health* (2nd ed.). New York: Guilford Press.

Norcross, J. C., Strausser-Kirtland, D., Missar, C. D. 1988. The processes and outcomes of psychotherapists' personal treatment experiences.

Psychotherapy, 25, 36-43.

O'Donohue, W. T., Fisher, J. E., Plaud, J. J. et al. 1989. What is a good treatment decision? The client's perspective. *Professional Psychology: Research and Practice*, 20, 404-407.

Ogles, B. M., Anderson, T., Lunnen, K. M. 1999. The contribution of models and techniques to therapeutic efficacy: Contradictions between professional trends and clinical research. In M. A. Hubble, B. L. Duncan, S. M. Miller (Eds.), *The Heart and Soul of Change: What Works in Therapy* (pp. 201-226). Washington, DC: American Psychological Association.

Orlinsky, D. E. 1989. Researchers' images of psychotherapy: Their origins and influences on research. *Clinical Psychology Review*, 9, 413-442.

Orlinsky, D. E. 2000, August. Therapist interpersonal behaviors that have consistently shown positive correlations with outcome. Paper presented in a symposium on "Empirically Supported Therapy Relationships: Task Force of APA' Psychotherapy Division," at the annual convention of the American Psychological Association, Washington, DC

Orlinsky, D. E., Grawe, K., Parks, B. K. 1994. Process and outcome in psychotherapy-noch einmal. In A. E. Bergin, S. L. Garfield (Eds.), *Handbook of Psychotherapy and Behavior Change* (4th ed., pp. 270-376). New York: Wiley.

Orlinsky, D. E., Norcross, J. C. 2005. Outcomes and impacts of psychotherapists' personal therapy: A research review. In J. D. Geller, J. C. Norcross, D. E. Orlinsky (Eds.), *The Psychotherapist's Personal Therapy* (pp. 214-234). New York: Oxford University Press.

Orlinsky, D. E., Ry, M. H., Willutzki, U. 2004. Fifty years of psychotherapy process-outcome research: Continuity and change. In M. J. Lambert (Ed.), *Bergin and Garfield's Handbook of Psychotherapy and Behavior*

Change (5th ed., pp. 307-390). New York: Wiley.

Paivio, S. C., Greenberg, L. S. 1995. Resolving "unfinished business": Efficacy of experiential therapy using empty-chair dialogue. *Journal of Consulting and Clinical Psychology*, 63, 419-425.

Phillips, J. R. 1984. Influences on personal growth as viewed by former psychotherapy patients. *Dissertation Abstracts International*, 44, 441 A.

Prochaska, J. O., Norcross, J. C. 2002. Stages of change. In J. C. Norcross (Ed.), *Psychotherapy Relationships that Work* (pp. 303-314). New York: Oxford University Press.

Prochaska, J. O., Norcross, J. C., DiClemente, C. C. 1994. *Changing for good*. New York: Morrow.

Pulkkinen, L. 2001. Reveller or striver? How childhood self-control predicts adult behavior. In A. Bohart, D. Stipek (Eds.), *Constructive and Destructive Behavior* (pp. 167-186). Washington, DC: American Psychological Association.

Raine, R., Sanderson, C., Hutchings, A. et al. 2004. An experimental study of determinants of group judgments in clinical guideline development. *Lacet*, 364, 429-437.

Rennie, D. L. 1990. Toward a representation of the client's experience of the psychotherapyhour. In G. Lietaer, J. Rombauts, R. Van Balen (Eds.), *Client-centered and Experiential Therapy in the Nineties* (pp. 155-172). Leuven, Belgium; Leuven University Press.

Rennie, D. L. 1992. Qualitative analysis of the client's experience of psychotherapy: The unfolding of reflexivity. In S. G. Toukmanian, D. L. Rennie (Eds.), *Psychotherapy Process Research: Paradigmatic and Narrative Approaches* (pp. 211- 233). Newbury Park, CA: Sage Press.

Rennie, D. L. 1994. Clients' deference in psychotherapy. *Journal of Counseling Psychology*, 41, 427-437.

Rennie, D. L. 2000. Aspects of the client's conscious control of the psychotherapeutic process. *Journal of Psychotherapy Integration*, 10, 151-168.

Roberts, A. H., Kewman, D. G., Mercier, L. et al. 1993. The power of nonspecific effects in healing: Implications for psychosocial and biological treatments. *Clinical Psychology Review*, 13, 375-391.

Rogers, C. R. 1957. The necessary and sufficient conditions of therapeutic personality change. *Journal of Consulting Psychology*, 22, 95-103.

Rosen, C. S. 2000. Is the sequencing of change processes by stage consistent across health problems? A meta-analysis. *Health Psychology*, 19, 593-604.

Rozin, P. 2001. Social psychology and science: Some lessons from Solomon Asch. *Personality and Social Psychology Review*, 5, 2-14.

Sackett, D. L., Richardson, W. S., Rosenberg, W. et al. 1997. *Evidence-based Medicine*. New York: Churchill Livingstone.

Safran, J. D., Wallner, L. K. 1991. The relative predictive validity of two therapeutic alliance measures in cognitive therapy. *Psychological Assessment*: *A Journal of Consulting and Clinical Psychology*, 3, 188-195.

Schön, D. A. 1983. *The Reflective Practitioner: How Professionals Think in Action*. New York: Basic Books.

Serlin, R. C., Wampold, B. E., Levin, J. R. 2003. Should providers of treatment be regarded as a random factor? If it ain't broke, don't "fix" it: A comment on Siemer and Joorman 2003. *Psychological Methods*, 8, 524-534.

Shaffer, D. R. 2000. *Social and Personality Development* (4th ed.). Belmont, CA: Wadsworth Press.

Shaw, B. F., Elkin, L., Yamaguchi, J. et al. 1999. Therapist competence ratings in relation to clinical outcome in cognitive therapy of depression. *Journal of Consulting and Clinical Psychology*, 67, 837-846.

Shirk, S. R., Karver, M. 2003. Prediction of treatment outcome from relationship variables in child and adolescent therapy: A meta-analytic review. *Journal of Consulting and Clinical Psychology*, 71, 452-464.

Siemer, M., Joormann, J. 2003. Power and measures of effective size in analysis variance with fixed versus random nested factors. *Psychological Methods*, 8, 497-517.

Silverman, W. K., Kurtines, W. M., Ginsburg, G. S. et al. 1999. Contingency management, self-control, and education support in the treatment of childhood phobic disorders: A randomized clinical trial. *Journal of Consulting and Clinical Psychology*, 67, 675-687.

Sloane, R. B., Staples, E. R., Cristol, A. H. et al. 1975. *Short-term Analytically Oriented Psychotherapy vs. Behavior Therapy*. Cambridge, MA: Harvard University Press.

Smith, M. L., Glass, G. V., Miller, T. 1980. *The Benefits of Psychotherapy*. Baltimore: Johns Hopkins University Press.

Snyder, C. R., Michael, S. T., Cheavens, J. S. 1999. Hope as a psychotherapeutic foundation of common factors, placebos, and expectancies. In M. A. Hubble, B. L. Duncan, S. M. Miller (Eds.), *The Heart and Soul of Change: What Works in Therapy* (pp.179-200). Washington, DC: American Psychological Association.

Snyder, M., Thomsen, C. J. 1988. Interactions between therapists and clients: Hypothesis testing and behavioral confirmation. In D. C. Turk, P. Salovey (Eds.), *Reason, Inference, and Judgment in Clinical Psychology* (pp. 125-152). New York: Free Press.

Stevens, S. E., Hynan, M. T., Allen, M. 2000. A meta-analysis of common factor and specific treatment effective across outcome domains of the phase model of psychotherapy. *Clinical Psychology: Science and Practice*, 7, 273-290.

Suinn, R. M. 1999, September. President's column. *American Psychological Association Monitor*, 30, 2.

Talman, M. 1990. *Single Session Therapy*. San Francisco: Jossey-Bass.

Task Force on Promotion and Dissemination of Psychological Procedures, Division of Clinical Psychology of the American Psychological Association. 1995. Training and dissemination of empirically-validated psychological treatments: Report and recommendations. *The Clinical Psychologist*, 48, 3-23.

Tedeschi, R. G., Park, C. L., Calhoun, L. G. (Eds.). 1998. *Posttraumatic Growth*. Mahwah, NJ: Erlbaum.

Trierweiler, S. J., Stricker, G. 1998. *The Scientific Practice of Professional Psychology*. New York: Plenum Press.

Tryon, G. S., Winograd, G. 2002. Goal consensus and collaboration. In J. C. Norcross (Ed.), *Psychotherapy Relationships that Work* (pp.109-128). New York: Oxford University Press.

Turk, D. C., Salovey, P. (Eds.). 1988. *Reason, Inference, and Judgment in Clinical Psychology*. New York: Free Press.

Vessey, J. T., Howard, K. I., Lueger, R. J. et al. 1994. The clinician's illusion and the psychotherapy practice: An application of stochastic modeling. *Journal of Consulting and Clinical Psychology*, 62, 679-685.

Vocisano, C., Klein, D. F., Arnow, B. et al. 2004. Therapist variables that predict symptom change in psychotherapy with chronically depressed outpatients. *Psychotherapy: Theory, Research, Prac, Training*, 41, 255-265.

Wampold, B. E. 2001a. Contextualizing psychotherapy as a healing practice: Culture, history, and methods. *Applied and Preventive Psychology*, 10,

69-86.

Wampold, B. E. 2001b. *The Great Psychotherapy Debate: Models, Methods, and Findings*. Mahwah, NJ: Erlbaum.

Wampold, B. E., Bhati, K. S. 2004. Attending to the omissions: A historical examination of the evidence-based practice movement. *Professional Psychology: Research and Practice*, 35, 563-570.

Wampold, B. E., Brown, G. S. (in press). Estimating therapist variability: A naturalistic study of outcomes in managed care. *Journal of Consulting and Clinical Psychology*.

Wampold, B. E., Mondin, G. W., Moody, M. et al. 1997. A meta-analysis of outcome studies comparing bona fide psychotherapies: Empirically, "all must have prizes." *Psychological Bulletin*, 122, 203-215.

Wampold, B. E., Serlin, R. C. 2000. The consequences of ignoring a nested factor on measures of effect size in analysis of variance. *Psychological Methods*, 5, 425-433.

Watson, J. C., Rennie, D. L. 1994. Qualitative analysis of clients' subjective experience of significant moments during the exploration of problematic reactions. *Journal of Counseling Psychology*, 41, 500-509.

Westen, D., Novotny, C. M., Thompson-Brenner, H. 2004. The empirical status of empirically supported psychotherapies: Assumptions, findings, and reporting in controlled clinical trials. *Psychological Bulletin*, 130, 631-663.

第六章

哪些因素影响了证据的呈现与发表？

一、理论忠诚度

莱斯特·B.鲁伯斯基，玛那·S.巴拉特

在本篇立场论文中，我们将讨论研究者的理论忠诚度对治疗结局以及"什么能作为代表病人利益的证据"所产生的影响。我们将试图促进不同视角的研究者之间的对话。

在治疗研究中，一个众所周知的结论是，接受治疗的所有病人中，约有 2/3 的人会获得积极的治疗结局。研究综述表明，不同理论取向的治疗均会获得相似的研究结局（Lambert and Bergin，1994）。对照实验在获取治疗结局的证据时，会受到研究者理论忠诚度的严重影响。如果考虑到理论忠诚度，许多疗法之间的差异就会大幅减小，甚至可以忽略不计。

忠诚度是指一个人所拥有的对某种特定思想或哲学的忠实（或承诺）程度。在治疗研究的背景下，理论忠诚度是一个研究者对某一特定的行为改变理论的忠诚程度。研究者可能会对所有理论模型都拥有一定的忠诚度。在治疗的对照研究中，最频繁的理论取向对照组是精神分析的、认知的、行为的和药理学的宽泛分类（Luborsky et al.，2002）。在进行不同治疗对照的临床实验中，大多数研究者都会努力去控制他们对某一疗法胜过另一疗法的偏见或理论忠诚度，因为这很可能会影响治疗结局。例如，研究者经常会通过某些特定疗法的专家来培训实验中的治疗者，且实验中所有的被试都不知道自己所分配的治疗方式。尽管存在这些努力，研究者的忠诚度仍然可以（且事实上经常）影响研究的结果。

1. 24 个心理治疗对照研究的相互比较

我们系统比较了不同治疗方法中，研究者的忠诚度对结局产生的影响。这些治疗研究是通过电脑检索 1965～1995 年的文献来进行确定的，共计包括 24 项研究，有 29 个治疗的对照组，分别为：认知疗法 VS 行为疗法、精神分析 VS 行为疗法、精神分析 VS 认知疗法、药物疗法 VS 心理疗法（Luborsky et al.，1999）。如表 6.1 所示，我们将通过三种相关途径来对研究者忠诚度进行分析评估：再版评定、自我评定和同行评定。下面，我们将逐一进行详细阐述。

表 6.1　治疗对比研究中研究者的忠诚度

研究	效果量（r）	忠诚度差异（再版）	忠诚度差异（自我）[a]	忠诚度差异（同行）[b]
认知疗法（+）VS 行为疗法（-）				
Barlow, Rapee, Brown（1992）	-0.021	0	0	-0.9
Biran, Wilson（1981）	0	-2.0	0.5	-0.4
Beutler et al.（1991）	0.437	0	2.0	1.1
Gallagher, Thompson（1982）	0.107	0	0	-0.6
McNamara, Horan（1986）	-0.135	0		
Moleski, Tosi（1976）	0.503	0.5		
Taylor, Marshall（1977）	0.054	-0.5		
Wilson, Goldin, Charbonneau-Powis（1983）	-0.108	1.0	0	-1.4
Zeiss, Lewinsohn, Munoz（1979）	0	0.5	-1.0	-1.5
精神分析（+）VS 行为疗法（-）				
Brom, Kleber, Defares（1989）	0.002	0		
Cross, Sheehan, Khan（1982）	0.219	0	1.0	0
Gallagher, Thompson（1982）	-0.183	-2.5	-1.0	-1.9
Pierloot, Vinck（1978）	-0.128	-0.5		
Sloane et al.（1975）	0.070	-0.5	1.0	-2.0
Thompson, Gallagher, Breckenridge（1987）	-0.103	-1.0	-1.0	-1.9
Zitrin, Klein, Woerner（1978）	0.025	-1.0	-1.0	-1.0
精神分析（+）VS 认知疗法（-）				
Elkin et al.（1989）	0.102	0	0	0.8
Gallagher, Thompson（1982）	-0.376	-2.5	-1.0	-1.3

续表

研究	效果量（r）	忠诚度差异（再版）	忠诚度差异（自我）[a]	忠诚度差异（同行）[b]
Thompson et al.（1987）	0.001	0	-1.0	-1.3
Woody et al.（1983）	0.317	-0.5	1.25	3.0
药物疗法（+）VS 心理疗法（-）				
Blackburn et al.（1981）	-0.426	-1.0	-1.0	-2.5
DiMascio et al.（1979）	0.110	0.5		-0.8
Dunn（1979）	-0.611	-2.0		
Elkin et al.（1989）（vs. IPT）	0.031	1.0	0	-0.9
Elkin et al.（1989）（vs. cognitive）	0.134	1.0	0	-0.1
Hollon et al.（1992）	-0.054	0		-1.8
Murphy et al.（1984）	-0.009	0	-1.0	-1.7
Power et al.（1989）	-0.465	-1.5		
Rush et al.（1977）	-0.360	-1.0	0	-1.3

注:a. 有八个研究没有获得第一、第二作者的自我评定；

b. 有七个研究没有进行同行评定，因为24位评判者中，没有人熟悉这些研究者的工作。

（1）再版评定

早期对忠诚度的测量，主要依赖于测量对某种疗法的偏好等级，表现在研究者在论文引言部分所强调的对某种具体理论的偏好。也有人提出这样的担忧，研究者对特定治疗的强调，可能不是因为他的忠诚度，而是因为他对这种疗法可能产生的结局更为熟悉。针对这些问题，一些调查者（Berman et al.，1985；Luborsky et al.，1999；Robinson et al.，1990）开始回顾研究者之前发表的文献，来评估这些研究者的忠诚度。使用这种方法时，要评估研究者过去重视某种特定理论文献的再次引用，进行独立的判断评级。所有对理论忠诚度的评级，都使用一个标准化的四点量表。等级系统遵循戈芬等（Gaffan et al.，1995）的指导，这是一个比通常再版等级系统更系统一点的版本。

•依靠这个修订过的再版评定，在比较精神分析和行为治疗之间显示出最大的忠诚度差异。从表6.1中看到，在加拉格尔和汤普森（Gallagher and Thompson，1982）的研究中，发现治疗间的差异达到2.5。其中，行为治疗有着更强的忠诚度，认为行为治疗能获得更为优势的治疗结局。

•一共发现了四个精神分析和认知疗法的比较研究。虽然，通过加拉格尔和汤普森（Gallagher and Thompson，1982）的研究发现，认知疗法的忠诚度等级更高，但这种差异并不大，四个研究确定的平均差异水平只有0.7。

•针对认知治疗和行为治疗的比较，比朗和威尔逊（Biran and Wilson，1981）的研究证明，在忠诚度的再版评级中，出现了最大的差异。虽然，忠诚度评级更青睐于行为疗法（行为疗法被评定为3，认知疗法则为1），但效果量为0。换句话说，尽管对行为疗法存在偏见，这种忠诚度似乎并没有影响结局。

•在研究比较药物疗法和心理疗法中，邓恩（Dunn，1979）的研究证明，在忠诚度间存在着最大差异。在这个研究中，研究者更强烈地支持心理疗法而不是药物疗法（2.5 vs. 0.5）。不必惊讶，它们对结局的影响也支持心理疗法。

（2）自我评定

因为再版在某种程度上只是对忠诚度的间接测量，并不能准确地反映研究者真正的偏见，忠诚度的等级评定也得到了研究者们自己的支持。自我评定指研究者针对自己对某一特定理论的忠诚度，在五点量表上进行自评，5表示非常强烈的忠诚度。我们搜索到的研究中，等级评定取自于16个比较研究的第一和第二作者。

•利用忠诚度的自我评定，表6.1的中间一列显示，行为和认知治疗间的比较存在着最大差异。例如，博伊特勒等（Beutler et al.，1991）认为，行为治疗评级为3，认知治疗评级为5，存在最大忠诚度的差异。总的来说，认知治疗研究者的忠诚度自我评级相对更高，但产生效果量接近于0（0.069）。

•来自精神分析和行为疗法的比较，所有研究证明忠诚度差异为1，尽管两个研究支持精神分析治疗，三个研究支持行为治疗。这些比较效果量相对小，范围从0.02到0.2不等，对所喜欢的治疗忠诚度更高，也在结局中呈现出更大的优势。也就是说，三个对行为治疗有更高忠诚度的研究，其结局出现了较小的效果量。

· 在比较精神分析和认知治疗的研究中，伍迪等（Woody et al.，1983）的研究表明，在支持精神分析治疗的研究者中，最大的忠诚度评级差异为1.25。治疗的结局也支持，忠诚度更高的治疗结局更好，尽管效果量仅为0.3。

· 有六个药物疗法和心理疗法的对照研究，忠诚度的平均差异是0.58。这得到了霍伦等（Hollon et al.，1992）的支持，后者显示在治疗之间存在1.5的差异。与之前的对照研究一样，忠诚度越高，其所支持的治疗方法的结局越好。心理治疗的忠诚度对结局有更大影响，但其效果量相对较小，只有0.2。

（3）同行评定

除了忠诚度的再版和自我评级评定外，从专业同行那得到的评级也是有帮助的，因为他们了解研究者除该研究之外所做的其他工作。因此，由24个经验丰富的心理治疗研究者组成了一个特殊的评判者样本，由他们来评定彼此熟悉的研究者的忠诚度等级。评定同样是基于五点量表，分数越高代表着对这一理论的忠诚度越高。同行评定要对所有第一和第二作者组合的理论忠诚度的平均等级进行判断。

通过对47个研究的第一和第二作者回顾，每位同行仅仅评定他们非常熟悉的五到十个人的理论忠诚度（无论是行为、认知、精神分析还是药理）。评判者的一致性非常好（组内相关为0.79，$p < 0.001$)，他们对第一作者判断的相关系数为0.83，对第二作者判断的相关系数为0.77。

· 同行忠诚度的评级，产生了与自我忠诚度评级的类似结局。例如，在博伊特勒等（Beutler et al.，1991）对认知和行为治疗的比较研究中，认知治疗的忠诚度等级为4.9，行为治疗的忠诚度等级为3.8。虽然两者都有非常高的忠诚度水平（评级基于五点量表），但认知治疗的忠诚度评级更高，且效应值更支持认知治疗。

· 存在七个精神分析和行为治疗的对照研究，斯隆等（Sloane et al.，

1975）的研究表明，支持行为治疗的理论忠诚度高于精神分析两个点。但是，这个差异对结局的影响很小（效果量 =0.070）。而且，综合所有研究来看，治疗结局中的差异可以忽略不计（ES = 0.014）

• 在四个精神分析和认知治疗的对照研究中，伍迪等（Woody et al., 1983）对麻醉剂滥用的研究表明，精神分析治疗有很强的忠诚度，等级为 5，认知治疗的等级只有 2。这个与所发现趋势的相符，即所有的这些忠诚度样本中，效果量更加支持精神分析治疗（0.3）。

• 存在七个药物治疗和心理治疗的对照研究，布莱克本等（Blackburn et al., 1981）得出了最大忠诚度差异，心理治疗的忠诚度为 4.6，药物治疗的忠诚度为 2.1。在之前的比较中可以看到，研究者有更大忠诚度的治疗，对结局也有着更大的影响（效果量 =0.43）。全部七个研究中，心理治疗比药物治疗更为有效，效果量为 0.2。

（4）评定方法小结

在评估诸如忠诚度等这类理论概念时，要使用多种评定手段来证明它的有效性和可靠性。为了达到这一目的，我们使用忠诚度的三种评定手段：再版评级、自我评级和同行评级。尽管通过不同治疗，在自我忠诚度评级和同行对第一、第二作者的忠诚度评级之间，发现具有较大的相关（r =0.48，p <0.01），再版忠诚度评级与自我评级无显著相关（r=0.10，p <0.05），与同行评级也只有最低程度的相关（r =0.37，p <0.05）。此外，同行的忠诚度评级和研究者的自我忠诚度评级高度相关，治疗结局的效应值较大（r =0.73 和 0.68，两者的 p 值均小于 0.001）。

因此，整合这三个忠诚度评定的维度，可以得出"研究者的忠诚度会影响治疗结局"这一激动人心的结论。29 个治疗对照研究中，忠诚度的平均等级与结局的相关系数为 0.85。这意味着在治疗结局变量中将近 2/3 是由理论忠诚度所引起的。这一发现表明，心理治疗以往的对比研究并没有考虑研究者的忠诚度，它对研究的效度已经产生了一定影响。

（5）效果量

基于再版、自我和同行评定的忠诚度评级都是在治疗的对照研究情境中进行的，只产生了较小的效果量。最大的效果量出现在药物治疗与心理治疗之间，大约为 0.2。这个值虽然小，但它却是所有对照研究中效果量最大的（在心理治疗的对比研究中，最大的效果量出现在认知治疗和行为治疗之间，ES = 0.1）。因此，我们不必惊讶，改变忠诚度的测量手段，只会对效果量产生很小的影响。例如，认知治疗 VS 行为治疗的效果量为 0.102。当使用再版评定来测量忠诚度时，效果量也只有 0.107；使用忠诚度的自我评级，效果量是 0.076；使用同行评级，效果量是 0.15。

2. 理论忠诚度的其他研究

对于本篇立场论文，我们不仅想判断最近是否已经做了更多的忠诚度研究，还想判断，自从鲁伯斯基等（Luborsky et al.，1999）发表的综述以来，是否有治疗的对照研究已经将研究者的忠诚度纳入了考虑，在研究设计中对忠诚度进行了控制，或单独对忠诚度进行了评估。我们按照之前使用的标准（Luborsky et al.，1999），共计找到了七个元分析（Babcock et al.，2004；Casacalenda et al.，2002；DiGuiseppe and Tafrate，2003；Elliott et al.，2003；Ghahramanlou，2003；Prendergast et al.，2002；Wampold et al.，2002），以及 14 个不同心理治疗之间的对照研究或者心理治疗同药物治疗的对照研究（Agras et al.，2000；Browne et al.，2002；Hirschfeld et al.，2002；Ironson et al.，2002；Keller et al.，2000；Largo-Marsh and Spates，2002；Maxfield and Hyer，2002；Otto et al. 2000；Szapocznik et al.，2004；Thase et al.，2000；Thompson et al.，2001；Warner et al.，2001；Watson et al.，2003；Wilfley et al.，2002）。尽管对研究者忠诚度的程度被视为决定某一治疗"真正的"效果的一个重要因素（Hollon，1999；Jacobson，1999；Lambert，1999；Shaw，1999；Shoham and Rohrbaugh，1999；Thase，1999b），21 个研究中仅仅四个研究综述并处理了研究者忠诚度的影响（Elliott et al.，2003；Ghahramanlou，2003；Prendergast et al.，2002；Watson et al.，2003）。

埃利奥特等（Elliott et al.，2003）进行了自鲁伯斯基等（Luborsky et al.，1999）以来，对忠诚度效应最为全面的评估。他们对 79 个对照研究进行了元分析。这些研究中，至少有一个治疗是经验治疗（人本主义治疗、个人中心治疗、格式塔治疗、情绪中心治疗）。尽管最初发现治疗间存在差异（支持非经验疗法），但是，一旦考虑研究者的忠诚度，就会发现，经验治疗与其他治疗同样有效。

尽管没有校正忠诚度效应，有两个研究在数据分析中顺便提到研究者忠诚度的影响。一个研究检查了针对药物滥用者进行不同治疗的结局（Prendergast et al.，2002），另一个研究检查了针对焦虑症的认知—行为治疗的结局（Ghahramanlou，2003），结局的效果量更大，是否与研究者忠诚度的相关也就更大？值得注意的是，在普伦德加斯特等（Prendergast et al.，2002）在研究忠诚度的等级时，仅仅基于其综述所纳入的文献，并没有进行再版、自我或者同行评级。

尽管有很多方法，可以在研究设计中纳入忠诚度的考虑（Luborsky et al.，1999），但仅仅发现一个这样的研究（Watson et al.，2003），对认知—行为治疗与历程—经验治疗进行了对照研究。华生和她的同事通过平衡坚持历程—经验方法的研究者与坚持更强认知—行为观点的研究者之间的数量，来控制忠诚度的影响。每次治疗中，专家都要培训治疗者，并且所有的治疗者都要坚定地信任他们所提供的治疗方法，与元分析中的结局一致。控制了忠诚度后（如：Elliott et al.，2003；Luborsky et al.，1999；Luborsky et al.，2002；Robinson et al.，1990），华生和她的同事们发现，这两个不同的治疗方法，产生了大致相同的结局。

虽然一些研究已经解决了忠诚度对治疗结局的影响，但是研究者仍然在继续讨论这个问题。例如，临床实验中，针对抑郁症病人进行药物治疗和认知—行为治疗的对比研究（Thase et al.，2000），讨论了研究者的忠诚度对结局的潜在影响。作者发现，药物治疗有着更好的效果，但也承认，他们对认知—行为治疗的确存在偏见。夏皮罗和帕利（Shapiro and Paley，2002）针对"等效结局悖论"和研究者忠诚度（尤其讨论了对精神分裂症的心理治疗）进行了长篇的讨论。他们认为在循证心理治疗的时代，临床实验必须考虑许多方法论的挑战，研究者的忠诚度正是这些挑战的一部分。在早期的评论中，雅各布森和霍伦（Jacobson and Hollon，1996）讨论了在多位点比较实验（multisite comparative trials）中控制忠诚度的方法，也就是说，我们要同时考虑在两种不同的治疗情境中，研究者所呈现出来的忠诚度。

总结这些最近的研究结果，我们发现鲁伯斯基等（Luborsky et al.，1999、2002）的结论仍然有效：①研究者的忠诚度与结局相关，尽管这种效应是可变的；②可以在研究设计中控制忠诚度；③最准确的忠诚度评估是同时考虑再版评级、自我评级和同行评级三个方面的评估；④最重要的是，在治疗研究中所报告的结局变异，有近 2/3 是由研究者自身的理论忠诚度引起的。因此，充分考虑到研究者的忠诚度后，来自治疗对照研究的证据才可能更有指导意义。

3. 结论

综上所述，这些研究结果，为研究者理论忠诚度的重要性提供了强有力的证据。忠诚度是影响治疗结局的一个因素，也影响着那些作为证据进行传播及分发的治疗方法。忠诚度不仅与结局有着很高的相关，而且在许多治疗对照研究中，如果考虑到忠诚度，原本治疗方法存在的差异也会被忠诚度的差异所平衡。鉴于 1999 年鲁伯斯基等的研究之前，极少有评估理论忠诚度的临床实验。因此，我们考察了过去几年中所有心理治疗之间以及心理治疗与药物治疗之间的对照研究，惊讶地发现，在分析治疗的对照研究时，当前仍然很少有研究者考虑到他们的理论忠诚度，这可能导致治疗方法的效应的夸大。

一个多维度的方法，比早前所倡导的再版方法，更能对研究者的忠诚度进行精确的评估。换句话说，整合再版评级、同行评级和自我评级，能比单纯地依靠再版评级更为精确地评估忠诚度对结局的影响。要考虑的一个危险是，在大多数治疗的对照研究中，治疗结局变异都是非常小的。事实上效果量越小，忠诚度对结局产生的影响越小。即使这样，忠诚度仍然对结局具有一个强大的影响，几乎占整个结局变异的2/3。

对于实践者而言，在评价循证研究方面，要特别考虑到理论忠诚度的作用。尽管理论忠诚度并没有直接影响心理治疗的实践，在治疗结局方面，治疗者仍需识别忠诚度的潜在影响。在研究中评估忠诚度时，如下问题需要考虑：①在治疗的对照研究中，我们平衡了研究者之间的忠诚度吗？②研究者的忠诚度效应得到校正了吗？③在治疗中，除了研究者外，那些有经验的治疗者得到专家的督导了吗？④每个研究者的忠诚度到底有多大程度的相似？

不管研究是否承认忠诚度的作用（大多数研究并没意识到），我们的研究结果表明，忠诚度是治疗对比研究中需要考虑的重要因素，它对治疗结局产生一定的影响。

二、研究出版资金来源的影响

大卫·O.安东努乔，迪克恩·秀恩伯格

科学不仅仅是一项收集数据并查看数据落在什么区域的事业。资金来源的兴趣通常形成了将要研究的问题，决定着哪些数据可能得到强调。本篇立场论文将回顾资金来源强有力影响的研究，来处理"哪些因素影响了证据的呈现与发表"这一问题。

在心理健康的科学中，最大的资金来源之一是制药行业。大量的财政资金涉及制药行业，制造了利益冲突，损害了我们赖以指导临床实践基础的证据（Antonuccio et al.，2003）。虽然我们也承认非财政性利益冲突的重要性（如职业发展兴趣）（Levinsky，2002），但这些超越了本文讨论的范围，我们只处理与制药行业相关的财政性利益冲突，因为它们更容易测量，且在被揭露之前，冲突是自发的且经常不被人们所认识（Bekelman et al.，2003）。

制药行业已经在药物方面做出了很多创新，比如，研制药物（如对抗感染的抗生素以及对抗某些癌症的化疗）、改善生活（如对抗疼痛的麻醉及其他药物）以及延长生命（如对抗糖尿病的胰岛素、治疗血管疾病的溶栓）等。根据艾美仕市场调研咨询公司（IMS Health）的数据，2002年在全世界范围内，医药行业产生了超过4000亿美元的年收入，其中美国药物销售市场约占全球市场份额的1/3（Louie，2001）。就收入回报率、净收益回报率和股本回报率而言，制药行业是美国最赚钱的行业（Fortune，2000）。从商业角度来看，它可能是世界上最成功的行业。

通过药物创新，许多生命得到挽救，但也使许多生命处于危险之中。据估计，在美国每年多达10万住院病人死于处方药物的副作用（Lazarou et al.，1998）。在随时变化的临床情境中，有害药物的事件很普遍，且经常可以避免（Gandhi et al.，2003），这尤其体现在老年病人群体中（Gurwitz et al.，2003；Juurlink et al.，2003）。因为药物在批准之前平均只测试了 3000 人，一些有害反应不能预见，只能依赖于药物售后的数据来识别那些不太常见的反应（Friedman，2002）。高达 20% 的论证药物之后需要设置新的黑盒子警告，它们可能威胁到病人的生命或必须撤出市场（Lasser et al.，2002）。药物在召回之前已经产生了可观的收入。例如，七种潜在致命的药物（其中有减肥药右芬氟拉明 Redux 和糖尿病药曲格列酮片剂 Rezulin）在最终撤离市场之前，1997～2000 年，已经产生了超过 50 亿美元的销售收入（Willman，2000）。

1. 针对科学家

很难想象，包括用药信息在内的任意领域，没有受到重要工业的财政或者市场的影响。工业的财政纽带会延伸到联邦监管机构、专业组织、医学继续教育、研究者、媒体专家和消费者权益保护组织（Antonuccio et al.，2003）。这种广泛传播的共同利益，可能导致工业自己选择偏好的学术寡头，并缩小可以接受的临床和科学调查的范围（Fava，1998；Marks et al.，1993b）。这一情况可能导致法律、职业甚至人身攻击，工业直接或间接提供资金给这些人，由他们传递或生产与公共利益相冲突的信息和数据（例如：Boseley，2002；Deyo et al.，1997；Healy，2002；Marks et al.，1993b；Monbiot，2002；Nathan and Weatherall，2002；Rennie，1997）。

有一个例子，马克斯等（Marks et al.，1993a）曾做过一项治疗广场恐惧症的、设计和实施都最为谨慎的研究。最初，药物阿普唑仑（Xanax/alprazolam）的制造商普强药厂（Upjohn）支持这个多位点研究比较的设计、执行、分析和质量保证。研究的条件有：①阿普唑仑＋暴露；②阿普唑仑＋放松（心理安慰剂）；③安慰剂＋暴露；④安慰剂＋放松（双重安慰剂）。结果发现，研究支持暴露＋放松疗法，在某些情况下，阿普唑仑似乎真的干扰了治疗结果。马克斯等（Marks et al.，1993b）写道，

"了解到研究结果以后,监控和财政支持突然停止。之后,普强药厂的反应是,邀请专家前来批评这个他们之前特别谨慎的研究。这项研究是产业资金危害研究的一个典范。"

另一个限制精神病学学术自由的例子,涉及精神病学家大卫·希利(David Healy)。他公开发表研究数据,认为在易感病人群体中,选择性五羟色胺再摄取抑制剂(SSRIs)会增加病人自杀行为的风险(Healy,2002、2003)。这使他面临困扰。多伦多大学本来想聘请他担任一个抑郁症研究项目的主管,由于这一情况,他的工作机会被解除了。世界各地的其他科学家纷纷站出来支持希利(Axelrod et al., 2001),希利也提起了违反合同、诽谤的诉讼,成为世界首例违反学术自由的案例。该诉讼最终得以解决,大学澄清了事实发生的真相,对诽谤及违反学术自由问题进行了回应,最终聘请希利为客座教授。事实真相的核心问题是,大学的学术与公司有着密切的联系。在这样的环境下,如果某人决定呈现与公司利益相冲突的数据,是需要真正的诚实、勇气和毅力的。

2. 研究中的利益冲突

得到广泛承认的出版偏见(Blumenthal et al., 1997;Callaham et al., 1998;Chalmers,2000;Gilbody and Song,2000;Krzyzanowska et al., 2003;Lexchin et al., 2003;Misakian and Bero,1998;Rennie,1999;*The Lancet*,2001;Wise and Drury,1996),通常与制药行业和公共利益的冲突相关联(Campbell et al., 1998;Cech and Leonard,2001;Chopra,2003;DeAngelis et al., 2001;Fava,2001;Lo et al., 2000),这些利益冲突通常支持制药行业的产品(Als-Nielsen et al., 2003;Bekelman et al., 2003)。事实上,这些偏见已经腐蚀了医学文献的可信度(Quick,2001),包括精神病学文献(Torrey,2002),它最近提议制定严格的问责制指南(如:Davidoff et al., 2001;Moses and Martin,2001),以确保研究者在研究设计、数据获取和出版权利等方面的独立。到目前为止,美国的医学院已经表明,它们最低限度地遵守了该指南所提出来的标准

（Schulman et al.，2002）。

如果数据对资金提供者的产品不利，那么数据就可能被截留或者推迟发表（Blumenthal et al.，1997）。例如，一个由尼古丁贴片制造商赞助的研究结果发现，没有进行行为咨询的尼古丁贴片是无效的（Joseph and Antonuccio，1999），这一研究就被推迟了好几年才得以发表，远远滞后于那些有利于资助方数据的发表（Joseph et al.，1996）。这一案例在尼古丁替代治疗的研究文献中，并不是延迟发表的孤立事件（Vergano，2001）。

在抗抑郁文献中，出版偏见的一个间接评估，可能是美国食品及药物管理局（FDA）的审查，在抗抑郁药物数据库最初的审批程序中，不管研究是否发表，所有研究的数据都必须提交。对 FDA 抗抑郁的数据库的一些独立分析已经表明，一些 RCT 研究中（Khan et al.，2002；Kirsch et al.，2002；Laughren，2001），药物治疗比惰性安慰剂有效的研究不到一半（只有43%）。但在发表的文献中，大约有 2/3 的研究表明，抗抑郁药物比惰性安慰剂更有效（Thase，1999a）。该研究发现，35% 的抗抑郁药物实验没有发表（大部分都显示抗抑郁药物没有优势），这在一定程度上超过了之前 20% 的估计（Gram，1994）。FDA 的数据库和已出版文献之间的矛盾，与近来提交给瑞典药物管理局的 SSRI 研究一样（Melander et al.，2003），可能都反映了重复出版、选择性出版或者选择性报告的现象。

大约 1/4 的生物医学研究者加入了工业组织，大约 2/3 的学术机构持有自己机构所赞助股份公司的股份（Bekelman et al.，2003）。尽管大多数临床研究者认识到，这可能存在利益冲突的风险，但通常他们都觉得自己不会陷入风险（Boyd et al.，2003）。有人（Krimsky et al.，1998）检查了由马塞诸萨州 1000 名科学家所进行的研究，他们都是 1992 年主要科学和医学期刊的重要作者。这份报告的结论是，在研究中超过 1/3 文章的重要作者在研究中都存在着经济利益（即：相关的专利的投资，相关生物技术公司的科学咨询董事会，或担任公务员以及相关商业公司的主要股东等），甚至还没有将酬金和咨询费等计算在内。另一项研究（Choudhry et al.，2002）发现，绝大多数临床实践指南的作者，都与指南中推荐使用的药物生产厂家有着财务关系（这在指南中大多数不会体现出来）。甚至著名的生物伦理学家，作为伦理监管者，客观性对于他们的角色来说是至关重要的。他们也与制药行业产生了咨询费用、合同、酬金和薪水等形式的财务联系（Elliot，2001）。利益冲突可以发生在个别科学家的层面，也可以发生在学术机构的层面，因此呼吁成立独立的审查小组来进行管控和监管（例如：Johns et al.，2003）。

一些顶级期刊要求披露利益的财务冲突。例如，《新英格兰医学杂志》（*New England Journal of Medicine*）显示，11 篇文章的 12 个作者在讨论萘发扎酮（nefazadone）和行为分析治疗的有效性（Keller et al.，2000）时，与百时美施贵宝公司（Bristol Myers Squibb）的药物制造商有财务联系。事实上，作者与公司的这些联系，使得抗抑郁药物如此广泛，以至于作者们要在杂志的网站上来阐述药物的效果，整个期刊的空间都已经无法满足这种需要了（Angell，2000）。这家期刊甚至很难找到一个精神病研究者，能符合他们独立于抗抑郁药物制造商的标准，来撰写一篇相关的社论（Angell，2000）。因此《新英格兰医学杂志》的编辑们得出结论，他们可能无法找到足够的与制药行业没有财务关系的专家。很快在那之后，这家期刊不得不与其他大多数医学期刊一样，使编辑和评论作者放松了他们反对财务冲突的严格政策（Drazen and Curfman，2002）。这个例子清晰地表明：研究者与行业之间的关系是多么的普遍！这是一个具有挑战性的重要问题，因为早就建立了公关公司，使重要的医药公司愿意付钱给专家来写文章。比如，有些期刊设置社论的目的就在于支持他们客户的产品（Brennan，1994）。

产业支持已经由学术性的医疗中心转移到合作研究公司（contract research organizations，CROs）和现场管理组织（site-management organizations，SMOs），近几年两者的数量都有惊人的增长（Bodenheimer，2000）。1991 年，临床实验 80% 的行业资金都流向学术医疗中心，而在

1998 年，仅有 40% 流向那里（Bodenheimer，2000）。

在产业资助研究中，微妙的偏见可能影响产生的结果（Bodenheimer，2000；Safer，2002）。医药公司的市场部可能会排除那些减少他们产品销售的资助研究。这些公司设计的研究，很可能只是支持他们的产品。对新的药物进行测试时，其研究样本可能比实际中的病人更健康，用来作为对照的药物可能剂量不足或是已经过时的旧药。临床实验可能使用代理端点或"标记"来取代真实的临床终点（如，测量血压来代表心脏病发，或者用自杀意念的测量来代表真实的自杀行为）或者某些数据分析策略（如末次观察推进法代替对病例的观察；Kirsch et al.，2002），以此来获取更多有利的结果。最近的一项元分析发现，61% 的资金完全来自于行业资助的研究，在指定协议的主要结果与发表文章中所定义的结果之间，存在着重要的差异，这表明努力选择最有利的结果，是一种非科学指导的实践（Chan et al.，2004）。在制药公司的研究中，研究者可能只能收到部分数据，行业资助已经与限制出版和数据共享关联了起来（Bekelman et al.，2003）。医药公司已经招聘公关公司，它们正在购买或者投资其他公司，进行实验药物的临床实验，试图达到医药公司"更接近试管"（closer to the test tube，即：使实验结果更接近药物公司的期望）的目的。

其他一些有问题的实践，可能会使科学文献偏向证明那些公司市场部所支持的产品（Bodenheimer，2000）。专业医疗作家（或代笔人）经常是由医药公司付款来撰写论文，而不会以作者的本名来发表。有时，临床研究者（或特邀作者）可能会成为一篇他们没有任何贡献或没有分析原始数据的文章的作者（Bates et al.，2004）。这可能更类似于名人代言的产品或观念，更像广告而不是科学。在一项研究中，19% 的文章有贡献不足的特邀作者（没有帮助构思研究、分析数据或者有助于写作），11% 的文章作者并没有署上自己的本名（Flanagin et al.，1998）。希利（Healy，2001）估计，在一些声誉很好的期刊的增刊上出现的（即并没有进行足够严格的同行审稿）、高达 50% 的关于新药物的评论文章，都是由代笔人或者由公司职员撰写的。这种增刊及对某些文章的转载，增加了科学期刊收入的来源。有时，表面上独立的期刊，实际上与行业有着秘密的关联，这可能会影响到期刊发表论文的内容和重点（Letter to Academic Press，2002）。有一项研究发现，在那些要求披露利益冲突的期刊中，仅仅 0.5% 的作者做出了这样的披露（Krimsky and Rothenberg，2001），大部分论文都没有遵守这一规定。当然，到目前为止，并没有足够的数据来评估有关文献代笔写作的影响。但是，由于代笔人通常是为医药公司的市场部工作的，他们撰写的论文，可能会选择性地报告那些支持药物生产厂家的产品（Healy and Catell，2003）。

3. 潜在的方法论偏见

最近的随机对照实验方法论分析表明，设计缺陷和报告遗漏与治疗结局的评估偏见有关系（Moher et al.，2001）。这已经促成了"测验报告之联合标准小组"（Consolidated Standards of Reporting Trials，CONSORT）的出版声明。CONSORT 声明是由一批临床实验学家、统计学家、流行病学家和生物医学编辑所组成的国际小组发展的（Moher et al.，2001）。它已经被许多著名医学期刊采用，成为随机实验的选择标准、干预细节、随机化、盲法程序和意向治疗分析等研究设计和报告的标准。

一些方法论的偏见是微妙的，悄悄混入了研究设计的结构中。例如，在抗抑郁研究中，通常在进行随机化之前使用一种"安慰剂冲刷"（placebo washout）的程序（Antonuccio et al.，1999）。这个过程通常需要一到两个星期的单盲实验。在此期间，所有要研究的问题都采用安慰剂治疗。如果在此期间病人有任何的改善，都要在随机化之前的冲刷期，排除出后续的研究过程。安慰剂冲刷程序可以巧妙地支持药物条件，甚至在实验刚开始之前，就已经排除了对安慰剂有反应的被试（Antonuccio et al.，2002）。

由于活性和惰性的安慰剂可能会对结局产生影响，抗抑郁研究中的双盲可能会无意中受到损害（Greenberg and Fisher，1997；White et al.，1992）。研究治疗者经常告诫自己或者病人，潜在的副作用是标准知情同意程序的一部分。而且，这些研究往往喜欢依靠有着理论忠诚度且与结局有利害关系的治疗者来进行评定，这导致了他们与病人的评定间出现更大的差异（Greenberg et al.，1992；Moncrieff，2001）。如果努力而诚实地确保双盲的完整性，就可能会降低对药物评估的效果。例如，考柯蓝（Cochrane）数据库中，回顾使用"活性的"安慰剂（即有副作用的安慰剂，使副作用差异更难以检测）的抗抑郁研究，结果发现，只有很小的差异甚至没有差异，这表明使用惰性安慰剂的实验可能会过高地估计药物的影响（Moncrieff et al.，2001）。

同时，抗抑郁研究并没有对纯药物的功效进行充分的评估，因为大多数研究都允许同时使用镇静剂处方（Kirsch et al.，2002；Walsh et al.，2002）。如果病人在药物条件下最可能采用镇静剂，或服用含有镇静剂的抗抑郁药，这就可能会扭曲结局，因为汉密尔顿抑郁量表（HDRS）中至少有六个点会支持含有镇静剂的药物（Moncrieff，2001）。而且，这些研究中，许多还同时提供了支持性的心理治疗。这显然与典型的初级管理医疗的情境很不一致，现实环境中，心理健康方面的支持很有限，甚至根本就没有（Antonuccio et al.，2002）。

克莱因（Klein，2000）和奎肯（Quitkin，1999）认为，因为抗抑郁药已经在抑郁症治疗中建立了有效性，如果实验发现抗抑郁药针对安慰剂没有统计显著性，则该实验缺乏"测验灵敏度"（检测特定治疗效应的能力）。换句话说，他们会认为，是实验的取样和方法论有问题，所以结局打了折扣或者出了问题。如果将这种逻辑应用于最近的FDA抗抑郁数据库的元分析（Kirsch et al.，2002），则有超过一半的研究将被抛弃，这种策略将严重扭曲整个抗抑郁药物的效果（Antonuccio et al.，2002；Otto and Nierenberg，2002）。

4. 研究保障

所有药物治疗实验报告，最低限度也应当符合 CONSORT 指南（Moher et al.，2001）。以下的要求用来补充那些标准。

（1）所有原始的临床实验都应当列入"当代对照实验元注册机构"（Current Controlled Trials Meta-Register）等公共注册机构进行登记，以此作为获得机构审查委员会批准或将来出版的条件（DeAngelis et al.，2004；Dickersin and Rennie，2003）。这将确保所有原始实验都有公共记录，并且减少数据抑制（data suppression）的几率。

（2）所有宣称为双盲设计的研究都应该测试与报告，这种双盲是否一直延伸到了心理健康期刊的同行评论过程之中（Piasecki et al.，2002）。我们可能通过这样做来达到这一点，即在分析准确鉴定结局的影响时，通过询问研究对象和治疗者，来试图识别实际的治疗条件。已经有研究者建立了一个简单的盲评和保护清单，来协助和促进这一过程（Even et al.，2000）。

（3）在安慰剂冲刷期间，如果病人没有出现改善，则任何病人都不应该被排除在任何研究之外（Antonuccio et al.，2002）。

（4）除了治疗者评级评定外，所有研究都应包括病人评级的自我报告。

（5）不管使用了何种并发药物或者何种并发治疗，都应当在对 RCTs 的分析和抽象时进行详细说明。

（6）应提供一个公众可访问的网站，将心理健康期刊上刊登的任何研究的所有原始数据加以发表，允许人们对数据和数据分析进行独立审查（Bekelman et al.，2003；Klein et al.，2002）。而且，在这些数据中，不得提供任何可以识别病人身份的信息。

（7）研究协议应该提供给期刊审稿人，同时在网上发布出版所有的结局研究，确保计划分析和出版分析的一致性。

（8）为保证在心理健康期刊中发表研究的资格，研究合同应该明确地排除出版物或数据拥有者对研究的控制权（Schulman et al.，2002）。所有的作者应该提供签名，确保他们独立地获取了所有数据，并为该论文的写作做出了真实的贡献。

5. 结论

在研究中，财政来源的利益冲突可能导致科学数据的生产和出版过程中的偏差。这些偏差可能会扭曲治疗者进行最佳实践的证据基础。"证据"不是纯粹的科学，而更像是一半是科学，一半是营销。这种情况通常类似于，我们去买一辆车，却只依靠经销商提供的信息来做出决定。精明的买家也会去寻找独立的数据来源。虽然本篇立场论文关注的焦点是药物治疗，但在心理评估和心理治疗方面科学数据的收集与出版过程中，类似的影响也经常存在。当我们试图在某一领域中解释什么是传说中的"最佳证据"的时候，我们要在心里牢记这些教训。

三、EST 和心理治疗整合并不匹配

乔治·斯特里克

　　何谓证据以及哪些治疗可能得到科学的支持，随着建构清单列表的群体功能而变化（Chambless and Ollendick，2001）。对于大多数群体而言，金标准就是至少存在两个以安慰剂或一种替代治疗为控制组的 RCTs。关键问题是，这个标准是否是统一的最高级别的证据，能够支持治疗的每一种方法，或者它是否只有区别地适合某些心理治疗的方法？在本篇文章中，我将采取的立场是，现存的循证清单拥有不必要的特权手册，是结局导向的、纯形式的治疗，这并不利于更灵活和更广泛的整合—折中治疗的发展。

　　即使是纯形式治疗，区分结局取向和过程取向的治疗，对心理治疗也是重要的（Gold，1995）。在很大程度上，结局取向的疗法大多数情况下包括行为和认知疗法，他们关注精确的治疗措施，将其视为与具体而明确的结局变量相关的变量。他们显然是非常适合随机对照实验形式的。事实上，他们确实在大多数循证治疗的清单中占据明显的优势地位。过程取向的疗法大多数情况下包括精神分析、人本主义取向以及整合—折中治疗，他们关注内心状态和人际关系。对于这些方法，结局变量最有可能是指生活质量、自我体验和感知。这些变量更难量化，既是干预又是结局，所以它们在传统的循证清单中经常被忽视。

　　结局取向的治疗几乎都是以症状缓解作为主要的独立变量（这不是必要的，但通常是这样）。许多过程导向的治疗，包括大多数整合疗法，并不只关注症状的缓解，许多病人之所以前来治疗，不只是盯着症状的缓解，关系冲突、关系模式和生活质量问题都会促使病人前来治疗。如果研究不能评估这些维度的变化，治疗的价值就不能真正体现出来。但是，这是一种支持某种疗法就会损失另一种疗法的方法论。不一定必须做出某种选择，通过不同的结局变量来全方位地衡量与评价治疗事业的多样性，是一种最好的途径。也许，我们应该根据具体的治疗目标来调整具体的治疗方法。

1. 整合的心理治疗

虽然纯形式的治疗取向[①]容易分类，但大多数治疗者都属于整合的或折中的取向，他们的实践不能简单地进行如此的描述。根据最近美国心理学会临床心理学分会成员的一项调查（Santoro et al.，2004），29%的受访者认为，他们的理论取向是折中—整合式的，这一结果与一系列近年来关于类似样本的研究结果一致。几乎所有的研究中，回答为折中—整合式治疗的受访者比率在 1/4 ~ 1/3 之间。早期，针对美国医疗服务提供者注册中心（National Register of Health Service Providers）注册的心理学家所做的研究发现（Milan et al.，1994），39%的群体将折中主义视为他们主要的理论取向。这一比例在该注册清单出现之前一直徘徊在 40% 左右。另外，注册清单中大约 90% 的注册者不止一种取向，这表明实践中严格遵守单一取向的心理学家是很少的。回顾过去十年里完成的 11 个调查（Norcross，in press），自认为整合和折中的实践者的范围从 7%（在澳大利亚）到 42%（在英国）不等，中位数是 1/3。

还必须提出一个问题，那就是 EST 在现实世界中的可推广性问题。虽然 EST 清单中可能会有清楚的描述与严格定义的干预措施，但大多数实践者都不喜欢将自己的实践基于这些狭隘的清单。即便是在与 EST 高度相关的情境中，治疗者可以很好地将 EST 治疗纳入自己的实践，他们也未必这样做。实践者更可能选择性地使用一些技术。这些技术可能有着非常好的证据基础，或由过去的临床经验所支持，或符合他们的理论忠诚度，或与他们的个人偏好相一致。如果治疗者以这样的方式进

---

① 译者注：所谓纯形式治疗，是指单一的有着明显理论倾向的心理治疗方式，如传统中认知疗法、行为疗法、人本主义疗法、精神分析疗法等，都属于纯形式治疗。

行治疗，那么对它们进行评估，委实是一件令人头晕的任务。

"折中"的意义有很多变化，就干预措施与治疗方法的选择而言，从明确的基本原理选择，到通常很少有研究支持的、基于个人偏好的不科学选择，我们有多种选择方法。相比之下，心理治疗的"整合"有一个更具体（如果是多样化）的意义，通常植根于对人和治疗的不同理论的理解。心理治疗的整合有四种不同的途径（Strieker and Gold，2003）：技术折中主义、共同因素、理论整合及同化整合。在回顾这些途径时，我们也有必要审查一下，针对这些途径，EST 到底意味着什么。

技术折中主义是一种心理治疗整合的方法，它与传统上所谓的折中主义最为接近。它相对具有理论自由，但并不系统地遵循所谓的最佳治疗清单（Beutler and Harwood，2000；Lazarus，1981）。这种方法在所有技术中自由地进行选择，无论使用什么技术，都是基于实践者的判断和经验，以更好地为病人的利益服务为目标。一般来说，这种个性化的干预方法，不能还原到一个手册，因此也难以通过随机对照实验来进行准确的判断。尽管我们已经做了一些系统的尝试，证明技术折中方法的有效性（如：Beutler et al.，2002），但这些研究，同许多 EST 一样，需要指定一些合格的病人，以牺牲研究的可推广性为代价。例如，如果随机对照实验需要显示效果，拉扎勒斯（Lazarus）的多通道治疗将无法实施（Schottenbauer et al.，in press）。

共同因素方法（Frank，1973）由识别几乎每种治疗都具有的共同因素而开始(如发展关系和灌输希望)。治疗是基于一些有效因素的组合，具体技术的重要性被最小化了。具体技术是 EST 的重点，共同因素的支持者不大可能赞同治疗清单的发展。

理论整合是整合心理治疗的一种复杂而精致的途径。它包括几个理论的整合，这是比任何单一的疗法都考虑了更多因素的混合。实践人员在理论整合方面已经有了许多良好的尝试，开始了具有里程碑意义的工作（Wachtel，1977），为许多当代的整合运动提供了动力，这一努力极少有 RCT 的支持（Schottenbauer et al.，in press）。大多数理论整合的努力可以被划为过程取向的，都很关注内在过程和结局变量，这使它们不大可能从 RCT 中产生。应该指出的是，认知—行为治疗（Beck et al.，1979）是一种理论整合治疗，它结合了认知因素和更传统的行为方式。认知—行为治疗支配着大多数 EST 清单（Chambless and Ollendick，2001），它是心理治疗整合的唯一例外，未受到 EST 运动的伤害。

同化整合（Messer，1992）是最近添加到整合途径中的一种。它首先持有一个单一的、中心的理论取向，再将其他取向获得的技术同化到治疗的过程中，根据病人的需要来促进治疗的发展（Strieker and Gold，1996、2002）。许多同化整合的例子都是过程取向的，每一种都保持着个性化特征，技术根据需要而被同化到治疗中使用，所以，想进行手册化也是不太可能的。

对于心理治疗整合方法的简短总结，使治疗的整合变得比较清晰。虽然整合的心理治疗得到了相当数量的实践人员的支持（也许是得到了绝大多数实践者的支持），但它们不大可能在 EST 清单得到相应的体现（认知—行为治疗是明显的例外）。这是因为 EST 关注能够还原为手册的具体技术，它要求这些技术能够得到 RCT 的检验，且详细地描述能够达到的具体行为结局。尽管我们偏好整合的方法，但对于任何负责任的治疗者而言，忽视可靠的研究发现本身就是愚蠢的。忽略这些特殊技术的实践通常是必要的，但如果完全忽视这些矛盾的证据则是不道德的（Strieker，1992）。

关键问题不是研究是否应该最大程度地指导实践，这是一个几乎没有争议的命题。我们要关注的是，哪些心理治疗的类型（实践和研究），通过当前人们偏好的方法论被给予了更高的特权。在我看来，答案就是我们需要心理治疗的多种途径。任何强调单一理论取向的答案，都是过于简单有限的。

2.RCT 的假设

RCT 是一种简洁的设计，它将病人随机分配到不同的治疗中，测量结局的差异。这个设计能得出不同治疗之间的疗效数据，由于它采取了随机化设计，避免了那些更接近自然情境的研究方法可能会出现的许多问题。这个设计包括三个阶段：①随机分配选择的病人；②采取不同的治疗，且通常是建立在治疗手册的基础上；③结局测量。我们将审视每个阶段对心理治疗整合过程的影响。

随机分配是一个以真实性换取精确度的过程。在典型的临床情境中，病人并不是随机分配给治疗者。病人选择自己的治疗者，并对治疗者持有一定的期待与希望。在临床情境中，病人也不可能得到精心的挑选。只要不是在治疗者的能力范围之外，治疗者就必须治疗所有可能前来寻求帮助的病人。这一过程产生的问题，并非仅仅影响整合—折中治疗。对于任何治疗来说，不管治疗者的取向如何，都会遇到可推广性的问题。因此，这并不是反对整合—折中治疗的一个维度。

如何分配到不同的治疗是一个关键的问题。这一步的假设是，治疗的差异性大于共同性，因此治疗之间的差异性比共同性更有价值。这恰恰是心理治疗整合基础的对立面，它们承认并强调治疗之间的共同性。因为存在共同因素或者采取了多种治疗相结合的方式，才带来了治疗的成功。如果治疗被还原为手册，就能够用 RCT 的方法最好地进行检验。这是一个有趣的步骤，手册可能被用来解决一个事实上并不存在的问题。心理治疗的对照研究被用来对比不同的治疗方式，这些治疗由宣称自己为不同取向的治疗者来执行[①]。但是这里面有一个问题，人们说他们做了什么，可能并不代表他们真的做了什么。在比较治疗 X 和治疗 Y 时，有必要检验其有效性，并确保治疗者们确实在执行治疗 X 和治疗 Y。这促使了研究者想来创建治疗手册，让手册来体现它所描述的取向，以便在不同的治疗之间能够进行清楚的划分。但是我们要注意到，在实践中执行治疗 X 或 Y 时，实际上执行的并不是纯形式的治疗 X 或 Y。我们应该将关注点转向强调整合与折中的治疗实践，这样不仅是可能的，

---

① 译者注：为了确保不同的治疗得到了真正的实施，研究者必须保证不同取向的治疗者确实在执行他所在治疗组的治疗方法。

也许是更有利的。

对体现为纯治疗取向的不同治疗进行对比研究的潜在假设，是治疗技术本身引起治疗改变的因素。有大量的研究者发现，具体的技术只占整个治疗结局变量的 10%～15%（Norcross，in press），而治疗手册所没有考虑到的共同因素、病人变量和关系变量，影响则要大得多。更有趣的是，如 CBT 等已证明广受好评的、具体的一组技术，可能在技术的基础上根本没有效果。例如，抑郁症状的缓解，可能在具体治疗技术的介入前就已经出现了，可能疗效的更大部分要归因于共同因素（Ilardi and Craighead，1994）。具体的治疗技术越不重要，RCT 及治疗手册就越没有效果，我们就越需要认识到，循证心理治疗需要与其他广泛的心理治疗方法融洽相处（包括整合的以及过程取向的纯治疗等）。

虽然 RCT 关注技术，但更主要的变异来源却是治疗关系。美国心理学会第 29 分会成立了一个专业工作组（Norcross，2002），试图进行与临床心理学专业工作组（该工作组提出了 EST 清单）相平行的努力。第 29 分会的工作组强调治疗关系而不是具体干预。他们特别强调治疗联盟、群体治疗的凝聚力、共情、目标共识和合作。相比具体而孤立的治疗方法，这些因素更可能出现在心理治疗的整合努力中，我们也需要更加公平地对待这些因素的研究方法。因此，研究者如果关注治疗间的相似性（关系及其他共同因素）而不是治疗间的差异（具体技术），他们将做得更好。这一策略将支持更多整合—折中努力，而不是 RCT 所支持的纯形式的治疗方法。这也将得出结论，我们要更加重视那些更为广泛的治疗途径。

最后是治疗对比的结局测量问题。如果测量的结局是具体的，那么发展具体治疗方法的途径就可能是最盛行的。但是，如果治疗的目标主要是基于过程来描述病人内部和相互影响方面的改变，那么，我们就需要一系列更为广泛的独立变量。因为整合—折衷方法倾向于接受这种更广泛的目标，所以以 RCT 的标准很难顺利地完成这一目标。

必须承认，即使没有那些建构 EST 清单的人们的高度认可与赞扬，RCT 仍然是一种治疗信息的重要来源。RCT 能够提供具体技术效果方面的信息，这种技术通常是在短期内，针对具体的病人，以特定的结局为目标。针对类似的病人，对于那些希望获得类似 RCT 目标的治疗者来说，RCT 是有价值的信息来源。在整合的心理治疗中，理论整合的认知—行为治疗方法在进行这样的评估时，效果就颇为不错。但许多其他的方法，尤其是过程取向的方法，则不能以这种方法论进行适当的判断。

有研究对 EST 的经验地位进行了全面评价（Westen et al., in press），最后得出结论：

> 任何治疗，①需要基于原理而不是以疗法为基础的手册；②形成一个庞大的治疗方法库，治疗者必须根据病人的表现来进行选择；或者③允许病人自己建构会谈，将纳入太多的组内变异，因此不能优先使用 EST 设计。

当然，多数的心理治疗整合是基于原理的，允许治疗者在广泛的可能治疗方法中进行选择，并愿意遵循病人的指引。

我已经强调要重视增加数据的来源，正确地评价与支持整合的心理治疗，不能反映为抵制传统的支持数据。在最近的一个综述中（Schottenbauer et al., in press，并没有将认知—行为治疗作为整合心理治疗的一种类型），将整合心理治疗分为九种独立的途径。它们分别有着大量实证研究的支持，且符合四个或者更多 RCT 的标准，这一标准超出了 EST 的最初清单的要求（Task Force on Promotion and Dissemination of Psychological Procedures，1995）。这些整合的方法包括辩证行为治疗、眼动脱敏和再加工治疗、认知分析治疗、处方性心理治疗和跨理论治疗等。另外，还有 13 种整合方法被认为有部分实证研究的支持，符合 1 ～ 3 个 RCT 的标准。尽管有大量的实证数据支持心理治疗的整合，但当前仍然只有少量的心理治疗整合系统途径，并没有包括无数不成体系且难以分类的折中途径。这些研究中，有些确实会使用抑郁和焦虑等具体症状缓解作为因变量，但是他们同时也纳入了更广泛的因变量，如整体功能、生活满意度和元认知意识等，从而开始真正实现整合途径的整合性与丰富性。

在缩小 RCT 范围以及形成 EST 清单的基础上，我们必须得出的结论是，这些清单支持纯治疗形式的、结局取向的方法，牺牲了整合—折中和纯形式、过程取向的方法。考虑到心理治疗的实践本质、病人来到治疗室的目标以及治疗者在自然环境下获得的成功，我们就应该支持那些更符合病人的需要、更能促进治疗者实践的途径，发展能够进行这种实践的研究方法论。

3. 结论

研究普遍被接受为循证心理治疗的一个重要的组成部分。过分强调手册与纯形式的治疗，可能会忽略构成临床实践模型的整合途径。强调技术的同时强调关系，强调结局取向的同时强调过程取向，强调临床技术的同时强调治疗原则的建立，将更可能支持心理治疗的整合（包括折中主义）。研究要指向真实实践过程中治疗的价值，这并没有轻视当前对 EST 强调的意味。通过这样做，更多整合—折中方法的发展将受到鼓舞，我们也有可能以一种更为诚实的方式对这些途径进行评价。

一位擅长利用实证研究的治疗者，当研究数据存在时就应该考虑这些数据。但是他们也应谨慎地注意到已有的经验、临床理论和其他任何有助于病人福祉的知识来源。这个治疗者应像当下的临床科学家那样工作（Strieker and Trierweiler，1995；Trierweiler and Strieker，1998），他们持有作为科学和实践沟通桥梁的立场。正是这样一座桥梁，可能会在无意识的情况下轻视那些削足适履的 EST，心理治疗的整合提升了，它持有的沟通态度，看起来要远远优于在科学和实践之间设立鸿沟的态度。

四、对话：争议与共识

1. 莱斯特·B. 鲁伯斯基，玛那·S. 巴拉特

从这些立场论文所呈现的证据来看，我们在解释具体研究的结论时，必须要考虑：研究者对某一理论的忠诚度、研究资金的来源以及 EST 清单所表现出来的偏见。安东努乔和秀恩伯格已经提供了使人信服的详细证据，关注着研究资金来源与研究者论文发表或者其他呈现研究结果的方式之间的利益冲突。他们通过限定研究的设计、分析和解释中潜在偏见的范围，来强调这些问题的普遍性。尽管这些讨论是合理的，但很明显，几乎没有实证研究来直接评估这些偏见对治疗结局所产生的影响。遵循 CONSORT 指南或者对作者进行其他的保护，有助于减少资金来源所导致的潜在偏见。如果我们想改变这一领域的现状，就必须保留手头有关财政来源偏见的所有证据，对偏见如何影响研究结论进行实证的研究。

在关于 EST 及它们指导治疗的有效性讨论中，斯特里克提出了几点，来证实针对行为结局的手册化治疗的 RCT 存在潜在的偏见。我们同意，许多精神分析的、人本主义的及折中—整合模式的治疗关系或内在的关注点，很难手册化。但是，操作中再大的困难，也没有阻碍针对手册化治疗的 RCT 研究的发展。事实上，斯特里克并没有意识到，这些治疗方法中的一些已经手册化[如支持性表达性心理治疗（supportive-expressive psychotherapy），或短期的精神分析治疗；Luborsky，1984；Luborsky and Crits-Christoph，1990；Luborsky et al.，1995]，都在 RCT 中得到了验证（如：Brom et al.，1989；Elkin et al.，1989；Gallagher and Thompson，1982；Pierloot and Vinck，1978；Thompson et al.，1987；Woody et al.，1983；Zitrin et al.，1978）。大多数这类研究证明，在进行

精神分析治疗的早期，效果会超过行为疗法或者认知疗法。

还应该认识到，虽然 RCT 在关注人际关系或生活质量等结局方面具有缺陷，但这并没有阻碍结局评估中行为测量的使用。事实上，许多精神分析治疗的 RCT 都包括行为结局的测量。正如我们在立场论文中所讨论的，针对具体治疗模式的 RCT，都可能对理论忠诚度存在偏见。一旦考虑研究者的忠诚度，最初的治疗差异不复存在。因此，一种治疗方法在早期具有超过另一种治疗方法的优势，通常是不能阻挡的。

尽管存在这些问题，我们认为，如果研究更多地集中在治疗方法间的相似性，而不是潜在的差异性，心理治疗的研究将得到更进一步的发展。所有在对照实验中检验的治疗方案，需要更加符合"真实世界"的实践，便于治疗者在现实中进行决策。他们还应该包含结局测量，评估每个治疗检测到的改变的关键成分，且应当使用试图控制理论忠诚度潜在影响的研究设计。

2. 大卫 · O. 安东努乔，迪克恩 · 秀恩伯格

如果你正在读这篇评论文章，你一定读了很多的书！鲁伯斯基和巴拉特关于理论忠诚度的立场论文，强调了理论忠诚度与治疗结局之间关系的重要性。他让我们了解到，这种关系可能是双向的：忠诚度可能会促使我们看到想看到的结局，这倒不一定是出于什么险恶的用心，可能仅仅是因为我们似乎更擅长于实施自己所信任的治疗。结局也可能会促进忠诚度，也许是因为，那些我们用过的特别有效的治疗方式，我们更容易发展出更大的忠诚度。

斯特里克做了一个富有说服力的论证，认为 RCT 可能支持手册化治疗，且鼓励赛马式的研究 [1]，其中，治疗方式所起效果的差异，与其他非特殊性的治疗因素（即共同因素）相比，治疗效果要小得多。在抗抑郁药与安慰剂的随机对照实验中，仅仅发现抗抑郁药小而具体的治疗效

---

[1]　译者注：horse-race studies，即对实验组与对照组进行疗效的对比和比赛。

果，安慰剂（心理效应）贡献了药物效应的 82%（Kirsch et al.，2002）。很可能，大多数心理治疗方式的特定效果同样小。过分强调特定技术而忽视其有限性，随之引发的结果是，临床项目中可能不会花足够多的时间来培训那些共同的、一般的心理治疗技术。而事实上，这些技术明显是引发治疗效应的最大原因。

斯特里克没有处理的一个细节问题与心理治疗研究中安慰剂的用途有关。基尔希（Kirsch，in press）已经论证了心理研究验证有效性的方法，如不进行治疗、候诊清单（waiting list）或自然历史控制等，它们比安慰剂控制越来越有意义。因为安慰剂控制组是在更多的心理治疗（"积极"的心理治疗）与更少的心理治疗（安慰剂）之间进行对比。显然，在药物研究中，安慰剂起着重要的作用，因为其目标就是要从非特定的心理效应中分离出"真实"的药物效应。在医学研究中，安慰剂有药物条件下的所有心理特征，但没有化学药物的特征。因为心理治疗没有化学药物，明显地它可以被视为一种安慰剂。但如果在心理治疗中，用一种心理治疗与安慰剂进行简单的对比，这在逻辑上是存在问题的。

在我们看来，忠诚度、资金来源和小而特殊性的治疗优势，都与治疗联盟联系在一起。忠诚度可能影响治疗研究，因为优秀的治疗联盟产生于人们所信任的治疗情境。通过获得未来资金的可能性，资金的来源可能会加强研究者的行为，产生更好的联盟，带来更好的治疗结局。最后，在大多数针对具体治疗方式的疗效研究中，治疗联盟的强大效果明显被矮化了（Martin et al.，2000）。

影响我们的证据基础、降低治疗联盟的重要性的另一个隐藏的问题，是对不支持的数据的明显的、积极的抑制。这已经在抗抑郁文献（如：Melander et al.，2003）以及其他药物的文献中（Fontanarosa et al.，2004）明显地反映出来。数据抑制不可能只局限于医药行业。保留我们对科学的诚实性的最好方法，可能要求我们在整体上保持透明，需要所有原始临床实验都要事先公开注册，包括个体被试特征在内的所有原始数据都应该能够公开获取。

3. 乔治 · 斯特里克

三篇似乎不同的立场论文之间存在着一个共识。每篇文章都考虑了一个不同的因素，它们使得 EST 的所有清单的证据受到质疑。对于安东努乔和秀恩伯格而言，问题存在于他们所看到的资金来源导致的扭曲，这一点尤其反映在制药行业中。对于鲁伯斯基和巴拉特而言，问题与研究者的理论忠诚度有关。我讨论了治疗者的理论取向，特别提到了整合的和折中的治疗者的问题。尽管在更高的抽象水平上，我们存在共识，但在具体的表述中，还是存在一些差异的。

安东努乔和秀恩伯格指出了制药公司赞助研究者的目标及可能的贿赂动机。研究的设计及发表的目标，在于强调他们生产药物的疗效，并想法降低安慰剂和竞争药物等可能的替代治疗的疗效。研究旨在证明这种产品的功效，压抑其他产品的功效。如果不这么做，他们就会选择性地呈现有利于目标产品的证据[1]。在某种程度上，这些情况无疑是有害的实践，因为它损害了任何科学都应该带有的客观性。我的印象中，一个愚蠢的忠诚度效应的极端例子是，研究者在开始研究之前，就承诺将获得什么样的结局。我希望这些实践没有发生在更为传统的心理社会干预研究中。即使是这类传统的干预，经济的和声望的因素也往往存在于这些议题中，并可能歪曲数据的呈现与出版。

鲁伯斯基和巴拉特对忠诚度效应进行了更为精妙的证明。他们的主要发现是，研究者的忠诚与研究的结局相关。虽然我们还不清楚，忠诚度如何影响结局，也不清楚忠诚度是结局的因还是果。他们收集到的证据发现，在解释心理治疗研究结果时要考虑忠诚度。如果控制了忠诚度，许多原先有的结局变异可能就不再存在。因此，我们乐观地认为，良好的研究设计可以排除大多数明显由忠诚度引发的问题。关于忠诚度效应的研究与我的观点相一致，即治疗技术并不是结局变异的主要来源，它与关系因素比较起来，影响更显得苍白无力。

---

[1] 译者注：忽视或不报告那些对目标产品不利的证据。

　　我发现关于忠诚度效应最有趣的问题是，想法去推测忠诚度效应发生的机制。很明显，这不是由于魔法。我希望可以不考虑社会心理研究中意识操纵的数据，虽然安东努乔和秀恩伯格声称，正是这些意识动机支配着药物研究的结果。我认为有两种可能影响的来源，尽管目前尚不清楚两者是不是有效的。第一个可能是实验者偏见，通过实验者或治疗者，将他们的期望传递给被试或者病人，希望后者以符合实验者期望的方式完成研究。在某种程度上，调查者就是治疗者，他们会选择治疗者或培训治疗者，实验者偏见就可能很好地运作。第二个可能是研究者所选择的研究设计。如果这个研究本身就被设计成这样一种方式（如忽视治疗关系或过程，一味支持治疗技术，或者因变量只关注症状的变化，而不包括更多内部或者自我反思过程），研究才可能发现这样的结果：支持治疗技术的可能差异，而忽略任何来自于关系或者其他共同因素的贡献。可能是这一缺陷导致疗效研究中支持了差异的结局，并最小化了治疗过程因素的贡献。

　　最后，这些争议对临床实践有着重要的影响。我们可以假设每个被试对他们自己的治疗方法都有很强的忠诚度，不管他们的方法基于理论导向，还是本质上是更为折中主义的。这种忠诚度的信念毫无疑问会传达给病人，且存在有益的影响。它为病人灌输希望，并通过希望这一涡轮，可能会激发积极结局的出现（Frank，1973）。有趣的是，这些积极的结局，反过来又有助于巩固治疗者的初始忠诚度。因此，忠诚度效应不只是治疗研究中重要的混淆变量，它还可能是治疗成功的重要贡献者。在某种程度上，情况的确如此，我们应该呼吁折中的或整合的治疗途径。是治疗者的态度和立场，而不是具体的治疗技术，构成了治疗成功的核心因素。

参考文献

Ackerman, S. J., Benjamin, L. S., Beutler, L. E. et al. 2001. Empirically supported therapy relationships: Conclusions and recommendations of the Division 29 Task Force. *Psychotherapy: Theory, Research, Practice, Training*, 38, 495-497.

Agras, W. S., Walsh, T., Fairburn, C. G. et al. 2000. A multicenter comparison of cognitive-behavioral therapy and interpersonal psychotherapy for bulimia nervosa. *Archives of General Psychiatry*, 57, 459-466.

Als-Nielsen, B., Chen, W., Gluud, C. et al. 2003. Association of funding and conclusions in randomized drug trials: A reflection *of t*reatment effective or adverse events? *Journal of the American Medical Association*, 290, 921-928.

Angell, M. 2000. Is academic medicine for sale? *New England Journal of Medicine*, 342, 1516-1518.

Antonuccio, D. O., Burn, D. D., Danton, W. G. 2002. Antidepressants: A triumph of marketing over science? *Prevention and Treatment*, 5, Article 25. Retrieved from http://ww.journ org/prevention/volume5/pre0050025c.html.

Antonuccio, D. O., Danton, W. G., DeNelsky, G. Y. et al. 1999. Raising questions about antidepressants. *Psychotherapy and Psychosoma*, 68, 3-14.

Antonuccio, D. O., Danton, W. G., McClanahan, T. M. 2003. Psychology in the prescription era: Building a firewall between marketing and science. *American Psychologist*, 58, 1028-1043.

Axelrod, J., Ban, T. A., Battegay, R. et al. 2001. Academic freedom: Eminent physicians protest treatment of Dr. David Healy. Retrieved July 1, 2003, from http://www.caut.ca/english/issues/acadfreedom/ healyletter.asp.

Babcock, J. C., Green, C. E., Robie, C. 2004. Does barterer's treatment work? A meta-analytic review of domestic violence treatment. *Clinical Psychology Review*, 23, 1023-1053.

Barlow, D. H., Rapee, R. M., Brown, T. A. 1992. Behavioral treatment of generalized anxiety disorder. *Behavior Therapy*, 23, 551-570.

Bates, T., Anic, A., Marusic, M. et al. 2004. Authorship criteria and disclosure of contributions. *Journal of the American Medical Association*, 292, 86-88.

Beck, A. T., Rush, A. J., Shaw, B. E., et al. 1979. *Cognitive Therapy of Decision*. New York: Guilford Press.

Bekelman, J. E., Li, Y., Gross, C. P. 2003. Scope and impact of financial conflicts of interest in biomedical research. *Journal of the American Medical Association*, 289, 454-465.

Berman, J. S., Miller, R. C., Massman, P. J. 1985. Cognitive therapy versus systematic desensitization: Is one treatment superior? *Psychological Bulletin*, 97, 451-461.

Beutler, L. E., Harwood, T. M. 2000. *Prescriptive Psychotherapy: A Practical Guide to Systematic Treatment Selection*. New York: Oxford University Press.

Beutler, L. E., Moliero, C., Talebi, H. 2002. How practitioners can systematically use empirical evidence in treatment selection. *Journal of Clinical Psychology*, 58, 1199-1212.

Biran, M., Wilson, G. T. 1981. Treatment of phobic disorders using cognitive and exposure methods: A self-efficacy analysis. *Journal of Consulting and Clinical Psychology*, 49, 886-889.

Blackburn, I. M., Bishop, S., Glen, A. I. M. et al. 1981. The effective of cognitive therapy in depression: A treatment trial using cognitive therapy and pharmacotherapy, each alone and in combination. *British Journal of Psychiatry*, 139, 181-189.

Blumenthal, D., Campbell, E. G., Anderson, M. S. et al. 1997. Withholding research results in academic life science: Evidence from a national survey of faculty. *Journal of the American Medical Association*, 277, 1224-1228.

Bodenheimer, T. 2000. Uneasy alliance-clinical investigators and the pharmaceutical industry. *New England Journal of Medicine*, 342, 1539-1544.

Boseley, S. 2002, May 21. Bitter pill. The Guardian. Retrieved May 21, 2002, from http://www.guardian.co.uk/Archive/Article/0, 4273, 441 7163, 00.html.

Boyd, E. A., Cho, M. K., Bero, L. A. 2003. Financial conflict-of-interest policies in clinical research: Issues for clinical investigators. *Academic Medicine*, 78, 769-774.

Brennan, T. A. 1994. Buying editorials. *The New England Journal of Medicine*, 331, 673-675.

Brom, D., Kleber, R. J., Defares, P. B. 1989. Brief psychotherapy for posttraumatic stress disorders. *Journal of Consulting and Clinical Psychology*, 57, 607-612.

Browne, G., Steiner, M., Roberts, J. et al. 2002. Sertraline and/or interpersonal psychotherapy for patients with dysthymic disorder in primary care: 6-month comparison with longitudinal 2-year follow-up of effectiveness and costs. *Journal of Affective Disorders*, 68, 317-330.

Butler, G., Fennell, M., Robson, P. et al. 1991. Comparison of behavior therapy and cognitive behavior therapy in the treatment *of* generalized anxiety disorder. *Journal of Consulting and Clinical Psychology*, 59, 167-175.

Callaham, M. L., Wears, R. L., Weber, E. J. et al. 1998. Positive-outcome bias and other limitations in the outcome of research abstracts submitted to a scientific meeting. *Journal of the American Medical Association*, 280, 254-257.

Campbell, E. G., Louis, K. S., Blumenthal, D. 1998. Looking a gift horse in the mouth: Corporate gifts supporting life sciences research. *Journal of the American Medical Association*, 279, 995-999.

Casacalenda, N., Perry, C. J., Looper, K. 2002. Remission in major depressive disorder: A comparison of pharmacotherapy, psychotherapy, and control conditions. *American Journal of Psychiatry*, 159, 1354-1360.

Cech, T. R., Leonard, J. S. 2001. Conflict of interest-Moving beyond disclosure. *Science*, 291, 989-990.

Chalmers, I. 2000. Current controlled trials: An opportunity to help improve the quality of clinical research. *Current Controlled Trials in Cardiovascular Medicine*, 1, 3-8.

Chambless, D. C., Ollendick, T. H. 2001. Empirically supported psychological interventions: Controversies and evidence. *Annual Review of Psychology*, 52, 685-716.

Chan, A., Hrobjartsson, A., Haahr, M. et al. 2004. Empirical evidence for selective reporting of outcomes in randomized trials: Comparison of protocols to published articles. *Journal of the American Medical Association*, 291, 2457-2465.

Chopra, S. S. 2003. Industry funding of clinical trials. *Journal of the American Medical Association*, 290, 113-114.

Choudhry, N. K., Stelfox, H. T., Detsky, A. S. 2002. Relationships between authors of clinical practice guidelines and the pharmaceutical industry. *Journal of the American Medical Association*, 287, 612-617.

Cross, D. G., Sheehan, P. W., Kahn, J. A. 1982. Short- and long-term follow-up of clients receiving insight-oriented therapy and behavior therapy. *Journal of Consulting and Clinical Psychology*, 50, 103-112.

Davidoff, F., DeAngelis, C. D., Drazen, J. M. et al. 2001. Sponsorship, authorship, and accountability. *New England Journal of Medicine*, 345,

825-827.

DeAngelis, C. D., Drazen, J. M., Frizelle, F. A. et al 2004. Clinical trial registration: A statement from the International Committee of Medical Journal Editors. *Journal of the American Medical Association*, 292, 1363.

DeAngelis, C. D., Fontanarosa, P. B., Flanagin, A. 2001. Reporting financial conflicts of interest and relationships between investigators and research sponsors. *Journal of the American Medical Association*, 286, 89-91.

Deyo, R. A., Psaty, B. M., Simon, G. et al. 1997. The messenger under attack-Intimidation of researchers by special-interest groups. *New England Journal of Medicine*, 336, 1176-1179.

Dickersin, K., Rennie, D. 2003. Registering clinical trials. *Journal of the American Medical Association*, 290, 516-523.

DiGuiseppe, R., Tafrate, R. C. 2003. Anger treatment for adults: A meta-analytic review. *Clinical Psychology: Science and Practice*, 10, 70-84.

DiMascio, A., Weissman, M. M., Prusoff, B. A. et al. 1979. Differential symptom reduction by drugs and psychotherapy in acute depression. *Archives of General Psychology*, 36, 1450-1456.

Drazen, J. M., Curfman, G. D. 2002. Financial associations of authors. *New England Journal of Medicine*, 346, 1901-1902.

Dunn, R. J. 1979. Cognitive modification with depression-prone psychiatric patients. *Cognitive Therapy and Research*, 3, 307-317.

Editorial: The tightening grip of big pharma. 2001. *The Lancet*, 357, 1141.

Elkin, I., Shea, T., Watkins, J. et al. 1989. National Institute of Mental Health Treatment of Depression Collaborative Research Program-general effectiveness of treatments. *Archives of General Psychiatry*, 46, 966-980.

Elliot, C. 2001. Pharma buys a conscience. *The American Prospect*, 12, 1-9.

Elliott, R., Greenberg, L. S., Lietaer, G. 2003. Research on experiential psychotherapies. In M. J. Lambert (Ed.), *Bergin and Garfield's Handbook of Psychotherapy and Behavior Change* (5th ed., pp. 493-539). New York: Wiley.

Even, C., Siobud-Dorocant, E., Dardennes, R. M. 2000. Critical approach to antidepressant trials: Blindness protection is necessary, feasible, and measurable. *British Journal of Psychiatry*, 177, 47-51.

Fava, G. A. 1998. All our dreams are sold. *Psychotherapy and Psychosomatics*, 67, 191-193.

Fava, G. A. 2001. Conflict of interest in special interest groups: The making of a counter culture. *Psychotherapy and Psychosomatics*, 70, 1-5.

Flanagin, A., Carey, L. A., Fontanarosa, P. B. et al. 1998. Prevalence of articles with honorary authors and ghost authors in peer-reviewed medical journals. *Journal of the American Medical Association*, 280, 222-224.

Fontanarosa, P. B., Rennie, D., DeAngelis, C. D. 2004. Postmarketing surveillance-Lack of vigilance, lack of trust. *Journal of the American Medical Association*, 292, 2647-2650.

Fortune. 2000, April 17. How the industries stack up. Retrieved July 1, 2001, frfortune.com/indexw.jhtml?channel= artcol.jhtml& doc_id=00001423.

Frank, J. D. 1973. *Persuasion and Healing* (2nd ed.). Baltimore: Johns Hopkins University Press.

Friedman, R. A. 2002, December 17. Curing and killing: The perils of a growing medicine cabinet. *The New York Times*. Retrieved June 20, 2005, from www.3sistersapothcary.com/html/resources/library/curing.cfm.

Gaffan, E. A., Tsaousis, I., Kemp-Wheeler, S. N. 1995. Researcher allegiance and meta-analysis: The case of cognitive therapy for depression. *Journal of Consulting and Clinical Psychology*, 63, 966-980.

Gallagher, D. E., Thompson, L. W. 1982. Treatment of major depressive disorder in adult outpatients with brief psychotherapies. *Psychotherapy: Theory, Research, and Practice*, 19, 482-490.

Gandhi, T. K., Weingart, S. N., Borus, J. et al. 2003. Adversedrug events in ambulatory care. *New England Journal of Medicine*, 348, 1556-1564.

Ghahramanlou, M. 2003. Cognitive behavioral treatment effective for anxiety disorders: A meta-analytic review. *Dissertation Abstracts International: Section B: The Sciences and Engineering*, 64, 1901.

Gilbody, S. M., Song, F. 2000. Publication bias and the integrity of psychiatry research. *Psychological Medicine*, 30, 253-258.

Gold, J. R. 1995. The place of process-oriented psychotherapies in an outcomeoriented psychology and society. *Applied and Preventive Psychology*, 4, 61-74.

Gram, L. F. 1994. Fluoxetine. *New England Journal of Medicine*, 331, 1354-1361.

Greenberg, R. P., Born R. E., Greenberg, M. D. et al. 1992. A meta-analysis of antidepressant outcome under "blinder" conditions. *Journal of Consulting and Clinical Psychology*, 60, 664-669.

Greenberg, R. P., Fisher, S. 1997. Mood-mending medicines: Probing drug, psychotherapy, and placebo solutions. In S. Fisher, R. P. Greenberg (Eds.), *From Placebo to Panacea: Putting Psychiatric Drugs to the Test* (pp. 115-172). New York: Wiley.

Gurwitz, J. H., Field, T. S., Harrold, L. R. et al. 2003. Incidence and preventability of adverse drug events among older persons in the ambulatory setting. *Journal of the American Medical Association*, 289, 1107-1116.

Healy, D. 2001. The dilemmas posed by new and fashionable treatments.

Advances in Psychiatric Treatment, 7, 322-327.

Healy, D. 2002. Conflicting interests in Toronto: Anatomy of a controversy at the interface of academia and industry. *Perspectives in Biology and Medicine*, 45, 250-263.

Healy, D. 2003. Lines of evidence on the risks of suicide with selective serotonin reuptake inhibitors. *Psychotherapy and Psychosomatics*, 72, 71-79.

Healy, D., Catell, D. 2003. Interface between authorship, industry and science in the domain of therapeutics. *British Journal of Psychiatry*, 183, 22-27.

Hirschfeld, R., Dunner, D. L., Keitner, G. et al. 2002. Does psychosocial fu improve independent of depressive symptoms? A comparison of nefazodone, psychotherapy, and their combination. *Biological Psychiatry*, 51, 123-133.

Hollon, S. D. 1999. Allegiance effects in treatment research: A commentary. *Clinical Psychology: Science and Practice*, 6, 107-112.

Hollon, S. D., DeRubeis, R. J., Evans, M. D. et al. 1992. Cognitive therapy and pharmacotherapy for depression: Singly and in combination. *Archives of General Psychiatry*, 49, 774-781.

Ilardi, S. S., Craighead, W. E. 1994. The role of nonspecific factors in cognitive behavioral therapy for depression. *Clinical Psychology: Science and Practice*, 1, 138-156.

Ironson, G., Freund, B., Strauss, J. L. et al. 2002. Comparison of two treatments for traumatic stress: A community-based study of EMDR and prolonged exposure. *Journal of Clinical Psychology*, 58, 113-128.

Jacobson, N. S. 1999. The role of the allegiance effect in psychotherapy research: Controlling and accounting for it. *Clinical Psychology: Science and Practice*, 6, 116-119.

Jacobson, N. S., Hollon, S. D. 1996. Prospects for future comparisons between drugs and psychotherapy: Lessons from the CBT-versus-pharmacotherapy exchange. *Journal of Consulting and Clinical Psychology*, 64, 104-108.

Johns, M. M. E., Barnes, M., Florencio, P. S. 2003. Restoring balance to industry-academia relationships in an era of institutional financial conflicts of interest: Promoting research while maintaining trust. *Journal of the American Medical Association*, 289, 741-746.

Joseph, A. M., Antonuccio, D. O. 1999. Lack of effective of transdermal nicotine in smoking cessation. *New England Journal of Medicine*, 341, 1157-1158.

Joseph, A. M., Norman, S. M., Ferry, L. H. et al. 1996. The safety of transdermal nicotine as an aid to smoking cessation in patients with cardiac disease. *New England Journal of Medicine*, 335, 1792-1798.

Juurlink, D. N., Mamdani, M., Kopp, A. et al. 2003. Drug-drug interactions among elderly patients hospitalized for drug toxicity. *Journal of the American Medical Association*, 289, 1652-1658.

Keller, M. B., McCullough, J. P., Klein, D. N. et al. 2000. A comparison of nefazodone, the cognitive-behavioral analysis system of psychotherapy, and their combination for the treatment of chronic depression. *New England Journal of Medicine*, 342, 1462-1470.

Khan, A., Khan, S., Brown, W. A. 2002. Are placebo controls necessary to test new antidepressants and anxiolytics? *International Journal of Neuro-psychopharmacology*, 5, 193-197.

Kirsch, I. (in press). Placebo psychotherapy: Synonym or oxymoron? *Journal of Clinical Psychology*.

Kirsch, I., Moore, T. J., Scoboria, A. et al. 2002. The emperor's new drugs: An analysis of antidepressant medication data submitted to the U.S. Food and Drug Administration. *Prevention and Treatment*, 5, Article 23.

Retrieved July 1, 2004, from http://www.journals.apa.org/prevention/volume5/ pre0050023a.html.

Klein, D. F. 2000. Flawed meta-analyses comparing psychotherapy with pharmacotherapy. *American Journal of Psychiatry*, 157, 1204-1211.

Klein, D. F., Thase, M. E., Endicott, J. et al. 2002. Improving clinical trials: American Society of Clinical Psychopharmacology recommendations. *Archives of General Psychiatry*, 59, 272-278.

Krimsky, S., Rothenberg, L. S. 2001. Conflict of interest policies in science and medical journals: Editorial practices and author disclosures. *Science and Engineering Ethics*, 7, 205-218.

Krimsky, S., Rothenberg, L. S., Stott, P. et al. 1998. Scientific journals and their authors' financial interests: A pilot study. *Psychotherapy and Psychosomatics*, 67, 194-201.

Krzyzanowska, M. E., Pintilie, M., Tannock, I. F. 2003. Factors associated with failure to publish large randomized trials presented at an oncology meeting. *Journal of the American Medical Association*, 290, 495-501.

Lambert, M. J. 1999. Are differential treatment effects inflated by researcher therapy allegiance? Could clever Hans count? *Clinical Psychology: Science and Practice*, 6, 127-130.

Lambert, M. J., Bergin, A. E. 1994. The effectiveness of psychotherapy. In A. E. Bergin, S. L. Garfield (Eds.), *Handbook of Psychotherapy and Behavior Change* (pp. 143-149). New York: Wiley.

Largo-Marsh, L., Spates, C. R. 2002. The effects of writing therapy in comparison to EMDR on traumatic stress: The relationship between hypnotizability and client expectancy to outcome. *Professional Psychology: Research and Practice*, 6, 581-586.

Lasser, K. E., Allen, P. D., Woolhandler, S. J. et al. 2002. Timing of new black box warn and withdrawals for prescription medications. *Journal of the American Medical Association*, 287, 2215-2220.

Laughren, T. P. 2001. The scientific and ethical basis for placebo-controlled trials in depression and schizophrenia: An FDA perspective. *European Psychiatry*, 16, 418-423.

Lazarou, J., Pemeranz, B., Corey, P. N. 1998. Incidence of adverse drug reactions in hospitalized patients: A meta-analysis of prospective studies. *Journal of the American Medical Association*, 279, 1200-1205.

Lazarus, A. A. 1981. *The Practice of Multimodal Therapy*. New York: McGraw-Hill.

Letter to Academic Press. 2002, November 19. *Re: Regulatory Toxicology and Pharmacology*. Retrieved from www.cspinet.org/new/pdf/final_letter_academic_press_rtp.pdf.

Levinsky, N. G. 2002. Nonfinancial conflicts of interest in research. *New England Journal of Medicine*, 347, 759-761.

Lexchin, J., Bero, L. A., Djulbegovic, B. et al. 2003. Pharmaceutical industry sponsorship and research outcome and quality: Systematic review. *British Medical Journal*, 326, 1167-1170.

Lo, B., Wolf, L. E., Berkeley, A. 2000. Conflict-to-interest policies for investigators in clinical trials. *New England Journal of Medicine*, 343, 1643-1645.

Louie, L. 2001, May. A prescription for profits. *Upside*, 102-107.

Luborsky, L. 1984. *Principles of Psychoanalytic Psychotherapy: A Manual for Supportive Expressive (SE) Treatment*. New York: Basic Books.

Luborsky, L., Crits-Christoph, P. 1990. *Understa Transference: The CCRT Method (The Core Conflictual Relationship Theme)*. New York: Basic Books.

Luborsky, L., Diguer, L., Seligman, D. A. et al. 1999. The researcher's own therapy allegiances: A "wild card" in comparisons of treatment effective.

Clinical Psychology: Science and Practice, 6, 95-132.

Luborsky, L., Luborsky, E. (in preparation). SE dynamic psychotherapy: Clinical principles and research discoveries.

Luborsky, L., Mark, D., Hole, A. V. et al. 1995. Supportive-expressive dynamic psychotherapy of depression: A time-limited version. In J. P. Barber, P. Crits-Christoph (Eds.), *Psychodynamic Psychotherapies for Psychiatric Disorders* (*Axis I*) (pp. 13-42). New York: Basic Books.

Luborsky, L., Rosenthal, R., Diguer, L. et al. 2002. The Dodo Bird Verdict is alive and well-mostly. *Clinical Psychology: Science and Practice*, 9, 2-12.

Marks, I. M., Swinson, R. P., Basoglu, M. et al. 1993a. Alprazolam and exposure alone and combined in panic disorder with agoraphobia: A controlled study in London and Toronto. *British Journal of Psychiatry*, 162, 776-787.

Marks, I. M., Swinson, R. P., Basoglu, M. et al. 1993b. Reply to comment on the London / Toronto Study. *British Journal of Psychiatry*, 162, 790-794.

Martin, D. J., Garske, J. P., Davis, M. K. 2000. Relation of the therapeutic alliance with outcome and other variables: A meta-analytic review. *Journal of Consulting and Clinical Psychology*, 68, 438-449.

Maxfield, L., Hyer, L. 2002. The relationship between efficacy and methodology in studies investigating EMDR treatment of PTSD. *Journal of Clinical Psychology*, 58, 23-41.

McNamara, K., Horan, J. J. 1986. Experimental construct validity in the evaluation of cognitive and behavioral treatments for depression. *Journal of Consulting and Clinical Psychology*, 33, 23-30.

Melander, H., Ahlqvist-Rastad, J., Meijer, G. et al. 2003. Evidence b(i)ased medicine-selective reporting from studies sponsored by pharmaceutical industry: Review of studies in new drug applications. *British Medical*

Journal, 326, 1171-1173.

Messer, S. B. 1992. A critical examination of belief structures in interpretive and eclectic psychotherapy. In J. C. Norcross, M. R. Goldfried (Eds.), *Handbook of Psychotherapy Integration* (pp. 130-165). New York: Basic Books.

Milan, M. A., Montgomery, R. W., Rogers, E. C. 1994. Theoretical orientation revolution in clinical psychology: Fact or fiction? *Professional Psychology: Research and Practice*, 25, 398-402.

Misakian, A. L., Bero, L. A. 1998. Publication bias and research on passive smoking: Comparison of published and unpublished studies. *Journal of the American Medical Association*, 280, 250-253.

Moher, D., Schulz, K. F., Altman, D. G. 2001. The CONSORT statement: Revised recommendations for improving the quality of reports of parallel-group randomized trials. *Annals of Interna Medicine*, 134, 657-662.

Moleski, R., Tosi, D. J. 1976. Comparative psychotherapy: Rational-emotive therapy versus systematic desensitization in the treatment of stuttering. *Journal of Consulting and Clinical Psychology*, 44, 309-311.

Monbiot, G. 2002, May 14. The fake persuaders: Corporations are inventing people to rubbish their opponents on the internet. The Guardian. Retrieved May 14, 2002, from http://politics.guardian.co.uk/green/comment/0, 9236, 715160, 00.html.

Moncrieff, J. 2001. Are antidepressants overrated? A review of methodological problems in antidepressant trials. *Journal of Nervous and Mental Disorders*, 189, 288-295.

Moncrieff, J., Wessely, S., Hardy, R. 2001. Antidepressants using active placebos (Cochrane review). *Cochrane Database Systematic Review*, 2, CD003012.

Moses, H., Martin, J. B. 2001. Academic relationships with industry: A new model for biomedical research. *Journal of the American Medical Association*, 285, 933-935.

Murphy, G. E., Simons, A. D., Wetzel, R. D. et al. 1984. Cognitive therapy and pharmacotherapy: Singly and together in the treatment of depression. *Archives of General Psychiatry*, 41, 33-41.

Nathan, D. G., Weatherall, D. J. 2002. Academic freedom in clinical research. *New England Journal of Medicine*, 347, 1368-1371.

Norcross, J. C. (Ed.). 2002. *Psychotherapy Relationships that Work: Therapist Contributions and Responsiveness to Patients*. New York: Oxford University Press.

Norcross, J. C. (in press). A primer on psychotherapy integration. In J. C. Norcross, M. R. Goldfried (Eds.), *Handbook of Psychotherapy Integration* (2nd ed.). New York: Oxford University Press.

Otto, M. W., Nierenberg, A. A. 2002. Assay sensitivity, failed clinical trials, and the conduct of science. *Psychotherapy and Psychosomatics*, 71, 241-243.

Otto, M. W., Pollack, M. H., Gould, R. A. et al. 2000. A comparison of the efficacy of clonazepam and cognitive-behavioral group therapy for the treatment of social phobia. *Journal of Anxiety Disorders*, 14, 345-358.

Petersen, M. 2002, November 22. Madison Ave. plays growing role in drug research. *The New York Times*, p. Al.

Piasecki, M., Antonuccio, D. O., Steinagel, G. et al. 2002. Penetration of the blind in a controlled study of paxil used to treat cocaine addiction. *Journal of Behavior Therapy and Experimental Psychiatry*, 33, 67-71.

Pierloot, R., Vinck, J. 1978. Differential outcome of short-term dynamic psychotherapy and systematic desensitization in the treatment of anxious outpatients; A preliminary report. *Psychology Belgium*, 18, 87-98.

Power, K. G., Jerrom, D. W. A., Simpson, R. J. et al. 1989. A controlled comparison of cognitive-behaviour therapy, diazepam and placebo in the management of generalized anxiety. *Behavioural Psychotherapy*, 17, 1-14.

Prendergast, M. L., Podus, D., Chang, E. et al. 2002. The effectiveness of drug abuse treatment: A meta-analysis of comparison group studies. *Drug and Alcohol Dependence*, 67, 53-72.

Quick, J. 2001, December. Maintaining the integrity of the clinical evidence base. *Bulletin of the World Health Organization*, Reference No. 011602.

Quitkin, F. M. 1999. Placebos, drug effects, and study design: A clinician's guide. *American Journal of Psychiatry*, 156, 829-836.

Rennie, D. 1997. Thyroid storm. *Journal of the American Medical Association*, 277, 1238-1243.

Rennie, D. 1999. Fair conduct and fair reporting of clinical trials. *Journal of the American Medical Association*, 282, 1766-1768.

Robinson, L. A., Berman, J. S., Neimeyer, R. A. 1990. Psychotherapy for the treatment of depression: A comprehensive review of controlled outcome research. *Psychological Bulletin*, 108, 30-49.

Rush, A. J., Beck, A. T., Kovacs, M. et al. 1977. Comparative effi of cognitive therapy and pharmaco-therapy in the treatment of depressed patients. *Cognitive Therapy and Research*, 1, 17-37.

Safer, D. 2002. Design and reporting modifications in industry-sponsored comparative psychopharmacology trials. *Journal of Nervous and Mental Disease*, 190, 583-592.

Santoro, S. O., Lister, K. M., Karpiak, C. P. et al. 2004, April. Clinical psychologists in the 2000s: A national study. Paper presented at the annual meeting of the Eastern Psychological Association, Washington, DC.

Schottenbauer, M. A., Glass, C. R., Arn, D. B. (in press). Outcome research on psychotherapy integration. In J. C. Norcross, M. R. Goldfried (Eds.), *Handbook of Psychotherapy Integration* (2nd ed.). New York: Oxford University Press.

Schulman, K. A., Seils, D. M., Timbie, J. W. et al. 2002. A national survey of provisions in clinical-trial agreements between medical schools and industry sponsors. *New England Journal of Medicine*, 347, 1335-1341.

Shapiro, D., Paley, G. 2002. The continuing potential relevance of equivalence and allegiance to research on psychological treatment of psychosis: Reply. *Psychology and Psychotherapy: Theory, Research and Practice*, 75, 375-379.

Shaw, B. F. 1999. How to use the allegiance effect to maximize competence and therapeutic outcomes. *Clinical Psychology: Science and Practice*, 6, 131-132.

Shoham, V., Rohrbaugh, M. J. 1999. Beyond allegiance to comparative outcome studies. *Clinical Psychology: Science and Practice*, 6, 120-123.

Sloane, R., Staples, F., Cristol, A. et al. 1975. *Psychotherapy vs. Behavior Therapy*. Cambridge, MA: Harvard University Press.

Stricker, G. 1992. The relationship of research to clinical practice. *American Psychologist*, 47, 543-549.

Stricker, G., Gold, J. R. 1996. Psychotherapy integration: An assimilative, psychodynamic approach. *Clinical Psychology: Science and Practice*, 3, 47-58.

Stricker, G., Gold, L. R. 2002. An assimilative approach to integrative psychodynamic psychotherapy. In J. Lebow (Ed.), *Integrative/Eclectic* (Vol. 4, pp. 295-315). New York: Wiley.

Stricker, G., Gold, J. R. 2003. Integrative approaches to psychotherapy. In A.

S. Gurman, S. B. Messer (Eds.), *Essential Psychotherapies: Theory and Practice* (2nd ed., pp. 317-349). New York: Guilford Press.

Stricker, G., Trierweiler, S. J. 1995. The local clinical scientist: A bridge between science and practice. *American Psychologist*, 50, 995-1002.

Szapocznik, J., Feaster, D. J., Mitrani, V. B. et al. 2004. Structural ecosystems therapy for HIV-Seropositive African American women: Effects on psychological distress, family hassles, and family support. *Journal of Consulting and Clinical Psychology*, 72, 288-303.

Task Force on Promotion and Dissemination of Psychological Procedures. 1995. Training in and dissemination of empirically-validated psychological treatments. *The Clinical Psychologist*, 48, 3-23.

Taylor, F. G., Marshall, W. L. 1977. Experimental analysis of cognitive-behavioral therapy for depression. *Cognitive Therapy and Research*, 1, 59-72.

Thase, M. E. 1999a. How should efficacy be evaluated in randomized clinical trials of treatments for depression? *Journal of Clinical Psychiatry*, 60, 23-31.

Thase, M. E. 1999b. What is the investigator allegiance effect and what should we do about it? *Clinical Psychology: Science and Practice*, 6, 113-115.

Thase, M. E., Friedman, E. S., Fasiczka, A. L. et al. 2000. Treatment of men with major depression: A comparison of sequential cohorts treated with either cognitive-behavioral therapy or newer generation antidepressants. *Journal of Clinical Psychiatry*, 61, 466-472.

Thompson, L. W., Coon, D. W., Gallagher-Thompson, D. et al. 2001. Comparison of desipramine and cognitive/behavioral therapy in the treatment of elderly outpatients with mild-to-moderate depression. *American Journal of Geriatric Psychiatry*, 9, 225-240.

Thompson, L. W., Gallagher, D., Breckenridge, J. S. 1987. Comparative effectiveness of psychotherapies for depressed elders. *Journal of Consulting and Clinical Psychology*, 55, 385-390.

Torrey, E. F. 2002. The going rate on shrinks: Big Pharma and the buying of psychiatry. *The American Prospect*, 13. Retrieved July 1, 2002, from www.prospect. org/printN 13/13/torrey-e.html.

Trierweiler, S. J., Stricker, G. 1998. *The Scientific Practice of Professional Psychology*. New York: Plenum Press.

Vergano, D. 2001, May 16. Filed under F (for forgotten). USA Today. Retrieved May 16, 2001, from http://www.usatoday.com/news/health/2001-05-17-drug companies.htm.

Wachtel, P. L. 1977. *Psychoanalysis and Behavior Therapy: Toward an Integration*. New York: Basic Books.

Walsh, B. T., Seidman, S. N., Sysko, R. et al. 2002. Placebo response in studies of major depression. *Journal of the American Medical Association*, 287, 1840-1847.

Wampold, B. E., Minami, T., Baskin, T. W. et al. 2002. A meta(re)analysis of the effects of cognitive therapy versus "other therapies" for depression. *Journal of Affective Disorder*, 68, 159-165.

Warner, L. K., Herron, W. G., Javier, R. A. et al. 2001. A comparison of dose-response curves in cognitive-behavioral and psychodynamic psychotherapies. *Journal of Clinical Psychology*, 57, 63-73.

Watson, J. C., Gordon, L. B., Stermac, L. et al. 2003. Comparing the effectiveness of process-experiential with cognitive-behavioral psychotherapy in the treatment of depression. *Journal of Consulting and Clinical Psychology*, 71, 773-781.

Westen, D., Morrison, K., Thompson-Brenner, H. (in press). The empirical status of empirically supported psychotherapies: Assumptions, findings, and reporting in clinical trials. *Psychological Bulletin*.

White, K., Kando, J., Park, T. et al. 1992. Side effects and the "blindability" of clinical drug trials. *American Journal of Psychiatry*, 149, 1730-1731.

Wilfley, D. E., Welch, R. R., Stein, R. I. et al. 2002. A randomized comparison of group interpersonal psychotherapy for the treatment of overweight individuals with binge-eating disorder. *Archives of General Psychiatry*, 59, 713-721.

Willman, D. 2000, December 20. How a new policy led to seven deadly drugs. *Los Angeles Times*. Retrieved from www.msbp.com/fda.htm.

Wilson, P. H., Goldin, J. C., Charbonneau-Powis, M. 1983. Comparative efficacy of behavioral and cognitive treatments of depression. *Cognitive Therapy and Research*, 7, 111-124.

Wise, P., Drury, M. 1996. Pharmaceutical trials in general practice: The first 100 protocols. An audit by the clinical research ethics committee of the Royal College of General Practitioners. *British Medical Journal*, 313, 1245-1248.

Woody, G., Luborsky, L., McLellan, A. T. et al. 1983. Psychotherapy for opiate addicts: Does it help? *Archives of General Psychiatry*, 40, 639-645.

Zeiss, A. M., Lewinsohn, P. M., Munoz, R. F. 1979. Non-specific improvement effective in depression using interpersonal skills training, pleasant activity schedules, or cognitive training. *Journal of Consulting and Clinical Psychology*, 47, 427-439

Zitrin, C. M., Klein, D. F., Woerner, M. G. 1978. Behavior therapy, supportive psychotherapy, imipramine, and phobias. *Archives of General Psychiatry*, 35, 307-316.

第七章

针对特定障碍，实证支持治疗比非实证支持治疗更有效吗？

一、没有证据表明实证支持治疗比其他治疗更有效

布鲁斯·E.威泊尔德

对于特定病症，没有列入实证支持治疗（EST）清单的心理疗法，并不意味着这个疗法无效或不如 EST 有效。很简单，可能是由于这个疗法并没有接受列入 EST 清单所指定的研究测试。没有谁要求某一具体疗法优于另一个疗法时，就一定会被指定为实证支持治疗。根据1998 年发表的（Chambless et al.，1998）制定完善治疗（Well-Established Treatments）的参照标准：①疗法必须优于药物或心理安慰剂；或②这个疗法必须优于另外一个疗法，或与现存的另一个制定完善的疗法效果相同。因此，没有结构性的要求，确保 EST 优于任意其他疗法。但是，列入 EST 清单后，该疗法就被授予特权地位（Wampold and Bhati，2004），似乎它比其他疗法更为优秀。

EST 运动及用于 EST 指定疗法的标准已经在很多基础研究中受到批判（Henry，1998；Wampold，1997；Westen et al.，2004）。本篇立场论文仅提出一个问题：有什么证据表明，EST 一定优于那些没有如此指定的疗法？用于回答这个问题的证据，将主要从针对成人进行心理治疗的临床实验中获得。

1. 来自不同病症的证据

各种不同病症中不同心理疗法的结局大致相等的现象，被称为渡渡鸟效应，这是由索尔·罗森茨魏（1936 年）创造的术语，用来表示"所有人都赢了，都有奖"。从元分析成为评估心理治疗效果的工具开始，

渡渡鸟效应就得到了元分析的检验（Smith and Glass，1997）。一般说来，结果发现所有的疗法效果大致相同。我们将按年代顺序对所做的元分析进行概述（Wampold，2001）。

史密斯、格拉斯等（Smith and Glass，1977；Smith et al.，1980）收集并分析了当时已经完成的咨询及心理治疗的结局研究，发现不同疗法之间存在差异。总体来说，认知疗法、认知—行为疗法及行为疗法产生的效应比其他疗法大。然而，调整研究中所使用的测量反应差异的效果量，差异消失了，因为认知疗法和行为疗法的研究使用了更多的反应测量（reactive measures）。

夏皮罗和 D.A. 夏皮罗（Shapiro and Shapiro，1982）改进了史密斯和格拉斯的元分析方法，纳入了后者曾经剔除的几种行为疗法的研究，且对两种或多种治疗进行了直接对比，从而消除了他们所使用的许多统计方法的混淆。夏皮罗和 D.A. 夏皮罗将疗法分为如下类型：①练习、自我控制、监督；②生物反馈；③转换行为；④放松；⑤系统脱敏；⑥社会技能训练；⑦认知；⑧动力—人本主义；⑨混合的；⑩未分类的；⑪最小的。然后，直接对比疗法的效果量，按效果量分为不同等级来研究，剔除效果量最小的疗法，因为其无法作为目标疗法，剔除混合疗法，因为其不是"单纯的"疗法类型，唯一显示显著差异的对比是认知疗法好过系统脱敏。不过，伯尔曼等（Berman et al.，1985）揭示，产生差异是因为这样一个事实：在进行认知疗法与系统脱敏的对比研究时，夏皮罗和 D.A. 夏皮罗元分析中的研究者，对认知疗法具有理论忠诚度。后来，纳入由系统脱敏及其支持者所引导的研究时，两者效应的差异就接近于 0。

威泊尔德等（Wampold et al.，1997）所做的元分析，也只检测疗法间的直接对比，它不再将治疗进行分类，而只是将治疗方法与善意疗法（bona fide，比如以治愈为目标的疗法）对比。将所有的对比进行聚合后，各种疗法间差异的效果量的最佳估计值是 0。即使在最宽松的假设下，效果量仍然非常小，只能解释不到 1% 的结局变异。此外，疗法的不同与效果量并不相关（如结果不能归结为治疗种类内的对比）。

尽管元分析以及其他研究（如：Grissom，1996）已经持续地揭示了治疗都具有功效，由于一些原因，这些结果并没有完全地解答这一问题：针对具体的病症，EST 是否优于非 EST？首先，许多的元分析的对比，要么是在 EST 之间（如 Wampold et al.，1997，该研究涉及的许多疗法都是行为疗法或认知—行为疗法，亦可参见 Crits-Christoph，1997），要么在非 EST 之间。其次，元分析聚合的研究，并没有考虑不同的病症。这些问题将会在接下来的两个部分进行讨论。

2.EST VS 安慰剂

一个疗法能进入 EST 清单的方法之一是，有研究表明它比心理学安慰剂更为有效（Chambless et al.，1998）。在心理治疗中，以安慰剂作为共同因素加以控制，带来了许多概念问题及方法论问题（Basham，1986；Baskin et al.，2003；Borkovec and Nau，1972；Brody，1980；Horvath，1988；O'Leary and Borkovec，1978；Shepherd，1993；Wampold，1997、2001）。最大的问题是，由心理安慰剂产生的结果，不具备基本设计要求的盲法；在安慰剂环境下，治疗者知道他们提供的并不是真的治疗。加剧这个问题以及其他问题的事实是，一些心理安慰剂在以下方面缺乏设计：①安慰剂没有提供与疗法相同的剂量（安慰剂剂量更少或疗程更短）；②安慰剂与治疗的形式不同（比如小组而不是个体治疗）；③安慰剂的治疗者技术更差或训练更少；④研究设计限制安慰剂的治疗者，让他们不能使用在其他任何治疗中可以使用的治疗行为（Baskin et al.，2003）。

最近，巴斯金等（Baskin et al.，2003）调查了得到普遍接受的疗法的有效性，这些疗法大部分都是 EST，将它们同制定完善治疗结构上等同的安慰剂相对照。结构上等同的安慰剂治疗，与积极的疗法有相同会谈次数以及相同的会谈长度，采取同样的形式（如小组、家庭或个体），且使用与积极疗法一样受过同等训练的治疗者。这些安慰剂也包括针对病人个性化疗法，允许病人讨论与疗法相关的主题，且不限制互动过程中的中性主题。研究发现，积极治疗（所有行为及认知—行为）仅比结构上等同的安慰剂治疗好一点点。这个发现表明，针对特定病症，EST仅略优于设计良好的心理安慰剂。

3. 针对抑郁症及焦虑症的 EST

为了回答针对具体病症的 EST 是否优于其他疗法这一问题，我将检测抑郁症与焦虑症这两个具体的病症。之所以选择这两个病症，是因为抑郁症与焦虑症发生最为普遍，已经存在的 EST 中很多都是治疗这两种病症的。而且，已经有研究宣称，共同因素足以治疗较轻微的病症时，它们还不足以治疗更为严重的病症（如强迫症与重度抑郁症）。

（1）评估"制定完善治疗"的研究

如前所述，一个疗法可以通过优于安慰剂（药物或心理学的）或优于另一疗法来证明是一个好的 EST。表 7.1 呈现了针对抑郁与焦虑的制定完善的 EST，其引用的文献提供了证据（Chambless et al.，1998）。研究通过使用对照组来建立 EST。有四种 EST（广场恐怖症的暴露疗法、强迫症的暴露—反应干预、应对压力的压力免疫训练法、抑郁症的认知—行为疗法），它们是在之前原始研究的元分析法基础上建立的，并非主要参照原始研究。仅有抑郁症的认知—行为疗法的元分析揭示，被调查的 EST 优于其他疗法。多布森（Dobson，1989）发现，针对抑郁症，认知—行为疗法优于行为疗法，这还是一个未经时间检验的结果（参见下文）。

表 7.1 EST 引用研究的分析

障碍	EST	引用文献	比较	心理类型比较	EST 优于真实的治疗
惊恐障碍伴有或不伴有广场恐怖症	认知—行为疗法	Barlow et al., 1989	放松疗法	善意疗法	否
惊恐障碍伴有或不伴有广场恐怖症	认知—行为疗法	Clark et al., 1994	放松技术	善意疗法	是
广泛性焦虑症	认知—行为疗法	Butler et al., 1991	行为疗法	善意疗法	是
广场恐怖症	认知—行为疗法	Borkovec et al., 1987	非指导性	安慰剂治疗	
广场恐怖症	暴露疗法	Trull et al., 1988	元分析	善意疗法	是
特定恐怖症	暴露 / 引导掌握疗法	Bandura et al.,1969	符号建模疗法、象征性脱敏		
特定恐怖症	暴露 / 引导掌握疗法	Öst et al., 1991	自我引导暴露	非善意疗法	
强迫症	暴露 / 预防反应疗法	Van Balkom et al., 1994	元分析		
应对压力	压力预防接种	Saunders et al.,1996	元分析		
抑郁症	行为疗法	Jacobson et al., 1996	认知—行为疗法	善意疗法	否
抑郁症	行为疗法	Mclean, Hakstian, 1979	放松疗法	非善意疗法	否
抑郁症	认知—行为治疗	Dobson, 1989	元分析		
抑郁症	人际关系治疗	DiMascio et al., 1979	无		
抑郁症	人际关系治疗	Elkin et al., 1989	认知—行为疗法	善意疗法	否

注:这里列出的研究由纤博丽丝等(Chambless et al., 1998)指定。一些治疗方法是由元分析制定的,因此,控制组的名称是不相关的;本文讨论了这些元分析。

根据威泊尔德（Wampold et al.，1997）关于善意心理治疗的定义，表 7.1 中的研究所用的三个疗法将可能并不能归类为善意的治疗，即：针对广场恐怖症的间接治疗（Borkovec et al.，1987）、对单纯恐怖症的自我暴露疗法（无治疗者；Öst et al.，1991）、抑郁的放松疗法（没有相关机制的原理；McLean and Hakstian，1979）。研究中用来建立 EST 的三种条件中，发现对照的疗法都不比 EST 差。这三种条件分别是：认知—行为疗法 VS 恐怖症的放松疗法（Barlow et al.，1989）；针对抑郁症的行为疗法 VS 认知—行为疗法（Jacobson et al.，1996）；针对抑郁症的人际关系治疗 VS 认知—行为疗法（Elkin et al.，1989）。应该指出的是，在这三种条件中，对比的疗法都已经是"制定完善的"EST，或至少是"可能有效的治疗"（Chambless et al.，1998）。

研究中用来建立 EST 的三个条件中，人们发现，EST 优于其他的善意疗法：针对恐怖症，认知—行为疗法比放松技术更有效（Clark et al.，1994）；针对单纯恐怖症，暴露与引导掌握疗法比符号疗法更有效（Bandura et al.，1969）；针对广泛性焦虑症，认知—行为疗法比行为治疗更有效（Butler et al.，1991）。在第一个事例中，放松技术当前已经被认可为可能有效的疗法（Chambless et al.，1998），使得我们不能用它来作为 EST 优于非 EST 的论据（稍后讨论）。而且，至少还有另外两个研究发现，认知—行为疗法与放松技术并无差异（Öst and Westling，1995；Öst et al.，1993）。阿尔伯特·班杜拉（Albert Bandura）的研究表明：针对单纯恐怖症，积极的暴露比隐藏暴露要好，这是对一个复杂的具体疗法的检验，而不是 EST 与非 EST 之间的对比。显示 EST 优越性的最后一个研究，已经发现它与其他几个研究并不一致（如，对广泛性焦虑症，认知—行为疗法好于行为疗法），那几个研究显示了针对广泛性焦虑症，认知—行为疗法与行为疗法的效果相同（Emmelkamp，2004）。

这里的观点是，针对抑郁症和焦虑症的研究表明，"制定完善的 EST"并没有优于非 EST 的结果。曾存在少数几个已经建立的 EST 优于其他疗法的例子。但近来的研究表明，它们的结论要么与其他原始研究的结论相矛盾，要么有更多的研究证明 EST 与非 EST 效果相同，后者经常使得所对比的疗法随后进入 EST 清单之中（详见下节）。

（2）抑郁症及 EST 的传播

非 EST 与 EST 同样有效，是针对抑郁症治疗所描述的一个固有的困境。如果所有针对抑郁症的善意治疗同样有效，那我们可能就会期望，将每个治疗标准化后作为 EST 进行传播，并认为它在临床实践中仍然有效。1998 年，针对抑郁症、行为治疗、认知治疗、人际关系治疗、短程动力治疗、怀旧治疗（针对老年病人）、自我控制治疗、社会问题解决治疗等，都已经被指定为制定完善的或可能有效的疗法（Chambless et al.，1998）。

将多种研究纳入考虑范围后，针对抑郁治疗的元分析显示，所有疗法效果相同（Wampold，2001）。例如，鲁滨逊等（Robinson et al.，1990）发现，行为疗法及认知—行为疗法的优越性是由其研究者对治疗的忠诚度所引起的。如前所述，多布森（Dobson，1989）发现，认知治疗优于行为治疗，但是戈芬等（Gaffan et al.，1995）却发现了相反的结论。格洛根等（Gloaguen et al.，1998）发现，行为疗法及认知—行为疗法效果相等，但是认知治疗比一系列"其他"疗法更好，"其他"疗法包括非认知的、非行为的和主要是"言语的"治疗等。但是，后一组的许多疗法并非是以治疗为目标的，它们被用来控制共同因素；如果删除这些治疗，那么认知治疗并不优于非认知的、非行为的治疗（Elliott et al.，2004）。埃利奥特等（Elliott et al.，2004）的元分析方法发现，针对抑郁症，经验主义的善意治疗与其他疗法一样，都是有效的治疗方法。

（3）焦虑症及认知—行为疗法的霸权地位

对渡渡鸟效应的一个威胁是，一些相关的障碍可以通过心理治疗的共同因素来治疗，但是更严重的病症却需要特殊的治疗（如：Crits-Christoph，1997）。焦虑症通常就是那些需要特殊治疗的病症之一。不过，有极少量的数据显示，对任意一种焦虑症的任何疗法，都比其他病症的治疗有效。威泊尔德（Wampold，2001）检阅了八种焦虑症疗法的元分析，并将其与其他不同的心理疗法对比，发现并没显著差异。

强迫症的治疗经常被用来作为 EST（暴露与反应预防，ERP）优越性的例子。在 ERP 作为备选疗法之一被广为接受的早期，研究者并没有兴趣（或可能是拿不到基金）去发展及测试除认知—行为疗法之外的其他疗法。最初研究显示 ERP 优于认知—行为疗法，但最近研究又发现了相同的效果（有些研究偏向于认知—行为疗法，有些研究偏向于ERP；Emmelkamp，2004）。由于认知—行为疗法及 ERP 的霸权地位，针对强迫症，并没有进行合理的临床研究。比如，并没有将认知—行为疗法及 ERP 与其他任何非行为的、非认知的疗法进行对比。正如埃利奥特等（Elliott et al.，2004）所揭示的，针对强迫症，直接的、焦点式的疗法就优于其他一些更为内观的、经验式的治疗，但是，还没有其他证据证明其结论的可靠性。

认知—行为治疗在临床实验中具有霸权地位，但还是存在一些例外情况。有元分析倾向于支持以下一些疗法的疗效，如针对社交恐怖症的社会技能训练（Taylor，1996），针对创伤后应激障碍（PSTD）的眼动脱敏技术（EMDR；Sherman，1998），针对广泛性焦虑症的实验治疗（Elliott et al.，2004）等。这些疗法针对各自适应的病症是否与认知及行为的 EST 同样有效，还没有得到广泛的证明。也没有研究证明这些疗法比 EST 的效果要差。值得一提的是，有研究声称 EMDR 是有效的，因为它包含了暴露这样一种主要的行为成分。也有可能，在实验治疗中关于痛苦事件的经验本身也是一种暴露。这部分最后的结论可能是相反的：某种形式的暴露是治疗焦虑症的方法中强有力的共同因素。

4. 方法论问题

针对任何 EST 及非 EST 疗法所进行的对照研究，有两个方法论问题是非常关键的。第一，研究者的忠诚度会对临床实验的结果产生强烈的影响（Luborsky and Barrett，参见本书第六章；Luborksy et al.，1999；Wampold，2001）。文献已经反复证实，一种疗法的支持者会通过研究得出这种疗法更优的结论,而其他疗法的支持者也会通过研究得出所支持研究更优的结论。证据显示,忠诚度的效应是疗法差异效应的好几倍(Wampold,2001)。如果进行 EST 研究的研究者都对某种疗法具有忠诚度,那我们在得出 EST 优于非 EST 的结论时,也要考虑到忠诚度的问题。美国心理健康研究所"抑郁症治疗协作研究项目组"(TDCRP)指出,认知—行为疗法及 IPT 的治疗者对各自疗法存在忠诚度(Elkin et al.,1989),如果剔除掉忠诚度,两者的疗效并没有显著差异。在另一个针对抑郁症的研究中,它们谨慎地在对照过程(非EST 的经验治疗 VS 认知—行为疗法)中控制了治疗者的忠诚度,结果发现,这两种对照疗法之间并不存在差异(Watson et al.,2003)。

第二个问题是,忽略治疗者效应会导致过高估计治疗效果并夸大错误率(Crits-Christoph and Mintz,1991;Moerbeek,2004;Wampold,参见本书第七章;Wampold and Serlin,2000)。在临床实验中,疗法间的观察差异,是由疗法间的真正差异及治疗者间的随机变量产生的。一般说来,临床实验中治疗者因素导致的结局变异在 8% 左右(Kim et al.,in press),它足以导致人们在评估疗法优越性的时候时发生偏差。比如,杜伦等(Durham et al.,1994)试图以认知—行为疗法来建立针对广泛性焦虑症的 EST,结果发现,认知治疗之所以比分析治疗更为优越,主要是因为治疗者之间存在差异。如果平衡掉治疗者因素,那么两种疗法间的差异就不显著了(Wampold and Serlin,2000)。

5. 结论

科学方法规定,要保留虚无假设,就必须有足够的证明来拒绝或接受对立选择。也就是说,科学界在证据不够强之前,并不会传播一种声明。但当前的情况是,虚无假设是"EST 及其他试图有益健康的心理疗法(如善意治疗)的效果相等"。针对广泛性及单纯性的抑郁症或焦虑症的临床实验中,证据显示所有的心理疗法效果相等。大多数临床实验研究行为疗法或认知—行为疗法,它们大都符合 EST 的标准,但是,缺乏那些纯属支持性的非 EST 的对照，并不能成为拒绝虚无假设的理由。而且，当这些疗法的拥护者进行非 EST 实验时，其产生的效果也应该与 EST 产生的效果进行对照。

EST 运动清楚地阐述了实证支持治疗的标准，对比标准应该是证明非 EST 确实比 EST 的效果要差。说明一个非 EST 比 EST 要差，要提供以下条件：

（1）非 EST 应该是针对某一病症的善意治疗。

（2）进行治疗的对比研究时，需要做两个测验：①两个测验中都应控制研究者的忠诚度；② EST 拥护者做一个测验，而非 EST 的拥护者做另一个测验。

（3）在实验设计与分析的过程中都要考虑治疗者效应。

（4）在使用多变量检验（如对结局变量的线性合并）来平衡治疗者效应及疗法差异后，两个支持 EST 的测验都具有临床显著性。

关于非 EST 效果更差的证据，从来没有达到过这样的标准。EST 与非EST效果相等的虚无效应，不一定在一般或具体的实例中得到拒绝。因此，并不存在哪一个科学家群体或公众所认可的 EST 优越性的说法。

二、实证支持治疗产生的结局优于
非实证支持治疗

托马斯 · H. 欧莱迪克, 莱威莱 · J. 克恩

在这篇立场论文中,我们将阐述如下问题:实证支持治疗(EST)的疗法是否真的优于非实证支持治疗(非 EST)?在某种程度上,这个问题的答案是显而易见的,毫无疑问是肯定的。毕竟 1995 年, APA 临床心理学分会的专业工作组(Task Force, 1995)指出,特定的制定完善的治疗,只能通过证明这个疗法"优于药物或心理安慰剂或另一种疗法"才能得到确认(见 Task Force 的表 1)。也就是说,按照定义,被认定为 EST 的疗法必须显示比安慰剂控制疗法或某种"其他"疗法更有效。条件还进一步进行具体化,比如,这种优越性必须经过"两个良好的组间实验"的验证,要使用治疗手册,并且效果必须由"至少两个不同的研究者或研究组织"提出(见 Task Force 的表 1)。另外,如果一个疗法显示它比候疗(waiting-list)控制组或不治疗更有效,这个水平的证据仅能揭示疗法"可能有效",但还没有达到"建立完善"的标准(见 Task Force 的表 2)。在专业工作组的报告中,它们试图从不同理论取向的治疗中寻找出最好的心理治疗方法。为了实现这一目标,该专业工作组由一系列理论上持有不同观点的成员组成,包括:精神分析的、人际关系治疗的、行为治疗的、认知—行为治疗的等。

乍看起来,问题的答案似乎很明显,但实际上更为复杂,因为并不是所有不同理论派别的心理治疗都经过"良好的组间实验"的验证,更不必说它们由两个或更多研究者或研究群体所验证。可能永远都不会有这样的情况:EST 显示优于一些常规治疗或非实证支持的心理社会疗法,

因为它们没有（也许将来也不会）使用治疗手册并进行随机对照实验。对心理治疗实践来说，这种情况并不乐观，我们只能鼓励针对常规治疗进行研究，为将来持续使用这些治疗提供支持的证据。

在这篇立场论文中，我们回顾了 EST 优越性的可能证据，尤其回顾了如下方面：①是否有证据证明 EST 比临床环境中的常规治疗（TAU）更好；② EST 是否比某些基于"其他"理论取向的疗法更好。我们以恐怖症及重度抑郁症这两个较为常见的病症为例进行阐述。但是，我们也在适当的时候针对其他病症进行了评论。

1.EST 起作用吗？

50 多年前，艾森克写下了关于成人心理疗效的著名（也许是臭名昭著的）观点，在当时，心理治疗的效果，并不比同时期内病人的自愈更好。几年后，莱维特（Levitt, 1957）回顾了关于儿童心理治疗的文献，也得出了类似的结论。这些结论使人烦闷不安，但同时也激起了更多的研究活动。虽然这些回顾导致了人们对儿童及成人心理治疗是否应该存在的质疑，但也激发了其他人对建立心理治疗效度的挑战。这些延续的回顾，就像一个警钟，在很多方面引发了心理治疗研究的革新。我们的注意力就此转向了这个简单的问题，"心理治疗起作用吗？"以识别针对具体行为及情绪问题的具体治疗方法的效果。

发展、识别、传播及使用 EST（最初被称之为"实证有效治疗"）的运动，并非没有矛盾。表面上，几乎不会有人反对 APA 的临床心理学分会十年前所发布的原始报告。当然，识别、发展、传播 EST，需要鼓励而不是打击，特别是承担了福利服务的专家。正如我们在最近几年所见证的，专业工作组的报告在临床心理学科与相关的心理健康学科之间划出了一条清楚的界线。

在最近几年的一系列文章中，纤博丽丝和她的同事们已经回顾了一系列文献并提供了几个更新的 EST 清单。在最初的专业工作组报告（1995）中，一共确立了 25 个符合 EST 标准的疗法。1998 年，清单数量增加到 71 种疗法（Chambless and Hollon，1998），到 2001 年，清单数量飞涨，有 108 种成人疗法及 37 种儿童疗法（Chambless and Ollendick，2001）。明显可以看出，EST 的认定过程，变成了一种积极的动态过程。虽然在过去十年，大部分 EST 都是行为疗法及认知—行为疗法，其他理论取向的疗法也有被纳入 EST 的清单之中。例如，虽然纤博丽丝及欧莱迪克报告，惊恐障碍的 EST 仅有行为疗法及认知—行为疗法，但她们针对抑郁症提供了一系列实证支持的疗法，分别是行为疗法、短程动力疗法、认知—行为疗法、人际关系疗法及问题解决疗法。这些发展，本身就是 EST 认定过程动态性的良好证据，有力地反映了心理治疗研究发展的良好状态。很明显，针对儿童（Taylor et al.，1998；Tynan et al.，1999；Weersing and Weisz，2002）及成人（如：Craske et al.，2002；Merrill et al.，2003；Persons et al.，1999；Peterson and Halstead，1998；Stuart et al.，2000；Wade et al.，1998），已经确立了一系列的针对特殊病症的具体疗法，且已经在社区心理健康机构及初级医疗保健环境中实施。

2. 在社区实践环境中，EST 比 TAU 更好吗？

在社区心理健康及初级医疗保健环境下，"用于建立证据的基础疗法的研究"与"常规临床实践"对比时，并没有特别评估 EST 的实效。这种直接对比虽然并不常见，但却十分有用。近年来，监管机构及财政基金尽量避免进行此类对比研究，但此类研究显然是十分必要的，我们可以据之确定 EST 是否真的比 TAU 更好。

有两个问题必须要解决：TAU 到底有多有效？ EST 比 TAU 好吗？在成人治疗的文献中，关于 TAU 效果的证据明显不足。早期一个明显的例外是由艾森克在 1952 年完成的回顾研究，他写道，以临床为基础的治疗，并不比病人随着时光的流逝而自愈的速度更快。但是，在儿童及青少年的相关文献中，薇兹等（Weisz et al.，1995）检索到那些能被公平地称为"临床治疗"的研究。他们还特别检索了如下研究：①针对临床转介而来的青少年而不是招募来的被试；②治疗发生在以服务为目的的临床环境中，而不是专门的研究情境中；③治疗由真实的临床治疗者实施，而非毕业生或住院医生提供；④治疗是诊所服务的一部分，而不是特定的研究项目。在纳入条件方面，他们在接受 TAU 的青少年以及没有治疗或安慰剂控制组的青少年之间，进行直接的对比研究。最终有九个研究被确定符合这些严格的标准，其中有一个就是他们自己完成的（Weisz and Weiss，1989）。这些研究都对比了 TAU 及控制组，但是使用了不同的方法论。效果量的范围，从 -0.4 到 +0.29，九个研究的平均效果量大小是 0.1。他们的结论是，如果治疗过的儿童在治疗后进入控制组，则没有比控制组的平均效果更好（实质上是没有治疗效果）。薇兹等（Weisz et al.，1998）对四个针对儿童与青少年的元分析进行回顾，发现效果量远低于平均的治疗结局（0.77）。这些结果揭示："基于诊所"的 TAU 的治疗效果，比具体的随机临床控制的效更差。因此，针对社区诊所中接受 TAU 的成年人的类似文献，将是非常必要的。

在临床环境中，EST 怎样与 TAU 对比？用"现有的临床服务"直接与 EST 进行对比研究，提供了证明 EST 有效性的试金石（Addis，1997；Chambless and Ollendick，2001；Ollendick and King，2004）。尽管没有多少此类研究报告，但有限的研究揭示，相比 TAU，EST 的效果更好。作为此类研究的早期代表之一，蒂斯代尔等（Teasdale et al.，1984）针对抑郁症，对比了认知—行为疗法（CBT）以及临床环境中的 TAU，结果发现 EST 更为有效。类似地，莱恩汉和他的同事（Linehan et al.，1991）针对边缘性人格障碍的女性病人的准自杀行为（不管有无自杀意图，所发生的任何故意的或突发性的自残行为），结果发现，辩证行为治疗（DBT）比 TAU 的效果更好。该治疗持续了一年，每四个月评估一次。整年的大部分评估点中，接受 DBT 的女性准自杀行为发生率较低，医学上的严重自杀意图较少，她们更可能接受心理治疗，并且她们在精神科住院的天数也较少。例如，接受 DBT 的女性病人平均每年有 1.5 次自杀行为，而接受 TAU 的女性病人则每年平均有九次。虽然自评报告中, 抑郁、绝望、自杀意念等指标的降低并未完全支持 DBT, 但也没有哪个评估发现 TAU 优于 DBT。

在最近的一个研究中, 艾迪斯和他的同事 (Addis et al., 2004) 针对惊恐障碍, 试图确定管理医疗情境中 EST 与 TAU 实效的差异。他们使用恐怖控制治疗 (panic control therapy, PCT) 作为 CBT 干预的评估指标。简言之, PCT 是整合了心理教育、认知、基于暴露技术的 (广场恐怖症及内感受器的) 等治疗成分而创造的 12 ～ 15 次会谈的手册化治疗 (Barlow et al., 1989、2000)。这种情况下, 治疗者被告知这种疗法一般需要 15 周左右的会谈, 但他们并不需要做详细的疗程计划。他们被要求接受标准化的治疗协议, 且因时因地因人进行使用, 他们还需要以灵活且临床敏感的方式来使用这个治疗方案。另外, TAU 的治疗者可以提供任何他们认为合适的疗法, 并没有治疗时程及方法类型方面的具体要求。两组的药物使用都由病人或他们的监护人决定, 也就是说, 在两个环境下, 病人均有是否使用药物的自由。虽然, 通过一系列的结局测量, 病人在两个环境下都显示了在治疗前及治疗后的显著变化, 但是, 接受 PCT 的人比接受 TAU 的人表现出更高水平的变化。整体上, 从结局测量来讲, PCT 比 TAU 的病人达到临床显著改善的人更多 (分别为 42.9% 和 18.8%)。重要的是, 即使 CBT 治疗者并不经常使用在 PCT 中一个关键的成分(即广场恐怖症的暴露策略), 仍获得了这些差异。

EST 与 TAU 对照实验中, 治疗者是十个硕士水平的实践者, 他们均为一家管理医疗公司所雇佣。据报告称, 他们中没有人认为自己的主要理论取向是 CBT 的。作为一个群体, 他们形容自己平均地分布在折中主义、家庭系统、心理动力学及人本主义取向。这些治疗者, 经过工作年限的匹配后, 随机地分配到两种实验中。PCT 疗法是手册化的, TAU 没有手册化。根据信度测量, 治疗者严格地遵守了 PCT (但是, 实施治疗的胜任力没被测量)。

艾迪斯和他的同事 (Addis et al., 2004) 在他们的评论中提出了一系列的方法论限制, 包括: 没有无治疗组及候诊控制组, 没有经过特定培训的治疗者可能更倾向于 CBT，CBT 条件下缺乏胜任力测量，CBT 的治疗者可能有与治疗师监管及反馈的期望效应，而 TAU 的治疗者则没有相关条件。他们认为在临床实践环境下，这些限制条件，可能使治疗者拥有试图实施 EST 的特征，这些"事实"在这种环境中评估 EST 时必须得到考虑。实际上，内部效度和外部效度都必须得到综合的考虑。

总之，这些为数不多的研究，在 EST 与"其他"（在这些环境中定义为 TAU 疗法）疗法潜在效果的对比方面，提供了丰富的视点。值得注意的是，对比结构化的 EST 及 TAU，并不能得出最后的结论，因为 TAU 一般是非特定性的，其组成的元素还不清楚。更可信的结论，应由一个具体的疗法（潜在的 EST）与另一具体的疗法（已经是 EST）的对比而得来。

3. 针对特定障碍，EST 比"其他"疗法好吗？

如前所述，按照定义，EST 比药物治疗、安慰剂治疗或已经在 RCT 研究中经过对比的"其他"疗法更好。在许多研究中，会用强有力的干预形式与没那么有力的干预形式进行对比，如用系统脱敏法或将暴露分等级与单独的放松训练进行对比。在其他研究中，以一个理论取向的疗法与从另一理论取向的疗法相对比，比如：将 CBT 与无取向治疗进行对比，甚至在有些研究中，备选的疗法与教育支持的或心理安慰剂治疗对比。许多作者已经对这些研究所固有的方法论问题进行了评论，质疑它们是否真的为"实证支持疗法"的有效性提供了支持（Wampold et al.，1997；Westen et al.，2004）。这样做时，这些评论者也质疑到底各种疗法间有多大差异，以及声名狼藉的渡渡鸟效应是否真的如此（如，在心理治疗研究发现各种疗法的结局相同：大家都赢了，都有奖）。其他人对这些回顾进行了评论，并且挑战了这些回顾本身的实质（Crits-Christoph，1997；Haaga，2004）

例如，克瑞斯－克里斯托弗（Crits-Christoph，1997）揭示，威泊尔德等（Wampold et al.，1997）在对比随访评估与治疗结束评估的基础上，对不同心理治疗效果等同的结论进行质疑。比如,有些病人在结束治疗后又复发了,其他人可能已经接受了有效的中间治疗。他也揭示威泊尔德等认为不同治疗方法效果一致的结论是有缺陷的,原因是,比如有些测量的指标比另一些测量的指标更为重要(有些测量的是核心症状的改善,另一些测量的是与之相关的现象)。克瑞斯-克里斯托弗也对威泊尔德及其同事回顾的实际研究进行了评论。在涉及 114 篇原始文献的元分析中,仅 51 篇(约 45%)文章检验了针对非常严重的、能够被称为"疾病"的问题进行了治疗;有 79 个(约 69%)研究包含了一种形式的行为治疗或认知—行为疗法以及另一种形式的行为治疗或认知—行为治疗的对比。最后,他论证道,当将认知—行为治疗与善意的非认知—行为疗法(如非指导性心理治疗)进行对比时,渡渡鸟结论并不适用。在 14 个此类研究中,效果量较大,且证明了行为治疗及认知—行为治疗的确比非认知—行为治疗更为优越。因此,尽管威泊尔德与其同事认为各种心理治疗的效果相等,但克瑞斯-克里斯托弗确实挑战了这个结论。我们也同样要挑战这一观点。

我们将展示揭示 EST 比其他善意疗法更为优越的许多研究。这里要重点注意的是,这些研究中用来对比的治疗方法不是虚假的安慰剂治疗,它们是同样具有结构性的其他治疗。早期,作为此类研究之一,巴科威克及其同事(Borkovec et al.,1987)针对 30 个达到广泛性焦虑症标准的病人,将认知疗法和渐进肌肉放松训练(PMR+CT)与非指导性治疗和渐进肌肉放松训练(PMR+ND)治疗进行了对比。虽然两组在治疗结束及随访中都有改善,但在几乎所有的治疗结局测量中,PMR+CT组都要优于 PMR+ND 组。巴科威克及其同事得出结论:不仅在 PMR 中增加 CT 比增加 ND 更为有效,且 CT 中包含特定的、有效的改变成分,而 ND 没有。在第二个研究中,巴科威克及其同事(Borkovec et al.,1993)发现没有放松技术的 CBT 在治疗结束及一年后的随访中显著优于 ND。两种条件都使用了治疗手册来指导治疗者,且在 CBT 条件及ND 条件下的病人中,他们对治疗改变的期望值都是差不多的。另外,作者还证实了不同的治疗者之间治疗效果是一致的。与潜在的 ND 理论一致，观察者认为病人在 ND 条件比在 CBT 条件有更深刻的体验。但是，这些病人在结局测量中并不如 CBT 改善多。超过 61% 的接受 ND 的病人要求接受其他的治疗，而只有 16% 接受 CBT 的病人提出了此类要求。克拉斯克等（Craske et al.，1995）针对惊恐障碍的研究揭示，短程的 CBT 治疗比短程的非指导性支持治疗有效。

在儿童及青少年领域，卡兹丁等（Kazdin et al.，1987）研究显示，在行为障碍儿童的治疗中，认知—行为治疗（问题解决治疗）比关系治疗更为有效。斯塔克等（Stark et al.，1991）也指出：在重度抑郁症儿童的治疗中，CBT 比非指导性的支持治疗更为有效。在治疗结束及七个月后的随访中，在半结构化面谈及关于抑郁的问卷中，CBT 组的儿童比非指导性支持组的儿童报告出更少的抑郁症状。在这两项研究中，CBT 或它的变式与善意治疗相比，发现了显著差异。

当然，并不总是能找到 EST 与"其他"疗法的差异，在某些情况下，这些直接对比已经使得"所对比的"治疗随后被认可为 EST。这种事件发生在 TDCRP 项目之中（Elkin et al.，1989）。在这个研究中，针对抑郁症，CT 与 IPT（Klerman et al.，1984）及其他安慰剂治疗与药物控制治疗进行了对比。尽管各种疗法之间存在一些差异，但大部分的 IPT 及 CT 显示出同样的效果（Elkin et al.，1995）。后来的研究也显示，在成人抑郁症的治疗中，IPT 同样有效（DeRubeis and Crits-Christoph，1998）。结果，IPT 被认可为 EST，正式进入 EST 清单（因为它与已建立的疗法——CBT 效果相当）。

华生及其同事（Watson et al.，2003）同样发现，在抑郁症治疗中，过程—经验治疗（PET）产生的结局与 CBT 类似，两种治疗条件下病人的抑郁、自尊、整体焦虑、功能失调性态度都显著改善了。艾妮儿等（Earlier et al.，1998）研究显示，在治疗抑郁症病人时，PET 及病人中心治疗均有效，且与 CBT 效果相当。PET 在病人人际问题及自尊方面产生的效果，显著地好于病人中心的非指导性治疗。在这两个 RCT 研究的基础上以及与 CBT（已经制定完善的治疗）进行对比的效果量来看，PET 应该也可被接受为 EST。在这两个研究中，对 PET 效果的证明是受欢迎的，治疗抑郁症的有效治疗清单还在持续不断增加的过程中。

4. 建议及结论

一系列研究显示，EST 优于 TAU，或者至少优于一些"其他"的善意疗法。一些"其他"疗法已经被证实与之前的 EST 同样有效，它们也达到了 EST 的标准。在我们持续地创建 EST 清单的过程中，将能够"合理地预期"，真正改善某些病症的治疗方法，与 EST 进行对比研究是非常重要的。我们的目标不仅是为了对比而对比，在我们看来，针对具体病症，有些疗法要比另一些好。打个医学领域的比方，我们当然不能期望以阑尾切除手术的方法，来获得扁桃腺切除术的治疗效果。

伍迪和欧莱迪克（Woody and Ollendick, in press）建议：可行的治疗程序应该依靠良好的基本原理，进而能够解决病症的决定因素（如它的病理机制）以及能引发治疗改变的机制。他们已经找到了能够指导焦虑症治疗的五种特殊的及五种一般的治疗改变原则。不是所有的疗法都拥有这些特征。

特殊原则直接提出了焦虑与焦虑症特定的精神病理学及潜在的改变机制，包括：①通过讨论及明确地质疑证据来挑战有缺陷的错误观念；②通过行为实验，积极地测试错误的、适应不良的观念的有效性；③反复暴露在恐惧情境中，以降低恐惧反应的强度；④消除或至少大量地减少回避恐惧情境的行为；⑤提高应对恐惧情境的技能。潜藏在这五个原则之下的是，用来解决焦虑症主要反应模式的策略，即认知、情感与行为。除了这五个特殊原则之外，伍迪和欧莱迪克针对焦虑症，还阐述了 EST 的五个一般原则，包括：①治疗者应该是有指导性的，治疗过程是结构化的、行为取向的；②治疗策略应该关注促进行为的改变（而不是洞察力的改变）；③治疗必须有时程限制且有一定强度；④焦虑症的有效治疗应该使用情绪唤醒程序；⑤针对焦虑症的 EST 应关注内在的维度（而非外在的维度）。这些原则映射到某些治疗比另一些更为容易，应该在某些有"现实效果"的治疗方法之间进行直接的对比，而不是与随便一个治疗进行对比。

这种说法得到了相当大的支持：EST 显著地好于非 EST，应该继续得到普及与传播。我们还建议，步子应该迈得更大一点。尽管方法论问题总被人提起，很明显，没有"十全十美"的研究，批评者总能在出版的研究中找到问题。但是，研究的数据本身支持它们使用。对于我们来说，我们现在拥有一系列针对具体病症的具体治疗方法，这些疗法在临床应用环境中取得的效果量与研究环境中相关不大。虽然现在可行的研究不多，但在临床环境中，它们的表现比 TAU 更好，优于"其他"的善意疗法。尤其是，当这些"其他"的治疗并不被认定为 EST 的变式，或者治疗的病症相对较为严重的时候。虽然这些疗法产生了有利的结局，但重要的是，要确定如何提高这些治疗的效果，为我们所服务的病人提供更大的收益。当然，我们还必须继续发展和开发"其他"的治疗，以确定它们产生的效果比已建立起的 EST 效果更好。在这种情况下，现在已经建立好的 EST 及潜藏在它们之下的特殊和一般的治疗原则，可以作为那些新的、实验疗法进行对比的基准。

三、对话:争议与共识

1. 布鲁斯·E. 威泊尔德

我赞同欧莱迪克和克恩提出的两个基本的观点。首先,关于艾森克的争论,即心理疗法的结局与病人自愈过程没有差异,无疑是错误的。科学的证据强烈地支持,心理治疗的确能使病人获益。其次,我们均同意:阐述特定心理病理学的具体改变原则的发展,是心理治疗发展的一条有效途径。这看起来像每个治疗者在治疗抑郁症病人(如行为激活)或回避型病人(如暴露)时,应该在治疗过程中隐藏一些行动。

我们非常不赞同证据及它们对实践的意义。从根本上讲,至少我确信,没有证据说服我支持这个争论,即 EST 一致地优于如下疗法,它们基于被广泛接受的心理学理论,并通过忠诚于该理论的、具有胜任力的治疗者来执行。相反,论证过程依赖于错误的逻辑或对证据的错误解读。

第一个错误包含体系的建构问题,此体系仅能确认它的设计是用来支持该结论的。如我在立场论文中所讨论的,没有任何认定 EST 的标准,要求 EST 优于其他善意的治疗。典型的对照组是没有考虑心理学基本原理的治疗,且治疗者本身就知道这些治疗是虚假的。EST 所采取的潜藏在医疗模式背后的标准,更加偏爱认知治疗及行为治疗(如手册化治疗),比其他治疗方法更容易忽略影响结局的因素(如忠诚度或治疗者因素)。如果使用这些标准,就可以百分百地确定 EST 比其他治疗更为有效。因而,认定为 EST 的标准与过程本身就是非科学的。

第二个错误是,欧莱迪克和克恩引用的研究,实际上是试图支持 EST 不比其他疗法优越的结论。在某方面,他们是在搬起石头砸自己的脚。数百个研究已经对比了善意的治疗,但是欧莱迪克和克恩仅引用其中少量显示一个疗法优于另一个的研究。这个事件就如同，某人偶然期望的实际疗法间没有差异的虚无假设是真的。先有假设，再专门找出一些支持假设的文献，而忽略那些不支持的文献，这是不被科学允许的。毕竟，是吉恩·格拉斯（Gene Glass）通过回顾所有关注这个问题的研究，而不是依赖于其中几个有偏见的研究，成功地击败了艾森克关于心理治疗的令人沮丧的描述。

进一步说，欧莱迪克和克恩选的研究并不支持他们 EST 优于善意治疗的结论。这些得到引用的研究（Borkovec et al.，1987；Borkovec and Costello，1993；Craske et al.，1995；Kazdin et al.，1987）的优势是，它们都包括认知治疗或行为治疗与非指导性治疗的对比。尽管欧莱迪克和克恩认为它们"不是假的治疗"，其实它们并不符合任何公平的对比标准。做这些研究的研究者对行为或认知疗法拥有忠诚度，但正如我们所知道的那样，忠诚度对偏见效应具有很深的影响（Luborksy et al.，1999；Wampold，2001）。另外，非指导性的治疗并非我们所讨论的针对病症的任何已知治疗的实例；它们不是当代莱斯丽·格林伯格所说的过程—实验治疗的代表。最后，在每个实验中，非指导性的治疗者都十分清楚，他们正在执行一种不太理想的治疗形式。

EST 与 TAU 的对比，建立了欧莱迪克和克恩争论的主要观点。威斯特和其同事（Westen et al.，2004）讨论了许多 EST 与 TAU 对比的问题，并质疑了这种对比的有效性。这些问题在欧莱迪克和克恩所重点引用的艾迪斯等（Addis et al.，2004）的研究中表现得十分突出。首先，针对恐怖症，CBT 比 TAU 的"优越性"并不是非常明显。在意向性治疗样本中，在最直接的事后测验的独立测量中，仅有 2/5 的 CBT 优于 TAU；CBT 与 TAU 的差异的平均效果量约为 0.14，这是非常小的；对于意向性治疗，与更广泛的样本一样，有临床显著改变的病人的比例并没有显著差异。其次，TAU 与 CBT 的对比是明显不公平的，在惊恐障碍治疗中，将大部分没有特定基本知识的硕士水平的治疗者随机分配到 CBT 与 TAU 中，这是一个值得推敲的研究设计。CBT 治疗者会参加关于惊恐障碍的两天的病例反馈工作坊，且选择一个同样是研究者的治疗恐怖症方面的专家进行督导。但是，TAU 治疗者没有特殊的训练、反馈或督导。是不是由于惊恐障碍的工作坊及对于该病症的基本原理的了解方面的差异，TAU 的治疗者才没有达到 CBT 治疗者的效果，还是不清楚的。这个研究可以表明，针对具体病症，进行具体治疗的额外训练，可能会产生更好的结局，但它并不能建立 CBT 的优越性。最后，欧莱迪克和克恩引用的另外两个 EST 优于 TAU 的研究（Teasdale et al.，1984；Linehan et al.，1991），也有同样的问题。EST 环境下的病人，从经过特殊训练的治疗者那里得到了明显更多的治疗，但仅在某些测量及某些有限的时间内显示出更多的受益（如在蒂斯代尔的研究中，病人在三个月后的随访研究中并没有显著差异）。

　　一些没有被欧莱迪克和克恩引用的重要的研究,将否定他们的论点。欧莱迪克和克恩引用的克瑞斯－克里斯托弗对威泊尔德等（Wampold，1997）关于使用随访评估的相关争论、所治疗病症的严重性、针对性测量 VS 一般性测量以及认知—行为研究的优势。但是，他们引用这些研究设计来反驳这些批评是失败的。评估时间、病症的严重性、测量方法的特殊性都没有减少善意治疗之间无差异的结论（Wampold et al.，1997）。认知疗法普遍比其他疗法有效的想法，与最近针对具体心理问题（包括人格障碍）的精神分析治疗的元分析研究并不相符，因为精神分析与认知疗法并没有多大差异（Leichsenring and Leibing，2003；Leichsenring et al.，2004）。

　　为了拒绝"EST 与非 EST 一样有效"的虚无假设，必须呈现足够的证据来证明虚无假设是错误的；在我的立场论文中，针对虚无假设的拒绝问题，我提出了严格的标准。在我看来，欧莱迪克和克恩呈现的证据，甚至不用考虑也可以在很短的时间内予以拒绝。不过，针对特定障碍的改变原则的假设仍是可行的；我们应该努力来证明，这些原则对患有这些病症的病人是否是有益的。

2. 托马斯·H. 欧莱迪克，莱威莱·J. 克恩

我们同意威泊尔德的一些观点，但特别反对其另一些观点。与在治疗结局中研究者忠诚度的现象不同，我们怀疑，我们的很多差异会影响我们对待循证实践（EBP）及与之相关的临床事业的观点。威泊尔德和我们都在寻找那个众所周知的"大象"，但从不同的角度得出了不同的结论。主张我们必须超越忠诚度及"感知"的差异，让实证研究的证据来说话。为了达成真正的EBP（如"将最好的研究证据与临床技能及病人的价值观三者整合起来"，Sackett et al.，1996），我们必须鉴别有效的疗法，以便它们能"整合"进日常的临床实践。

我们认同威泊尔德的观点，因为针对具体病症的心理疗法，没有经验证据的支持，并不意味着这个疗法是无效的或它不如EST有效。正如他所指出的，同时也是我们所建议的，这个疗法可能还没接受认定为EST所要求的测试。我们虽然都同意这一结论，但我们所建议的行动却具有巨大的差异。威泊尔德应该让我们做两个RCT研究，在这两个RCT里，实验的忠诚度得到了积极的控制，或这个实验是由现存的EST的支持者所执行的，另一个由追求EST的支持者所执行，且在实验的设计和分析过程中考虑了治疗者效应。两个实验都需要支持现存的EST，该EST用多变量测试了治疗者效应，且表明其差异的大小具有临床显著性。

在我们看来，威泊尔德本末倒置了。举证的责任从享受EST"特权"的治疗（威泊尔德的描述），直接落到希望成为EST，而非现存的EST的肩膀上。它不要求EST的拥护者去做一系列研究，来显示现存的非EST并未获得经验的支持。包括FDA在内的监管当局，在这样的建议面前都持退缩的态度。基本上，威泊尔德指出，我们针对这类实验审查，提供了无数种"善意的"疗法（如果不算很多，至少也有一打）。这些浮于大量研究表面的建议表明，针对具体精神病学的、基于具体改变原则的疗法，比其他不匹配的疗法更可能产生改变（Beutler and

Castonguay，in press）。

巴洛（Barlow，2004）提出评估候选治疗的三个最重要的原则：①将治疗方法与心理的或生理的病症或问题相匹配；②将治疗方法与病人及治疗者的特征相匹配；③将治疗方法与实际治疗场所的环境相匹配。第一个建议恰好适合于我们这里的讨论。在我们对候选的治疗方法进行实验评估之前，我们需要问：这种治疗是否是基于理论设计的，且用该理论来解决我们正在处理的病症。正如最近爱德华兹等（Edwards et al.，2004）所提到的："针对那些尚未具备大量有效性证据的治疗，投入大量的费用和精力进行 RCT 研究，是一种不折不扣的浪费。"我们同意这一评论，在我们的立场论文中，通过类比医药领域，我们声明：我们当然不能期望以阑尾切除手术的方法，来获得扁桃腺切除术的治疗效果。简单地说，针对每一病症，有些疗法比另一些疗法的效果更好（Woody and Ollendick，in press）。对各种各样的善意治疗进行实验审查，对我们来说没有意义。因为，对于任一病症，这都是是一个永远不会结束的过程，更不用说我们在工作中面对的病症是如此的多种多样。

针对某些具体病症，指定为 EST 的治疗所产生的结局难道真的优于非 EST 的治疗？在我们的论文中,我们认为它们"通常都可以"。但是，威泊尔德断言，并没有有力的证据来证明此结论。我们明显不同意这一观点。为了支持我们的立场，我们回顾了临床情境中 EST 优于 TAU 的证据（包括成人治疗及儿童治疗），以及有限但正在不断涌现的 EST 优于非 EST 的证据。威泊尔德并没有回顾 TAU 的文献，但他宣称，所有或绝大部分显示 EST 优于非 EST 的研究都存在着方法论方面的缺陷。他也没有像我们一样去回顾儿童与青少年治疗的文献。正如我们所提出的，在儿童及青少年治疗的文献中，大部分证据都支持 EST 优于 TAU 与 EST。我们感到非常可惜，还有许多非 EST 并没有得到及时的检验。如前所述，是非 EST，而不是 EST 本身，拥有举证责任，来显示自己得到了证据的支持。

在其他地方（Ollendick and Davis，2004），我们提出了在缺乏证据支持的情况下，我们还要继续使用非 EST 多长时间这一问题。从现在开始，未必在接下来的十年中，我们还要继续使用那些未得到证据支持的甚至是有害的（Weisz et al.，1995）治疗？虽然我们已经认识到，针对一些心理障碍，我们仍然没有足够的证据来证明一些心理社会治疗的有效性，但在我们看来，我们必须义无反顾地前进，创建确实有效的治疗，而不用管它们的理论取向是什么。

最近，美国医学研究所医疗卫生质量委员会（Institute of Medicine's Committee on Quality of Health Care）得出结论，病人可能接受的护理与他们实际接受的护理之间差距不是一条小缝，而是一条峡谷（Institute of Medicine，2001）。美国前总统布什成立的新自由心理健康委员会（President's New Freedom Commission on Mental Health，2003）也发布了类似的报告，认为美国的医疗系统中存在很多缺点，包括不恰当地使用已经证明的疗法、过度地使用没有多少证据支持的疗法、错误地使用已经被证明为有效的治疗。针对许多心理病症，我们已经知道哪些疗法可能是有效的；而针对其他的病症，我们还有很多工作要做。莱维特（Levitt，1957）和艾森克（Eysenck，1952）可能需要撤销他们关于成人及儿童心理治疗效果的结论：当前，很多治疗方法确实比相同时间内病人的自愈更好，而且，确实有一些治疗方法比另一些更好。

参考文献

Addis, M. E. 1997. Evaluating the treatment manual as a means of disseminating empirically validated psychotherapies. *Clinical Psychology: Science and Practice*, 4, 1-11.

Addis, M. E., Hargis, C., Bourne, L. et al. 2004. Effectiveness of cognitive-behavioral treatment for panic disorder versus treatment as usual in a managed care setting. *Journal of Consulting and Clinical Psychology*, 72, 625-635.

Bandura, A., Blanchard, E. B., Ritter, B. 1969. Relative efficacy of desensitization and modeling approaches for inducing behavioral, affective, and attitudinal change. *Journal of Persona and Social Psychology*, 13, 173-199.

Barlow, D. H. 2004. Psychological treatments. *American Psychologist*, 59, 869-878.

Barlow, D. H., Craske, M. G., Cerny, J. A. et al. 1989. Behavioral treatment of panic disorder. *Behavior Therapy*, 20, 261-282.

Barlow, D. H., Gorman, J. M., Shear, M. K. et al. 2000. Cognitive behavioral therapy, imipramine, or their combination for panic disorder: A randomized controlled trial. *Journal of the American Medical Association*, 283, 2529-2536.

Basham, R. B. 1986. Scientific and practical advantages of comparative design in psychotherapy outcome research. *Journal of Consulting and Clinical Psychology*, 54, 88-94.

Baskin, T. W., Tierney, S. C., Minami, T. et al. 2003. Establishing specificity in psychotherapy: A meta-analysis of structural equivalence of placebo controls. *Journal of Consulting and Clinical Psychology*, 71, 973-979.

Berman, J. S., Miller, C., Massman, P. J. 1985. Cognitive therapy versus systematic desensitization: Is one treatment superior? *Psychological Bulletin*, 97, 451-461.

Beutler, L. E., Castonguay, L. G. (in press). *Principles of Change in Efective Psychotherapies*. New York: Oxford University Press.

Borkovec, T. D., Costello, E. 1993. Efficacy of applied relaxation and cognitive behavioral therapy in the treatment of generalized anxiety disorder. *Journal of Consulting and Clinical Psychology*, 61, 611-619.

Borkovec, T. D., Mathews, K. M., Chambers, A. et al. 1987. The effects of relaxation training with cognitive or nondirective therapy and the role of relaxation-induced anxiety in the treatment of generalized anxiety. *Journal of Consulting and Clinical Psychology*, 55, 883-888.

Borkovec, T. D., Nau, S. D. 1972. Credibility of analogue therapy rationales. *Journal of Behavior Therapy and Experimental Psychiatry*, 3, 257-260.

Brody, N. 1980. *Placebos and the Philosophy of Medicine: Clinical, Conceptual, and Ethical Issue*. Chicago: The University of Chicago Press.

Butler, G., Fennell, M., Robson, P. et al. 1991. Comparison of behavior therapy and cognitive behavior therapy in the treatment of generalized anxiety disorder. *Journal of Consulting and Clinical Psychology*, 59, 137-175.

Chambless, D. L., Baker, M. J., Baucom, D. H. et al. 1998. Update on empirically validated therapies, II. *The Clinical Psychologist*, 51, 3-16.

Chambless, D. L., Hollon, S. D. 1998. Defining empirically supported treatments. *Journal of Consulting and Clinical Psychology*, 66, 7-18.

Chambless, D. L., Ollendick, T. H. 2001. Empirically supported psychological interventions: Controversies and evidence. *Annual Review of Psychology*, 52, 685-716.

Clark, D. M., Salkovskis, P. M., Hackmann, A. et al. 1994. A comparison of cognitive therapy, applied relaxation, and imipramine in the treatment of panic disorder. *British Journal of Psychiatry*, 164, 759-769.

Craske, M. G., Maidenberg, E., Bystritsky, A. 1995. Brief cognitive-behavioral versus nondirective therapy for panic disorder. *Journal of Behavior Therapy and Experimental Psychiatry*, 26, 113-120.

Craske, M. G., Roy-Byrne, P., Stein, M. B. et al. 2002. Treating panic disorder in primary care: A collaborative care intervention. *General Hospital Psychiatry*, 24, 148-155.

Crits-Christoph, P. 1997. Limitations of the Dodo Bird Verdict and the role of clinical trials in psychotherapy research: Comment on Wampold et al. 1997. *Psychological Bulletin*, 122, 216-220.

Crits-Christoph, P., Mintz, J. 1991. Implications of therapist effects for the design and analysis of comparative studies of psychotherapies. *Journal of Consulting and Clinical Psychology*, 59, 20-26.

DeRubeis, R. J., Crits-Christoph, P. 1998. Empirically supported individual and group psychological treatments for adult mental disorders. *Journal of Consulting and Clinical Psychology*, 66, 37-52.

DiMascio, A., Weissman, M. M., Prusoff, B. A. et al. 1979. Differential symptom reduction by drugs and psychotherapy in acute depression. *Archives of General Psychiatry*, 36, 1450-1456.

Dobson, K. S. 1989. A meta-analysis of the effective of cognitive therapy for depression. *Journal of Consulting and Clinical Psychology*, 57, 414-419.

Durham, R. C., Murphy, T., Allan, T. et al. 1994. Cognitive therapy, analytic therapy and anxiety management training for generalized anxiety disorder. *British Journal of Psychiatry*, 165, 315-323.

Edwards, D. J. A., Dattilio, F. M., Bromley, D. B. 2004. Developing evidencebased practice: The role of case-based research. *Professional Psychology Research and Practice*, 35, 589-597.

Elkin, I., Gibbons, R. D., Shea, M. T. et al. 1995. Initial severity and diff treatment outcome in the NIMH Treatment of Depression Collaborative Research Program. *Journal of Consulting and Clinical Psychology*, 63, 841-847.

Elkin, I., Shea, T., Watkins, J. T. et al. 1989. National Institute of Mental Health Treatment of Depression Collaborative Research Program: General effectiveness of treatments. *Archives of General Psychiatry*, 46, 971-982.

Elliott, R., Greenberg, L. S., Lietaer, G. 2004. Research on experiential psychotherapies. In M. J. Lambert (Ed.), *Bergin and Garfield's Handbook of Psychotherapy and Behavior Change* (5th ed., pp. 493-539). New York: Wiley.

Emmelkamp, P. M. G. 2004. Behavior therapy with adults. In M. J. Lambert (Ed.), *Bergin and Garfield's Handbook of Psychotherapy and Behavior Change* (5th ed., pp. 393-446). New York: Wiley.

Eysenck, H. J. 1952. The effects of psychotherapy: An evaluation. *Journal of Consulting Psychology*, 16, 319-324.

Gaffan, E. A., Tsaousis, I., Kemp-Wheeler, S. M. 1995. Researcher allegiance and meta-analysis: The case of cognitive therapy for depression. *Journal of Consulting and Clinical Psychology*, 63, 966-980.

Gloaguen, V., Cottraux, J., Cucherat, M. et al. 1998. A meta-analysis of the effects of cognitive therapy in depressed patients. *Journal of Affective Disorders*, 49, 59-72.

Greenberg, L. S., Watson, J. C. 1998. Experiential therapy of depression: Differential effects of client-centered relationship conditions and process experiential interventions. *Psychotherapy Research*, 8, 210-224.

Grissom, R. J. 1996. The magical number .7±.2: Meta-meta-analysis of the probability of superior outcome in comparisons involving therapy, placebo, and control. *Journal of Consulting and Clinical Psychology*, 64, 973-982.

Haaga, D. A. F. 2004. A healthy dose of criticism for randomized trials: Comment on Westen, Novotny, and Thompson-Brenner 2004. *Psychological Bulletin*, 130, 674-676.

Henry, W. P. 1998. Science, politics, and the politics of science: The use and misuse of empirically validated treatments. *Psychotherapy Research*, 8, 126-140.

Horvath, P. 1988. Placebos and common factors in two decades of psychotherapy research. *Psychological Bulletin*, 104, 214-225.

Institute of Medicine. 2001. *Crossing the Quality Chasm: A New Health System for the 21ˢᵗ Century*. Washington, DC: National Academy Press.

Jacobson, N. S., Dobson, K. S., Truax, P. A. et al. 1996. A component analysis of cognitive-behavioral treatment for depression. *Journal of Consulting and Clinical Psychology*, 64, 295-304.

Kazdin, A. E., Esveldt-Dawson, K., French, N. H. et al. 1987. Problemsolving skills training and relationship therapy in the treatment of antisocial child behavior. *Journal of Consulting and Clinical Psychology*, 55, 76-85.

Kim, D. M., Wampold, B. E., Bolt, D. M. (in press). Therapist effects in psychotherapy: A random effects modeling of the NIMH TDCRP data. *Psychotherapy Research*.

Klerman, G. L., Weissman, M. M., Rounsaville, B. J. et al. 1984. *Interpersonal Psychotherapy of Depression*. New York: Basic Books.

Leichsenring, F., Leibing, E. 2003. The effectiveness of psychodynamic therapy and cognitive behavior therapy in the treatment of personality disorders: A meta-analysis. *American Journal of Psychiatry*, 160, 1223-1231.

Leichsenring, F., Rabung, S., Leibing, E. 2004. The effective of short-term psychodynamic psychotherapy in specific psychiatric disorders. *Archives of General Psychiatry*, 61, 1208-1216.

Levitt, E. E. 1957. The results of psychotherapy with children: An evaluation. *Journal of Consulting and Clinical Psychology*, 21, 189-196.

Linehan, M. M., Armstrong, H. E., Suarez, A. et al. 1991. Cognitive-behavioral treatment of chronically par suicidal borderline patients. *Archives of General Psychiatry*, 48, 1060-1064.

Luborsky, L., Diguer, L., Seligman, D. A. et al. 1999. The researcher's own therapy allegiances: A "wild card" in comparisons of treatment effective. *Clinical Psychology Science and Practice*, 6, 95-106.

Mclean, P. D., Hakstian, A. R. 1979. Clinical depression: Comparative effective of outpatient treatments. *Journal of Consulting and Clinical Psychology*, 47, 818-836.

Merrill, K. A., Tolbert, V. E., Wade, W. A. 2003. Effectiveness of cognitive therapy for depression in a community mental health center: A benchmarking study. *Journal of Consulting and Clinical Psychology*, 71, 404-409.

Moerbeek, M. 2004. The consequences of ignoring a level of nesting in multilevel analysis. *Multivariate Behavioral Research*, 39, 129-149.

O'Leary, K. D., Borkovec, T. D. 1978. Conceptual, methodological, and ethical problems of placebo groups in psychotherapy research. *American Psychologist*, 33, 821-830.

Ollendick, T. H., Davis, T. E., III. 2004. Empirically supported treatments for children and adolescents: Where to from here? *Clinical Psychology: Science and Practice*, 11, 289-294.

Ollendick, T. H., King, N. J. 2004. Empirically supported treatments for children and adolescents: Advances toward evidence-based practice. In P. M. Barrett, T. H. Ollendick (Eds.), *Handbook of Interventions that Work with Children and Adolescents: Prevention and Treatment* (pp. 3-26). New York: Wiley.

Öst, L. G., Salkovskis, P. M., Hellstrom, K. 1991. One-session therapist-directed exposure vs. self-exposure in the treatment of spider phobia. *Behavior Therapy*, 22, 407-422.

Öst, L. G., Westling, B. E. 1995. Applied relaxation vs. cognitive behavior therapy in the treatment of panic disorder. *Behaviour Research and*

Therapy, 33, 145-158.

Öst, L. G., Westling, B. E., Hellstrom, B. 1993. Applied relaxation, exposure in vivo and cognitive methods in the treatment of panic disorder with agoraphobia. *Behaviour Research and Therapy*, 31, 383-394.

Persons, J. B., Bostrom, A., Bertagnolli, A. 1999. Results of a randomized controlled trial of cognitive therapy for depression generalized to private practice. *Cognitive Therapy and Research*, 23, 535-548.

Peterson, A. L., Halstead, T. S. 1998. Group cognitive behavior therapy for depression in a community setting: A clinical replication series. *Behavior Therapy*, 29, 3-18.

President's New Freedom Commission on Mental Health. 2003. Achieving the promise: Transforming mental health care in America (Final report). Washington, DC: Author.

Robinson, L. A., Berman, J. S., Neimeyer, R. A. 1990. Psychotherapy for the treatment of depression: A comprehensive review of controlled outcome research. *Psychological Bulletin*, 108, 30-49.

Rosenzweig, S. 1936. Some implicit common factors in diverse methods of psychotherapy: "At last the Dodo said, 'Everybody has won and all must have prizes.'" *American Journal of Orthopsychiatry*, 6, 412-415.

Sackett, D. L., Rosenberg, W. M. C., Muir-Gray, J. A. et al. 1996. Evidence based medicine: What it is and what it isn't. *British Medical Journal*, 312, 71-72.

Saunders, T., Driskell, J. E., Hall, J. et al. 1996. The effect of stress inoculation training on anxiety and performance. *Journal of Occupational Health*, 1, 170-186.

Shapiro, D. A., Shapiro, D. 1982. Meta-analysis of comparative therapy outcome studies: A replication and refinement. *Psychological Bulletin*, 92, 581-604.

Shepherd, M. 1993. The placebo: From specificity to the non-specific and back. *Psychological Medicine*, 23, 569-578.

Sherman, J. J. 1998. Effects of psychotherapeutic treatments for PTSD: A meta-analysis of controlled clinical trials. *Journal of Traumatic Stress*, 11, 413-435.

Smith, M. L., Glass, G. V. 1977. Meta-analysis of psychotherapy outcome studies. *American Psychologist*, 32, 752-760.

Smith, M. L., Glass, G. V., Miller, T. I. 1980. *The Benefit of Psychotherapy.* Baltimore: The Johns Hopkins University Press.

Stark, K., Rouse, L., Livingston, R. 1991. Treatment of depression during childhood and adolescence: Cognitive-behavioral procedures for the individual and family. In P. C. Kendall (Ed.), *Childand Adolescent Therapy* (pp. 165-206). New York: Guilford Press.

Stuart, G. L., Treat, T. A., Wade, W. A. 2000. Effectiveness of an empirically based treatment for panic disorder delivered in a service clinic setting:1-year follow-up. *Journal of Consulting and Clinical Psychology*, 68, 506-512.

Task Force on Promotion and Dissemination of Psychological Procedures. 1995. Training in and dissemination of empirically-validated psychological treatment: Report and recommendations. *The Clinical Psychologist*, 48, 2-23.

Taylor, S. 1996. Meta-analysis of cognitive-behavioral treatments for social phobia. *Journal of Behaviour Therapy and Experimental Psychiatry*, 27, 1-9.

Taylor, T. K., Schmidt, F., Pepler, D. et al. 1998. A comparison of eclectic treatment with Webster-Stratton's Parents and Children Series in a children's mental health center: A randomized controlled trial. *Behavior Therapy*, 29, 221-240.

Teasdale, J. D., Fennell, M. J. V., Hibbert, G. A. et al. 1984. Cognitive therapy for major depressive disorder in primary care. *British Journal of Psychiatry*, 144,400-406.

Trull, T. J., Nietzel, M. T., Main, A. 1988. The use of meta-analysis to assess the clinical significance of behavior therapy for agoraphobia. *Behavior Therapy*, 19, 257-538.

Tynan, W. D., Schuman, W., Lampert, N. 1999. Concurrent parent and child therapy groups for externalizing disorders: From the laboratory to the world of managed care. *Cognitive and Behavioral Practice*, 6, 3-9.

Van Balkom, A. J. L. M., van Oppen, P., Vermeulen, A. W. A. et al. 1994. A meta-analysis on the treatment of obsessive compulsive disorder: A comparison of antidepressants, behavior, and cognitive therapy. *Clinical Psychology Review*, 14, 359-381.

Wade, W. A., Treat, T. A., Stuart, G. L. 1998. Transporting an empirically supported treatment for panic disorder to a service clinic setting: A benchmarking strategy. *Journal of Consulting and Clinical Psychology*, 66, 231-239.

Wampold, B. E. 1997. Methodological problems in identify efficacious psychotherapies. *Psychotherapy Research*, 7, 21-43.

Wampold, B. E. 2001. *The Great Psychotherapy Debate: Model, Methods, and Findings*. Mahwah, NJ: Erlbaum.

Wampold, B. E., Bhati, K. S. 2004. Attending to the omissions: A historical examination of the evidenced-based practice movement. *Professional Psychology: Research and Practice*, 35, 563-570.

Wampold, B. E., Minami, T., Baskin, T. W. et al. 2002. A meta(re)analysis of the effects of cognitive therapy versus "other therapies" for depression. *Journal of Affective Disorders*, 68, 159-165.

Wampold, B. E., Mondin, G. W., Moody, M. et al. 1997. The flat earth as a metaphor for the evidence for uniform efficacy of bona fide psychotherapies: Reply to Crits-Christoph 1997 and Howard et al. 1997. *Psychological Bulletin*, 122, 226-230.

Wampold, B. E., Mondin, G. W., Moody, M. et al. 1997. A meta-analysis of outcome studies comparing bona fide psychotherapies: Empirically, "All must have prizes." *Psychological Bulletin*, 122, 203-215.

Wampold, B. E., Serlin, R. C. 2000. The consequences of ignoring a nested factor on measures of effect size in analysis of variance. *Psychological Methods*, 5, 425-433.

Watson, J. C., Gordon, L. B., Stermac, L. et al. 2003. Comparing the effectiveness of process-experiential with cognitive-behavioral psychotherapy in the treatment of depression. *Journal of Consulting and Clinical Psychology*, 71, 773-781.

Weersing, V. R., Weisz, J. R. 2002. Community clinic treatment of depressed youth: Benchmarking usual care against CBT clinical trials. *Journal of Consulting and Clinical Psychology*, 70, 299-310.

Weisz, J. R., Donenberg, G. R., Han, S. S. et al. 1995. Child and adolescent psychotherapy outcomes in experiments versus clinics: Why the disparity? *Journal of Abnormal Child Psychology*, 23, 83-106.

Weisz, J. R., Huey, S. M., Weersing, V. R. 1998. Psychotherapy outcome research with children and adolescents: The state of the art. In T. H. Ollendick, R. J. Prinz (Eds.), *Advances in Clinical Child Psychology* (Vol. 20, pp. 49-92). New York: Plenum Press.

Weisz, J. R., Weiss, B. 1989. Assessing the effects of clinic-based psychotherapy with children and adolescents. *Journal of Consulting and Clinical Psychology*, 57, 741-746.

Westen, D., Novotny, C. M., Thompson-Brenner, H. 2004. The empirical status of empirically supported psychotherapies: Assumptions, findings, and reporting in controlled clinical trials. *Psychological Bulletin*, 130, 631-663.

Woody, S. R., Ollendick, T. H. (in press). Principles of effective psychosocial interventions with anxiety and its disorders. In L. E. Beutler, L. G. Castonguay (Eds.), *Principles of Change in Effective Psychotherapies*. New York: Oxford University Press.

第八章

循证实践与常规治疗能很好地满足
现实的多样性吗？

一、循证实践忽略了少数民族群体

斯坦利·苏,罗兰·载恩

从 1978 年的美国总统心理健康委员会,到 2001 年的美国卫生局(Surgeon General,2001),再到 2003 年的美国总统新自由委员会(President's New Freedom Commission,2003),三者都报告过心理健康服务的民族差异,引起了全国性的关注。民族差异关注少数民族群体(如非裔美国人、美国印第安人、亚裔美国人、拉丁美洲人等)未被满足的心理健康需要。这些报告得出结论,民族差异并不能归因于种族或民族在心理病理学方面的差异,而是因为他们未能获得充分的治疗,或者未能获得有效的治疗。少数民族病人在获取心理治疗服务时,治疗者通常不会考虑他们的生活方式、文化与语言背景及生存环境。因此,提高这些病人的治疗效果,改善护理质量,是一项非常重要的任务。

循证实践运动承诺,使用对照研究获得的有效治疗,可以降低病人之间疗效的差异。它通过研究来提供"什么起作用"的证据,并将这些研究发现直接应用于治疗。有谁会反对这样一场运动吗?

在本篇立场论文中,我们讨论了循证实践在协助降低这些差异、改善治疗实效性方面所做的贡献。从许多方面看,我们并没有同其他人(Beutler,2004;Levant,2004)争议的愿望,比如,研究应该指向单个疾病还是整个情境?研究的内部效度是否一定要牺牲外部效度?疗效研究与实效研究,哪个更有价值?与之不同的是,我们仅仅强调,需要做更多的与民族相关的研究。

从一开始,我们的立场是,心理治疗应该得到研究证据的指导。我们认为,循证实践在减小少数民族的治疗差异以及提高研究的实效性方面,做得并不是很好。这主要包括三个原因:第一,针对少数民族群体的循证心理治疗研究太少；第二，需要拓宽当前关于"证据"的定义；第三，现存的检验治疗是否有效的研究存在一定的局限性。我们需要研究文化胜任的治疗，这类研究还是相当新的。因此，1978 年美国总统心理健康委员会进行心理健康差异研究得出的结论，在接近 1/4 个世纪之后，仍未得到多大改善（President's New Freedom Commission，2003；U.S. Surgeon General，2001）。

1. 缺少研究

当前，在使用循证实践模式来治疗少数民族病人的努力中，存在的主要问题是，以这些民族为被试的研究非常少见，尤其是满足 RCT 或 EST 这样严格标准的研究更是少见。RCT 与 EST 都试图尽量控制影响治疗效应的其他变量，通过科学方法来解释治疗效应。RCT 将病人随机分配到治疗组与控制组。由于分配是随机的，最小化了不同病人组之间的差异，这确保病人的治疗结局的不同是由治疗的不同引起的。关于 EST（以前称之为 EVT），纤博丽丝及其同事（Chambless et al.，1996）所列的 EST 清单中，并没有列出一个检验过任何少数民族群体的严格研究。其他人也观察到，关于少数民族群体的研究实在太少（Bernal and Scharrón-Del Río，2001；Zane et al.，2003）。

美国卫生局外科联盟（Surgeon General，2001）报告指出，对于种族与少数民族而言，研究与实践的鸿沟更为巨大。用来创建专业治疗指南的 RCT 研究，并没有针对任何少数民族群体进行过特殊的分析。1986 年至今，RCT 研究了一万个被试，试图评价针对某一病症的疗效。这些被试中，几乎一半的被试（N=4991），没有给出任何种族或民族的信息；另外 7% 的被试（N=656），仅仅报告了"非白人"的一般性描述；余下的 47% 的被试（N=4335），也仅仅包括了非常少的少数民族，且没有任何一个研究针对民族或种族，分析了治疗效应。

这些令人沮丧的研究，揭露了过去关于民族心理健康研究的苍白历史。这对未来有何预示？我们打算双管齐下，从两方面着手。一方面，差异正在得到认识，比如美国心理健康研究所与美国医疗保健研究和质量局，正在通过财政资助，鼓励民族研究，呼吁研究者去研究不同的群体。

另一方面，民族研究之所以短缺，主要有以下几个系统性的原因。第一，由于难以招募到适量的少数民族被试，研究费用通常较高。比如，非裔美国人与拉丁美洲人占美国人口的比例均低于 15%，亚裔美国人只有 5%，美国印第安人只有 1%。从心理健康诊所或医院抽取少数民族病人的样本通常非常困难，或者病人数量太少，无法进行统计分析。另外，还有许多少数民族病人并不愿意参加研究，因此研究者不能进行随机抽样，不得不采取方便抽样的方式选择被试。而且，研究的时间也不得不延长，或者为了保证被试的安全，不得不采取特殊的研究方式。第二，研究执行起来并不容易。除了难以寻找到足够的临床样本外，创建针对不同文化有效的测验，选择能够代表某一民族的合适样本，决定是否使用民族间或民族内研究设计，减少文化反应定势（cultural response sets），确保被试足够熟悉英语或确定能够为英语能力有限者提供无损的翻译，控制可能产生潜在影响的民族或文化变量等，这些任务都是非常艰巨的。第三，心理学在传统上对获得内部效度更感兴趣。它试图获得因果推论，使得严格的实验研究成为"金标准"。在这样一些情境中，外部效度或研究结论能否推广到其他种群或情境则是次要的。迄今为止，绝大多数研究都是针对主流的美国人的。因此，如果治疗的有效性得到了实证研究的支持，研究者就会对这些研究结论能否推广到其他群体并不太感兴趣（Sue，1999）。第四，民族研究通常是有争议的。由于许多研究会涉及诸如差异、不平等、区别对待、偏见或价值观等主题，研究者可能会在开始研究前，就对系统地检验重要的民族差异与文化差异的研究感到不安。此外，这些研究还涉及以下争议的问题，如：取样问题，研究时遇到的各种困难，不强调外部效度，如何认识从事这些研究存在的主要挑战，以及如何进行复杂的、严格的研究设计等。

2. 两个问题

少数民族人群治疗结局研究的缺失，又引发了两个重要的问题：
①如果只有很少的研究，尤其是严格地执行的研究更少，那我们如何能
够确定，民族的治疗差异是否真实地存在？②如果针对少数民族人群治
疗的实效与疗效研究并没有得到实证证据的支持，那我们在遇到少数民
族人群时，是否应该抛弃 EST？

关于第一个问题，已有充分的治疗差异研究表明，少数民族病人的
护理质量通常要差一些。尽管只做了有限的几个严格的结局研究，但大
多数不同严格程度的研究都将结局变异指向了病人接受服务的质量。关
于第二个问题，美国卫生局外科联盟（2001）强调，患有心理障碍的少
数民族病人应该寻求治疗，且应该得到已经证明为有效的治疗。也就是
说，少数民族病人的治疗，也应该建立于最佳研究证据的基础之上。这
一立场假设，最佳的行动步骤是依赖于研究证据的，即使这些证据是针
对主流民族而非少数民族而获得的。我们最好能够假设治疗结局的可推
广性，除非已有其他的研究证实并不能这样推广。当然，这似乎并不是
"好的科学"，因此，好的科学不应该只是假设，还应该要去检验。

我们看到这样一个问题，对可推广性的先在假设，减少了人们针
对少数民族人群进行研究的压力，同时也降低了人们研究外部效度（或
对研究结论是否可以推广）的兴趣。换句话说，可推广性的假设是为了
方便而做的，并非为真正的科学或病人的福祉而做的。我们需要针对所
有重要的民族，进行治疗的结局研究。盖尔和马登（Guyll and Madon，
2000）曾指出，了解研究结论是否能够推广到所有群体中，这在实践中
是不可能实现的。这或许是正确的，但科学与怀疑论需要在一定程度上
证明普遍性。而且，已有研究发现，针对不同人群，治疗实践表现出不
同的有效性。比如，在进行心理药物治疗时，针对不同的种族，会推荐
不同的剂量。给予亚洲人的心理药物的剂量水平是有效的，但对白种
人而言可能是过量的，即使在控制了体重因素后还是这样的结局（Lin
et al.，1997）。

3. 研究的方法论

在少数民族议题上，由于曾有过不平等待遇的历史，可能更容易引发抱怨与社会批判。我们希望返回原来的讨论，即为了增加循证实践运动对少数民族的效果，我们应该做些什么工作？在这里，我们想提供一些关于一般性研究与特殊的文化胜任研究的建议。

建立 EST 的标准是严格的、实验性的，允许形成强有力的因果推论。它们协助建立了某种治疗到底有效到什么程度。此外，循证实践又是一系列更为广泛的研究、治疗与实践的综合体。EST 不过是循证实践的一种。

很重要的问题之一是研究的目标问题。长期以来，循证实践的目标是识别与执行有效的治疗。EST 在检测治疗的有效性或鉴别治疗的结局时，是特别有益的。但是，如果本身就没有特定的治疗方式，在对这些疾病进行治疗检验时，EST 标准的价值就是有限的。在研究者没有清晰的干预措施或者并不能事先确定治疗的过程时，研究就应该形成中间的目标，用来检验心理治疗的过程与现象。伯纳尔和斯卡若－德尔·里奥（Bernal and Scharrón-Del Río，2001）称之为发现取向的研究。这类研究不是以检测假设或发展良好的治疗为目标。相反地，它试图了解治疗过程的动态性，以识别那些将来可能会形成标准化治疗策略的重要变量。发现取向的研究能使用从量化研究到质化研究、从实验研究到相关研究、从实验室环境到自然主义环境等所有类型的方法论。这在少数民族研究中尤为重要。因为其研究兴趣不仅在于针对主流美国人的某一治疗是否会对少数民族人群起作用，还在于了解是否有某些特定的文化变量应该纳入接下来考虑的范围。

霍尔（Hall，2001）在区别 EST 与文化敏感治疗（culturally sensitive therapies，CST）方面进行了类似的观察。他将 CST 定义为根据具体的文化情境来选择合适的心理治疗方法。来自某一文化群体的人们，可能需要一种不同于其他文化群体的心理治疗方法（当然，即使是同一文化群体，也存在一定的文化差异，这需要在治疗时进行必要的修正）。事实上，应该说当前被标识为 EST 的治疗，是针对主流美国人的 CST，因为它们对主流人群起作用，且大部分研究均未针对少数民族人群进行检验。当然，没有什么"先天的"理由，认为 EST 与 CST 就一定不能是同一个东西。

下面将进行的讨论也表明，为什么只简单地将少数民族群体纳入研究主题是不够的。1994 年，美国卫生研究所出台的一项政策，要求研究者在他们的样本中纳入少数民族群体。美国卫生研究所将少数民族群体定义为美国印第安人（本土的印第安人）、亚裔人（太平洋裔人）、黑人（不是拉美裔的非裔美国人）以及西班牙人（Hohmann and Parron，1996）。研究所还规定，如果要排除少数民族群体，必须要有基于科学依据的合法性。仅仅在一个研究样本中招募与纳入少数民族群体，就占满了整个美国卫生研究所政策文件的大部分空间。这使我们了解研究结论能否从一个群体推广到另一个群体。但是简单的纳入，并不必然形成关于少数民族群体的新知识（Hall，2001）。因此，我们相信，所有的研究方法论与研究哲学都能用于少数民族群体的研究。否则，研究在回答心理健康领域其他可观察到的差异方面，并不能带来多大益处。

我们也不能无视研究可能无法带来改善的事实，因为政策与项目都受到政治考量的影响。一个关于政治对研究的影响或操纵科学结论的令人不安的事例是，一个题为"不平等治疗：面对医疗护理中的种族与民族差异"（Unequal Treatment: Confronting Racial and Ethnic Disparities in Health Care；Smedley et al.，2003）的报告。这一报告证明了医疗领域中的种族与民族差异，并提供了一些由美国卫生研究所提供的建议，以期消减这些差异。在这一报告出台之前，美国健康与人类服务部（Department of Health and Human Services，HHS）的一些职员，试图修改这一报告的结论，来降低差异的程度。比如，该报告草案中的一个结论认为，美国医疗护理中存在明显的不平等，且医疗护理的不平等已经是一个全国性的问题。经过健康与人类服务部职员的修改后，这些结论

再没有出现。健康与人类服务部的修改以及布什政府试图掩饰与隐瞒科学家所揭示的不平等这些行为:

> "正如肿瘤不会因为捆上绑带而治疗，医疗的不平等也不会因为虚报事实而消除"，美国黑人同盟（Congressional Black Caucus）主席利亚·卡明斯（Elijah E. Cummings）说道，"我敦促布什政府遵守它的承诺，到 2010 年消除种族相关的医疗不平等。不平等并不会因为隐瞒消息而消失。"

> "健康与人类服务部不是领导人们对抗医疗不平等，反而对种族与少数民族所面临的不平等视而不见"，亚太美国人同盟主席（Chair of the Congressional Asian Pacific American Caucus）迈克尔·洪达（Michael M. Honda）说道，"篡改它自己的科学家获得的结论，健康与人类服务部将政治利益置于社会正义之上"（Waxman et al., 2004，写给人类与健康服务部秘书长的一封新闻通讯信件）。

在这些抗议送给人类与健康服务部的秘书长汤米·汤普森（Tommy Thompson）之后，汤普森认为他所在部门确实在修改种族与社会经验医疗不平等的时候犯了错误，他计划如实地发表原始的版本。人类与健康服务部的事件以及其他因政治目的而变更研究结论的事件，基金评审者对研究的审查以及忽略与当前政治思想相对立的研究发现（House Committee on Political Reform，2004；Sluzki，2003），都应该得到心理学家的严肃关注。操纵科学的研究过程及结论来达成某一政治目的，是整个科学界与全社会的一大威胁。

4. 文化胜任研究

文化胜任（cultural competency）可以定义为，拥有文化相关的知识与技能，将有效治疗应用于特定文化成员的能力。有时，某些技术可以有效地应用于许多不同的文化；另一些时候，某些技术可能仅仅对某种特定的文化有效。这些技术是什么？传统的治疗普遍有效吗？传统的治疗需要修正成为文化胜任的吗？文化胜任的技术能够标准化或手册化吗？治疗过程会因民族群体的不同而不同吗？哪些类型的文化胜任研究应该得到资助与执行？

有四个需要考虑的重点。第一，文化在研究及治疗过程的所有阶段都是很重要的。对于研究，文化的考量必须考虑假设的提出、方法的选择、数据的收集与分析、结果的解释。第二，针对研究进展的这一问题，许多早期出现的问题得不到有意义的回答。我们仅有很少的研究。第三，在确定少数民族病人治疗结局的实效性时，严重并发症的存在可能会影响干预措施的改变。治疗者巧妙地、无意识地改变了干预措施，使之适应少数民族病人。比如，一个英语治疗者也许不会在字面上去解释一个不太会说英语的病人所说的话，且试图去查证病人想传达的真实意义。治疗者可能在评估不同文化的病人时会发生"心理移情"（mental shift），对所做出的推论更加谨慎。所有这些改变都可能是无意识中发生的。这可能增加文化的胜任能力，但是干预可能在某些重要方面发生了改变，这在研究中并没有检测到。因此，如果研究者想了解精神分析方法是否对少数民族病人有效，就应该考虑到（或控制）治疗过程中这些护理发生的细微变化。

第四，在研究文化胜任时，我们经常想了解某种治疗是否有效。这种方法关注的是治疗本身而不是治疗的情境。诺克罗斯和哥德弗雷德（Norcross and Goldfried，1992）发现，治疗者因素与治疗联盟因素，能解释心理治疗改善的30%；病人、家庭及其他环境因素，能够解释40%；特定的治疗技术，通常与安慰剂效应等期望因素结合起来，一起解释改善的30%。对 EST 的强调通常导致对标准化治疗的呼吁，以最小化部分治疗者或病人的"过程性下滑"（procedural slippage）。但是，这种最优化 EST 效应的努力，忽视了同样重要的治疗者与病人因素，没有利用结局研究的主流模式。考虑到治疗者与病人因素对结局改善的真实影响，系统地了解这些因素，检测这些变异的来源是明智的，可以了解这些因素是如何在循证心理治疗中起中介作用的。试图了解不同类型的治疗是否有效，或试图简单地将文化胜任操作定义为一种技术，并不能对治疗影响提供有意义的检验。诺克罗斯（Norcross，2003）认为，循证心理治疗的决定规则，忽略了三个心理治疗的基本要素：治疗者、治疗联盟与病人的非诊断性特征。同样地，文化胜任依赖于类似病人特征、治疗者特征、治疗类型及治疗环境等情境性因素。为了了解文化胜任，我们需要将治疗过程解析为不同的组成成分。

　　文化适应水平等病人因素是非常重要的。例如，在对治疗者与病人之间的民族匹配度[1]进行实证研究时，发现病人的文化适应水平与民族匹配度有交互作用。对于低文化适应的墨西哥裔美国人与亚裔美国人而言，民族匹配度特别有价值（Sue，1998）。这意味着，是否需要使用文化特殊性的治疗，依赖于特定的病人因素。治疗者因素也是文化胜任中非常重要的因素，包括与处理特殊民族群体相关的工作经验、是否精通特定民族的语言等。毕竟，如果治疗者与病人不能直接沟通，或者必须借助于翻译才能交流，治疗可能会受到严重的影响。治疗者拥有的种族态度与偏见是非常关键的。大多数治疗者都是非西班牙裔的白人。许多人对少数民族群体持有刻板印象，不能识别自己所具有的"白人特权"。这些态度与信仰，可能会在他们与不同民族或种族的病人进行了解和交流时造成不利的影响（APA，2003b）。

　　治疗因素同样应该得到检验。比如，关于循证心理治疗的一个批评是，治疗没有考虑文化因素，或治疗者与病人交流时使用刻板印象或不适当的语言。有些治疗策略确实很容易受到这一问题的影响。治疗环境也可能影响文化治疗的执行。如果治疗是在预防或教育的环境中（而不是一个心理诊所或医院）进行，那么针对一个可能非常害羞且污名化心理治疗的亚裔美国人，在最初的时候可能并不能对他进行太多的关注。这些因素有助于决定某种文化的干预措施是否必要，同时他们也表明，操作化定义与测量文化胜任是一个非常困难的任务。

---

① 译者注：即两者是否为同一民族。

近来，还有一些人已经注意到另一种结局变量：治疗本身（Bracero，1994；Chen，1995；Yi，1995）。举例来说，依（Yi，1995）认为，精神分析治疗对亚裔病人通常是无效的，因此它总是不加改变地应用诸如个体化、分离等精神分析的概念。她建议治疗者要对这些概念进行重新解释，以适应亚裔美国人的集体主义世界观。使用持续的移情一内省方法可以更好地获取这些病人的经验事件。尽管这些概念在进步，但当前仍然没有持续的努力，来研究少数民族群体的生活经验及家庭、治疗者的态度与行为以及治疗方法的特征，这些因素均影响着治疗的有效性。至此，针对少数民族群体严重的心理疾病，应该如何有效地提供心理健康服务，我们已经有了一个基本的了解。

5. 结论

循证心理治疗对文化胜任有着非常大的益处。但问题是，研究者与基金资助机构并未对少数民族及文化研究给予足够的关注，来了解这些治疗方式是否是有效的（或者换句话说，是文化胜任的）。20世纪70年代后期美国总统心理健康委员会提出的结论，在35年后，美国卫生局与美国总统新自由委员会又重新提起。研究不仅需要在被试中纳入少数民族群体，而且还要对文化变量的效应进行如实的解释。尤其是，我们还指出，需要使用一系列方法论，来检验获取文化胜任能力的复杂性，自觉抵制政治对科学的入侵，防止科学家在证明文化与民族变量的重要性后，却因政治问题而对此视而不见。

二、循证实践与常规治疗都忽略了性别

罗纳德·F. 利万特，露易丝·B. 斯威斯汀

作为多样性的维度之一的性别，在实证支持治疗（如：APA Division 12，1995；Chambless et al.，1996、1998）与社区的常规治疗中均未得到充分的重视。正如我们将在本部分所阐述的那样，包括心理学在内的大多数心理健康的专业实践，正如他们忽略其他多样性的维度（比如种族、民族、国家、移民状态、性取向、年龄、宗教、社会阶层及残疾身份等）一样，都在很大程度上忽略了性别这一因素。我们希望这将得到改变，特别是在美国心理学会通过了《关于心理学工作者的多元文化教育、训练、研究、实践及有组织的改变的指南》之后（APA，2003b）。虽然上述文件只对多样性的种族、民族及国家维度进行了规定，但还有其他美国心理学会的政策文件对心理健康服务多样性的其他维度进行了处理（如：性取向，APA，2000；年龄，APA，2003a）。

在本篇立场论文中，我们从承认自己的概念框架与社会地位开始，然后对性别研究领域进行分析，讨论了过去 25 年中已经发生的理论转向。这一转向从将性别视为个体的、基于生物性的特征（即性别角色认同模式），改变为性别是由个体进行社会化时所处的社会所建构的（即性别角色压力模式）。遗憾的是，尽管已经有实质性的证据支持性别角色压力模式，心理治疗研究与实践的群体至今仍未接受这种概念的转向。我们阐述了性别角色压力模式，希望能将其与主流心理治疗结合起来，让将来更多的心理治疗研究与实践，都能够充分地考虑到性别这一因素。

1. 我们的概念框架与社会地位

首先，我们想要阐述为什么心理健康专家必须是文化胜任的。美国心理学会的多元文化指南（APA，2003）在最基础的水平上指出，"所有的个体都存在于社会、政治、历史与经济的情境之中，心理学家正在持续地呼吁，要了解这些情境对个体行为的影响。"这当然是重要的，但在我们的观点中，这走得还不够远。心理健康专家需要了解的情境，既包括政治、经济、历史、社会因素，也包括压迫、偏见、歧视、污名化等心理因素，还包括少数民族的边缘化情境等因素。压迫（oppression）对心理治疗病人的影响，通常体现在如下事实中，大多数心理健康服务的提供者都来自于相对更具权力与特权的阶层。这些社会—政治—经济方面的显著差异，通常会使心理健康提供者忽视他们病人的权力与特权，意识不到他们自觉的信仰与无意识的假设，均会受到种族主义、性别歧视、异性恋主义、老年歧视等压迫性的意识形态的影响。在这些情境中，心理健康服务提供者可能会犯下危险的错误。这些错误的例子包括，精神分析理论宣称女性"天生"就是受虐狂，以及主流心理学在历史上"将种族群体与主流群体之间的文化差异视为种族群体的缺陷"（APA，2003）等。

其次，我们需要承认自己特权式的社会地位。我们是白人、中产阶级、异性恋者，有着健康的身体。我们也承认，多年以来，我们受到了来自不同种族、民族与性少数群体的受人尊敬的同事的指导，以帮助我们克服来自于自身社会地位的概念的局限性。

最后，我们需要注意，独立于多样性的其他维度来单独讨论性别是有问题的。尽管这对一篇简短的立场论文来说是必要的，但它是武断的，甚至可能会导致偏见的出现。里德（Reid，2002）观察到，仅仅着眼于性别或民族的实践，在早期的女性主义作品（忽视种族与民族）以及多元文化论方面的文献（大多忽视性别）中均较为常见。

斯威斯汀（Silverstein，2004）以种族、民族、性别、种族主义及女性主义等为关键词，检索了 1990～2004 年被 PsyINFO 数据库收录的书籍、章节及期刊论文。她发现，仅仅 32%～36% 的多元文化方面的出版物包含"妇女—女孩—性别"的描述。更令人失望的是，关于性别与女性主义的出版物中只有 5% 包括了种族或民族。因此,里德(Reid,2002）关于主流心理学只关注认同的某一领域的观察,再次获得了验证。

利万特（Levant,2003）及其他人都在呼吁发展性别角色压力模式,该模式系统地关注了多元文化多样性的多个维度。角色压力指已经深嵌于权力层级与意识形态交流之中的社会角色,会对社会中受压迫的、边缘化的群体产生压力与负担。这一取向与近来讨论性少数群体时使用的"少数派压力"概念一致（Meyer,2003）。因此,一般的角色压力模式可能包括以下成分:

•性别角色压力确实存在。因为在父权社会中,女性的权力与机会并不平等（尽管由于女性主义的努力,情况已经有所缓解）。

•种族或民族压力确实存在。因为在种族主义社会中,不同种族和民族的权力与机会并不平等（尽管通过民权运动及其后续影响,情况已经有所缓解）。

•性取向的压力确实存在。因为在异性主义社会中,不同性取向者的权力与机会并不平等（尽管通过男同性恋、女同性恋、双性恋及跨性别者运动,情况已经有所缓解）。

•社会阶层压力确实存在。因为在存在阶级偏见的社会中,不同社会阶层的权力与机会并不平等(尽管通过民主运动,情况已经有所缓解)。

•年龄压力确实存在。因为在年龄歧视的社会中,不同年龄者的权力与机会并不平等［尽管通过"灰豹运动"（grey panther movement）,情况已经有所缓解］。

•残疾压力确实存在。因为在身体健全者为主的社会中,残疾群体的权力与机会并不平等（尽管通过残疾群体运动,情况已经有所缓解）。

……

这些压力在交互作用且相互加强。

总之,我们的概念框架包括认同的多个领域,避免仅仅关注单一的性别与文化差异,有利于我们了解整个压力体系。由于版面空间的限制且服务于本篇立场论文的目的,下文单独来讨论性别问题。

2. 性别研究

性别领域的研究源于心理学关于个体差异研究的传统（Terman and Miles，1936）。20世纪30年代，研究者开始关注后来被命名为人格领域的"性别差异"的问题，后来又在认知与知觉领域对此进行了讨论（参阅早期的综述：Anastasi，1958）。这一领域开始将性别视为驻于个体体内的一种特质，这就是迪奥（Deaux，1984）所说的"将性别作为被试变量"的取向。这一取向统治了整个领域超过50年。

1980年，性别研究开始将性别视为社会情境中人们交互作用的结果，嵌入权力层级的性别相关的信仰及意识形态扮演了重要的角色（Deaux，1984；Pleck，1981）。心理治疗研究与实践群体至今仍未完成这一关键性的转向。

尽管EST关注的疾病中，有些女孩与妇女更为普遍（如焦虑、抑郁、进食障碍），有些男孩与男人更为普遍（如物质滥用、品德障碍、多动症）。但实际上，EST清单中没有一个治疗是女性主义的或拥护女性主义的（Chambless and Ollendick，2001）。而且，很少有心理治疗研究真正评估了性别变量。将性别作为人格特质进行操纵，反映了更古老的特质论视角。同样地，常规治疗实践群体继续将性别理解为个体的属性。研究与实践群体在理论转向方面的失败，部分地拖后了性别角色压力模式这种更新视角的传播。而且，这也许还反映了一种男性至上主义的偏见。

关注心理治疗实践的男性至上主义问题的第一份文件是1975年出现的（APA，1975）。尽管在此后的40年中，最明显的男性至上主义在心理健康专家中已经消失了，但变相的男性至上主义仍然在一些辅助性职业中盛行，就像它在整个社会中盛行一样。由美国心理学会第17分会（咨询心理学协会）与第35分会（女性心理学协会）联合发起，出台了一个关于女孩与妇女心理学实践的指南草案，报告"对各种各样的心理治疗理论的审查，已经发现它们都建立在心理健康不太包容的版本之上"（APA Divisions 17 and 35，2004）。这一评估既包括认知—行为治

疗等实证支持治疗,也包括精神分析等社区中的通常治疗实践。报告继续对这些治疗中所发现的细微的偏见进行了分类:

①高估个人主义与自主性,低估其他相关品质;②高估理性的作用,并非以整体主义的观点来看待心理健康;③未充分注意到情境因素以及对女孩与妇女生活产生影响的外部因素;④将积极心理健康的定义建立在与特权男性的"男性气质"刻板印象相一致的行为之上。

治疗草案在诊断标准中也发现了性别偏见:"比如,妇女与女孩的性别角色社会化,可能会导致表现型人格与边缘性人格障碍、抑郁、解离性障碍、躯体化障碍、经前焦虑综合征、广场恐怖症等特定疾病的过度诊断"(APA Divisions 17 and 35,2004)。

到目前为止,我们都在谈论性别至上主义对女孩与妇女的影响,它对男孩与男人有影响吗?我们的观点是父权制使男性承受一定压力,但我们并不同意父权制压迫了男性。为了符合传统男性气质的标准,这约束了男孩与男人的心理发展,限制着他们的行为。但是,父权制又是一个政治与社会的系统,它授予男孩与男人更多的权力和特权。考虑到这一点,心理健康实践中的男性至上主义偏见,到底是如何影响男孩与男人的呢?如果不加批判地接受性别角色刻板印象,心理健康实践者就不能很好地为男孩与男人提供服务。为了描述心理健康的治疗与诊断,我们提出如下观点:过分重视自主性而忽视关系,治疗者可能认识不到,许多男孩与男人缺少形成成熟依恋的能力,在结成舒适的亲密关系方面也需要帮助。

通过接受一种男孩与男人"'天生'是非情绪化的"这一刻板印象,治疗者也可能认识不到,许多男孩与男人遭受着轻微的述情障碍(mild alexithymia),不能体验或表达他们大部分的情感生活。因此,他们可能倾向于以更不健康的方式来处理压力,如躯体化、酗酒、冒险、暴力、隔离或进行出轨的性活动。

如果男孩与男人接受"不应该轻易表露出脆弱性"的刻板印象,他们也许会不太愿意接受心理治疗（Addis and Mahalik，2003），也许会因为他们不愿轻易表露出症状而导致诊断不足。另外，男孩与男人外化情绪悲伤的倾向性，可能会导致他们被诊断为反社会障碍或物质滥用障碍的可能性大大增加。

遗憾的是，女性主义心理学家对变相的男性至上主义的复杂分析，并没有对主流的心理治疗研究与实践产生很大的影响。当前，还没有专门的关于如何提供性别胜任治疗的指南，这些性别胜任治疗包括：女性主义治疗者治疗女性（例如：Brown，1994；Dutton，1992；Hare-Mustin，1978；Jordan，1997；Nutt，1992；Silverstein and Goodrich，2003；Walker，1994；Worell and Johnson，1997；Worell and Remer，2003），以及拥护女性主义者的治疗者治疗男性（例如：Andronico，1996；Brooks，1998；Brooks and Good，2001；Levant and Pollack，1995；Pollack and Levant，1998；Rabinowitz and Cochran，2002；Scher et al.，1987）。

作为一种促进处理性别问题的循证心理治疗的努力，我们认为介绍一种易于理解的，实证支持的性别理论是非常有用的。这种理论我们已经发现了，那就是性别角色压力模式。

3. 性别角色压力模式

性别角色压力模式反映的是一种社会建构论视角，它将性别角色视为非生物性的，甚至并非是社会性的"给予物"，而将其视为心理的、社会的建构实体，它同时具有优点与缺点，且最重要的是，它还能够改变。这种观点承认男性与女性之间存在的生理差异，但认为这种生理差异并不会建构出"男性气质"与"女性气质"。

性别角色压力模式，最先由约瑟夫·普莱克（Pleck，1981）所阐述，与传统的特质论取向相对立（普莱克将其命名为性别角色认同模式）。性别角色认同模式假设人们有一种与生俱来的心理需要，要拥有一个典型的性别角色，最佳人格的发展依赖于认同的形成。某个人的这种需要"与生俱来"的程度，取决于对自己的性别角色的认同程度。从这种观点看来,适当的性别角色认同的发展是父母、教师及治疗者正急迫寻找的,如果找不到角色认同,则是令人恐惧的。如果男人没有获得对男性气质的性别角色认同,就会导致同性恋、对女性的消极态度或防御性的过度男性化。如果女人错误地社会化了性别角色,就会被认为,会在婚姻中失败,不能有孩子,不喜欢男人,或成为女性同性恋。在对人格发展研究文献进行全面的综述后,普莱克(Pleck,1981)表明,实证数据并不支持性别角色认同模式,也不认为一种典型的性别角色认同,对正常的个体发展来说一定是必要的。

相比之下,性别角色压力模式提出,性别角色决定于流行的文化的性别意识形态(它能够对性别角色的刻板印象及规范的实证研究来进行评估)。这些性别角色,通过父母、教师、治疗者与同伴及那些赞同流行的性别意识形态的文化的传播者,不自觉地影响着儿童的发展。这些对性别角色不自觉的影响,导致了性别角色压力,因为多个性别角色通常不可避免地是对立的、前后矛盾的,某些规定的性别角色特质(比如男性的进攻性)通常是不正常的。因此,违反性别角色的人的比例是高的。违反性别角色导致了社会的谴责与消极的心理后果。

在压力模式中,性别意识形态是一个中心的概念。它与传统的性别角色取向(或基于生理性别的角色取向)的概念是十分不同的。性别角色取向"假定男性气质(或女性气质)来源于男性与女性的真实的生理差异"(Thompson and Pleck,1995)。这种取向使用诸如伯尔尼性别角色量表(Bem Sex Role Inventory;Bern,1974)以及个人属性问卷(Personal Attributes Questionnaire;Spence and Helmreich,1978),试图评估与男性或女性相关的个人特质。

相反,性别意识形态研究采取了规范性取向,男性气质与女性气质都被视为社会建构的针对男性与女性的性别理想。在特质论取向中的男性气质的男人,是拥有特殊人格特征的人。在意识形态—规范取向中,传统的男人"是认可男人应该有着与生理性别特征有关的意识形态(女人就不应该有男人的这些特征)"(Thompson and Pleck,1995)。汤普森和普莱克引用了一些证据，说明性别角色取向与性别意识形态是两个独立的概念，有着不同的联系。

在对性别角色压力模式的一次修正中，普莱克（Pleck, 1995）指出，这一模式的原始构想刺激了关于三类性别角色压力的研究，普莱克将其命名为矛盾压力、功能障碍压力及创伤压力。矛盾压力是当一个人不能达到内化理想性别的标准时，可能会导致低自尊或其他后遗症。对性别角色冲突（矛盾压力的一种形式）的测量表明，角色部分与许多男性的心理问题密切联系（O'Neil et al., 1995）。当一个人在满足性别角色的需要时，功能性障碍压力发生了，因为许多被男性与女性视为满意的东西，实际上对他们有着负面的影响。比如，男性过于进取的行为或述情障碍，女性对消瘦体型的不健康的追求（包括进食障碍）等。创伤压力来自于许多渠道，其中最重要的是性别角色社会化过程中的痛苦经历。当前，这一过程被认为是固有的创伤，因为它阻断了男孩或男人的情绪表达，限制了女孩或妇女的攻击性。在诊断过程中使用性别角色压力的透镜，能够更为清楚地矫正一些前文提及的偏见。

总之，性别角色认同模式将心理健康看作是符合传统的性别角色规范，性别角色压力模式则宣称符合传统的性别角色规范会产生心理的压力而非满意。过去 20 多年的实证研究都支持压力模式（Eagly and Wood，1999；French，1985；Levant and Pollack，1995；Levant and Richmond，2004；Pleck，1981、1995；Silverstein and Goodrich，2003；Worell and Johnson，1997）。

4. 循证心理治疗与性别

那么，在心理健康服务中，性别与循证心理治疗的理想关系是什么？第一，我们将强烈地提倡在心理健康领域发展更好的性别胜任。这不仅包括精确的信息，还包括自我意识，以便实践者在无形的男性至上主义情境中，注意到性别的权力与特权产生的影响。

第二，随着女孩与妇女心理学实践指南草案的出台（APA Divisions

17 and 35 , 2004），我们推荐治疗者使用已经证明为有效的治疗方式，它们能够处理女孩与女性更容易患上的心理障碍，如抑郁、焦虑及进食障碍等。我们同样推荐那些对男孩与男人更易患上的心理障碍有效的治疗方式，这些障碍包括广泛性发展障碍、多动症、品行障碍、反社会人格、冲动控制障碍、物质滥用、性反常行为以及攻击与性侵犯等行为。但是，我们也要难过地提醒大家，这些障碍中仅有少数几种（多动症、物质滥用与品行障碍）已经有实证支持治疗。

第三，我们建议将女性主义与拥护女性主义的治疗纳入心理治疗的结局研究中。这些治疗并不容易手册化。但是，已经开始了评估它们的努力。附带提醒一下，性别角色压力模式也应该整合到心理治疗的结局研究中。也就是说，性别应该被概念化为基于性别权力关系的一种社会建构，干预与结局也应该得到相应的澄清。比如，利万特和斯威斯汀（Levanl and Silverstein，2001）描述了针对一对陷入僵局的"后现代夫妻"的治疗，他们在第一个孩子出生后，突然由之前的平等关系戏剧性地转变为传统的经济支柱—家庭主妇模式。由于妻子承担家庭主妇的角色，这一转变使妻子丧失了权力。我们描述了一种方法，将性别与家庭系统理论整合起来进行治疗。

最后，根据美国心理学会第 29 分会（心理治疗分会）的专业工作组（Norcross，2001），我们注意到，在当前广泛的心理治疗研究中，治疗联盟一直是治疗结局的重要贡献者。循证心理治疗应该强调使用实证支持关系（ESR）的因素，如治疗联盟移情或目标一致。这些关系质量创建了一种治疗环境，其中男性与女性能感到被接受、被理解，这正是他们能够讲述自己的故事并重新建构自己生活的先决条件。

5. 结论

循证心理治疗应该在包括病人性别在内的文化情境中，评价它们的实效性。而要有效地做到这一点，就一定要分析权力与特权系统。有效的治疗还应该包括，一部分治疗者承认他们的确具有偏见与歧视，承认自己嵌入了权力与特权系统之中。许多心理治疗模式都要求治疗者检查他们内心的生活及家庭的关系等方面。文化变量现在也应该加入这一清单之中。

为了循证心理治疗能够有效地处理性别问题，女性主义必须在心理学实践中从边缘移到中心。这种改变需要主流心理学进行一种范式转移。尽管心理学科现在承认性别等文化变量的关联性，但至今为止，主要是女性主义者在研究、教学与实践。当女性主义逐渐变成主义心理学核心的一部分时，循证心理治疗将不再有性别偏见，变得更为人性化，对人们与更有帮助。

三、忽略了女同性恋、男同性恋、双性恋及跨性别病人

洛拉·S.布朗

　　循证心理治疗与实证支持治疗运动，已经针对具体病症，形成了一系列有效治疗的清单，做出了令人钦佩的工作。但是，如果坐在我们面前的病人，没能表现出诊断类型所示的症状，而是处于特殊的、复杂的社会情境之中，那我们就有必要怀疑，严格的循证心理治疗是否足够充分。伯纳尔和斯卡若－德尔·里奥（Bernal and Scharrón-Del Río，2001）激发了一场讨论，如果针对某一病症存在某种实证支持治疗，在为患有这种病症的有色人种进行治疗选择时，实证支持治疗还是第一选择吗？接下来的讨论超出了他们原本讨论的范围，拓展到其他高风险人群，如女同性恋、男同性恋、双性恋及跨性别病人（lesbian, gay, bisexual, and transgendered，后文简称为 LGBT）。

　　也许没有哪个群体在治疗有效性方面的问题，会比非典型性别（gender atypical）或性少数群体更为突出。LGBT 病人构成了一个多样性的群体，呈现出年龄、民族、社会阶层与性别等所有的差异。尽管大量文献都指出，当前的讨论并未涉及跨性别个体，但在本篇立场论文中，跨性别者也将作为整个群体的一部分进行考虑。因为跨性别者作为非典型性别者的经验，导致了他们与女同性恋、男同性恋者[①] 或双性恋者有着非常相似的社会与心理的影响。

　　尽管这一群体具有异质性，但将 LGBT 四者捆绑在一起的，是他们共同遭遇的歧视与耻辱的经验。性少数群体与非典型性别群体，仅仅

---

① 译者注：下文在没有区分的情况下，将男同性恋、女同性恋统称为同性恋。

因为他们的性取向问题，其个人的价值与尊严就受到损害。他们经常在心理层面，有时甚至在身体层面，受到别人的攻击。在撰写本篇论文的过程中，美国总统及其政治同盟正在试图修改宪法，拟永久禁止同性婚姻。在整个美国，LGBT 人群不断被解雇，或不能领养小孩。而这一切，仅仅是因为他们的性取向。非典型性别群体尤其容易成为暴力攻击的目标，他们有时甚至是致命犯罪中高风险的人群。即使是在对 LGBT 心怀友好的地方，针对这一群体的暴力活动也一直在持续。歧视与偏见构成了所有 LGBT 人群生活的社会情境基础。

这里我将分享一种歧视与耻辱的经验，作为引发心理治疗讨论"什么因素使心理治疗对这些人群有效"这一问题的背景。两个相关的因素说明了这一讨论的紧迫性。第一，这个群体使用心理治疗的比例是异性恋者的两倍甚至更高（Perez et al.，2000）。作为频繁地接受心理治疗服务的常客，LGBT 病人将心理治疗视为确证内在价值感的手段，他们可能会更加关注，那些能够实证地支持自己的治疗者所进行的治疗的大多数问题。此外，作为一个频繁的心理健康服务的使用者，LGBT 病人在无效治疗中更容易受到伤害。同时，作为易受攻击的群体，LGBT 病人对接受有效的、被认可的心理治疗有着持续增长的需要。

第二，来自现存的基于群体的（而非病人个体的）研究数据强有力地证明了，同性恋者比异性恋者更容易遭受焦虑、抑郁或物质滥用等障碍的困扰（Cochran and Mays，2000；Cochran et al.，2003）。同性恋者比异性恋者更有可能存在遭受性侵害或身体伤害的历史，特别是，男同性恋者比男异性恋者有着显著更高的成人性侵犯的风险（Balsam et al.，2005）。我们可以从这些最新的数据合理地进行推论，LGBT 人群可能有着更高比例的创伤后应激障碍，或与儿童虐待、或成人性侵犯经历相关的其他心理障碍。另一个合乎逻辑的推论是，由于已经发展了许多针对焦虑症、抑郁症及创伤后应激障碍的 EST，患这些疾病的 LGBT 群体应该从已有的 EST 中获得更多的益处，相应地，如果循证心理治疗不起作用，那他们就会受到更大的伤害。

马特尔等（Martell et al., 2003）在他们针对 LGB[①] 的认知—行为治疗的著作中继续讨论了这一问题。但是，当讨论认知—行为治疗的有效性时（针对很多疾病，认知—行为疗法都得到了实证研究的支持），这些作者评论道，"很少有治疗者同时具有针对 LGB 的肯定式心理治疗与认知—行为治疗的专业技能"。他们继续指出，"大多数认知—行为治疗的培训项目，并没有开设充分的针对 LGB 病人的课程。"

这里存在问题的关键是，在治疗 LGBT 病人时，实证支持的治疗是否是（或应该是）进行治疗的主要考虑因素。我将在这里论述的是，尽管经验主义在治疗选择时富有价值，但 LGBT 病人也需要那些在现实或社会情境中，能够指导他们病人进行良好生活的、文化胜任的治疗者。这种将在后文进行描述的文化胜任，并不内在于任何一种治疗（这些治疗必须实证地发现对某种具体的病症起作用）。社会情境影响着疾病发展的程度、LGBT 病人可以获得的内部与外部资源。而这些因素在EST 中并没有得到充分的考虑。针对 LGBT 病人成功的心理治疗结局，也许会因此更少地依赖于实证支持治疗，从而更多地依赖于治疗过程中的实证支持关系（Norcross, 2000）。实证支持关系中许多因素都适合于增加文化胜任能力。即使病人呈现出的问题的诊断与治疗完全属于EST 的范围，如果治疗者缺少文化胜任能力，也可能会导致治疗 LGBT病人的失败。

1. 常规治疗：足够好吗？

针对 LGBT 病人的常规治疗与实证支持治疗一样，需要很多方面的文化胜任能力。针对 LGBT 病人的肯定式心理治疗，最先由马利恩（Malyon，1982）及其他作者提出，它反对将 LGBT 病人视为先天性疾病的常规治疗，认为要在治疗过程中积极地肯定病人性少数群体的身份。如果缺少肯定的立场，不管治疗者的理论取向如何，常规治疗的效果顶

[①] 译者注：LGBT 群体中除去跨性别者。

多也就是没有害处，且坏的时候还是有害的，因为治疗者不能够充分地赞赏这些同性恋、双性恋或跨性别的病人。关于 LGBT 权力运动各种轶事的或自传体式的文献中，都充斥着失败的常规治疗，那些治疗者要么认为他们的疾病与性少数群体的身份没有关系，要么将这些性取向当作需要治疗的疾病（Doberman，1992；Scholinski，1997）。

肯定式的常规治疗代表着一种整合的立场，它将治疗者的肯定式立场与理论取向结合起来。针对这一方法，当前还缺少具体的结局研究，但它对 LGBT 病人的确有帮助这一点已经得到了一致的认可（Perez et al.，2000）。肯定式立场似乎内在地依赖于与病人关系的质量，以及治疗者对 LGBT 病人的矛盾状态所持的尊重态度。LGBT 病人既是独特的，又是普遍的；LGBT 病人的痛苦既是整个人类的痛苦，同时又在不可预知的程度上，受到他们性少数群体身份的决定或调节。

肯定式立场要求任何治疗 LGBT 病人的治疗者，需要注意治疗关系或实证支持关系的问题（Norcross，2000）。历史上，性少数群体与非典型性别群体并没有多少文化权力。心理治疗行业也是直至最近 30 年，才将 LGBT 去污名化，改变了之前 70 年认为 LGBT 是一种犯罪的观点。积极的尊重与同情式理解，是治疗 LGBT 病人的核心与基础。它存在这样一种先在的立场，认为"我重视你，不是因为你是同性恋、双性恋或非典型性别者。而是因为你是一个人，你的性欲与性别都是你人性的一部分"。

2. 文化胜任 LGBT 病人

2000 年，美国心理学会通过了《女同性恋、男同性恋与双性恋病人心理治疗指南》（*Guidelines for Psychotherapy With Lesbian, Gay, and Bisexual Clients*）。这一指南是指导性的而非规定性的，描述了治疗者在治疗 LGB 病人时所应具有的一般能力（跨性别者在这一文件中并没有具体阐述，但我们再次把他们归入 LGB 病人这一类别进行讨论）。我的观点是，这一文件概述了针对这一群体（包括非典型性别者）的文化胜任实践的基础，我将使用该《指南》作为框架，来探讨针对 LGBT 的实证支持关系（而非实证治疗技术）的优先性。

对 LGBT 病人进行有效心理治疗的关键是，将这些病人看作是有别于人类常态的另一形态，而不是将性或性别取向本身当作一种病态。《指南》第一条写道，"心理学家要了解，同性恋与双性恋并非是心理疾病的表现。"的确，这一群体患抑郁症与焦虑症的比例更高，但这并不能说明非异性恋是一种病态，而是说明，他们受到充斥着歧视甚至危险的文化情境更大的影响。这一思想一直渗透着整个指南的第一个部分（即"对待同性恋与双性恋的态度"），强调了治疗者对 LGBT 病人肯定性立场的必要性及核心的重要性。

这种肯定式立场不能只是表面上假装的。20 世纪 70 年代早期，在许多治疗者的专业实践及培训中，他们在诊断治疗手册中删除了同性恋一项。但是，自相矛盾的同性恋（ego dystonic homosexuality）仍然在 *DSM-IV* 中得到保留（*DSM-IV*；APA，1994）。甚至到了 20 世纪 80 年代中期，治疗者还一致通过"未另行规定的性疾病"的标准，将同性恋偷偷地定义为一种心理疾病。在 *DSM-IV-TR* 中，跨性别者也一直被认为是一种病态的性身份障碍，是一种针对需要做（但未做）变性手术的两性人的诊断。许多心理治疗者不顾职业组织的官方声明，一直持有一种隐匿的恐惧同性恋或蔑视同性恋的态度，要求将同性恋病人按异性恋病人进行处理的心理治疗正在兴起（Haldeman，2002）。由于很少有相关的培训项目来处理心理治疗者恐惧同性恋或蔑视同性恋的态度（Fassinger，2000；Phillips，2000），许多心理学家一直对 LGBT 病人有着潜在的偏见态度。

为了有效地治疗 LGBT 病人，治疗者必须避免只关注性与性别取向，而不去关注促使病人前来治疗的真正的疾病这一问题。同时，治疗者也一定不能忽视病人 LGBT 这一身份的特殊性。治疗者必须能对 LGBT 病人表现出积极的尊重。罗杰斯（Rogers，1957）关于"尊重"这一现象的原始定义，优美地描述了针对 LGBT 病人进行成功治疗的必要立场：

"病人经验的每一个方面都是病人本身的一部分，我们应该热情地接受它……无条件地接受……这意味着'欣赏'这个人……意味着对作为独立个体的病人的关怀。"

法伯和莱恩（Farber and Lane，2002）做的元分析研究表明，不管治疗者的理论取向如何，积极的尊重都是决定治疗结局的一个显著因素。我认为，在治疗 LGBT 病人时，治疗者真诚地表现出肯定态度的能力，是影响心理治疗结局的更大的因素。因为治疗者处理 LGBT 病人的治疗室与治疗过程，成为了他们能够远离耻辱、偏见与歧视的安全空间。

对 LGBT 病人进行有效的心理治疗，还需要治疗者注意到自己的异性恋主义偏见，这种偏见比潜在的恐惧同性恋倾向更容易渗透到治疗的过程之中。异性恋主义意指"否定、贬低与诬蔑任何形式的非异性恋行为、身份、关系或群体的一整套观念系统"（Herek，1995）。《指南》评论道，"异性恋主义偏见弥漫于心理学的语言、理论及心理治疗的干预措施之中"（Anderson，1996；Brown，1989）。异性恋主义在很多地方表现出来，比如，在入院表格中填写的相关信息（如结婚、单身、离婚等），这一项就排除了大多数的 LGBT 病人。正如《指南》第七条所述，"心理学家意识到，同性恋者与双性恋者的家庭可能包含着并没有法律关系或血缘关系的人群。"文化胜任的治疗者要注意到异性恋主义遍布于文化之中，因此要认真加以对待，并尊重任何抵制异性恋主义规则的小事情，因为小事情也具有大意义。

异性恋主义同样也表现在"性取向无视"（sexual orientation blindness）中，即治疗者试图采取一种事实上并不可能的中立态度，忽视或不去理会 LGBT 病人的独特的经验、历史与社会情境，坚持认为这些情境变量对诊断与治疗没有影响。这是一种表面上温和的异性恋主义，即使治疗者并没有公开地表现出偏见或歧视，但它使治疗者不能欣赏病人作为一个 LGBT 的独特性，可能会留给病人"治疗者对自己作为性少数群体一员的现实缺乏同情式理解"的印象，这确实容易使治疗者返回到呆板地使用手册的治疗方式。

　　异性恋治疗者可能还要注意到自身作为性多数群体的权力与特权,因此,他们可能看不到,由于缺少这些权力与特权,LGBT 病人(或同事)的生活会受到重大的影响。西方文化中的异性恋主义者,将结婚、积极参与他们选择的宗教信仰、当配偶死亡时接受遗属抚恤金、选择大众能够接受的性对象的性别等,当作是理所当然的事情。尽管 LGBT 群体在获得这些曾经被否决的权力的道路上,已经取得了很大的进步。但是,许多人还没有获得这些权力,已经获得了这些权力的人,还必须通过不断的努力来保有这些权力。因为 LGBT 群体经常被大多数异性恋成员忽视或不了解,生活在这样的社会中,他们还需要额外的心理努力。好心的异性恋治疗者可能滥用他们的权力与特权,试图针对不断地暴露于歧视环境中的病人,移除这些环境对他们造成的影响。他们应该明确地承认,他们的这些特权可能时不时地为 LGBT 病人创造了移情的空间。

　　据近年来一项元分析综述表明,病人作为准确共情接受者的经验[①],也是心理治疗结局的一个有效的预测因素,能平均解释 9% ～ 10% 的结局变异(Bohart et al.,2002)。LGBT 病人通常更偏爱与他们相同性取向的治疗者,其中很大的(但并非得到明确论证的)原因可能是,他们会期待(当然都并一定准确)治疗者能够理解他们作为性少数群体的经验,具有更少的异性恋主义偏见及更准确的共情能力。文化胜任的治疗者更能对 LGBT 病人表现出准确的共情,因为他们对病人生活的社会及现实情境更加敏感。

　　对 LGBT 病人文化胜任方面,并未直接在心理治疗的实证支持关系的相关文献中得到阐述,但是也能据之做出一些推论。比如,《指南》第三条写道,"指南试图了解,社会的污名化(如偏见、歧视与暴力)对同性恋及双性恋病人的心理健康与幸福感造成威胁的方式。"具体说来,这意味着文化胜任的治疗者既能够区分对外部情境的合理反应与疾病诊断的差异,也能区分内化的恐惧同性恋或蔑视同性恋的态度与疾病

---

　　① 译者注:即治疗者能对病人进行准确的共情。

诊断的差异^①。此外，由于病症与压力可能经常会同时出现，文化胜任的治疗者必须了解如何诊断并回应治疗情境中的以上两类问题。由一些EST推动者所提倡的心理治疗手册化途径，不允许治疗者在进行临床决策时表现出灵活性。抑郁就是抑郁，焦虑就是焦虑，至于对随之出现的加重或减轻症状的社会环境因素是否存在，治疗者并未加以考虑。如果对病人作为 LGBT 群体一员的这一现实缺乏准确的共情，无效的 EST 也将接踵而至。

暂时想象一个正在寻求治疗广场恐怖症的 LGBT 病人。不能文化胜任的治疗者正在以一种实证支持的方式进行处理，但病人的症状并没有改善，事实上，病人的情况看起来更糟。现在再想象一个持续治疗了三周的男同性恋病人，他在离开一家当地的同性恋机构后受到了攻击，而袭击者至今仍未找到。一个不够文化胜任的治疗者可能不会注意到这一事件，即使病人已经进行了报告，治疗者也不会看到它与治疗有什么关联。

文化胜任的治疗者会注意到可能影响 LGBT 病人的文化与社会因素，因此也会了解该袭击事件可能是引起 LGBT 群体的问题的延伸。治疗者就会在这一节点上偏离 EST，选择开始处理加重病人广场恐怖症状的现实情境。事实上，对这位病人而言，这个世界是危险的，病人有这种影响的潜在证据^②。文化胜任的治疗者会承认并验证这种现实，甚至也许会重新考虑原先的诊断。这一广场恐怖症，或者说是一种创伤后的广场恐惧反应，是不是由病人反复地见到人们对 LGBT 群体的攻击而导致的？文化胜任的治疗者会注意到这种潜在的精神创伤（Root，1992），它假设，被压迫的目标群体成员通过间接但反复地获得其他 LGBT 个体受到伤害的知识，最终可能会发展出单纯的 PTSD。

广场恐怖症的核心假设是离开家就存在危险。与之对照的是，针对具有明显广场恐怖症状的 LGBT 病人进行文化胜任治疗的核心假设是：

---

① 译者注：此处的疾病诊断是只根据 *DSM-IV* 的疾病分类所做的诊断。
② 译者注：即该同性恋者受到过袭击，且找不到袭击者。

世界确实存在着潜在的危险，但也许存在着比不离开家更好的策略，可以来处理这些危险。也许存在着比专门针对广场恐怖症的标准疗法更好的方法，可以来处理病人表现出的症状。基于这一立场的文化胜任治疗，可能涉及病人整套的自我防御机制。这与《指南》第16条一致，"心理学家在熟悉针对同性恋与双性恋病人相关心理健康的、教育的及社会的资源方面，做出了合理的努力。"

这一假想的案例强调了《指南》第二条，"心理学家得到了鼓励，去认识自身关于同性恋及双性恋问题方面的知识与态度，这可能与评估、处理、寻求咨询及做出合适的转介有一定的相关。"在这一案例中，缺少有关 LGBT 相关知识的治疗者，可能会做出不准确的评估，并采取不适当的，主要基于病人症状、表面上匹配心理学研究结论的治疗措施。EST 文献的评估，主要关注对病人符合 *DSM-IV* 标准的诊断的精确评估。与马特尔等的工作不同，这些文献几乎完全不考虑性取向及非典型性别。对 LGBT 病人进行文化胜任的评估，既要考虑 *DSM-IV* 的诊断，也要注意诊断与 LGBT 身份认同的关系，还要注意认同发展、疾病与应对策略方面的交互作用（Morrow，2000）。

最后，治疗关系的研究表明，准确地使用自我暴露，是有效治疗的一个成分（Hill and Knox，2002）。尽管不是所有的 LGBT 病人都需要性或性别取向相同的治疗者，但的确有许多人在注意到治疗者的取向后，会在治疗过程中感到更为舒适（Liddle，1996）。文化胜任的治疗者也会使用自我暴露策略，让 LGBT 病人认为治疗者熟悉他们自己在治疗室之外的生活及现实。

3. 常规治疗与循证心理治疗

这是否意味着，对 LGBT 病人的肯定式治疗，就一定会排除实证支持治疗呢？显然，情况并不是这样。正如马特尔等所证明的，我们可以同时进行文化胜任的及实证支持的心理治疗。它们并不彼此排斥。但是，在评估与干预的过程中，选择 EST 的治疗者，需要将对待 LGBT

群体的肯定式态度纳入治疗过程。相应地，一个强项是文化治疗的治疗者，也需要注意当前是否存在针对该病症的 EST。

研究者还需要将注意力转换到 LGBT 病人的特殊需要。我们需要梳理他们会出现更高比例的抑郁与焦虑的病因学，更好地理解当一个 LGBT 病人在治疗中表现出抑郁或焦虑症状时，这些症状的真实意义。创伤是 LGBT 病人生活的一个因素（Brown，2003），需要在心理治疗研究及发展 EST 之前，将其更好地纳入评估的过程中。LGBT 病人需要文化胜任的、共情的治疗者，也需要针对他们的病症的最有效的治疗。我们并不能假装自己了解后者的构成因素，但可以并确实知道如何去执行前者。

四、循证心理治疗忽略了残疾群体

霍达·欧尔克, 格雷格·特利芬瑞

当前，我们还找不到任何已经出版的资料，关注了针对残疾群体所进行的循证心理治疗（Taliaferro，2004）。文献的缺乏反映了心理健康领域对残疾群体问题的忽视，激发了我们对没有给予这一群体进行适当考虑的 EST 的关注。因此，我们很高兴本书能用一个专门的章节，来关注针对残疾群体的循证心理治疗。

关注残疾病人①的治疗，直接会引发关于残疾个体之间的本身存在巨大差异的问题。这些相关因素包括致残的年龄、功能性问题、残疾的程度、残疾的原因、对生活期望的影响，以及是否同时具有其他残疾身份。这些残疾相关的因素，还与其他邻近的"联合因素"组合起来，如残疾身份会联合性别、年龄、性取向、种族—民族等因素。还有更为复杂的组合是，不同的残疾种类会受到不同程度的歧视。而且前来治疗的残疾群体本身，还有着自己独特的个人经历与人格特征。

在讨论残疾身份与循证心理治疗的关系之前，必然引起另一个重要的问题：有残疾的病人比没有残疾的病人更需要治疗吗？对于这一问题，我们了解得很少，且存在着我们并不知道的内容。即使我们仅仅关注 *DSM-IV* 的诊断类别，也不能回避这一问题的回答。一个关注残疾群体的抑郁流行率的综述（Olkin，2004），强调了检测针对特定残疾群体的抑郁症患病率的必要性。抑郁症患病率在有些残疾群体方面可能比一般群体高（如多发性硬化者、脊椎损伤者），但也有些并不比一般群体高（如早年失明）。尽管不少研究发现脊椎损伤者具有更高的 PTSD 发病率，

---

① 译者注：本书特指患有心理障碍的残疾病人。

因为这种疾病通常与创伤事件相关联（Boyer et al.，2000；Kennedy and Duff，2001；Radnitz et al.，1998），也有其他的研究发现，PTSD 发病率与一般人群没有差异（Stougaard-Nielsen，2004）（但是要注意，在这一研究中，人口学变量及致残年龄都存在着重要的差异，而研究并没有进行考虑）。关于残疾群体双相障碍与精神分裂症的流行病学研究方法，当前还没有相关的研究数据。

我们没有理由相信，残疾病人比非残疾病人需要更少的心理健康服务，虽然他们可能保险更少，也只有更少的私人收入来获得这些服务。但是，关于残疾病人心理健康服务需求的大规模、基于社区样本的研究，相对来说还非常缺乏。很少有流行病学研究来调查残疾儿童和残疾成年人 *DSM-IV* 病症的发病率与患病率。在分配医疗服务与指导社会及公共政策方面，这类研究是十分必要的。这些研究将协助循证心理治疗的研究者管理他们的时间与资源，使他们的循证治疗适应于残疾群体。

循证心理治疗情境应该关注残疾病人群体，这里有几条很好的理由。循证治疗的优点之一就是他们在对照研究中研究了有效性，但很少有研究表明循证治疗对残疾病人的有效性。而且，在循证治疗与残疾群体的潜在假设之间，可能还存在着某些不兼容的因素。

关于残疾群体有三个主要模式（Priestley，2001），包括道德模式（残疾是一种人格或道德缺陷的表现）、医学模式（残疾存在于个体内，是一种躯体或系统功能的缺陷）、社会模式（残疾是社会建构的，反映了社会存在的问题）。残疾的社会模式提供了一个关于残疾群体生活经验的重要视角，是残疾研究的一个潜在框架。一些证据表明，关于残疾的社会模式影响了那些看起来似乎合适的干预措施（Williams et al.，2000）。社会模式和医学模式与循证治疗的潜在假设（如疾病是处于病人之内的生理原因导致的）非常不一致。前者试图移除社会与政治障碍，后者则试图解决个人头脑中的心理症状。残疾病人可能在寻求解决循证心理治疗并不能解决的问题。残疾群体与很多的已知风险相联系，如性虐待、躯体虐待、忽视、失业、贫穷与经济收入不足、社会排斥、污辱、歧视、设置工作障碍、居住、社会与休闲的机会等。尽管循证心理治疗也关注人们(比如抑郁症病人)对这些环境的反应,但它的设计本身就不是用来处理社会与政治问题的(事实上,这些问题可能会对残疾病人的抑郁产生重要的影响)。

缺少针对残疾群体的循证心理治疗,现在的实践是怎样的呢?常规治疗吗?在康复领域之外,针对残疾病人的一般性治疗的文章也是显著缺乏的(Olkin,1999;Taliaferro,2004)。实践者对直接依赖于残疾群体的文化及相关议题大都不太了解,因此关于残疾病人的文化胜任治疗还不够规范。即使在 APA 通过的指南(APA,1995)中,"D"领域专门关注了多样性,但关于残疾群体治疗的相关训练通常没有包括在培训项目之中(Leigh et al.,2004;Olkin,2002a)。在 APA 认证的项目中,需要针对治疗残疾病人的课程的众数是 0,仅仅 11% 的项目至少有一门关于残疾病人的课程(Olkin and Pledger,2003)。尽管这一领域的治疗者都只有很少的掌控感且缺少相应的训练,在一个关于临床与咨询项目的研究中发现,受访者们正在为残疾病人提供服务(Allison et al.,1994)。另一研究表明,70% 的儿童监护评估者都对具有躯体残疾的父母进行过评估,尽管事实上有超过 84% 的受访者根本没有接受过任何针对躯体残疾群体的评估训练(Breeden,2004)。病人与残疾群体的拥护者,将缺少对于严重残疾的心理健康方面的专业知识与技能当作是治疗的障碍(Pelletier et al.,1985)。我们关注的是,实践者并不了解,在治疗残疾病人时,特殊的知识、督导及咨询其实是很必要的。

缺少针对残疾病人的专业训练,治疗者可能不了解如何进行案例编制,也不了解治疗过程如何受到残疾身份的影响。比如,在脊椎损伤病人的抑郁症方面,至今仍没有 RCT 研究,这使作者们怀疑是否缺乏"检验脊椎损伤病人抑郁症不同治疗方式的有效性"(Elliott and Kennedy,2004)的兴趣。有两个因素导致了这一兴趣的缺乏。一个因素是抑郁这一需要处理的病症,与不可能变化的残疾身份经常混淆在一起;另一个因素是,存在这样一个流行的误解,即残疾病人应该是抑郁的,其推论是抑郁症是残疾病人进行适应的必然阶段（Gething，1997；Langer，1994；Livneh and Sherwood，1991）。尽管康复心理学也熟悉这种"哀伤的需要"（Wright，1983），一般的实践者可能将残疾与失败等同起来，并且，"抑郁与失败之间的基本连接带来了一种自然的、概念上的连接"（Langer，1994）。但是，对于抑郁而言：①抑郁不是残疾的必然反映；②抑郁使得康复的过程更为复杂；③抑郁可能预测下一个抑郁发作的周期。

没有专门化的训练，实践者在处理残疾病人时就容易犯错误。德罗克和格里尔（Deloac and Greer，1981）列出了我们认为至今仍然流行的四种错误。第一个错误是解释方面的，在其他人身上的正常行为，发生在残疾病人身上，就变成了不正常行为（比如，将对日常困扰与歧视的愤怒，视为适应不良或喜欢向人挑战）。第二个错误是过分强调残疾身份对调节的影响（如假设一个妇女出现了婚姻问题，就是因为她的残疾身份）。第三个错误是低估残疾病人的能力（比如，认为一个具有明显大脑麻痹症状的男性，就不应该享有浪漫的恋爱关系）。第四个错误是主要根据残疾身份来处理病人，而不考虑病人的其他个体性特征（比如，忽略民族、性别与人格等）。治疗是仅仅关注病人的残疾身份，还是与之相反，试图去最小化病人残疾身份的影响（Esten and Willmott，1993），在更大的案例编制的过程中，残疾都得不到合适的情境化。没有专门接受过针对残疾病人的训练或督导经验，加上缺乏针对残疾病人的研究与临床文献，常规治疗也不能获得文化胜任治疗所必须的技能。

1. 循证心理治疗与残疾身份

循证心理治疗既依赖于有效的诊断与评估，也依赖于关于治疗有效性的群体研究证据。但是在治疗残疾病人时，这两个方面都可能出现陷阱。评估测量可能会误用到残疾病人身上而出现一些问题。一般来说，现在还没有专门针对残疾病人的测量规范。一些测量包括着对残疾病人而言有着不同意义的选项，或者有可能使病人更容易肯定这些选项，而使分数不正常地提高。比如在明尼苏达多相人格测验中，关于病人是否有站与坐的困难这一选项,残疾病人可能会因为躯体残疾而更容易同意。而且,测量可能不会去评估与残疾病人相关的压力因素(比如与残疾相关的困扰或歧视的效应),或者不会评估与残疾群体一起生活的重要技能(比如自我倡导或与医学服务提供系统进行谈判)。所以,针对残疾病人,有效地应用循证心理治疗的第一步,是发展合适的评估测量工具,并对残疾病人进行正确而规范的实践。

关于治疗有效性群体研究的证据问题,如果将这些证据直接应用于残疾病人,就会引发一些值得注意的问题。首先,研究可能会遇到前文所提到的评估测量困难。其次,研究本身也许难以获得足够数量的残疾病人。在研究范围拓展、被试筛选、数据收集、评估、干预的过程中,都可能会不小心地排除掉具有视觉、听觉、运动、认知或其他类型残疾的群体。比如,纸质形式的公众出版物(如报纸、期刊与传单)等,就不能被视觉缺陷者所了解。数据收集也不容易找到那些需要利用公共交通方式而到来的被试。一些测量的话语也不容易被聋人或具有认知缺陷的人所理解(请参阅讨论研究可获得性问题的著作,Olkin,2002b)。最后,基于群体的研究不允许治疗者表现出灵活性,从而能够针对特定残疾病人(如智力缺陷者)的需要,作为合适的干预。至少,我们现在呼吁,所有治疗结局的研究在收集并报告被试的数据时,一定要包括被试是否残疾的数据。

尽管残疾群体可能有着与别人同样的问题,但他们还可能面临着循证心理治疗并不能很好解决的独特挑战。对残疾群体每天遭遇的普遍的偏见、污辱与歧视,包括住宿、餐馆、交通、雇佣、医疗、娱乐场所与活动、社会性的亲密互动等,意味着这是与非残疾者不相关的问题。此外,一些残疾的后遗症,如疼痛、未来的不确定性、疲劳、虚弱、日常困难、误解别人、缺乏对残疾经历的共情等,都需要得到心理学的处理。关系因素也受到残疾身份的影响,如约会、性、伙伴关系,甚至分手或离婚(Olkin,2003)以及朋友模式(残疾后丧失朋友的可能性),都不同程度地涉及残疾问题。因此,仅仅是良好的意愿加上循证心理治疗的知识，并不一定能了解如何满足残疾病人的心理健康需要。

治疗关系是治疗结局非常重要的变量（Lambert and Barlay，2001），在与残疾病人交往的过程中，治疗联盟的地位同样重要。但是，残疾身份对治疗联盟有何影响，当前还不得而知。如果对待残疾身份的态度是显著负面的，那反移情问题将是最重要的，这对所有治疗者都是一样的。治疗者的态度、情感、个人经验都可能影响他们针对残疾病人的治疗。如果治疗者持有负面的信仰，或对病人有特定的情绪反应（且治疗者还不承认这一点），那么，治疗关系与过程都将受到不良的影响。

残疾情境中行为的意义可能是不同的，治疗关系可能受到治疗者意识不到的变量的影响。比如，诸如协助扶门、整理好椅子给病人的轮椅留出空间，以大号字体打印治疗协议，或者写些东西帮助病人记忆，都能够使残疾病人产生不同程度的共鸣。残疾群体通常需要家庭成员、朋友、陌生人的帮助，有时这些帮助是有用的，其他时候这些帮助又是侵入式的或损害病人人格的。因此，仅仅是治疗者的行为，就能传达不同的关系信息，这会得到残疾群体敏锐的感知。治疗者要为自己制作一个清晰的指南可能更为困难，比如，如何协助某人穿上外套，如何呼叫辅助交通工具，如何获得一本来自国家残疾群体组织编写的小册子，或如何填写一份表格等，都是需要考虑的问题。一个人要如何才能决定，自己的行为是合适的关怀，还是会有损于治疗关系？这些残疾病人的关系问题，必须在将来的循证的研究中得到更为清晰的阐述。

关于残疾群体的研究与理论都非常重视残疾的三大模式。最近，又开始重视治疗的授权模式（empowerment models of treatment，Condeluci，1989；Fawcett et al.，1994；Kosciulek and Wheaton，2003）。但是，残疾群体的这些模式并没有在临床中得到很好的应用（比如，Blotzer and Ruth，1995；Olkin，1999）。我们并不了解残疾的模式是否影响心理健康的结局。这是一个关于残疾病人的重要的临床问题，同时也是当前循证心理治疗并没有清楚阐述的问题。社会模式将残疾群体所面临的大部分问题，都放在社会的、政治的、法律的、经济的环境中进行理解。

因此，干预的目标是协助病人处理或改变这些外在的问题。但是，一个残疾病人也可能有与内部心理变量相关的抑郁症状（如认知歪曲）。在社会模式与循证心理治疗之间，我们应该如何将这两种治疗框架整合起来？我们的观点并非是循证心理治疗不应该指导治疗。而是说这些问题应该同时在这两种框架中得到观察与处理。仅仅从循证心理治疗的视角来概念化临床问题，是十分不全面的。残疾群体的问题与他们是否适应残疾身份相关，如果不适应自己的残疾身份，就可能导致治疗的风险。这些风险概括起来说，就是残疾群体与他人及社会进行交往时，可能不得不经常性地体验到痛苦。

循证心理治疗吸引着保险公司，它们可能会运用财政压力来迫使治疗者使用那些所谓的标准护理，即使这些护理的有效性还没有在残疾病人身上得到验证。我们不能忽略残疾病人治疗的财政压力。现在鼓励的是医院的护理超过基于家庭的护理。但是，当一种实践证明是有效的时候，并不说明相反的内容也必然正确，即没有得到证明的那些实践都是无效的。而且，在定义一个好的治疗结局时，"谁来定义'好的'结局？在定义中，存不存在风险，使得一些利益相关不愿意接受它？"（Nemec，2004）

心理治疗不应该排斥残疾病人的经验。当残疾病人被排除在各种重要的结局研究之外，他们的残疾身份信息在数据收集与报告中得不到体现，各项研究也不试图去获取足够的残疾病人被试，并且试图用非残疾群体作为被试得出来的结论直接应用于残疾病人，这样做的后果是，将重现这样的世界：残疾病人生活于其中，但他们却只是局外人。

2. 结论

我们并没有说循证心理治疗不适用于残疾病人。更确切地说，以我们当前的知识，我们并不了解这一点。我们也不提倡哪些特定的方法，认为循证心理治疗应该做出修正，或者针对哪些特定的残疾群体应该如何进行修正，因为我们同样也不了解这一点。我们提议，残疾病人应该成为研究的一部分，他们需要作为研究的研究者、参加者，最终作为受益者。

五、对话：争议与共识

1. 斯坦利·苏，罗兰·载恩

关于循证心理治疗及多样性的不同维度等问题，我们非常同意本章利万特和斯威斯汀、布朗、欧尔克和特利芬瑞的观点。事实上，我们需要了解为什么这些主题会如此相似。显然这并非偶然，它们反映了相似的潜在原理。我们总结了五个共同的主题，并根据其他作者的描述来进行阐述。

第一，在一般的治疗实践，尤其是循证心理治疗中，当前都缺少少数民族、女性、LGBT 个体及残疾群体的相关研究。欧尔克和特利芬瑞指出，"我们找不到任何已经出版的资料，关注针对残疾群体所进行的循证心理治疗"。欧尔克和特利芬瑞还指出关于残疾病人研究令人痛心的现状：

> 我们并没有说循证心理治疗不适用于残疾病人。更确切地说，以我们当前的知识，我们并不了解这一点。我们也不提倡哪些特定的方法，认为循证心理治疗应该做出修正，或者针对哪些特定的残疾群体应该如何进行修正，因为我们同样也不了解这一点。

第二，这些多样化群体受到社会的压迫。这种压迫在许多方面得到揭示，比如白人特权，将多样性定义为不正常、不受欢迎或消极的，负面的刻板印象，偏见与歧视，缺少关注与帮助等。正如利万特和斯威斯汀提到的，社会大部分是"白人、中产阶级、异性恋者，有着健康的身体"，他们假设这些都是特权的表现。布朗也论证道，"将 LGBT 四者捆绑在一起的，是他们共同遭遇的歧视与耻辱的经验"。事实上，这些经验将所有多样化的群体捆绑在一起。所有的研究与实践都是基于这样的环境之上。

第三，文化与情境是应该得到考虑的重要因素。正如我们在立场论文中所指出的，在研究与治疗的所有过程中，文化因素都很重要。利万特和斯威斯汀接受"一种社会建构论视角，它将性别角色视为非生物性的，甚至并非是社会性的"给予物"，而将其视为心理的、社会的建构实体，它同时具有优点与缺点，且最重要的是，它还能够改变"。

第四，面对这些多样化群体的需要，传统的常规治疗与循证心理治疗都不足以应对。布朗批评了常规治疗，因为"与实证支持治疗一样，需要很多方面的文化胜任能力"。我们也普遍性地批判了因为内部效度而牺牲外部效度以及忽略发现取向的研究。该类型研究试图理解治疗过程的动态性，以识别那些将来可能会形成标准化治疗策略的重要变量。发现取向的研究能使用从量化研究到质化研究、从实验研究到相关研究、从实验室环境到自然主义环境等所有类型的方法论。在检验针对少数民族及其他群体的循证心理治疗的有效性的过程中，存在的错误概念，可能会导致针对这些群体的无限数量的实效研究（或针对这些群体的某些特殊的子群体）。但是，研究多样化临床样本的方法，与循证心理治疗潜在的主要原理是非常一致的：实效性的检验应该得到现存最佳经验证据的指导。在这种情况下，如果我们仅仅使用指向某一特定群体的经验证据，这将冒着心理治疗失败的更大风险，因为他们的文化背景及其他因素等并不一定符合这些经验证据。比如，聚合的证据（Zane et al., 2003）表明，移民的、尚未适应美国文化的亚裔美国人，也许会认为心理治疗不可靠，不会对某种心理治疗做出良好的回应。我们要给予针对这些病人的有效性研究以优先的地位，就像我们应该给予针对其他群体类似研究以优先地位一样。

第五，本章所有作者都提倡研究与干预的新方法。利万特和斯威斯汀建议将女性主义与拥护女性主义的治疗方法纳入心理治疗的结局研究，且承认这些治疗并不容易手册化。布朗呼吁肯定式的治疗，"将治疗者的肯定式立场与理论取向结合起来。针对这一方法，当前还缺少具

体的结局研究，但它对 LGBT 病人的确有帮助这一点已经得到了一致
的认可。"我们呼吁治疗者的文化胜任能力，该能力依赖于病人特征、
治疗者特征、治疗类型及治疗环境等情境性因素。总之，不同的作者都
意识到需要建立与评估更新的治疗形式。

本章的第四篇立场论文同样展示了这五个主题。确定的是，多样化
群体之间同样展现出重要的差异。一个明显的差异是，在使用心理健康
服务的过程中，女性与 LGBT 群体有着更高的比例，而少数民族群体
使用服务的比例要低一些。但是，这些一般的主题都一致地指向我们社
会中的社会—文化动态性，而这种动态性需要根据社会的利益来进行研
究或改变。

2. 罗纳德·F. 利万特，露易丝·B. 斯威斯汀

首先，我们想说，我们感到非常荣幸能与备受尊敬的同事们一起撰
写了本章。其次，我们还想指出，在阅读了本章的其他立场论文后，我
们被这种全体一致的观点深深打动。所有的作者都同意，无论是循证心
理治疗还是常规治疗，都无法满意地处理心理健康服务中人类多样性的
各种维度。至今为止，种族—民族、性别、性取向、残疾身份都被大大
地忽视了。这是一个强有力的结论。它表明，我们必须将多样化议题与
多元文化胜任能力，置于这一领域中更为优先的地位。

如何才能做到这一点？我们不断宣称自己有了所有的答案，但我们
列出了一些新的思想。最为重要的是，我们需要在职业心理学中发展更
强的多元文化胜任能力，它不仅包括多元文化的信息，还包括通过自我
意识训练，来协助实践者注意到那些可能引发无形压迫的特权的影响。
有效的治疗必定包括，治疗者既要承认自己是存在歧视或偏见的人群的
一部分，也要承认自己是嵌入某一权力与特权系统的一个部分。

这种努力应该从学术训练项目开始，尽管美国心理学会针对多样性
人群的所有维度，已经要求提升心理学家的文化胜任能力，但在协助学
生获得文化胜任能力方面，也许还做得很不够。我们还需要在继续教育

项目，以及在美国各州的心理健康专家获得许可证所需的继续教育中，培养治疗者的文化胜任与性别胜任能力。

其次，我们需要从一种多元文化的立场出发，来发展一种能够识别有效治疗的研究的方法论。我们想强调质化研究在这一点上的适当性。正如苏和载恩所指出的，循证心理治疗中，很少有研究关注少数民族病人。在一个我们所知不多的情境中，质化研究是一种经常性的方法论选择，因为它适合于产生假设而非检验假设。在知识建构的早期，强调对被试主观经验的质化评估，能够提供关于病人（如在自我形成的过程中，种族—民族或移民身份的影响）、治疗者（如是否存在男性至上主义或异性恋主义态度或信仰）以及治疗关系（对非典型性别病人所持的如肯定式态度或恐惧的态度，支持关于残疾身份的道德模式或社会模式）的信息。对当时当地的情境进行丰富的描述，可能展示出个人变量与文化变量间交互作用的复杂性。

相反，在量化研究范式中，社会地位高的专家明显不同于那些被专家研究的人群，但正是这些专家们定义了研究的问题、设计了研究的量表。这种文化的分裂，经常会产生与被试生活经验毫不相关的假设，或形成"病人的差异归结于生理病理学"的结论。为了真正使这项努力获得成功，我们需要将临床科学家与财政机构联合起来，前者从事循证心理治疗的研究，后者通过应用财政杠杆，优先资助前者的研究。这两个群体对于循证心理治疗的未来都很重要，他们掌握着对多元文化胜任的评估与治疗进行最终实证研究的钥匙。

最后，我们还想促进这样一种概念框架的发展，它包含多个不同的领域，且避免对哪一种支持压迫系统[①]的文化差异进行过分的关注。

3. 洛拉·S.布朗

对我而言，阅读本章关于多样性的所有作者的文章，是一种印象深

---

① 译者注：即社会对少数群体潜在或外显的压迫系统。

刻但并不意外的经验。我与许多作者都很熟悉，其中一些是我亲密的朋友，另一些则曾经激发并指导我的研究。我们一起表达了一个心理学思想群体的观点，这一群体的工作通常被认为是我们领域"现实工作"（real work）的边缘化。这些立场论文均从不同民族、性别、性取向或残疾的社会地位这一角度出发，每一篇都阐述了类似的问题。不管我们站在哪个角度，都看到了非常类似的问题：心理学的研究者与实践者，都排除、忽视对文化胜任的关注，且缺乏文化胜任的能力。我们每一个人都相信，当针对目标群体病人的文化胜任变成最佳实践的一种规范时，针对所有病人的所有实践都将得到改善。

因此，我发现自己仅仅希望对这些论文的兄弟姐妹作者喊一声"阿门"。在21世纪，社会地位与身份问题怎么可能一直在心理学家的训练与实践中被边缘化？如何将性别、民族、性取向与残疾身份（同这里没有提到的维度一起，还包括年龄、社会阶层、移民或难民身份、宗教认同、殖民地遗民等）这些"少数群体"，变成"多样性的群体"类型（这不能只是字面上的或象征性的，而应该真正成为最佳实践规范的主流）？

这确实是在挑战当前的困难。我们一直在为改变这种情势而勤奋工作，我们中的一些人（如苏的观点）已经为此工作了超过30年。为什么我们的努力取得的仅仅是象征性的成功？在心理学的本科与研究生课程中，忽略多样性问题的现象是很普遍的。多样性总是受到敷衍，很少有人严肃地重视它，认为它对心理学家所做的一切都具有重要的意义。在我的临床心理学博士研究生中，在他们踏进我的课堂之前，大多数（尽管不是全部）都怀着这样的信仰：多样性仅仅是官方定义的"多样性"，对他们没有意义。他们的态度在念本科时就被塑造并形成了，然后在他们的实习情境中得到再次确认。我的同事与我集中地教育了这些学生，这批学生现在已经转变了观念。他们在实习培训课程结束后，返校告诉我们，他们感到非常震惊与悲伤，因为他们发现，出了校园的"现实世界"中所遇到的许多心理学家，都将他们对多样性的关注视为奇怪的或不必要的。心理学家采取常规治疗与循证心理治疗的一种或两种，但由于他们持有边缘化多样性的认识论，因此对多样性病人的治疗一直都是有问题的。

最后，我想对我们共同目标中突出的相似性再说一句。尽管我们对当前各个群体被忽视这一问题的关注是相同的，但我们所述的各个群体的需要是不一样的。我们都呼吁针对目标群体进行文化胜任的治疗。在这类胜任能力的名下，我将建议，LGBT 群体（他们都有性别、民族，其中有些人还可能是残疾群体）有一系列具体的治疗需要，这与那些占优势的性取向的人显著不同，后者可能共享其他不同的社会标签或身份。

在美国，女性、有色人群、残疾群体至少已经赢得了法律上的平等权利。尽管偏见的态度与不公正的待遇还持续存在，但这些不平等的经验，没有哪一种还能得到法律的支持。但对 LGBT 群体而言，情况并不是这样。美国的法律非但不会保护我们，在一些场合，法律还威胁我们。从我撰写本文的初稿至今，在美国，LGBT 群体的法律状况正在恶化（有讽刺意味的是，他们在加拿大却得到了很大的改善，所以如下的描述与加拿大读者的关系更少）。2004 年的整个秋天，美国的 11 个州通过了宪法修正案，宣布同性的婚姻不合法。在这些法律中，有些法律甚至还禁止同性恋组建伴侣式的家庭。在旧金山，3000 多位隆重庆祝过婚姻的男女同性恋者，在 2004 年秋天全部被取消同性婚姻的有效性，在波特兰、俄勒冈，同性婚姻也正处于不稳定的状态，紧随而来的宪法修正案可能会将这种联盟关系视为非法。LGBT 群体当前仍然受到攻击，且这种攻击正是由并不保护我们的法律所授权的。

所以，所有关注将社会正义与治疗整合在一起的人们，要针对这些被歧视的、历史上曾被作为攻击目标的群体，联合起来发展最有效的实践。我们不要忘记发展出治疗策略，来治疗这些越来越被法律歧视的病人。我已经在创伤治疗领域花费了职业生涯的大部分时间，我的一位国际上的同事谈到过这一现实，他认为，对许多人而言，并不存在所谓的创伤后应激障碍，因为这种创伤根本就没有过去，而是一直在继续。这就是当今美国 LGBT 病人的生活现状。对于 LGBT 病人，我们必须设计文化胜任的治疗，治疗者要承认，不仅治疗的环境不公平，治疗的过程也不平等。但是，政府与宗教的领导人正在积极地恢复这种平衡。也许，如果针对这些处于持续风险情境的病人，我们都能够发现有效的实践，那么，我们将同样有能力去揭示针对所有病人的良好的、有效的实践的原理。

4.霍达 · 欧尔克，格雷格 · 特利芬瑞

我们对本章其他立场论文印象深刻，既发现了相互重叠的领域，也发现了一些重要的差异。大家达成了强有力的共识：需要拥有相关技能与知识的文化胜任的治疗者，以促进针对多样性人群中不同个体的合适治疗。但是，文化胜任的治疗者必定产生于心理学需要文化胜任的领域，包括渗透着文化因素的心理病理学领域、人格领域及心理治疗领域等。但是，在这些领域中，很多人将残疾视为偏离的、变态的、畸变的。学生与治疗者很少有机会去接受胜任残疾病人的评估、案例编制与治疗的训练。我们提倡，在这些心理学领域要关注残疾病人文化胜任方面的问题，以便治疗者能够在针对残疾群体的肯定式情境中，受到文化胜任方面的训练。

关于少数民族群体的一个持续的问题是，这种多样性问题通常被降格为一两节课、书籍的一章或系列讲座中的一个。这表明多样性是扩展的、事后添加的，并未鼓励学生与治疗者将这些议题整合进他们的工作。而且，每个多样性群体都被认为是分离的、去情境化的，就像单一的少数民族身份一样，不过是一种定义式的特征。即使在多样性群体中，残疾也只是附加的，甚至比其他多样性群体更为边缘化。比如，一个关于多样性的课程可能有一些课时是关于残疾的。遗憾的是，这种依赖于多样性的立场，将残疾从其他少数群体中分离出来，原本花在残疾方面的时间，被其他多样性领域所抽走。同其他少数群体一样，所有残疾群体都被合在一起，那些重要性的差异被最小化了。但事实上，他们之间仍然存在着巨大的差异。

所有四篇立场论文都呼吁更多的研究,但是研究必须超越这种情况:在多样性群体中抽取个体样本进行随机对照实验,以评估循证心理治疗。残疾群体的纳入,不仅只是把他们当作被试,还要将他们视为研究者。残疾因素必须包含在研究的所有方面,从研究问题的提出,到研究方法的选择,再到研究数据的理解与解释,都必须考虑残疾因素。我们还同意其他一些作者,他们指出了心理治疗中实证支持关系的重要性。我们特别同意这一点,但是在治疗关系中,偏见与歧视是如何表现出来的,这点还不清楚。针对残疾病人,我们需要更多的关于治疗过程变量的研究,以更好地告知治疗者,在现实中要如何与这类病人相处。这些研究有三个重要的领域:残疾身份对治疗者的共情与关系行为有何影响;治疗者如何在临床访谈中处理残疾相关的内容;残疾问题应如何整合进案例编制。

我们同意苏和载恩,少数群体之所以被研究所排除,还有一些实践性的原因。特别是对残疾群体而言,研究范围的拓展、数据收集、获得被试的途径(如转换问卷格式或找到适合残疾群体到达的道路)等问题,都可能需要额外的经费,必须针对不同类型的残疾群体,而且,没有残疾经验或受过相关训练的研究者,可能并不能很好地对这些问题进行理解。就像其他人已经指出的,还不清楚在此期间应该做些什么,要如何来理解结局研究并没有包括少数群体。我们也许不应该假定普遍性,而必须考虑到这种可能性:对非残疾群体有效的治疗,对残疾病人可能是有害的。

其他作者已经指出了少数群体身份的政治性。残疾也是一种社会建构。我们同意布朗的观点,面对包括政治、经济、历史、社会与心理因素的环境,仅仅是心理学的治疗是不充分的。如果人们体验到情感抑郁与压力,我们会缺少相关的循证心理治疗。关于残疾病人的肯定式治疗,并不暗示任何一种理论或干预措施,它只不过是一种治疗的概念框架。这一框架与循证心理治疗如何整合,仍未得到清晰的阐述。

我们同意布朗,治疗本身不应该再现少数群体所经验的压力。但在残疾方面，我们并不能这样假设，因为我们的办公室，可能就没有接待残疾群体的方便通道。我们也同意，少数群体的日常困难经常被其他人忽视。治疗环境本身也可能加强这种困难（如缺少残疾群体专用车位、无障碍卫生间、大号字体的文书等）。其他残疾群体的困难与压力，可能会深刻地影响残疾病人：一对盲人父母的孩子，在出生后就要由儿童保护服务处抚养；四肢麻痹的男人不愿接受家庭护理，必须要生活在私人疗养院；一个会议演讲者发现，自己无法站上很高的演讲台。这些报告或观察到的事件，对残疾群体家庭都有着不同程度的影响。

少数群体与其他群体最大的差别在于，后者有着丰富的临床与理论文献。而且，美国心理学会官方通过了一些指南或其他报告，来讨论针对不同群体的文化胜任治疗。这对残疾群体来说，尤其少见。针对残疾病人，更少有文化胜任方面的研究、理论与实践，美国心理学会也没有制订相关的指南与报告。通过使用其他群体的案例，我们能够开始了解，针对残疾病人，哪些因素构成了文化胜任能力。

最后，我们要特别指出，本章关于残疾这一部分，是由两位身患残疾的作者撰写的。这是不寻常的。没有哪一个群体比残疾群体更糟糕，这一群体的命运，是由不是这一群体的人所决定的。与其他多样性群体形成鲜明对照的是，残疾群体的心理健康教育与实践通常不是由本群体（而是由非残疾者）来完成的。这些都反映与保持了残疾群体的边缘性，他们是边缘群体中的边缘群体。残疾问题通常被认为是一个专门问题，或被降格为心理学的一个单一领域（康复心理学），至今仍未整合进主流心理学。残疾群体已经从关注多样性群体的先驱那里获得了一些权益，但我们需要强调，根据意识到问题的严重性、技能训练、知识基础、理论及其在心理学中的可见度等方面来看，针对残疾群体的研究仍然远远落后于其他少数群体的研究。

参考文献

Addis, M. E., Mahalik, J. R. 2003. Men, masculinity, and the contexts of help seeking. *American Psychologist*, 58, 5-14.

Allison, K., Crawford, I., Echemendia, R. et al. 1994. Human diversity and professional competence. *American Psychologist*, 49, 792-796.

American Psychiatric Association. 1994. *Diagnostic and Statistical Manual of Mental Disorders* (4th ed.). Washington, DC: Author.

American Psychological Association. 1975. Report of the Task Force on Sex Bias and Sex-Role Stereotyping. *American Psychologist*, 30, 1169-1175.

American Psychological Association. 1995. *Guidelines and Principles for Accreditation of Programs in Professiona Psychology*. Washington, DC: Author.

American Psychological Association. 2000. *Guidelines for Psychotherapy with Lesbian, Gay and Bisexual Clients*. Washington, DC Author.

American Psychological Association. 2003a. *Guidelines for Psychological Practice with Older Adults*. Washington, DC: Author

American Psychological Association. 2003b. Guidelines on multicultural education, training, research, practice and organizational change for psychologists. *American Psychologist*, 58, 377-402.

American Psychological Association, Society of Clinical Psychology. 1995. Training in and dissemination of empirically-validated psychological treatments: Report and recommendations. *The Clinical Psychologist*, 48, 3-27.

American Psychological Association Divisions 17 and 35. 2004, June. *Draft Guidelines for Psychological Practice with Girls and Women*. Washington, DC: Author.

Anastasi, A. 1958. *Differential Psychology* (3rd ed.). New York: Macmillan.

Anderson, S. 1996. Addressing heterosexist bias in the treatment of lesbian couples with chemical dependency. In L. Laird, R. Green (Eds.), *Lesbians and Gays in Couples and Families* (pp. 316-340). San Francisco, CA: Jossey-Bass.

Andronico, M. (Ed.). 1996. *Men in Groups*. Washington, DC: American Psychological Association.

Balsam, K. F., Rothblum, E. D., Beauchaine, T. P. 2005. *Victimization over the Lifespan: A Comparison of Lesbian, Gay, Bisexual, and Heterosexual Siblings*. Manuscript in preparation.

Bern, S. L. 1974. The measurement of psychological androgyny. *Journal of Personality and Social Psychology*, 42, 155-162.

Bernal, G., Scharrón-Del Río, M. R. 2001. Are empirically supported treatments valid for ethnic minorities? *Cultural Diversity and Ethnic Minority Psychology*, 7, 328-342.

Beutler, L. 2004. The empirically supported treatments movement: A scientistpractitioner's response. *Clinical Psychology: Science and Practice*, 11, 225-229.

Blotzer, M. A., Ruth, R. 1995. *Sometimes You Just Want to Feel Like a Human Being: Case Studies of Empowering Psychotherapy with People with Disabilities*. Baltimore: Brookes Publishing.

Bohart, A. C., Elliott, R., Greenberg, L. S. et al. 2002. Empathy. In J. C. Norcross (Ed.), *Psychotherapy Relationships that Work: Therapist Contributions and Responsiveness to Patients* (pp. 89-108). New York: Oxford University Press.

Boyer, B. A., Knolls, M. L., Kafkalas, C. M. et al. 2000. Prevalence and relationships of posttraumatic stress in families experiencing spinal cord injury. *Rehabilitation Psychology*, 45, 339-355.

Bracero, W. 1994. Developing culturally sensitive psychodynamic case formulations: The effects of Asian cultural elements on psychoanalytic control-mastery theory. *Psychotherapy*, 31, 525-532.

Breeden, C. 2004. Child custody evaluations when one divorcing parent has a physical disability. Unpublished doctoral dissertation, California School of Professional Psychology, San Francisco, CA.

Brooks, G. R. 1998. *A New Psychotherapy for Traditional Men*. San Francisco: JosseyBass.

Brooks, G. R., Good, G. E. (Eds.). 2001. *The New Handbook of Psychotherapy and Counseling with Men*. San Francisco: Jossey-Bass.

Brown, L. S. 1989. New voices, new visions: Toward a lesbian/gay paradigm for psychology. *Psychology of Women Quarterly*, 13, 445-458.

Brown, L. S. 1994. *Subversive Dialogues: Theory in Feminist Therapy*. New York: Basic Books.

Brown, L. S. 2003. Sexuality, lies, and loss: Lesbian, gay, and bisexual perspectives on trauma. *Journal of Trauma Practice*, 2, 55-68.

Chambless, D. L., Baker, M. J., Baucom, D. H. et al. 1998. Update on empirically validated therapies II. *The Clinical Psychologist*, 51, 3-16.

Chambless, D. L., Ollendick, T. H. 2001. Empirically supported psychological interventions: Controversies and evidence. *Annual Review of Psychology*, 5, 685-716.

Chambless, D. L., Sanderson, W. C., Shoham, V. et al. 1996. An update on empirically validated therapies. *The Clinical Psychologist*, 49, 5-18.

Chen, C. P. 1995. Counseling applications of RET in a Chinese cultural context. *Journal of Rational-Emotive and Cognitive Behavior Therapy*, 13, 117-129.

Cochran, S. D., Mays, V. M. 2000. Relation between psychiatric syndromes and behaviorally defined sexual orientation in a sample of the U.S. population. *American Journal of Public Health*, 92, 516-523.

Cochran, S. D., Sullivan, J. G., Mays, V. M. 2003. Prevalence of mental disorders, psychological distress and mental health services use among lesbian, gay and bisexual adults in the United States. *Journal of Consulting and Clinical Psychology*, 71, 53-61.

Condeluci, A. 1989. Empowering people with cerebral palsy. *Journal of Prohibition*, 55, 15-16.

Deaux, K. 1984. From individual differences to social categories: Analysis of a decade's research on gender. *American Psychologist*, 39, 105-116.

DeLoach, C., Greer, B. G. 1981. *Adjustment to Severe Physical Disability*. New York: McGraw-Hill.

Duberman, M. 1992. *Cures*. New York: Plume Press.

Dutton, M. A. 1992. *Healing the Trauma of Women Battering: Assessment and Intervent*ion. New York: Springer Press.

Eagly, A. H., Wood, W. 1999. The origins of sex differences in human behavior: Evolved dispositions vs. social roles. *American Psychologist*, 54, 408-423.

Elliott, T. R., Kennedy, P. 2004. Treatment of depression following spinal cord injury: An evidence-based review. *Rehabilitation Psychology*, 49, 134-139.

Esten, G., Willmott, L. 1993. Double bind messages: The effects of attitude toward disability on therapy. *Women and Therapy*, 14, 29-41.

Farber, B. A., Lane, J. S. 2002. Positive regard. In J. C. Norcross (Ed.), *Psychotherapy Relationships that Work: Therapist Contributions and Responsiveness to Patients* (pp.175-194). New York: Oxford University Press.

Fassinger, R. E. 2000. Applying counseling theories to lesbian, gay and bisexual clients: Pitfalls and possibilities. In R. M. Perez, K. A. DeBord, K. J. Bieschke (Eds.), *Handbook of Counseling and Psychotherapy with*

Lesbian, Gay and Bisexual Clients (pp. 107-131). Washington, DC: American Psychological Association.

Fawcett, S. B., White, G. W., Balcazar, F. E. et al. 1994. A contextual-behavioral model of empowerment: Case studies involving people with physical disabilities. *American Journal of Community Psychology*, 22, 471-496.

French, M. 1985. *Beyond Power: On Women, Men and Morals*. New York: Ballantine Press.

Gething, L. 1997. *Person to Person: A Guide for Professionals Working with People with Disabilities* (3rd ed.). Baltimore: Brookes Publishing.

Guyll, M., Madon, S. 2000. Ethnicity research and theoretical conservatism. *American Psychologist*, 55, 1509-1510.

Haldeman, D. C. 2002. Gay rights, patient rights: The implications of sexual orientation conversion therapy. *Professional Psychology: Research and Practice*, 33, 260-264.

Hall, G. N. 2001. Psychotherapy research with ethnic minorities: Empirical, ethical, and conceptual issues. *Journal of Consulting and Clinical Psychology*, 69, 502-510.

Hare-Mustin, R.T. 1978. A feminist approach to family therapy. *Family Process*, 17, 181-194.

Herek, G. 1995. Psychological heterosexism in the United States. In A. D'Augelli, C. Patterson (Eds.), *Lesbian, Gay, and Bisexual Identities over the Lifespan: Psychological Perspectives* (pp. 157-164). New York: Oxford University Press.

Hill, C. E., Knox, S. 2002. Self-disclosure. In J. C. Norcross (Ed.), *Psychotherapy Relationships that Work: Therapist Contributions and Responsiveness to Patients* (pp. 255-266). New York: Oxford University Press.

Hohmann, A. A., Parron, D. L. 1996. How the new NIH guidelines on inclusion of women and minorities apply: Effective trials, effective trials, and validity. *Journal of Consulting and Clinical Psychology*, 64, 851-855.

House Committee on Political Reform. 2004. Politics and science. Retrieved July 3, 2004, from http://www.house.gov/reform/min/politicsandscience.

Jordan, J. V. (Ed.). 1997. *Women's Growth in Diversity: More Writing from the Stone Center*. New York: Guilford Press.

Kennedy, P., Duff, J. 2001. Post-traumatic stress disorder and spinal cord injuries. *Spinal Cord*, 39, 1-10.

Kosciulek, J. F., Wheaton, J. E. 2003. Rehabilitation counseling with individuals with disabilities: An empowerment framework. *Rehabilitation Education*, 17, 207-214.

Lambert, M. I., Barlay, D. E. 2001. Research summary on the therapeutic relationship and psychotherapy outcome. *Psychotherapy*, 38, 357-361.

Langer, K. G. 1994. Depression and denial in psychotherapy of persons with disabilities. *American Journal of Psychotherapy*, 48, 181-194.

Leigh, I. W., Powers, L., Vash, C. et al. 2004. Survey of psychological services to clients with disabilities: The need for awareness. *Rehabilitation Psychology*, 49, 48-54.

Levant, R. F. 2003, January. The new psychology of men and masculinities. Presentation at the National Multicultural Conference and Summit, Hollywood, California.

Levant, R. F. 2004. The empirically validated treatments movement: A practitioner/educator perspective. *Clinical Psychology: Scienceand Practice*, 11, 219-224.

Levant, R. F., Pollack, W. S. (Eds.). 1995. *A New Psychology of Men*. New York: Basic Books.

Levant, R. F., Richmond, K. 2004. *Fifteen Years of Research on Masculinity and Femininity Ideologies*. Manuscript submitted for publication.

Levant, R., Silverstein, L. 2001. Integrating gender and family systems theories: The "both/and" approach to treating a postmodern couple. In D. Lusterman, S. McDaniel, C. Philpot (Eds.), *Casebook for Integrating Family Therapy* (pp. 245-252). Washington, DC: American Psychological Association.

Liddle, B. J. 1996. Therapist sexual orientation, gender, and counseling practices as they related to ratings on helpfulness by gay and lesbian clients. *Journal of Counseling Psychology*, 43, 394-401.

Lin, K. M., Cheung, F., Smith, M. et al. 1997. The use of psychotropic medications in working with Asian patients. In E. Lee (Ed.), *Working with Asian Americans: A Guide for Clinicians* (pp. 388-399). New York: Guilford Press.

Livneh, H., Sherwood, A. 1991. Application of personality theories and counseling strategies to clients with physical disabilities. *Journal of Counseling and Development*, 69, 525-538.

Malyon, A. 1982. Psychotherapeutic implications of intern homophobia in gay men. In J. Gonsiorek (Ed.), *Homosexuality and Psychotherapy: A Practitioner's Handbook of Affirmative Models* (pp. 59-69). New York: Haworth Press.

Martell, C. R., Safren, S. A., Prince, S. E. 2003. *Cognitive-Behavioral Therapies with Lesbian, Gay and Bisexual Clients*. New York: Guilford Press.

Morrow, S. L. 2000. First do no harm: Therapist issues in psychotherapy with lesbian, gay and bisexual clients. In R. M. Perez, K. A. DeBord, K. J. Bieschke (Eds.), *Handbook of Counseling and Psychotherapy with Lesbian, Gay and Bisexual Clients* (pp. 137-156). Washington, DC:

American Psychological Association.

Meyer, I. H. 2003. Prejudice, social stress, and mental health in lesbian, gay, and bisexual populations: Conceptual issues and research evidence. *Psychological Bulletin*, 129, 674-697.

Nemec, P. B. 2004. Evidence-based practice: Bandwagon or handbasket? *Rehabilitation Education*, 18, 133-135.

Norcross, J. C. (Ed.). 2000. *Psychotherapy Relationships that Work: Therapist Contributions and Responsiveness to Patients*. New York: Oxford University Press.

Norcross, J. C. 2001. Purposes, processes, and products of the Task Force on Empirically Supported Therapy Relationships. *Psychotherapy*, 38, 345-356.

Norcross, J. C. 2003. Empirically supported psychotherapy relationships. *International Clinical psychological*, 6, 10.

Norcross, J. C., Goldfried, M. R. 1992. *Handbook of Psychotherapy Integration*. New York: Basic Books.

Nutt, R. L. 1992. Feminist family therapy: A review of the literature. *Topics in Family Psychology and Counseling*, 1, 13-23.

Olkin, R. 1999. *What Psychotherapists Should Know about Disability*. New York: Guilford Press.

Olkin, R. 2002a. Could you hold the door for me? Including disability in diversity. *Cultural Diversity and Ethnic Minority Psychology*, 8, 130-137.

Olkin, R. 2002b. Making research accessible to participants with disabilities. *Journal of Multicultural Counseling and Development*, 32, 332-343.

Olkin, R. 2003. Women with physical disabilities who want to leave their partners: A feminist and disability-affirmative perspective. *Women and Therapy*, 26, 237-246.

Olkin, R. 2004. Disability and depression. In S. L. Weiner, R. Haseltine (Eds.), *Weiner's Guide to the Care of Women with Disabilities*. Philadelphia: Lippincott Williams & Wilkins.

Olkin, R., Pledger, C. 2003. Can disability studies and psychology join hands? *American Psychologist, 58*, 296-304.

O'Neil, J. M., Good, G. E., Holmes, S. 1995. Fifteenyears of theory and research on men's gender role conflict: New paradigms for empirical research. In R. R. Levant, W. S. Pollack (Eds.), *A New Psychology of Men*. New York: Basic Books.

Pelletier, J. R., Rogers, E. S., Dellario, D. J. 1985. Barriers to the provision of mental health services to individuals with severe physical disability. *Journal of Counseling Psychology, 32*, 422-430.

Perez, R. M., DeBord, K. A., Bieschke, K. J. (Eds.). 2000. *Handbook of Counseling and Psychotherapy with Lesbian, Gay and Bisexual Clients*. Washington, DC: American Psychological Association.

Phillips, J. C. 2000. Training issues. In R. M. Perez, K. A. DeBord, K. J. Bieschke (Eds.), *Handbook of Counseling and Psychotherapy with Lesbian, Gay and Bisexual Clients* (pp. 337-358). Washington, DC: American Psychological Association.

Pleck, J. H. 1981. *The Myth of Masculinity*. Cambridge, MA: MIT Press.

Pleck, J. H. 1995. The gender role strain paradigm: An update. In R. R. Levant, W. S. Pollack (Eds.), *A New Psychology of Men* (pp.1-32). New York: Basic Books.

Pollack, W. S., Levant, R. R. (Eds.). 1998. *New Psychotherapy for Men*. New York: Wiley.

President's Commission on Mental Health. 1978. *Report to the President*. Washington, DC: U.S. Government Printing Office.

President's New Freedom Commission on Mental Health. 2003. Achieving the promise: Transforming mental health care in America. Report of the President's New Freedom Commission on Mental Health. Rockville, MD: Author.

Priestley, M. 2001. *Disability and the Life Course: Global Perspectives*. New York: Cambridge University Press.

Rabinowitz, F. E., Cochran, S. V. 2002. *Deepening Psychotherapy with Men*. Washington, DC: American Psychological Association.

Radnitz, C. L., Hsu, L., Tirch, D. D. et al. 1998. A comparison of posttraumatic stress disorder in veterans with and without spinal cord injury. *Journal of Abnormal Psychology*, 107, 676-680.

Reid, P. T. 2002. Multicultural psychology: Bringing together gender and ethnicity. *Cultural Diversity and Ethnic Minority psychology*, 8, 103-114.

Rogers, C. R. 1957. The necessary and sufficient conditions of therapeutic personality change. *Journal of Consulting Psychology*, 21, 95-103.

Root, M. P. P. 1992. Reconstructing the impact of trauma on personality. In L. S. Brown, M. Ballou (Eds.), *Personality and Psychopathology: Feminist Reappraisals* (pp. 229-265). New York: Guilford Press.

Scher, M., Stevens, M., Good, G. et al. (Eds.). 1987. *Handbook of Counseling and Psychotherapy with Men*. Newbury Park, CA: Sage Press.

Scholinski, D. 1997. *The Last Time I Wore a Dress: A Memoir*. New York: Riverhead Books.

Silverstein, L. B. 2004, July. Teaching feminism in a multicultural world. In P. Arredondo (Chair), *Implementing the APA Multicultural Guidelines*. Symposium presented at the annual meeting of the American Psychological Association, Honolulu, Hawaii.

Silverstein, L. B., Goodrich, T. J. (Eds.). 2003. *Feminist Family Therapy: Empowerment in Context*. Washington, DC: American Psychological

Association.

Sluzki, C. 2003. Censorship looming. *American Journal of Orthopsychiatry*, 73, 131-132.

Smedley, B. D., Stith, A. Y., Nelson, A. R. 2003. *Unequal Treatment: Confront Racial and Ethnic Disparities in Health Care*. Washington, DC: National Academies Press.

Spence, J. T., Helmreich, R. L. 1978. *Masculinity and Femininity: Their Psychological Dimensions, Corrected and Anti-Austin*. TX University of Texas Press.

Stougaard-Nislon, M. 2004. Prevalance of posttraumatic stress disorder in persons with spinal cord injuries: The mediating effect of social support. *Rehabilitation Psychology*, 48, 289-295.

Sue, S. 1998. In search of cultural competence in psychotherapy and counseling. *American Psychologist*, 53, 440-448.

Sue, S. 1999. Science, ethnicity, and bias: Where have we gone wrong? *American Psychologist*, 54, 1070-1077.

Taliaferro, G. 2004. Empirically supported treatments and disability. Manuscript submitted for publication.

Terman, L., Miles, C. 1936. *Sex and Personality*. New York: McGraw-Hill.

Thompson, E. H., Pleck, J. H. 1995. Masculinity ideology: A review of research instrumentation on men and masculinities. In R. F. Levant, W. S. Pollack (Eds.), *A New Psychology of Men* (pp. 129-163). New York: Basic Books.

U.S. Surgeon General. 2001. *Mental health: Culture, Race, and Ethnicity— A Supplement to Mental Health: A Report of the Surgeon General*. Rockville, MD: U.S. Department of Health and Human Services.

Walker, L. E. A. 1994. *Abused Women and Survivor Therapy*. Washington, DC: American Psychological Association.

Waxman, H. A., Cummings, E. E., Rodriguez, C. D. et al. 2004, January 13. Press release concerning letter to Tommy G. Thompson, U.S. Secretary of Health and Human Services.

Williams, D. T., Hershenson, D. B., Fabian, E. S. 2000. Causal attributions of disabilities and the choice of rehabilitation approach. *Rehabilitation Counseling Bulletin*, 43, 106-112.

Worell, J., Johnson, N. G. 1997. *Shaping the Future of Feminist Psychology: Education, Research and Practice.* Washington, DC American Psychological Association.

Worell, J., Remer, P. 2003. *Feminist Perspectives in Therapy: Empowering Diverse Women.* New York: Wiley.

Wright, B. 1983. *Physical Disability: A Psychosocial Approach* (2nd ed.). New York: Harper & Row.

Yi, K. 1995. Psychoanalytic psychotherapy with Asian clients: Transference and therapeutic considerations. *Psychotherapy*, 32, 308-316.

Zane, N., Hall, G. N., Sue, S. et al. 2003. Research on psychotherapy with culturallydiverse populations. In M. J. Lambert (Ed.), *Bergin and Girlfriend Handbook of Psychotherapy and Behavior Change* (5th ed., pp. 767-804). New York: Wiley.

第九章

有效的实验室验证治疗是否容易推广到临床实践？

一、有效的实验室验证治疗通常能推广到临床实践

马丁·E. 弗兰克林，罗伯特·J. 德鲁贝斯

随机临床实验（或随机对照实验，RCT）的结论与临床实践到底有何关联，引起了激烈而持续的讨论。这一讨论至少产生了一个非常积极的结果：它们将 RCT 的外部效度问题带到了讨论的前台。当前，这一点已经非常明确，整个领域正在向强调可推广性的方向推移。确实，像《美国医学会杂志》（*Journal of the American Medical Association*）这样的期刊正在扮演着更为积极的角色，要求研究者报告筛选病人的过程，以及进行随机分配后仍保留下来的样本病人的特征。研究者自身也开始在原始的结局报告（如 Pediatric OCD Treatment Study Team，2004）及二次文献（Hofmann et al.，1998；Huppert et al.，2003）中，报告样本的特征及可推广性，并试图在专业诊所之外的情境中，检验这些实证支持治疗（EST）的结果（Wade et al.，1998；Weersing and Weisz，2002）。这些都是值得欢迎的进步。了解 EST 在更广泛的临床情境中的可推广性，可以使接受心理健康服务的病人更好地利用这些有效的治疗。

在本篇立场论文中，我们认为实验室验证治疗（laboratory-validated treatment）在临床情境中的可推广性，是确保研究结论由数据驱动的一个重要的经验问题。我们对现存数据的解释，是这些能够很好地推广到其他实践情境的治疗。我们特别综述了强迫症与抑郁症治疗的研究，以支持这篇立场论文的观点。我们还在适当的地方，对相关疾病谱的其他病症的有效研究进行了一些重要的评论。

EST 在现实实践中的临床效度，已经受到了很多质疑。首先，从研

究抽样的角度看，有些人认为，受到被试纳入标准及其接受随机化治疗意愿的影响，最终正式进入研究过程的样本病人，并不能代表临床环境中复杂的病人（Silberschatz in Persons and Silberschatz，1998）。本书前面斯特曼和德鲁贝斯两位作者在他们的立场论文中，对这一主题进行了特别清晰的描述。其次，从研究过程的角度看，RCT检验的治疗主要强调内部效度，忽略共病的存在，在实验操作时不够灵活，未能关注病人的特殊需求，而实际临床情境中的病人，一般都不是这样的（Westen et al.，2004a）。总体而言，关于EST在临床实践中可推广性的研究，才刚刚开始。

从许多方面看，它们都反映了心理治疗研究发展的当前阶段。一般说来，治疗的有效性研究开始于小样本的案例研究，其通过病人的反应与反馈来更好地指导治疗的发展。紧接着就是规模更大的开放性研究。然后，就是RCT，它们对比实验治疗与控制条件的治疗（还可能有一些规模更大的RCT，来对比EST与替代治疗的效果），其取样框架更为广泛。与此同时，还有一些拆解性研究（dismantling studies），试图识别治疗协议的积极成分。针对最常见的心理健康障碍，至少在某些形式的心理治疗方面，做了大量的原始研究。幸运的是，现存的研究数据，可以用来指导EST在临床实践中的使用。这构成了当代大多数的心理治疗结局研究模式的下一个发展阶段。

1. 强迫症治疗的可推广性

过去的25年中，在使用暴露反应/仪式阻断治疗技术（exposure and response/ritual prevention，EX-RP）来治疗成年强迫症病人的有效性方面，已经积累了强有力的实证支持证据（Franklin and Foa，2002）。与前述研究进展一致，EX-RP已经开始了关于原始协议的开放性实验（Meyer，1966），接着开展了关于修正协议研究（Foa and Goldstein，1978）的公开研究。再接下来，又开始了对比EX-RP与其他治疗方式的RCT，这些其他的治疗方式包括放松技术（Marks et al.，1975）、压力管理训练技术（Lindsay et al.，1997）以及安慰剂（Foa et al.，in press）。EX-RP 已经通过 RCT，与积极的药物治疗（Cottraux et al.，1990）及心理治疗（McLean et al.，2001）进行了对比研究。EX-RP 现在也从个体治疗延伸到了群体治疗（Pals-Stewart et al.，1993），同时也开始从集中（或每天一次的）治疗，延伸到了每周两次的治疗（Abramowitz et al.，2003）。最后，还有一些实验，研究了 EX-RP 治疗的活性成分（Foa et al.，1984），并将研究发现推广到具有明显心理共病的病人（Foa et al.，1992）以及各种亚型的强迫症（Abramowitz et al.，2003）或儿童病人（Franklin et al.，1998）。因此，EX-RP 的疗效已经明显得到确认，其实效研究也奠定了一定的基础。这些工作，为 EX-RP 推广到临床情境中大多数的强迫症病人做好了准备。

　　我们关于 EX-RP 实效的主要研究，是将焦虑症治疗与研究中心（Center for the Treatment and Study of Anxiety's，CTSA）作为基准的、接受 EX-RP 的门诊病人，与那些在 RCT 中接受 EX-RP 的病人的结局进行对比研究（Franklin et al.，2000）。从事这一研究的目的，主要是想缩短控制条件下的治疗结局研究与真实的临床实践之间的距离。结局研究的数据，来自强迫症诊所免费接受 EX-RP 治疗的门诊病人。值得一提的是，在这一情境中提供的 EX-RP 治疗，与 RCT 非常相似，它允许我们考察样本差异对治疗结局的影响。与典型的 RCT 样本相比，我们免费治疗的病人具有更大的代表性，能代表更为广泛的强迫症病人，他们也许正在遭受共病的折磨（如严重抑郁症）、不愿停止药物治疗，或正在冒险接受非活性的随机化治疗。他们喜欢自己选择治疗方式。而且，正如其他一些焦虑症治疗的可推广性研究一样（panic disorder；Wade et al.，1998），本研究没有任何成年病人，因为年龄、共病、医疗问题、治疗历史、使用伴随药物或具有轴 II 疾病而被排除在研究样本之外。

　　我们发现，焦虑症治疗与研究中心的样本，与 RCT 样本存在显著差异。有三个研究分别对焦虑症治疗与研究中心重度强迫症预处理的样本进行了比较（Kozak et al.，2000；Lindsay et al.，1997；van Balkom et al.，1998），在某些方面比另一个研究的样本要更大（Pals-Stewart et al.，1993）。经耶鲁 – 布朗强迫症量表（Yale-Brown Obsessive Compulsive Scale，Y-BOCS）测量，门诊病人治疗结的平均改善率为60%。这比另两个研究所报告的54%要高（54%，Kozak et al.，2000；62%，Lindsay et al.，1997），且明显比另两个研究的改善率更高（40%，Pals-Stewart et al.，1993；32%，van Balkom et al.，1998）。Y-BOCS 测量到五个样本的效应量分别为3.26、3.88、2.31、0.93、1.00，焦虑症治疗与研究中心的110个样本中，有十个病人的情况恶化（占9%），这与另一个研究报告的结论非常一致（9%，Pals-Stewart et al.，1993），且低于另两个 RX-RP 研究的恶化率（15%，van Balkom et al.，1998；28%，Kozak et al. 2000）。

总而言之，EX-RP 的 RCT 样本有较好的代表性，能够代表研究样本之外的"真实"的病人。当然，它们也存在一些局限性。比如，在病人护理中，没有包括由经验丰富的治疗者所做的可信而有效的访谈，缺少对治疗条件的双盲评价等，这些都是接下来的研究所应该注意的。我们的这项重要研究为后来 EX-RP 的传播奠定了基础，拓展了 EX-RP 发展、修正与实证评估的研究情境。

对于任何研究而言，研究问题的本质决定了研究设计的选择。选择的研究设计同时具有积极与消极的含义。我们对那些关注 EX-RP 结局产生影响的病人选择尤其感兴趣。它们表明，研究应基于相同的 EX-RP 协议，且由接受过相同训练的治疗者来执行（就像 RCT 设计一样）。因此，在我们诊所中，门诊病人 EX-RP 研究均使用了这些原则，这允许我们阐述一些关于抽样的问题。但是，这一结论是以 EX-RP 向其他情境的可推广性为代价的。确实，对于我们基准研究最为理智的批评之一就是：到底什么样的情境与治疗者才能真正代表"真实的世界"？因此，EX-RP 的可推广性并未得到强有力的检验，因为毕竟从专业诊所到日常实践的距离是比较大的（Warren and Thomas，2001）。我们由衷地赞同这一批评，也相信我们的基准研究只是众多研究中的一环，而不是临床实践情境中所有 EX-RP 实效性研究的一个最终答案。

值得一提的是，沃伦和托马斯（Warren and Thomas，2001）在同一篇论文中，由一位经验丰富而老练的治疗者主持，在私人实践情境中开展了一个开放性测验，检测了 EX-RP 的结局。这一研究虽然只有每周一次的 EX-RP 协议，但结论非常令人鼓舞。另一个研究也已经证明，EX-RP 对不同临床情境中接受治疗的病人也是有效的（尽管这一研究的被试流失率比通常的研究更高，表明不同的情境可能影响流失率；Rothbaum and Shahar，2000）。遗憾的是，我们的原始基准研究及后来的同类研究并未包含对照研究，也缺乏长期的随访数据。

有三个研究同时探索了 EX-RP 的实效性，其中一个研究的样本条件并不非常严格（Franklin et al.，2000），另两个研究并未对临床实践情境进行精确的说明（Rothbuam and Shahar，2000；Warren and Thomas，2001）。三者都是由 EX-RP 治疗与督导专家所执行的。为了澄清 EX-RP 专业技能对良好结局的优先性，最近在挪威完成了一例儿童强迫症的实效研究（Valderhaug et al.，2004）。这一研究与前述三例 EX-RP 实效研究有着显著差异，后者的治疗专家在针对儿童的 EX-RP 专业技能方面十分有限。这一模式包含了督导训练的维度，治疗由并不是非常了解针对儿童与青少年的 EX-RP 协议的治疗者所执行。这一针对 24 名儿童与青少年进行 EX-RP 开放性治疗的研究，其初步的结局非常令人鼓舞。它与其他专业诊所所进行的开放性测验有着明显不同（Franklin et al.，1998；March et al.，1994；Piacentini et al.，2002；Wever and Rey，1997），与另一些 RCT 的结果也有差异（de Haan et al.，1998；Pediatric OCD Treatment Study Team，2004），且与成年强迫症病人的治疗存在区别（Foa et al.，in press）。瓦德豪格等（Valderhaug et al.，2004）的研究为决定哪一种 EX-RP 应该在教育或临床情境得到实践，走出了重要的一步。

反对手册化治疗的主要抱怨之一是，它们要求治疗者像按照"烹饪书"炒菜那样逐步执行协议，严格地遵循预定的步骤，避免损害实验操作的内部效度。采取这种途径，不可避免地限制了治疗协议向真实世界的可推广性，因为现实生活并没有如此多的严格要求。而且，这种不灵活性，还可能降低治疗者的效率。对于手册化治疗，我们都一致同意，大多数的（但并非所有的）手册确实包括逐次会谈的材料清单。但我们认为，大多数的 RCT 并没有真正限制临床的灵活性，并对真实世界的治疗造成影响。肯德尔等（Kendall et al.，1998）形象地描述了这一普遍的误解，并正确地指出，最好把手册当作一个指南，它在理论上具有指导作用，在临床实践中能够得到灵活的运用，体现出创造性并能因地制宜地使用临床技能。近来《认知与行为治疗实践》（*Cognitive and Behavioral Practice*）有一期专刊，致力于"超越手册"（Huppert and Abramowitz, 2003）。这期强调治疗者能力的专刊的所有文章，都认为治疗者要能够抓住核心的理论概念，从而进行最能满足病人特殊需要的合适的治疗。正如肯德尔等（Kendall et al.，1998）所描述的那样：

> 手册需要良好的临床技能才能执行，这一点也许是不言而喻的……，随着人们对手册能力过于热心的假设，对治疗手册的误解也甚嚣尘上，并与当前要求治疗操作明晰化的再次认可结合起来，使得治疗者必须用全部的生命来服从治疗手册。

2. 抑郁症治疗的可推广性

还有一个与手册化治疗命运密切相关的问题是，如果治疗手册由其他不同理论体系的治疗者来运用，其效果又会如何？关于这一问题需要实证研究，但一个案例研究也能够简单地对此进行描述。

1977 年，在完成了一个里程碑式的、关于抑郁症认知治疗与药物治疗的对照研究后（Rush et al.，1977），史蒂芬·D. 霍伦来到了明尼苏达州。他的这个研究首次表明，治疗单相抑郁（unipolar depression）时，心理治疗与抗抑郁药物治疗在减轻抑郁症状方面的效果是一致的。

霍伦希望在新的环境中，继续他关于认知治疗与药物治疗实效性的对照研究。拉什等（Rush et al.，1977，霍伦是作者之一）原本是在宾夕法尼亚州立大学从事的认知治疗研究，该大学是认知治疗的诞生地。创始人亚伦·T．贝克负责训练那些致力于这种新治疗形式的认知治疗者。拉什等研究的被试来自于一个研究性诊所，主要是由一个学术性的精神病学机构转介或病人自己寻求而来。当霍伦来到明尼苏达时，那里还没有认知治疗者。在当时，很少有人听过贝克的名字或他的治疗方法。霍伦研究的病人样本全部来自于一个社区心理健康中心（county community mental health center，CMHC）。

接下来的研究，在很多方面都预示着心理治疗的"实效性"研究运动的兴起。一群有着 8 ～ 20 年的从业经历的治疗者，他们曾使用格式塔疗法、病人中心疗法、精神分析、理性—情绪疗法及现实疗法等方法，现在开始接受一系列认知治疗理论取向的训练。这些训练包含一系列的工作坊，并最终由作者霍伦、德鲁贝斯和埃文斯三者直接监管。整个研究过程中，每周都会进行一次群体督导。但在六个月后，治疗者们会开始彼此协助，共同考察他们治疗的病例，后期的督导也因之逐步演变为类似病例讨论会。最后一点非常重要，因为许多临床实践环境及公共诊所并不支持定期的临床取向的职业会议。我们不难想象，这一体系使得相同成本产生了较高效益。

霍伦等（Hollon et al.，1992）的研究从许多方面看都是一个典型的、现代的 RCT。在符合纳入标准并取得知情同意后，这些先前被诊断为重度抑郁症的病人被随机分配到认知治疗组、抗抑郁药物治疗组及两者结合治疗组。结局的评估是双盲的，且有两年的自然追踪研究，以对照检验认知治疗的敏感治疗（acute treatment）与持续药物治疗的复发率及预防效应（即对比敏感认知治疗与药物敏感治疗停止后的结局状态）。研究排除了边缘性人格障碍者、精神分裂症者及物质滥用者，但纳入了抑郁—焦虑共病者及具有 Cluster C 的人格障碍者。

病人被指派给这些新受训的认知治疗者，他们还是心理治疗的新手，但曾使用药物治疗对重度抑郁症病人进行过标准护理，并缓解过大量病人的症状。而且，接受认知治疗的病人的复发率，要低于那些单独接受短期药物治疗病人的复发率（Evans et al.，1992）。治疗效果（包括减轻症状与预防复发）印证了拉什等（Rush et al., 1977）的研究结果，即使诊所与治疗者有很少的或者没有暴露认知治疗，高于霍伦及其同事的努力。因此，作为大多数复杂的手册化治疗之一，认知治疗在宾夕法尼亚州费城的一所大学的研究诊所里获得了成功，也能够成功地推广到明尼苏达州圣保罗的社区心理健康机构。

本篇论文讨论了许多霍伦等（Hollon et al., 1992）并未讨论过的相关问题。这些治疗者如果采用他们自己原本了解的折中主义治疗，与他们重新学习使用手册化的认知治疗相比，治疗的结局有何差异？来自该研究环境的治疗者，他们原本是如何治疗的呢？研究环境中这些治疗者的治疗结论，是如何推广到其他环境的呢？这些问题，都能够由具体的设计，来严格地检验针对抑郁症的认知疗法的可推广性。

3. 其他治疗的可推广性研究

前述关于强迫症与抑郁症的研究，是在不同临床环境中对 EST 进行实效研究的萌芽。对其他病症的认知—行为治疗，同样发现了令人鼓舞的积极结果，这些病症包括成人的应激后创伤障碍（Cahill et al., in press; Gillespie et al., 2002）、社会焦虑症（Blomhoff et al., 2001）与惊恐症（Wade et al., 1998），以及青少年的抑郁症（Weersing and Weisz, 2002）与对立违抗性障碍（oppositional-defiant disorder; Taylor et al., 1998）。这些研究中，手册化的认知—行为治疗协议均是由认知—行为治疗的心理健康专家提供，除了有一个研究的治疗协议是由认知—行为治疗专家进行培训的。明显地，下一步的实效研究将包括获得大量的训练并进行督导，以决定为了获得与 RCT 同样大而持久的效果，还需要多做些什么工作。尤其是，布洛霍夫等（Blomhoff et al., 2001）发现，经过认知—行为治疗专家培训的一般实践者，对社会焦虑症的暴露治疗也取得了良好的结果。这也许与 EST 的传播一样，它们为改善药物治疗的结局提供了另一种选择。最近，人们对儿童与青少年所使用的选择性五羟色胺再摄取抑制剂（SSRI）的安全性进行了关注，这类工作将显示出实效研究与公共卫生有着特殊的关联。

　　总之，迄今为止出版的实效研究，在认知—行为治疗超越研究情境的可推广性方面取得了令人振奋的结果。但是，至今在其他类型的心理治疗（如人际关系治疗）或药物治疗的验证方面做的工作还非常少。我们看起来有理由乐观地相信，EST 能得到更为广泛的应用，但研究设计还需要改善，以便为 EST 的临床效度提供更为确定的证据。尽管我们同意纤博丽丝和欧莱迪克（Chambless and Ollendick，2001）的警告，他们认为循证心理治疗的实践是很复杂的，EST 只是整个拼图的一块。但同时我们也要紧紧抓住这一理念，即 EST 在临床实践情境中是否有效这一问题，不要只是进行简单的讨论，它原本就是个可以进行实证研究的问题。

4. 结论

　　当然，"有效的实验室验证治疗是否容易推广到临床实践？"这一问题并没有唯一的答案。也许，这一问题的回答依赖于病人特征、治疗方法及心理治疗者。但是，一般来说，现在的研究已经表明，实验室验证治疗能够推广到其他实践情境。当然，我们也遭遇了相反的数据。

　　在结语部分，我们认为要关注病人、治疗方法及治疗者三个维度。在病人特征方面，对具有单一病症或问题的病人，EST 的效果特别好吗？前面的两个例证似乎在这一维度上持有不同意见。大多数治疗者认为，强迫症与重度抑郁症相比，更受限制，也丧失了更多能力。与之相关的另一个问题是病人的年龄因素，这一领域的研究可能发现，对于儿童、成年人与老年人，手册化治疗都在或多或少地起着不同的作用。

　　关于治疗的推广问题，我们可以想象，更为直接的、长于技术的治疗更容易教会治疗者，因此这些治疗方式可能更容易被接受或采纳。在这一观点下，人们可能预期，强迫症的 EX-RP 的推广，要比重度抑郁症的认知治疗的推广更为容易，因为后者更多地由一般性原理所驱动。因此，重度抑郁症的认知治疗，可能更难训练治疗者，也可能更难验证，这一治疗在得到推广与传播后是否得到了充分的执行。

当心理治疗研究者们报告了更多关于治疗可推广性与有限性的研究后，我们获得了更为清晰的图景，以了解针对哪些病症、在哪个类型的诊所里、哪些治疗能够通过实验室验证治疗来提高病人的护理质量。考虑到当前可利用的研究证据，我们感到乐观，针对不同临床问题的各种有疗效的治疗将被证明是可推广的，心理健康护理的质量也将因此而得到改善。

二、实验室验证治疗推广到社区未必能取得更好的结局

德鲁·I.威斯顿

可推广性是当前 EST 讨论的一个重要问题。实验室验证的 EST 在什么程度上可以"推广"（也许，更恰当的是"移植"）到日常的临床实践中？在临床实践中，会产生 RCT 研究中所获得的同样的结局吗？EST 会获得比当前私人诊所的实践更好的结局吗？部分地，这些问题的回答都依赖于 RCT 病人样本的代表性，即实验室病人样本能否充分地代表社区的真实病人。这一问题在本书的其他地方也得到过清晰的阐述。在本篇立场论文中，我将主要阐述关于 EST 可推广性的三个核心问题：①我们在推广什么？②我们是针对哪些问题而推广？③明确以证明可推广性为目标的研究数据到底有多清晰？

1. 我们在推广什么？

第一个问题是，我们希望将哪些内容从实验室推广到日常实践环境。这一问题又分为两个极端。其中一极认为，推广的"单位"是治疗的工具包，尤指已经通过研究重复验证的具体的治疗手册。将治疗工具包当作可推广性的基本"单位"，也许是 EST 文献回答这一问题的标准答案。因此，斯图尔特等（Stuart et al.，2000）将巴洛的惊恐控制疗法（Barlow's Panic Control Therapy；Brown and Barlow，1995）推广到社区心理健康中心，结果发现，遵守治疗手册不仅带来了强有力的初始结局，甚至还带来了比实验室实验更好的随访效果。弗兰克林等（Franklin et al.，2000）对 RCT 排除的强迫症病人使用了暴露疗法，同样发现了

可推广性的广泛证据。这些可推广的不同的"单位"，就是大致符合日常情境需要的改编过的治疗手册。比如，斯特曼等（Stirman et al.，2004）曾改编过认知—行为疗法，使之适合美籍拉丁裔移民，并在新的日常情境中证明了这种方法的有效性。

第一个问题的另一极则认为，可推广性的单位是一般性原理、理论驱动的技术策略或一般性的治疗方法（如认知—行为治疗）。因此，不是直接将福阿（Foa，1999）关于 PTSD 的八次会谈的治疗手册应用于乡村医院一群有共病的、多创伤的、社会经济状态不好的市中心贫民区的病人。我们也许应该这样，抽取关于 PTSD 病人的一般原理，据之处理 PTSD 病人经常闪回记忆的创伤性事件，并将原理适合地应用于具有创伤历史的个体病人。20 世纪 90 年代中期 EST 运动出现之前，这种类型的"推广"一直是研究者们从事 RCT 的一般目标。

推广的目标是促使实践者忠诚地使用治疗手册，还是经验地指导治疗者一般的治疗原则？这并不是一个学术问题。后面的目标是无异议的，任何对使用科学证据来指导治疗实践感兴趣的治疗者都会同意这一目标，它是联结循证实践与心理学的必要条件（Beutler，2000；Rosen and Davison，2003）。但是，上述第一个目标，存在如下的困境：

第一，将针对具体的轴 I 病症的治疗手册（这通常是 EST 的目标）"原封不动"地应用于临床实践中的普通病人，这是不太可能的。临床实践中的病人可能有多种症状，与 RCT 的样本病人有着多方面的差异。正如本书及其他论文（如：Westen and Morrison，2001）所阐述的，RCT 为了尽可能最小化纳入研究的组内变量之间的差异，平均排除了30% ～ 70% 的病人。即使样本病人不一定非得没有"第二"疾病，但研究者会非常谨慎地选择排除标准。相反地，在临床实践中，病人表现出来的症状是变化多端的。

第二，如果日常实践中的病人确实不同于 RCT 的样本病人，比如可能有共病、社会阶层、种族等差异，那我们可能需要无限多的手册来应对如此多的排列组合（Beutler et al.，2002；Weinberger，2000）。以抑郁症的手册为例，如果我们假设所有形式的共病都是独立的（如一个同时具有物质滥用与惊恐障碍共病的抑郁症病人，恰恰只是一个具有另两种独立疾病相加的抑郁症病人），且社会阶层与文化仅仅需要对手册做很小的修正。那我们需要如下手册，包括单一抑郁症、抑郁症＋广泛性焦虑症（GAD）、抑郁症＋广泛性焦虑症＋惊恐症、抑郁症＋惊恐症、抑郁症＋低社会经验地位者的广泛性焦虑症等。这些甚至还不包括抑郁症本身的各种不同类型（如轻度抑郁症、重度抑郁症、忧郁型抑郁症、自我批评抑郁症、继发性性虐待抑郁症等）

第三，很难想象，我们如何针对具体的亚群体，来对他们进行合适的手册化治疗。将治疗手册应用于新的、没有多大改变的群体的第一步，就是了解是否需要改变我们手头的治疗手册。但是，到底群体改变影响的效应要多低的时候，我们才能决定手册不需要改变，或说它对这一群体是有效的？并且，如果我们决定要修订手册，那我们要怎样针对具体的对象，来确定在哪些方面进行修正？一般的情况是，研究者凭自身经验做出推测并据之进行修订，如果它"起作用"（比如，带来了 RCT 合理的发现），新的手册就会得到传播。他们不会对其他替代疗法进行更深的研究，甚至把替代疗法当成了实证不支持的治疗。

第四，通常情况下，治疗手册刻意做得非常的结构化，以区分于其他手册，并将共同因素的作用最小化，以便我们能够与其他 RCT 验证的治疗或强调共同因素的治疗类型相区别。但是，这些共同因素对许多疾病都产生了大规模的心理治疗效应（Wampold，2001）。因此，为了完成一个纯粹的实验，RCT 的治疗手册通常排除了其他好的治疗者通常使用的干预措施。治疗者被迫使用手册来进行评估，因为只有经过检测的治疗手册才能得到大家"实证有效"的认可。正如实验者不能提供来自于不纯的治疗的统计功效缺失值（loss of statistical power）一样，治疗者也不能提供来自于纯治疗的治疗功效缺失值（loss of therapeutic power；Westen et al.，2004a）。

2. 为哪些问题而推广？

第二个大的问题是，我们是针对哪些问题、症状或诊断来进行治疗的推广的。EST 研究的标准形式是，根据《精神障碍诊断与统计手册》（*DSM-IV*；APA，1994）的具体病症，设计出具体的治疗方式。这从很多方面看都是明智的，它使跨越情境、跨越研究的标准化成为了可能。

但是，*DSM-IV* 的诊断并不是进行干预的唯一可能的对象。另一个对象是，针对功能上明确的问题，诸如儿童的同伴拒绝、对成人的回避性依恋或公开演讲焦虑等，进行研究的设计或推广治疗方式。几乎每种取向的治疗者都倾向于以功能性而非描述性的词汇来进行思考。因此，试图改变功能上明确的问题，是另一个特别有用的对象。

作为对象的另一选择，我们除了检验并推广针对具体病症（如重度抑郁症）的手册化治疗之外，还可以发展一些针对谱系障碍（spectrum disorders，如一般抑郁症）的治疗方法，它能应用于更广范围的病人。或者，我们可以发展一些构成多种病症与更广人格维度相关的治疗方法，比如内化或外化的病理学（Krueger and Piasecki，2002）。然后，我们就可以像推广针对具体病症的治疗方法一样，来推广这些一般性的治疗策略。

尽管所有潜在的对象都有优点与缺点，当前在 EST 文献中关于可推广性的思想，已经与 *DSM-IV* 紧密地联系在一起，这导致了大量的问题。第一，我们并不清楚 EST 治疗是否会真的有利于大多数的社区病人，但我们了解，大多数病人并没有呈现出能够完全符合治疗手册所要求的症状（Stirman et al.，2003）。举例来说，许多病人被诊断为"适应障碍"，这对手册化治疗来说是不可能的，因为这不是一个能够以具体特征来进行描述的"真实的"诊断。推广针对具体病症的手册，其前提假设就是大多数病人只有单一的病症，或者他们具有多种病症，但这些独立的疾病结合时不会出现突发性的改变。基于这一假设，一个人如果遇到了前文所描述的问题，研究者就只需要发展重度抑郁症 × 惊恐症、重度抑

郁症 × 惊恐症 × 广泛性焦虑症等治疗方法就行了。

　　尽管许多治疗研究者都明确地否认心理治疗是心理病理学的附属模式，但实际上，在推广与传播的共同概念中都潜在地假设存在这种模式。比如，接下来描述的是最近一篇文章的一段陈述，它是关于如何灵活地执行 EST，从而在社区情境中成功地推广 EST 的。"也许，治疗协议的改变……是必须的，要针对文化敏感的问题以及了解具有物质滥用共病、创伤历史与语言障碍的病人特征来进行治疗协议的改变"（Stirman et al.，2004）。这暗示着以下观点：治疗患抑郁症的霍皮人，与治疗患抑郁症的中年白种费城人的方法是一样的，只要治疗者在应用这两种治疗时表现出一定的灵活性就可以了。这可能是对的，但也只是众多可能性中的一种。压抑的历史、父母的忽视、儿童时期的创伤、酗酒及文化不适（cultural disintegration），以及代理与控制的不同文化规范，它们都可能改变认知干预的意义，出现突发性的改变。这些都需要治疗协议做出更多的改变。

　　第二，针对具体病症来推广治疗的概念存在这样的假设：具有相同的轴 I 诊断疾病的病人需要相同的治疗。也就是说，一个因近期父母离婚而变得抑郁的青少年，与一个长期自我批判、对拒绝敏感的青少年（或表现出强烈生理疾病症状的抑郁青少年），他们的治疗应该是相同的。但是，这似乎是不可能的。

　　第三，尽管 EST 研究者检验了针对具体病症的治疗，但他们在进行治疗的推广时，通常会使用更为概括化的语言。例如，大多数针对重度抑郁症的 EST 的元分析或质性综述，都会直接使用"抑郁症的治疗"，而不会限定于他们从事治疗研究时所针对的具体的病症。到底什么程度上这种概括化是合适的，这还是一个经验主义的问题。

　　第四，关于推广治疗时案例编制所起作用的问题。在心理治疗研究中，评估的时间先于治疗，通常由非治疗者的第三方进行，主要目标是了解病人是否符合研究的标准。治疗者并不从事系统的评估，因此，他们通常并不了解病人的人格、历史及共病等问题。案例编制受到简单的、手册化的治疗的限制。治疗手册是简洁的，在会谈程序中缺少系统评估的环节。案例编制还受到试图得出因果关系的实验方法的限制，为了最小化组内变异，RCT 的治疗者需要尽量降低案例编制的异质性（Westen et al.，2004a）。因此，EST 的 RCT 病人通常写有相当概括化的案例编制，并将其视为导致或维持他们症状的因素的心理教育的一部分。

这里还需要指出，很少有 EST 研究真正检测到真实的、可推广的心理治疗环境，在该环境中，治疗者要评估病人前来寻求帮助时所拥有的一系列可能的问题，要评估其人格的或情境性的（如家庭的或文化的）变量，发展一种更为整合的案例编制，来了解整个临床图景，然后再进行基于这些编制的治疗。也许，治疗者能够将一系列手册化的治疗程序，推广到一个并未对病人进行太多评估的治疗环境中。但是，这可能只是一种信仰，一个人可能会被 EST 的"硬性限制"所欺骗，比如我们推广的是手册，而不是原理。如果共病会起作用，那么我们就不能将共病从 RCT 的样本病人中排除，然后又期待它能推广到社区中真实的病人。如果人格会起作用，那么我们就不能推广任何轴 I 疾病的手册化治疗，因为它们并没有对人格进行评估，也没有系统地整合这些治疗评估的结果。这些问题的解决方法就是，我们假设共病与人格都不起作用，而这种假设在经验上又是不成立的（Westen et al.，2004a）。或者，我们再接受一种"更软限制"的 EST 版本，它推广的不是由专职人员执行的手册，而是关于原理的科学证据或能够潜在地应用于临床决策的技术。

3. 推广的数据有多清晰？

第三个大的问题，是关于近年证明 EST 可推广性研究的数量激增的问题。为了应对 RCT 样本不具代表性这一批评，EST 的拥护者已经做了一系列研究，试图证明过去 20 年间，他们研究时所使用的排除标准实际上并未造成多大影响。这确实是值得欢迎的发现，但它提出了一个谜题：为什么 20 年来，在重度抑郁症的研究中，研究者要运用诸如物质滥用或自杀意念等排除标准，排除掉大部分前来就诊的病人？事实上，强调这种基于具体 *DSM-IV* 病症的治疗手册，背后都反映了这样一个假设：在心理治疗早期的研究以及之前 70 年的实践中，研究者与实践者均未认识到，具体的病症需要具体的治疗技术。

有假设认为，治疗惊恐症可能会对降低广泛性焦虑症有影响（事实上也是这样；Barlow，2002）。但是，我们不能在方便时就假设症状的具体性，而在不方便时就将这种效应概括化。我们既需要以具体的症状为目标，进而研究或推广针对相对纯粹的病人的治疗方式；同时，我们也需要以更广泛的症状与疾病为目标，允许治疗者与病人在较大范围内选择治疗改变的目标及治疗的长度。较为讽刺的是，这种较为广泛的治疗，在 EST 运动兴起之前，一直是心理治疗实践的规范。EST 兴起后，它给予那些更容易得到 RCT 验证的、简洁的、焦点式的治疗以更高的优先级别。

在以前发表的论文中，我与同事已经综述了现存的可推广性的文献（Westen et al.，2004a；Westen et al.，2004b），发现问题远比我们想象的复杂（例如：Weisz et al.，in press）。我们将描述一项发表于《临床与咨询心理学杂志》（*Journal of Consulting and Clinical Psychology*）的卓越研究，它针对抑郁症的儿童与青少年，试图检验认知—行为治疗是否优于日常社区中针对同样病症所使用的其他治疗方式（Weersing and Weisz，2002）。之所以要阐述这一研究，是因为该研究的作者将我们先前的一些描述（我们曾在《心理学公报》发表过一个反映这一观点的浓缩版本），看作是一种严重的歪曲（Weisz et al.，in press）。

威尔森和薇兹（Weersing and Weisz，2002）将六个市中心贫民区的社区心理健康中心收治的抑郁症青少年儿童的治疗效果，与一个高质量的针对相同抑郁水平的青少年儿童进行认知—行为治疗的 RCT 的治疗效果进行了对比。结果证明，RCT 的认知—行为治疗有着更多、更快的治疗改善，尽管在一年后的随访中病人的结局开始出现了回归。作者得出结论，认为乡村心理健康中心对年轻人的治疗轨迹，"相比通过认知—行为疗法治疗的年轻人，与 RCT 中控制条件下的年轻人的治疗轨迹更为相似"。这暗示，手册化治疗的可推广性与效益，与"针对年轻抑郁病人的社区心理治疗的有效性"有一定的关联。他们指出，"社区心理健康中心的服务主要是精神分析的，但 RCT 治疗者提供的是纯粹的认知—行为治疗"。因此，他们猜测，这些治疗方法的差异，可能是造成结局变异的最重要的原因。

研究者对比了这些处于低社会经济地位的儿童与青少年（他们通常有更高的贫穷、暴力与创伤的可能性，但并没有真实地进行测量），与除了具有相似严重程度的抑郁症状外、与社区心理健康中心的样本很少有交集的基准样本。研究者并不后悔没有报告社区心理健康中心的低社会经济地位者的样本数据，他们也承认基准样本并未提供可以进行有效对比的种族或共病方面的数据。但是，他们确实表明了，与社区心理健康中心的样本不同，基准样本主要是白种人的（如果考虑到在美国的社会阶层与少数民族状态之间的相关性的话，可大致假定这些人的社会经济地位是相对较高的）。

在基准样本与社区心理健康中心的样本中，情绪障碍的诊断并没有实质性的差异，在抑郁症的严重程度方面同样如此，这导致了研究者认为样本之间总体上是可以进行对比的。但是，从作者以表格形式报告的共病数据来看，在基准研究中报告或排除行为障碍与对立违抗性障碍的比例平均为 10.8%，而在社区心理健康中心的比例为 61.0%；同时，两者报告或排除焦虑症的比例分别是 25.0% 与 58.0%。尽管作者报告，共病因素与 34 个乡村心理健康中心病人的结局并无显著相关，这也是他得出结论的基础，但他们并未报告这种相关系数的大小，这可能在分析最低统计功效时是非常重要的。很难想象有着明显外在生理病理特征的抑郁症病人样本，怎样才能与没有这些症状的样本相比较。研究者并没有区分对两个样本产生影响的焦虑症的类型（比如，在城市贫民区 PTSD 有更高的流行率）。而且，种族也是影响结局的预测因素，34 个人中有多少是少数民族是很重要的，尽管作者已经指出，社区心理健康中心的白种年轻人（假设是低社会经济地位者），一直都显示出比基准样本更低的康复率（并不清楚其社会经济地位）。

但是，也许关于样本选择最令人惊讶的地方是，该论文的作者并未使用最大化样本同一性的策略，而这已经在旨在评估 RCT 结论到达临床实践的可推广性的其他研究中进行了使用（Humphreys and Weisner，2000；Mitchell et al.，1997；Thompson-Brenner and Westen，in press）。这种策略就是，RCT 样本与社区样本都应用同样的纳入与排除标准。相反，只要病人"不是因精神错乱或发展失能而不能完成研究设计的测验"（Weersing and Weisz，2002），他们就被纳入研究。我们注意到，没有任何一个针对抑郁症成人或青少年的 RCT，会有着如此宽广的纳入标准。尽管我们欣赏这种最大化外部效度的努力，但明显地这与他们研究的目标（即对比两个样本的结局）并不一致。

鉴于这些针对样本的选择性偏见，其研究获得的结论也就不具可靠性，难以说明可推广性的问题，也不能对 RCT 中的治疗与"社区中的治疗"（在该研究中，等同于乡村心理健康中心的治疗）进行任何有价值的对比研究。而且，一些数据分析的结论提出了甚至更难解释的发现。比如，研究者认为只要参加了一个小时以上治疗的乡村心理健康中心的病人都是"完成者"（Weersing and Weisz，2002）。我们能从这篇文章中最能确定的是，他们对比了这些病人与基准样本的完成者（而不是试图治疗病人）的治疗。但这样做，大幅提高了 RCT 的成功率，因为"完成"被典型地定义为某一预定的治疗过程的结束，或完成了治疗的某些实质性的部分。事实上，作者发现，将病人分为大于等于八次会议与小于八次会谈的两个部分后，乡村心理健康中心样本出现了实质性的剂量—反应关系。但是，这一数字不应该是八次，更为合适的可能是基准研究中的平均数即 15.9 次，这明显产生了混淆；或者，也许还可以采用中位数，乡村心理健康中心与 RCT 基准样本的中位数都是 11 次会谈。

在摘要与讨论部分，作者甚至更进一步做出结论，认为 RCT 的病人比社区中的病人治疗效果更好。他们论证道，乡村心理健康中心治疗的病人，看起来更像是 RCT 控制组处理的病人。这一结论主要是基于来自 RCT 控制组从预处理到三个月与 12 个月所发生的改变（因为，由于伦理原因，控制组的病人均没有连续超过三个月）。值得指出的是，一年后病人的疗效向一般病人方向回归的这一推断，消解了治疗儿童与成人抑郁症的 EST 在一年后测量到的治疗效应。而且我们还要意识到，这一推断会使基准治疗相对于控制组治疗产生更大的负面效应，正如研究者推测两年后的数据那样。该论文的作者认为，乡村心理健康中心与基准样本的在一年后结局产生的会聚现象，反映了疾病的自然发展过程，这也许是正确的。但是这一解释明显不同于其他 RCT 获得的典型结论，它们将随访获得的持续改善，视为治疗的延迟效应。

我在这儿的重点，不是想与某一具体的研究进行争论，而是要指出这可能导致的问题，当研究者、期刊编辑或审稿人针对同一个议题站在同一立场（即作为联盟，共同回应批评者对可推广性的关注）的时候，就会忽略研究的方法论或研究报告中存在的明显问题。（这是我们容易出现的一个问题，期刊编辑的忠诚度效应会与研究者的忠诚度效应结合起来。）

这时候，解决关于普遍性与可推广性问题的最好方法，就是开始暂停资助或出版这类型的 RCT：它们的排除标准，完全不同于日常实践中治疗者所应用的（比如排除确实患有脑疾病的），或是医学或伦理方面必须要排除的。如果治疗的目标是推广到社区，那么样本就要是社区样本，包括那些具有博士学位水平的治疗者进行私人实践的样本。确实，我不明白，为什么研究者要在疗效研究中首先用不具有代表性的样本来检验他们的治疗，然后再想办法把它们推广到社区。研究者原本可以在一开始的时候，就抽取自然环境中的病人作为样本。病人不会暂时性地分离自己的问题，以便治疗者能够使用一个手册来处理一系列症状中最为重要的症状，然后再根据时间表，用另外的手册来处理余下的症状。如果我们想推广自己的研究，就应该一开始就想办法找到与欲推广的目标群体最为相似的研究样本。

这又带来了最后一点。我认为，的确有少数经验丰富的治疗者—研究者，能够将最新的基础科学、应用科学与临床的常识整合起来，创造出新的治疗方法。但是，我们最好将社区视为自然实验室，识别与积极结局相联系的治疗与技术。我们将"推广"视为一个双向的过程，既要利用经验中获得了最好结局的治疗者的实践，也要利用来自实验室的新的治疗方法，两者结合起来，共同发展下一代的治疗方法，并在临床测验中进行检验（Westen et al.，2004a、2004b）。实验室检验是检验治疗方法的一种极好的方法。但在我们这一领域的历史上，咨询室至少与实验室同样重要（如针对抑郁症的认知治疗）。我怀疑在我们领域这一大的分裂（实验室—咨询室）中，要从这一端推广到另一端，存在许多要解决的问题。但是，我并没有令人信服的证据，证明哪一端比另一端具有更高的地位。

4. 结论：推广时丢失的内容

我的结论又回到了本篇立场论文开始提出的观点。如果我们将推广的单位认定为治疗的原理（在 RCT 中使用手册），不具科学思想的治疗者就可能出来争论，这些研究的数据，并不能取代来自基础科学、相关研究、自然实验、系统的个案研究及有助于指导治疗的临床经验。而且，如果用得出因果关系的可能性来区分实验方法与其他研究方法，那实验数据确实会优于其他类型的证据，可能会得通过 RCT 检验的 EST，确实会比当前社区中的常规治疗更为有效的结论。比如，这确实是事实，一些创造性的、多层面的 EST 方法，已经证明在严重且持久的心理障碍（如精神分裂症；Drake et al.，2004）的治疗方面，要胜过社区中的常规治疗。但是，对于这些病人，常规治疗可能会刻意地忽略他们，比如：他们与药物治疗的精神病学家只有偶然的几次会谈，且通常可能因为长期的无家可归状态而中断治疗。

然而，我们在鉴定到底谁才是"在社区中"的病人与治疗者时（他们被我们视为科学事业的接受者），需要更为谨慎。针对社区中进行门诊心理治疗的平均化的、中产阶级的病人而言，尤其是针对那些购买私人治疗服务的病人而言，我们并不清楚，对于大多数的心理障碍，EST是不是真的比常规治疗更好或者更差。如果研究者不去澄清这一问题，关于实验室验证治疗向临床诊所的可推广性的辩护，就仍然还停留在信仰的层面。我们不是要进行一场消耗战来抵制经验的实践者（如希望管理医疗公司迫使他们去"着手这一项目"），相反地，心理治疗研究者应该很好地联合他们，对实验室治疗与他们提供的常规治疗的疗效进行对比。这可能符合研究者与治疗者双方的利益。最重要的是，它符合我们病人的最佳利益。病人只对最佳的护理感兴趣，而对研究者与实践者相互争夺势力范围的党派斗争不感兴趣。

三、对话：争议与共识

1. 马丁·E. 弗兰克林，罗伯特·J. 德鲁贝斯

像他最近出版的许多著作一样，威斯特在本书中的立场论文，对那些将自己的职业生涯奉献给发展新的治疗方法，并实证地对之进行评估的心理学家而言，具有很实用的功能：它清楚地阐述了那些怀疑 EST 的人的观点。这些观点是发人深省的，在下文中我们将逐一进行回应。威斯特将他的论文划分为三个本质的问题，我们同样保留他的这三种划分，就每一个点讨论我们的争议及可能达成的共识。

第一，威斯特提出了"推广什么"这一问题，他合适地提出（我们也同意这一点），如果针对不同的 RCT 样本或不同的临床病人，都需要不同的手册的话，那么临床情境中手册化治疗的任务是不可能完成的。他进一步说明，如果 RCT 的最终产品是一系列一般性的原则或理论驱动的技术，那么大多数治疗者将发现这是没有异议的；但如果最终的产品是具体的手册，那就会引起几乎无限数量的不能回答的问题，最终陷入一片混乱。但是，这种二元分歧的争议忽视了一个问题，那就是治疗手册实际上包含着由理论驱动的原理，它们总是在经过修正后来适应个体病人的具体需要，即使是在 RCT 的环境下也是这样。那些支持 RCT 结论传播的人表明，他们能够继续以这种方式来超越研究的情境。举一个简单的临床案例，本文作者之一马丁·E. 弗兰克林就曾是成人强迫症疗效研究的治疗者，一位研究的审核者质询他，要他澄清，在认知—行为治疗中，为什么要进行那些多次明显是致力于防御机制的会谈。这些会谈，就像是要迎接一场即将到来的足球决赛所做的准备工作一样。至少根据治疗保真度的评估者而言是这样。弗兰克林同审核者评估了会谈录音，他能够清晰地指出，在会谈期间必须协助病人建立"强迫症下

一步将会出现什么问题"的预期。实际上，这完全是在规定的会谈目标内讨论复发预防的问题。足球隐喻的方法是使病人更加了解核心原则的一条简单途径，这些病人对某些具体的主题有着浓厚的兴趣，期待能够获得渊博的知识。值得注意的是，从一种更深远的视角来看，这一领域的规则被颠覆了，在临床敏感的治疗结局测验中，会谈能够被当作一种适当的测验的时间单位。创造性不应该得到惩罚，且人们没有必要盲目地遵守严格的规则。也许，与威斯特所阐述的临床研究中治疗方法的严格性一样，许多治疗者也会有同样的印象①。但在我们的经验中，RCT的治疗同样可以是临床敏感的。RCT研究者有着义不容辞的责任，要比我们过去更为清晰地阐述那些特别重要的观点，让那些使用RCT结论的人能够获得更为全面的知识。

威斯特第二处理推广的目标问题，他强调了严格地集中于*DSM-IV*定义的疾病（及与之关联的症状）的有限性。考虑临床的复杂性与共病是非常重要的，很多当代的RCT研究也正在这样行动（Pediatric OCD Treatment Study Team，2004）。出版的治疗手册中，确实也存在针对威斯特所说的"功能性定义的问题"的手册（如学校拒绝行为；Kearney and Albano，2000）。尽管这些病症不符合*DSM-IV*的分类，但它们确实是进行RCT研究可能的选择。在这一领域过去20年中，RCT开始转向更具广泛代表性的样本，取得了更大的进步。但是，这并不一定要完全否定对研究纳入与排除标准进行谨慎的考虑。这些选择基于身边的研究问题，都是关于某一特定领域的具体情境的。在测验的设想阶段，我们对特定病症所给予的特定治疗所知越少，就越可能要设置更高的研究纳入标准，尽量排除不相关的因素，使得研究数据与所期待获得的目标相一致。正如威斯特所建议的，我们也可以在临床情境中针对高度复杂的病例直接开始进行临床测验，但这可能冒着产生零发现（null finding）的风险，并且对其研究结果，也可能存在多种似是而非的解释。

---

① 译者注：即认为这些治疗是非常严格而呆板的。

在以上两种方法中，没有哪一种能够脱离研究数据的使用。两种方法都存在机会，我们建议根据现存的知识基础来选择方法；而不是不顾一切地根据某一严格的原则来进行选择，甚或更糟，仅仅根据研究者的偏好来进行选择。

关于数据有多明确的第三点，我已经在立场论文中进行了阐述。它们是有希望的，但还不够明确。我们相信，过去数十年的 RCT 研究，与近年试图将 EST 推广到诊所的成功实践一道，已经获得了大量临床有效的知识。最为谨慎的立场，不是在采取行动之前就必须有完美的研究，因为这将导致标准（并非个人的或特殊的）的缺失，并对我们希望其生活得更好的病人造成伤害。但我们确实不能同意威斯特所暗示的，认为有偏见的研究者、期刊编辑及审稿人已经结成联盟，其目标是来"回应批评者对可推广性的关注"。我们关注这些问题，就像关注治疗研究中存在的问题一样。但我们不认同它想教育我们的那样，完全忽视那些好的科学的贡献。我们以 19 世纪英国作家威廉·哈兹里特（William Hazlitt）的话作为结束，"对成功最真实的障碍是，我们的头脑中有着太高的、过于精制的标准，……那些决定对任何不够完美的事物都不满意的人，从来不会做出令自己或他人满意的任何事情"（Hill，2004）。

2. 德鲁 · I. 威斯顿

弗兰克林和德鲁贝斯的立场论文富于说服力、论证充分且令人鼓舞。而且，我总体上也同意如下表述："EST 在临床实践情境中是否有效这一问题，不要只是进行简单的讨论，它原本就是个可以进行实证研究的问题。""最好把手册当作一个指南，它在理论上具有指导作用，在临床实践中能够得到灵活的运用，体现出创造性并能因地制宜地使用临床技能。""当心理治疗研究者们报告了更多关于治疗可推广性与有限性的研究后，我们获得了更为清晰的图景，以了解针对哪些病症、在哪个类型的诊所里、哪些治疗能够通过实验室验证治疗来提高病人的护理质量。"

在这些表述中，弗兰克林和德鲁贝斯采取了我在立场论文中所描述的关于 RCT 的"软性限制"的方法。这一模式将手册视为对原理或策略进行操作化的方法，治疗者将这些方法视为可供使用的方法样例，而不必严格地、毫无变动地遵循这些方法。在这种观点中，"推广"的目标是告知治疗者，针对类似于 RCT 样本的病人，在干预时应该如何进行良好的思考；而不是教育他们，针对某个患有特定疾病的病人，应该忠实地遵循手册预先制订的那套程序。

如果这是过去十多年里大多数 EST 拥护者所采取的立场的话，我相信我们将拥有一个非常和谐的时代。但是，我们的时代也不应该存在所谓的"得到承认的治疗清单"[①]。我们已经了解，自从史密斯和格拉斯（Smith and Glass，1977）以来，治疗者所做的很多工作都是很有帮助的。过程—结局研究也已经表明，积极的结局与某些变量存在明显的相关，这些变量包括移情作用、关注人际关系问题、培养洞察力、暴露与反应预防、关注治疗关系等（Ablon and Jones，2002；Greenberg and Malcolm，2002；Hilsenroth et al.，2003；Orlinsky et al.，2004；Wampold，2001）。所有这些都是得到了实证研究支持的干预措施。甚至我们了解到，即使将讨论局限于 RCT 研究，当由善意的治疗者执行 RCT 时，精神分析治疗（至少在有时间限制的变量方面）对很多心理障碍也是有效的（Hilsenroth et al.，2003；Luborsky and Crits-Christoph，1990；Price et al.，in press；Strupp and Binder，1984）。

如果这种"软性限制"的模式是 EST 运动的立场，在几乎每本心理学导论或异常心理学的教科书中，学生们将不能再学习到，认知—行为治疗是针对几乎所有病症的治疗选项（偶尔也有人际关系治疗）。当前顶级的临床心理学项目，也不会取代"传统的"心理治疗训练，只进行手册化治疗的训练；在许多这些项目中毕业的学生，就不会学习用 *DSM-IV* 诊断去治疗病人，然后再去想法检索合适的手册或文献。病人或其他被试也不会再询问毕业项目与实习的主管，试图了解这些手册化

---

① 译者注：这同样意味着，也不存在"未得到承认的治疗清单"，这里的治疗清单是指美国心理学会临床心理学分会所制订的 EST 治疗清单。

治疗的适用范围。

也就是说，如果以上所述就是 EST 运动的立场，那就没有了 EST 运动。因为弗兰克林和德鲁贝斯提出的观点是对过去 50 年心理治疗研究者持有观点的再一次重复。将 EST 运动区别于传统心理治疗研究的方法的以及导致了针对 EST 的十年强烈批评的,正是它的方法论霸权(它将不同于 RCT 方法论获得的数据，认定为非法的，实际上也就是决定，针对某一具体病症，哪些治疗方法是合适的，哪些治疗方法又是不合适的)，以及它对一系列并没有得到临床与经验支持的假设的预测（比如，它们认为具体的、分离的心理障碍，需要具体的、分离的手册或治疗模式;Wampold, 2001;Westen et al., 2004a、2004b, in press)。

但也许我并没有必要主动挑起争斗，因为我们现在都是一致的（如果这样，我希望作者们为我建议一个好的 12 次会谈，以治疗我这种令人生厌的行为)。但是,我可能还有一个并发症（哦,得 16 次会谈才行）。如果我们放弃可推广的"硬性限制"模式，我们也不得不放弃正在流行的这种观点，即将治疗者视为忠诚地（即使是灵活地）应用 EST 的技术工人。

举一个例子。早前我曾治疗过一位有着复杂症状的年轻女性，她具有非典型的重度抑郁症、几种焦虑症状、物质滥用及复杂的人格障碍。在治疗的早期，我的主要目标是让这个正在试图自杀的病人活下来。随着时间的推移（四年），我们处理了一系列主题，不是根据她一系列 *DSM-IV* 的诊断疾病，逐一进行处理。我是根据她的思想以及我对"她是谁"、"她为什么这么理解、思考并行动"等问题的理解，来决定治疗的进程（如通过案例编制）。曾经有段时间，我们偶然发现她存在一些贮藏行为（hoarding behavior），这些行为干扰了当时的治疗目标。我可能会令读者震惊的一个反应是，写信给盖尔·斯迪凯迪（Gail Steketee)，向她索要她制订的关于贮藏行为的治疗手册。尽管我能熟练地使用基于暴露原理的方法，但贮藏行为是我以前相对较少治疗的病症，我希望通过一个已经成功处理过很多相同病症的人制作的、尽可能具体与详细的手册，来了解更多的东西。（结果是，手册并没有多大用处，我使用基于精神分析原理的暴露与探索方法进行了常规治疗，在几周内解决了这一问题。）

在描述这一例子时，我的观点是，我没有考虑这一病人首先是重度抑郁症病人，然后是广泛性焦虑症病人，再是社会恐惧症病人，再是物质滥用者，再是贮藏行为者等等，最后再对照数十个手册逐一对之进行治疗。相反，我试图理解导致这些广泛症状背后的共同的与特殊的过程，利用我所知道的关于心理学、心理病理学及心理治疗学的一切知识，加上我从事心理治疗 20 多年的经验，以及我在治疗时期对她个人特殊性的了解，再试图来帮助她。对我而言，这就是循证实践。是的，这是易犯错误的。但是，我怀疑，相比于治疗研究的设计与解释，我并不会错得更多。

如果病人恰好符合心理学家提供的工具包，他就能够得到很好的治疗。但据我所知，病人似乎不是这样的。

参考文献

Ablon, J. S., Jones, E. E. 2002. Validity of controlled clinical trials of psychotherapy: Findings from the NIMH Treatment of Depression Collaborative Research Program. *American Journal of Psychiatry*, 159, 775-783.

Abramowitz, J. S., Foa, E. B., Franklin, M. E. 2003. Exposure and ritual prevention for obsessive-compulsive disorder: Effects of intensive versus twice-weekly sessions. *Journal of Consulting and Clinical Psychology*, 71, 394-398.

Abramowitz, J. S., Franklin, M. E., Schwartz, S. A. et al. 2003. Symptom presentation and outcome of cognitive-behavior therapy for obsessive compulsive disorder. *Journal of Consulting and Clinical Psychology*,

71, 1049-1057.

American Psychiatric Association. 1994. *Diagnostic and Statistical Manual of Mental Disorders* (4th ed.). Washington, DC: Author.

Barlow, D. 2002. *Anxiety and Its Disorders* (2nd ed.). New York: Guilford Press.

Beutler, L. E. 2000. David and Goliath: When empirical and clinical standards of practice meet. *American Psychologist*, 55, 997-1007.

Beutler, L. E., Moleiro, C., Talebi, H. 2002. How practitioners can systematically use empirical evidence in treatment selection. *Journal of Clinical Psychology*, 58, 1199-1212.

Blomhoff, S., Haug, T. T., Hellstrom, K. et al. 2001. Randomised controlled general practice trial of sertraline, exposure therapy and combined treatment in generalised social phobia. *British Journal of Psychiatry*, 179, 23-30.

Brown, T. A., Barlow, D. H. 1995. Long-term outcome in cognitive behavioral treatment of panic disorder: Clinical predictors and alternative strategies for assessment. *Journal of Consulting and Clinical Psychology*, 63, 754-765.

Cahill, S. P., Hembree, E. A., Foa, E. B. (in press). Dissemination of prolonged exposure therapy for posttraumatic stress disorder: Successes and challenges. In Y. Neria, R. Gross, R. Marshall et al. (Eds.), *9/11: Public Health in the Wake of Terrorist Attacks*. Cambridge, England: Cambridge University Press.

Chambless, D. L., Ollendick, T. H. 2001. Empirically supported psychological interventions: Controversies and evidence. *Annual Review of Psychology*, 52, 685-716.

Cottraux, J., Mallard, E., Bouvard, M. et al. 1990. A controlled study of fluvoxamine and exposure in obsessive compulsive disorder.

International Clinical Psychopharmacology, 5, 17-30.

de Haan, E., Hoogduin, K. A., Buitelaar, J. K. et al. 1998. Behavior therapy versus clomipramine for the treatment of obsessive-compulsive disorder in children and adolescents. *Journal of the American Academy of Child and Adolescent Psychiatry*, 37, 1022-1029.

Drake, R. E., Mueser, K. T., Brunette, M. E. et al. 2004. A review of treatments for people with severe mental illnesses and co-occurr substance use disorders. *Psychiatric Rehabilitation Journal*, 27, 360-374.

Evans, M. D., Hollon, S. D., DeRubeis, R. J. et al. 1992. Differential relapse following cognitive therapy and pharmacotherapy for depression. *Archives of General Psychiatry*, 49, 802-808.

Fals-Stewart, W., Marks, A. P., Schafer, J. 1993. A comparison of behavioral group therapy and individual behavior therapy in treating obsessive-compulsive disorder. *Journal of Nervous and Menta Disease*, 181, 189-193.

Foa, E. B., Dancu, C. V., Hembree, E. A. et al. 1999. A comparison of exposure therapy, stress inoculation training, and their combination for reducing posttraumatic stress disorder in female assault victims. *Journal of Consulting and Clinical Psychology*, 67, 194-200.

Foa, E. B., Goldstein, A. 1978. Continuous exposure and complete response prevention in the treatment of obsessive-compulsive neurosis. *Behavior Therapy*, 9, 821-829.

Foa, E. B., Kozak, M. J., Steketee, G. S. et al. 1992. Treatment of depressive and obsessive-compulsive symptoms in OCD by imipramine and behavior therapy. *British Journal of Clinical Psychology*, 31, 279-292.

Foa, E. B., Liebowitz, M. R., Kozak, M. L. et al. (in press). Treatment of obsessive compulsive disorder by exposure and ritual prevention, clomipramine, and their combination: A randomized, placebo-controlled trial. *American Journal of Psychiatry*.

Foa, E. B., Steketee, G., Grayson, B. et al. 1984. Deliberate exposure and blocking of obsessive-compulsive rituals: Immediate and longterm effects. *Behavior Therapy*, 15, 450-472.

Franklin, M. E., Abramowitz, L. S., Kozak, M. J. et al. 2000. Effectiveness of exposure and ritual prevention for obsessive compulsive disorder: Randomized compared with non-randomized samples. *Journal of Consulting and Clinical Psychology*, 68, 594-602.

Franklin, M. E., Foa, E. B. 2002. Cognitive-behavioral treatment of obsessive compulsive disorder. In P. Nathan, J. Gorman (Eds.), *A Guide to Treatments that Work* (2nd ed., pp. 367-386). New York: Oxford University Press.

Franklin, M. E., Kozak, M. J., Cashman, L. A. et al. 1998. Cognitive-behavioral treatment of pediatric obsessive compulsive disorder: An open clinical trial. *Journal of the American Academy of Child and Adolescent Psychiatry*, 37, 412-419.

Gillespie, K., Duffy, M., Hackmann, A. et al. 2002. Community based cognitive therapy in the treatment of posttraumatic stress disorder following the Omagh bomb. *Behaviour Research and Therapy*, 40, 345-357.

Greenberg, L. S., Malcolm, W. 2002. Resolving unfinished business: Relating process to outcome. *Journal of Consulting and Clinical Psychology*, 70, 406-416.

Hill, D. 2004. Hazlitt quotation. "Wish I'd Said That!" Retrieved December 2004 from http://www.wist.info/.

Hilsenroth, M., Ackerman, S., Blagys, M. et al. 2003. Shortterm psychodynamic psychotherapy for depression: An evaluation of statistical, clinically significant, and technique specific change. *Journal of Nervous and Mental Disease*, 191, 349-357.

Hofmann, S. G., Barlow, D. H., Papp, L. A. et al. 1998. Pretreatment attrition in a comparative treatment outcome study on panic disorder. *American Journal of Psychiatry*, 155, 43-47.

Hollon, S. D., DeRubeis, R. J., Evans, M. D. et al. 1992. Cognitive therapy and pharmacotherapy for depression: Singly and in combination. *Archives of General Psychiatry*, 49, 774-781.

Humphreys, K., Weisner, C. 2000. Use of exclusion criteria in selecting research subjects and its effects on the generalizability of alcohol treatment outcome studies. *American Journal of Psychiatry*, 157, 588-594.

Huppert, J. D., Abramowitz, J. S. 2003. Going beyond the manual: Insights from experienced clinicians. *Cognitive and Behavioral Practice*, 10, 1-2.

Huppert, J. D., Franklin, M. E., Foa, E. B. et al. 2003. Study refusal and exclusion from a randomized treatment study of generalized social phobia. *Journal of Anxiety Disorders*, 17, 683-693.

Kearney, C. A., Albano, A. M. 2000. *When Children Refuse School: A Cognitive Behavioral Therapy Approach. Parent Workbook.* San Antonio, TX: The Psychological Corporation.

Kendall, P. C., Chu, B., Gifford, A. et al. 1998. Breathing life into a manual: Flexibility and creativity with manual-based treatments. *Cognitive and Behavioral Practice*, 5, 177-198.

Kozak, M. J., Liebowitz, M. R., Foa, E. B. 2000. Cognitive behavior therapy and pharmacotherapy for OCD: The NIMH-Sponsored Collaborative Study. In W. Goodman, M. Rudorfer, J. Maser (Eds.), *Obsessive Compulsive Disorder: Contemporary Issues in Treatment* (pp. 501-530). Mahwah, NJ: Erlbaum.

Krueger, R. F., Piasecki, T. M. 2002. Toward a dimensional and psychometrically informed approach to conceptualizing psychopathology. *Behaviour Research and Therapy*, 40, 485-499.

Lindsay, M., Crino, R., Andrews, G. 1997. Controlled trial of exposure and response prevention in obsessive-compulsive disorder. *British Journal of Psychiatry*, 171, 135-139.

Luborsky, L., Crits-Christoph, P. 1990. *Understanding Transference: The Core Conflictual Relationship Theme Method*. New York: Basic Books.

March, J. S., Mulle, K., Herbel, B. 1994. Behavioral psychotherapy for children and adolescents with obsessive-compulsive disorder: An open trial of a new protocol-driven treatment package. *Journal of the American Academy of Child and Adolescent Psychiatry*, 33, 333-341.

Marks, I., Hodgson, R., Rachman, S. 1975. Treatment of chronic obsessive compulsive neurosis by in vivo exposure. *British Journal of Psychiatry*, 127, 349-364.

McLean, P. L., Whittal, M. L., Thordarson, D. S. et al. 2001. Cognitive versus behavior therapy in the group treatment of obsessive-compulsive disorder. *Journal of Consulting and Clinical Psychology*, 69, 205-214.

Meyer, V. 1966. Modification of expectations in cases with obsessional rituals. *Behaviour Research and Therapy*, 4, 273-280.

Mitchell, J. E., Maki, D. D., Adson, D. E. et al. 1997. The selectivity of inclusion and exclusion criteria in bulimia nervosa treatment studies. *International Journal of Eating Disorders*, 22, 243-252.

Orlinsky, D. E., Rønnestad, M. H., Willutzski, U. 2004. Fifty years of psychotherapy process-outcome research: Continuity and change. In M. Lambert (Ed.), *Bergin and Garfield's Handbook of Psychotherapy and Behavior Change* (5th ed., pp. 307-389). New York: Wiley.

Pediatric OCD Treatment Study Team. 2004. Cognitive-behavioral therapy, sertraline, and their combination for children and adolescents with obsessive-compulsive disorder: The Pediatric OCD Treatment Study (POTS) randomized controlled trial. *Journal of the American Medical Association*, 292, 1969-1976.

Persons, J. B., Silberschatz, G. 1998. Are results of randomized controlled trials useful to psychotherapists? *Journal of Consulting and Clinical Psychology*, 66, 126-135.

Piacentini, J., Bergman, R. L., Jacobs, C. et al. 2002. Open trial of cognitive behavior therapy for childhood obsessive-compulsive disorder. *Journal of Anxiety Disorders*, 16, 207-219.

Price, J. L., Hilsenroth, M., Callahan, K. et al. (in press). A pilot study of psychodynamic psychotherapy for adult survivors of childhood sexual abuse. *Clinical Psychology and Psychotherapy*.

Rosen, G. M., Davison, G. C. 2003. Psychology should list empirically supported principles of change (ESPs) and not credential trademarked therapies or other treatment packages. *Behavior Modification*, 27, 300-312.

Rothbaum, B. O., Shahar, F. 2000. Behavioral treatment of obsessive compulsive disorder in a naturalistic setting. *Cognitive and Behavioral Practice*, 7, 262-270.

Rush, A. J., Beck, A. T., Kovacs, M. et al. 1977. Comparative effect of cognitive therapy and pharmacotherapy in the treatment of depressed outpatients. *Cognitive Therapy and Research*, 1, 17-37.

Smith, M., Glass, G. 1977. Meta-analysis of psychotherapy outcome studies. *American Psychologist*, 32, 752-760.

Stirman, S. W., Crits-Christoph, P., DeRubeis, R. J. 2004. Achieving successful dissemination of empirically supported psychotherapies: A synthesis of dissemination theory. *Clinical Psychology: Science and*

Practice, 11, 343-359.

Stirman, S. W., DeRubeis, R. J., Crits-Christoph, P. et al. 2003. Are samples in randomized controlled trials of psychotherapy representative of community outpatients? A new methodology and initial findings. *Journal of Consulting and Clinical Psychology*, 71, 963-972.

Strupp, H., Binder, J. 1984. *Psychotherapy in a New Key: A Guide to Time-Limited Dynamic Psychotherapy*. New York: Basic Books.

Stuart, G. L., Wade, W. A., Treat, T. A. 2000. Effectiveness of an empirically based treatment for panic disorder delivered in a service clinic setting:1-year follow-up. *Journal of Consulting and Clinical Psychology*, 68, 506-512.

Taylor, T. K., Schmidt, F., Pepler, D. et al. 1998. A comparison of eclectic treatment with Webster-Stratton's parents and children series in a children's mental health setting: A randomized controlled trial. *Behavior Therapy*, 29, 221-240.

Thompson-Brenner, H., Westen, D. (in press). A naturalistic study of psychotherapy for bulimia nervosa, Part 1: Comorbidity and therapeutic outcome. *Journal of Nervous and Mental Disorders*.

Valderhaug, R., Gotestam, K. G., Larsson, B. et al. 2004, May. An open clinical trial of cognitive behaviour therapy for childhood obsessive-compulsive disorder in rage outpatient clinics. Paper presented at the SOGN Centre Conce on Pediatric Anxiety Disorders in Children and Adolescents, Oslo, Norway.

van Balkom, A. J. L. M., de Haan, E., van Oppen, P. et al. 1998. Cognitive and behavioral therapies alone and in combination with fluroxaminc in the treatment of obsessive compulsive disorder. *Journal of Nervous and Menta Disease*, 186, 492-499.

Wade, W. A., Treat, T. A., Stuart, G. L. 1998. Transporting an empirically supported treatment for panic disorder to a service clinic setting: A benchmarking strategy. *Journal of Consulting and Clinical Psychology*, 66, 231-239.

Wampold, B. E. 2001. *The Great Psychotherapy Debate: Models, Methods, and Finding.* Mahwah, NJ: Erlbaum.

Warren, R., Thomas, J. C. 2001. Cognitive-behavior therapy of obsessive compulsive disorder in private practice: An effectiveness study. *Journal of Anxiety Disorders*, 15, 277-285.

Weersing, V. R., Weisz, J. R. 2002. Community clinic treatment of depressed youth: Benchmarking usual care against CBT clinical trials. *Journal of Consulting and Clinical Psychology*, 70, 299-310.

Weinberger, J. 2000. Why can't psychotherapists and psychotherapy researchers get along? Underlying causes of the EST-effectiveness controversy. Unpublished manuscript, Adelphi University.

Weisz, J. R., Weersing, V. R., Henggeler, S. W. (in press). Jousting with straw men: Comment on Westen, Novotny, and Thompson-Brenner 2004. *Psychological Bulletin.*

Westen, D., Morrison, K. 2001. A multidimensional meta-analysis of treatments for depression, panic, and generalized anxiety disorder: An empirical examination of the status of empirically supported therapies. *Journal of Consulting and Clinical Psychology*, 69, 875-899.

Westen, D., Novotny, C. M., Thomson-Brenner, H. 2004a. The empirical status *of* empirically supported psychotherapies: Assumptions, findings, and reporting in controlled clinical trials. *Psychological Bulletin*, 130, 631-663.

Westen, D., Novotny, C., Thompson-Brenner, H. 2004b. The next generation of psychotherapy research. *Psychological Bulletin*, 130, 677-683.

Westen, D., Novotny, C., Thompson-Brenner, H. (in press). EBP ≠ EST:

Reply to Crits-Christoph, Wilson, and Hollon 2005 and Weisz, Weersing, and Henggeler 2005. *Psychological Bulletin.*

Wever, C., Rey, J. M. 1997. Juvenile obsessive compulsive disorder. *Australian and New Zealand Journal of Psychiatry*, 31, 105-113.

结　　语

约翰・C.诺克罗斯，拉瑞・E.博伊特勒，罗纳德・F.利万特

心理健康专家之间有着大量的差异。这些差异并不一定会削弱我们的力量。相反地，如果能建设性地驾驭这些差异，它们就能成为创新、力量与进步的源泉。科学哲学家费耶阿本德认为，韧性（tenacity）与增生（proliferation）之间的交互作用是科学发展的本质特征。我们知识增长的原因不是解决科学谜题的活动，而是多种不同观念之间的交互作用。用但丁在《神曲》之天堂篇（*Paradiso*，Canto VI）的话说，就是"美妙的音乐由众多不同的声音所构成"（of diverse voices is sweet music made）。但是，如果这种多样化的声音不同步或不和谐，听起来就会像在板上钉钉的声音。

本书中，我们力图建设性地营造多种不同观点之间主动交流的平台，寻找出心理健康领域循证实践不同声音之间的一致之处。对循证实践九大基本问题持不同的甚至是对立观点的学者们，慷慨地奉献了他们的立场论文，并在每章的最后描述了各自对这一问题的争议与共识。在这一简洁的结语中，我们希望在不抹煞分歧的基础上，总结出全书得出的一些重要共识。

1. 一般意义上的循证实践

医疗卫生领域对问责制度的强调已经扎下根来。所有医疗专家将不得不对循证实践感人的号召做出回应，以证明自己实践的安全性、有效性与效率。事实上，未来关于不同来源的证据的需要将逐渐增加。再怎么抱怨、嚎叫或通过决议案，都无法改变这一现实。

循证实践对心理健康的实践、训练与政策都有着深远的意义。哪些被指定或特许为"循证的"，将部分地决定将要选择哪些治疗或检查，哪些将得到保险公司的理赔，哪些知识要教给学生，以及哪些问题应该得到研究。

因此，循证实践特别容易误用或滥用。如果不加监管，第三方付款机构就会选择性地使用研究发现来作为控制费用的机制，而不是作为改善治疗质量的方法。如果不经检验，一些人将严格地定义"证据"，并主宰整个讨论。如果不加以小心，培训者致力于将某些特殊理论取向强加给所有的学生，这可能对学生不公平。循证实践的定义、识别与执行是一项高风险的事业。

同时，大多数心理健康的治疗方式已被证实，取得了与其他医疗体系或教育方式同样的有效性与安全性。其中，心理学一直在特别努力地成为一门循证的职业。我们做得更多，而且更好，因为我们从一开始就有着牢固的研究传统与强有力的实证基础。

鉴于心理学家们对科学与实践都较为熟悉（是临床者中的科学家，同时又是科学家中的临床者），他们处于理想的位置，宣称心理治疗有着强有力的实证基础，并对循证实践潜存的基本问题提出深刻的批判。而且，心理学家们还鼓励更为包容的循证实践概念，使其更为重视个体差异、人际关系及文化情境。心理学能主动地塑造循证实践。

2. 具体意义上的循证实践

如果仅仅阅读前面九章的立场论文，很可能使人认为循证实践确实存在着严重的不一致。确实是这样。冲突世界的碰撞产生了到底哪些结论应该得到认可的混乱，使人觉得共识再也不会形成。但是，如果再阅读接下来的对话与评论，也许会使人找到该领域发人深省的共识。事实确实也是这样。

这里，我们来描绘一下各章已经获得的主要共识。

• 临床技能、病人价值观及科学研究中，证据还大量缺失。尽管三方的支持者在对三者相关的有效性及重要性方面存在争议，但都大致认为循证实践应该包括这三个基本成分（第一章）。我们中的一位作者（利万特）并不同意将病人的价值观作为证据的基础，而将其视为实证地检验假设的发展过程中的一个重要因素。

- 科学研究是循证实践的基础。这些研究包括多种方法论与设计，依赖于研究及情境的目标。我们认可所有的研究设计，包括案例研究、单一被试研究、质化研究、过程研究、实效研究及随机临床研究，这些都有利于我们识别与理解治疗的成功。随机临床研究有着严格的控制，并能做出严谨的因果关系陈述，但它从来不是决定是否是循证实践的唯一合法的研究设计（第二章）。

- 心理治疗手册有利于培训与研究。尤其是，它们增加了比较结局研究的内部效度，促进了治疗忠诚度，确保可重复的可能性，并提供了培养与监管治疗者的一整套系统方法。同时，手册也与一些负面效应相联系。并没有确切的证据表明，治疗手册确实能改善治疗的结局，或者它们确实是治疗实践所必需的成分（第三章）。

- 尽管早期的随机对照研究确实筛选掉一些更复杂、更困难的病例，但在今天已经很少有这种情况。一些证据已经表明，尤其是近年的研究，实验所选取的病人被试是具有代表性的，但是这些实验室研究得出的结论能否有足够的把握推广到现实情境中，还存有激烈的争议（第四章）。

- 治疗方法、治疗者、治疗关系及病人都是心理治疗成功的决定性因素，都应该得到研究。而且，改变的原则可以使这一过程更为简洁且获得更多共识。综合性的循证实践将考虑所有这些因素及其最优组合。但是，出于实践的或理赔的目标，某些特定的治疗与评估方法将继续获得大多数职业与政策专家的关注（第五章）。

- 研究的生产、传播及解释是一项永恒的人类事业。没有纯粹"客观"或"无偏见"的真理。尤其是研究者的理论忠诚度、财政资助源头、世俗认知等，都会有规律地影响所出版论著的研究结论，决定哪些循证实践的方面更为重要（第六章）。

- 已有有效的研究证明，实证支持的循证的心理治疗比没有治疗或安慰剂治疗更为有效。但是，实证支持治疗是否一定优于那些结构化的非实证支持的治疗，当前还不清楚并存在激烈争议（第七章）。

• 无论是循证实践还是常规治疗，都无法完整而满意地表达心理健康领域人类的多样性。种族—民族、性别、性取向及残疾状态等对心理治疗的影响，迄今为止都在很大程度上被人们忽略了（第八章）。

• 有效的实验室验证治疗确实能够推广到其他实践情境中，但不必然能这样。从实验室推广到实践中时，有一部分，当然不是所有的部分，在应用的过程中丧失了（第九章）。

3. 两点最终的评论

在本书将要结束之际，我们还想分享关于过程与结局的两个评论。首先，从过程方面来看，见多识广的对话与彬彬有礼的讨论确实是获得进步的途径。方法论的多元主义及多元的价值观都是必需的，"美妙的音乐由众多不同的声音所构成"。我们必须进步，病人护理、理赔决策、职业生涯及临床训练，每一项都利害攸关。让我们一直保持着对话。

其次，从结局方面来看，不论我们怎么定义或传播循证实践，都不要忘记其压倒一切的首要目标，那就是增加病人服务的有效性，提升公众的健康。讨论与对话是必需的，但我们更要时刻关注自己的目标：那些希望更为幸福、更为健康的人们！

重要术语解释

循证心理治疗有一定量的专业术语，主要来源于以下几个方面。①移置循证医学术语。这些词意义及用法与循证医学基本一致，如 evidence-based，critical appraisal，cost-benefit analysis 等。②继承临床心理学术语。这部分词也较多，一些词与临床心理学中的传统意义一致，如 dodo bird effect，common factor 等；另一些词的意义有一定的改变，如 efficacy，effectiveness，efficiency 等。③新创了少量专业词汇。如 evidence-based psychotherapy，well-established treatments 等。④征用部分其他学科术语及少量日常词汇，赋予其特殊的专业意义。如 feasibility，generalizability 等。这些词条在国内相对少见，译者按照自己的理解，选取其中 50 条重要的词汇进行注释，以供读者阅读时参考。相关的具体内容，读者亦可参阅本丛书另一著作《循证心理治疗》（杨文登，商务印书馆，2012 年版）。

1. APA Presidential Task Force on Evidence-based Practice（美国心理学会主席任命的循证实践专业工作组）

2005 年，由时任 APA 主席罗纳德·F. 利万特任命、后来担任 APA 2010 年度主席的卡罗尔·D. 古德哈特担任循证实践专业工作组的组长。该工作组的成立是 APA 对 1995 年临床心理学分会提出的实证支持治疗的反思与推进，是循证心理治疗发展到第二阶段的标志。它最终出台了两个文件，并在 APA 会员代表大会上获得通过。一个文件是《心理学中的循证实践》，以学术研究报告的形式，详细地表达了 APA 官方对心理学中循证实践的政策立场，目的是使循证实践的理念广泛流传，并接受同行及社会大众的评论；另一文件是《APA 关于心理学中循证实践的政策申明》，它与第一份文件的主要内容一致，是前者的缩写与概要，只有不到两页的篇幅，主要阐述的是 APA 的官方立场，目标读者是健康领域的政策制定者、付款方及媒体，重点在于阐述心理学中循证实践的广泛定义。这两份文件同时发表于《美国心理学家》2006 年第 4 期。

2. best practices（最佳实践）

最佳实践是循证心理治疗的目标。20 世纪后半期，心理治疗的疗效受到药物治疗的挑战，社会大众认为心理治疗可能没有明确的治疗结束的标准，容易引发无良治疗者对病人的过度治疗，导致了全社会医疗费用不堪重负。所以，社会大众将降低医疗费用、提高医疗效率的希望寄托在治疗者进行"最佳实践"的基础之上。那么，如何进行最佳实践呢？循证心理治疗的核心思路是，确保治疗者遵循最佳研究证据已经证明了的治疗方法来进行治疗。那什么证据又是最佳研究证据呢？按方法的严谨程度、结局的改善程度进行分级，级别最高就是最佳研究证据。因此，循证心理治疗将最佳实践转换为最佳研究证据，再转换为级别最高的证据，从而为治疗者进行最佳实践提供了一条途径。

3. bias（偏见／偏倚）

循证心理治疗中，偏见指人们存在的一种普遍的、与事实不符的负面观点。如病人可能潜意识中不喜欢那些本来疗效不错的治疗方法（如有些人不喜欢行为主义疗法或精神分析方法），治疗者对不同民族、性取向、残疾群体等有着潜在的歧视等。另，"bias"在涉及测量与评估时，常被译为偏倚，指从研究设计到实施再到数据处理和分析、解释、推论的各个环节中产生的系统误差，导致研究结果与真实情况之间出现倾向性的差异。常见的偏倚有：①选择偏倚，选择的样本不具有代表性；②信息偏倚，研究过程中收集信息产生偏差；③出版偏倚，阳性的研究结果发表的机会更多，发表的速度更快，所发表刊物的影响因子更高；④混杂偏倚，所研究因素与结果的联系受到其他外部因素的混淆。

4. client expectation（病人的期望）

病人的期望涉及病人参与治疗的动机，指病人在治疗前与治疗过程中，对治疗者、治疗方法、治疗关系及治疗结局的期待。病人是否相信自己会痊愈、是否感觉治疗者能高质量完成治疗任务，直接关系着病人参与治疗的意愿。已有一些研究表明，病人的期望因素对治疗结局有重要影响，其影响可能达到15%。

5. client/consumer/patient（病人）

意指来访者、顾客、消费者等，因为本书内容主要针对心理治疗而非心理咨询，所以本书将其翻译为病人。它是循证心理治疗三大组成成分之一。病人的文化、种族、民族、国家、移民状态、性取向、年龄、宗教、社会阶层及残疾身份等均会影响治疗的结局。一般来说，病人是主动的病人，他们会主动选择治疗方法，主动解释治疗技术，积极参与治疗，最终自己治愈自己。

6. clinical expertise（临床技能）

临床技能是治疗者所必须具备的，在临床过程中进行诊断、评估、干预、决策、预后等实践时所运用到的能力。它可以通过教育、训练及治疗者结合自身实践经验而获得，其目标是在综合考虑病人特征与偏好等因素的基础上，将最好的研究证据与临床数据整合起来，以达到最佳的治疗效果。临床技能的内容相当广泛，寻找与使用最佳证据只是临床技能的一种，治疗者的主观因素，如治疗经验、价值观、人际交往能力等也是临床技能的重要组成部分，均会影响到治疗的决策过程及治疗的效果。具体而言，临床技能主要包括以下八个方面：①评价、诊断、系统的案例编制及治疗规划；②临床决策、治疗实施及对病情进展的监控；③人际交往技能；④持续的自我反省与技术获得；⑤评价与使用研究证据；⑥了解在治疗过程中个体、文化及情境差异对治疗的影响；⑦按照需要寻求其他可用的资源，如咨询其他心理学家、转介或使用其他替代的治疗方案；⑧为临床干预策略或治疗计划寻找有说服力的理由或证据。

7. clinical psychological scientist training model（临床心理科学家培养模式）

临床心理学培养学生的模式之一，由李察·M.麦克福尔（Richard M. Mcfall）于1990年提出。该模式主张，临床心理学培养毕业生的目标应该是"临床心理科学家"。具体包括五个方面：①培养既能促进科学发展又能运用科学知识的毕业生；②促进临床研究、理论与其他相关学科的整合；③提高临床科学在培训、研究、经济赞助和就业等方面获得更多资源的机会；④以灵活、创新的方式运用临床科学治疗人类的疾患与障碍；⑤促进临床心理科学在决策者、实践者及消费者群体中传播。

8. clinical trials（临床测验）

与基础研究、应用研究的实验相对。基础研究是在没有明确应用导向的情况下，对世界的本质及其规律的研究。应用研究是将基础理论运用到相关实践领域中的研究，它直接以应用为导向。临床研究是指直接在医学或邻近领域临床实践的过程中，以验证某种疗法或药物等的临床效果为目标所做的研究。临床研究的结论可以直接应用于临床实践。

9. clinical utility（临床效果）

临床效果是评价治疗指南的一个维度。这一维度主要包括治疗跨情境的可推广性、治疗在多种情境中针对各个不同病人的可执行程度（即可行性）以及相关治疗费用考虑等。它与临床显著性、实效研究等概念有着密切的联系。但临床效果主要是针对指南而言，临床显著性与实效研究主要是针对治疗研究而言。

10. clinically meaningful change（临床意义的改变）

是评估治疗结局的一个指标。早年心理治疗把结局测量限于统计学意义的改变，即用统计指标（如标准差）测量治疗发生的改变。但后期人们对病人结局的临床显著性（而非统计显著性）的改变更感兴趣，提出要测量临床意义的改变，具体包括：病人报告、生理变化、专家判断等级、家庭成员、朋友及同事评价等级、雇佣、医学及法律状态（如逮捕或监禁）。可大致分为三个方面：①主要的精神症状的改变（如焦虑、抑郁、愤怒、压力）；②人际功能的改变（如家庭冲突、孤独、亲密）；③社会角色扮演的改变（如工作中的冲突、旷工、雇佣状态）。

11. clinician/therapist/practitioner（治疗者）

治疗者循证心理治疗的三大构成之一。治疗者是导致心理治疗结局改变的重要变量，不同的治疗者即便使用同一方法治疗同一病人，也可能会有不同的结局。正如威泊尔德（Wampold，2001）指出："直觉上，一些治疗者的个性特征比其他治疗者更吸引人，得到他们治疗的病人结局也更好。在这方面，治疗者与其他职业的从业者相似，比如一些律师会比另一些律师赢得更多的官司，一些艺术家会比另一些艺术家雕琢出更值得纪念、更富创造性的雕塑，一些老师会比另一些老师教育出取得更多成就的学生。"治疗者的年龄、性别、种族、民族、接受专业训练的类型与数量、职业经验、选择的干预方法、人格、价值观均会影响到治疗的结局。博伊特勒等（Beutler et al.，1994）将影响治疗结局的治疗者变量分为两个维度、四个类别。两个维度是：①治疗者的客观特征—主观特征；②治疗者跨情境的特质—与治疗相关的特殊状态。比如治疗者的年龄、性别、民族都是客观存在的事实，而且在不同治疗环境中都是一样的，所以都属于"客观—跨情境"象限；而治疗者与病人的治疗关系或治疗的理论取向，既是高度主观的个人特质，又与具体治疗情况高度相关，所以属于"主观—特殊状态"象限。

12. common factors（共同因素）

元分析已经表明，大约有 75% 的接受过心理治疗的人能够从心理治疗中受益（Lambert and Ogles，2004），并且不同治疗取向的治疗结局之间基本没有区别（即呈现出渡渡鸟效应）。这在某种意义上说明，治疗的方法并不是影响治疗结局的最重要变量，而蕴含于不同取向的心理治疗之间的共同因素才是导致治疗改变的重要因素。具体说来，共同因素包括治疗关系、基本原理或思想体系、人格子系统的整合、治疗者的人格等。这些因素在每种成功的心理治疗取向背后均起作用。

13. comorbidity（共病）

共病指病人同时存在两种或两种以上的疾病。在循证心理治疗中，专指病人同时存在两种或两种以上的符合 DSM 诊断的病症。对共病的强调与针对实证支持治疗的批判密切相关。由于实证支持治疗是针对 DSM 单一诊断而制作的，所以批评者提出，针对有共病的病人，只能根据一系列实证支持治疗的清单，来对病人的每一个病症逐一进行治疗，因此它并没有考虑到各种病症之间的相互作用。实证支持治疗因为在对待共病方面存在弊端，后来逐渐被循证心理治疗所取代。

14. cultural competent（文化胜任）

苏（Sue，1998）认为文化胜任是"治疗者拥有的关于特定文化的知识与技能，能将有效的治疗方式传递给属于这种文化的成员"。惠利和戴维斯（Whaley and Davis，2007）认为文化胜任是指治疗者所拥有的一系列解决问题的能力，包括：①认识、理解文化遗传与适应的动态交互对塑造人类行为影响；②利用个体在应对遗传及适应挑战过程中所获得的知识，提高治疗者关于心理评估、诊断及治疗有效性；③对这些识别、获得与使用文化动态性的过程进行内化，并将其应用于不同文化的群体。

15. culturally sensitive psychotherapy（文化敏感治疗）

文化敏感治疗指将心理治疗恰当地应用于具体文化情境的过程。实证支持治疗曾经针对 *DSM* 诊断症状，列出了自己的治疗清单。这些清单忽略了病人、治疗者、研究者内部及之间存在的文化差异，强迫治疗者"削足适履"般来适应实证支持治疗。文化敏感治疗强调治疗者的文化胜任能力，强调对各种可能影响治疗过程与结局的文化变量保持敏感，希望通过关注心理治疗的情境因素，来促进心理治疗的效果。

16. culture（文化）

文化是由群体在一定的自然与社会环境中共享的、包括世界观与生活方式在内的动态过程，它代代相传，并在具体的社会、历史及政治情境中，不断与其他文化交流而修正。循证心理治疗中，文化是包含共同的价值观、历史、知识、礼仪与习俗等一系列复杂现象在内的总体，同一文化群体的人们往往会有一种身份的认同感。同一种族或民族的群体可能会共享一种文化（如聋文化或都市文化），但种族/民族等个体特征并不是决定文化的唯一因素。它是一种多维结构，不能脱离个体独特的社会、阶层与个体特征来孤立地理解。病人的文化因素对治疗结局有着重要的影响。这些文化因素除病人的种族/民族外，还包括病人的社会阶层（是否为中产阶级，是否处在边远地区）、移民状态（是否为移民）、经济状况（存款水平、收入水平如何，能否承担治疗费用）、宗教信仰（是否信仰宗教、信仰什么宗教）、家庭结构（是否离婚、跟父母中哪一方生活、是否有残疾的直系亲人、是否与爷爷奶奶生活在一起）等。

17. Dodo bird conclusion（渡渡鸟效应）

渡渡鸟的故事起源于英国人卡洛尔的童话《艾丽丝漫游记》。在书中有这样一个故事场景，一群全身湿透的动物在想方设法弄干自己的躯体。各种动物提出了多种方法，但均没有达成共识。最后，慢条斯理的渡渡鸟提出了一个有趣的建议，要求大家进行一次赛跑。但是，他的比赛规则很奇怪。他先是随手画了一条起跑线（在渡渡鸟看来这条线的形状无关紧要），然后一众动物都随意地站在起跑线上，没有"一、二、三"起跑的口令，大家想跑就跑，跑累了随时可以停下来。半个小时后，所有的动物的躯体都干了，渡渡鸟大叫"比赛结束"。大家都围过来，气喘吁吁地问："谁赢了？"渡渡鸟见大家的身体都干了，想了半天，回答说："大家都赢了，都有奖！"这个故事寓意较深，一众动物进行没有任何规则的比赛，既没有具体的开始时间与地点，也没有比赛过程的监督与结果的评估。最后，大家的躯体都干了，都赢得了比赛，似乎也在情理之中。这与当时心理治疗疗效研究的情况有相当程度的一致性：每个研究者运用不同的治疗方法，从自己独特的评价标准出发，最后宣称取得了显著的疗效。因此，所有的心理治疗均有效，大家都赢得了比赛。这一问题被称之为渡渡鸟效应，引发了大量关于心理治疗疗效及过程改变的研究，所谓共同因素与特殊因素之争就是在这一背景下产生的。

18. effectiveness（实效）

类似于外部效度，即这一研究证据在具体的治疗情境中的可推广性、可执行性等，它既要关注具体的病人、治疗者、治疗情境及它们之间的交互作用，也要考虑到治疗的成本—效益、风险—收益等问题。因此，高实效，就意味着容易从实验室情境推广到日常实践情境，可执行性强，成本低、风险小、效益高。

19. effectiveness research（实效研究）

关于某一治疗方案在真实情境中对病人是否有效、是否容易实施等问题的研究。最终目标是决定一个能够引起积极治疗改变的治疗能否在更具外部效度的条件下（如真实情境）实施。实效研究涉及治疗的可推广性、可执行性研究。历史上比较著名的实效研究是 1995 年 11 月由美国《消费者报告》所做的一个"心理健康：治疗有帮助吗？"的大型调查。

实效研究与疗效研究有着明显的不同：①被试纳入标准不同，实效研究的被试纳入标准相对较为宽松；②对治疗者的要求不同，实效研究对治疗者的要求相对宽松，可以是现实中各个不同理论取向的治疗者；③对治疗结局的评估手段不同，实效研究采取更为宽泛、动态的结局评估标准，不只看病人的症状是否改善，还要看在其他环境（如学校、家庭、社区）中适应功能是否改善，亲人、朋友对病人改变所持态度，以及这些改变是否持久；④对治疗效应的测量不同，实效研究主要强调病人的临床改变，考察的是治疗的临床显著性；⑤对可能降低结局改善因素的控制不同，实效研究更强调治疗对各类不同文化、特征（含年龄、性别、性取向、是否残疾等）的病人起作用的程度；⑥对病人及治疗者主观价值观持不同态度，实效研究更关心治疗在真实世界中被病人、病人家属及治疗者的接受程度。

20. efficacy（疗效）

类似于实验心理学中的内部效度，指研究证据在治疗方案与具体病症之间获得因果关联的强度，亦即治疗方案对具体病症起作用的程度。疗效的高低主要看研究是否应用了随机对照实验等严密、成熟的实验方法，看其结论是否符合治疗者的临床观察、病人反馈及专家之间的共识。长期以来，很多关于心理治疗的研究都是针对某种疗法的疗效研究。高疗效，就意味着针对某种治疗方法的研究控制很严格，很好地测量到了治疗方法与结局的关系，且这种方法的确促使结局产生了统计学意义上的改变。

21. efficacy studies（疗效研究）

疗效研究是关于某一治疗方案对某一病症是否有效的研究，直接目标是将治疗效应从其他类型的变量中分离出来，最终目标是决定某个治疗能否引起积极的治疗改变。为了达到研究目标，疗效研究在方法论上一般选择随机对照研究。塞利格曼（Seligman，1995）对疗效研究存在的缺陷进行了分析：①心理治疗没有固定的期限，一般来说，要么是病人显著改善，要么是病人退出，不会刚好是某一时间长度；②心理治疗的过程是自我矫正的，会针对不同的情况改变治疗的策略，不能完全按照手册，以其规定的少量的治疗技术来完成治疗；③病人像一个主动的顾客，他会按照自己的想法选择特定的治疗者，但在对照研究中，病人被动地分配给一定的治疗者，必须接受随机碰上的治疗者的治疗；④病人一般有多种病症或共病，心理治疗一般要针对所有的问题采取相应的决策，但在疗效研究中，病人一般只能是一种单纯的病症，对研究的病人有着一长串的纳入或排除的标准；⑤现实的心理治疗既要考虑病人病症的缓解或消除，同时也要考虑促进病人的一般机能，但疗效研究只关心特定病症的症状是否减轻或消除。

22. empirically supported relationships（实证支持关系）

由约翰·C.诺克罗斯等提出，认为心理治疗的疗效并非完全由治疗方法引起，治疗关系等同样是影响治疗结局的重要因素。实证支持关系包括治疗联盟、移情、治疗者与病人目标一致、尊重、反馈等。兰伯特和巴利曾对相关文献进行了调查，结果发现具体的治疗技术仅能解释心理治疗结局总体变量的15%，治疗关系及共同因素占30%，治疗者变量及额外的治疗改变占40%，期望及安慰剂效应占15%。这一研究的结论虽然可以再讨论，但至少说明了在心理治疗中考虑实证支持关系非常必要。

23. empirically supported treatment（实证支持治疗）

实证支持治疗来源于术语"实证有效治疗"。这两个术语在大部分情况下可以互换，戴安娜·L.纤博丽丝等认为，实证有效治疗这一概念容易使人产生误解，即把这种治疗方案当作是已然完结的、确定有效的、没有必要进一步研究的治疗方案。事实上,治疗方案是一个不断发展、不断完善的过程，因此，作者更倾向于使用实证支持治疗一词，本书的翻译也一律采用这一概念。实证支持治疗鼓励临床心理学家遵循经过科学证明最为有效的治疗方式进行治疗，并将所有治疗的研究证据分为三个等级："制定完善治疗"、"可能有效治疗"与"实验治疗"。戴安娜·L.纤博丽丝按照这个分类，先后在 1995 年、1996 年、1998 年、2001 年制定并更新了一个实证支持治疗清单（即 EST 清单）。很多保险公司纷纷要求治疗者必须按照清单上所列的方法进行治疗，否则不能得到理赔（或全额理赔）。实证支持治疗阶段是循证心理治疗的第一个阶段，可以说，没有实证支持治疗，就不可能有循证心理治疗。但循证心理治疗比实证支持治疗更为包容、开放，实证支持治疗只不过是循证心理治疗众多认可的治疗方式中的一种。

24. empirically validated treatment（实证有效治疗）

实证有效治疗是实证支持治疗的早期用语，是循证心理治疗发展的第一阶段。1993 年，APA 临床心理学会分会为应对心理药物挑战，传播有效心理治疗理念，成立了一个专业工作组，由戴安娜·L.纤博丽丝担任主席。该工作组最终通过的文件《培训与传播实证有效的心理治疗》中，提出了实证有效治疗的概念，标志着循证心理治疗正式诞生。实证有效治疗主要指有着严格实证的研究作为基础的心理治疗方式，诞生后不久即被实证支持治疗的概念所取代。

25. evidence-based practice（循证实践）

循证实践是自循证医学肇始而形成的一种覆盖医学与社会科学实践领域的一种实践方式，是强调实践者遵循研究证据而进行的实践的总称。具体说来，循证实践是实践者根据具体的实践情境，检索并选择与实践情境相关的最佳研究证据，再结合实践者的个体经验，针对实践服务对象的具体特点，进行旨在提高实践有效性的实践。它包括循证医学实践、循证心理治疗、循证教育、循证管理、循证社会工作等。

26. evidence-based psychotherapy（循证心理治疗）

循证心理治疗是心理治疗受到循证医学影响，为应对药物治疗及管理医疗的挑战，在疗效研究与治疗手册化、标准化的基础上，由 APA 等组织自上而下地推动、发展的一种心理治疗取向。它是对具体心理治疗理论、流派及方法的一种整合与超越，代表着西方心理治疗发展的新方向，属于当今循证实践运动的一部分。其本义为"遵循证据进行心理治疗"，后特指治疗者在意识到病人的特征、文化与偏好的情况下，将最好的、可供使用的研究证据与自己的临床技能整合起来所进行的心理治疗。其内容主要包括研究者的最佳证据，治疗者的临床技能，病人的特征、文化与偏好三个大的方面。

27. experimental treatment（实验治疗）

实证支持治疗将关于治疗研究的证据分为三个等级，分别为制定完善治疗、可能有效治疗与实验治疗，实验治疗指达不到"可能有效治疗"标准的研究证据，其研究方法尚须改进，结论也有待进一步的验证。

28. feasibility（可行性）

指一个治疗方案能被实际环境中的病人接受的程度，或者说治疗在实际环境中能被执行的难易程度。可行性评估主要包括以下因素：①病人对治疗的接受程度；②病人配合治疗的能力及意愿；③治疗传播的容易程度以及治疗管理的难度。具体说来，考虑可行性问题时：①要考虑将要接受治疗的病人对治疗方案的接受水平；②要为病人提供可供选择的各种治疗方案的信息；③要考虑病人接受所推荐治疗的愿望和能力；④应该明确陈述并评估治疗所带来的正面及负面效应；⑤应该说明治疗者为提供治疗所需进行的准备。

29.　generalizability（可推广性）

指一个治疗方案在不同环境中可复制的程度，相关的影响因素包括病人的特征、治疗者的特征、跨情境的变量以及它们之间的交互作用。可推广性应该考虑如下问题：①应该反映出可能影响治疗临床效用的病人的所有变量；②应该考虑病人的临床表现（包括严重程度、综合症及外部压力）的复杂性与特性；③应该考虑与文化相关联的研究及专业技能；④应该考虑病人的性别（生理特征）及性取向（社会特征）；⑤应该考虑关于病人的年龄与发展阶段的研究及临床共识；⑥应该考虑与病人其他特征相关的研究及临床共识；⑦应该考虑治疗者之间的差异如何影响治疗疗效的数据；⑧应该考虑治疗者在治疗结局方面的训练、技能相关经验；⑨应该考虑病人及治疗者的特征（包括但不仅仅包括各自的语言、民族、背景、性别、性取向等）；⑩应该考虑提供治疗环境方面的信息；⑪应该考虑疗效持久性方面的数据。

30.　guideline（指南）

在 APA 政策中，指南是指建议与推荐心理学家进行某种具体的职业、事业行为及其他行为的一组陈述。指南与"标准"（standard）不同，标准是命令式的，往往有强制执行的相关机构。指南不带有强制意义，它只按一定的强度推荐给治疗者，具体的决策还是由治疗者与病人共同做出。指南又分为实践指南与治疗指南两种（具体请分别参见实践指南与治疗指南两词条）。

31.　local clinical scientist training model（当下的临床科学家培养模式）

史翠克和特里尔韦勒（Stricker and Trierweiler，1995）提出的临床心理学培养模式。这种模式并不主张所有毕业生都进行科学研究，转而强调毕业生应该以科学家从事研究的态度投入治疗实践中。它强调将治疗场所当作科学研究的实验室，针对"当下的"病人进行细致的观察，对具体问题进行具体分析。最核心的思想就是将治疗者与病人的每一次互动都当作一个科学研究的课题，治疗者要从研究文献中获得证据，尽最大努力去应用它，并将其与自己在具体情境中的直觉经验结合起来进行治疗，观察治疗效果，总结经验以应用于下一位病人。

32. managed care（管理医疗）

管理医疗是在 20 世纪中后期，美国等发达国家为缩减巨额医疗开支、提高医疗效率而进行的一场医疗改革运动。它主要采取以下途径来实现目标：①在管理上拉近医生与病人的距离，节省中间的管理费用；②将保险的部分资金用于预防而不是治疗疾病；③严格监管医疗进程，要求治疗者使用经科学证明最为有效的治疗方式，以尽可能低的成本达到最好的治疗效果。管理医疗是直接催生循证心理治疗的重要社会背景。

33. manualized treatments（手册化治疗）

是实证支持治疗时期推崇的一种重要的治疗方式，指严格地"基于"手册的治疗，它要求治疗者遵循高度结构化的、一步一步都描述得非常详细的手册进行治疗，治疗者在一定程度上变成了执行治疗手册规定程序的技术工人。手册化治疗与治疗手册是两回事，合适的治疗手册是治疗研究中保证治疗者治疗一致性的重要手册，理论上说可以提高治疗的效果；手册化治疗就是完全遵循手册进行治疗，忽视治疗者的主动性与创造性，受到了各界的批判。

34. meta-analyses（元分析）

最先由心理学家吉恩·V.格拉斯提出，是科学家用来对已有同类研究结论进行评价、分析与整合，以获得定量、普遍、综合性结论的典型方法。元分析有很多优点：①元分析的出现使定量综合各种研究成为可能，在元分析出现之前，即使是最优秀的综述，也只是对同类研究进行定性的描述，不能得出定量的结果；②降低了人们对单个研究的某一显著性水平（如 p<0.05）的绝对依赖，使 p>0.05（如 p<0.06）的研究也被纳入"有价值的研究"。当然，也有一些缺点，如夏普（Sharpe，1997）指出了元分析最主要的三个缺陷：①把不同质的研究混淆在一起进行综合；②不能排除出版偏倚；③这些研究中可能包括质量不高的研究。

35. outcomes/outcomes measurement/outcomes movement（结局/结局测量/结局运动）

结局是指心理治疗结束后病人的状态。结局测量是当代管理医疗与医疗问责制发展的背景下提出的，它要求治疗者、监管者或第三方付款机构应该对治疗的结局进行严格的评估，确保医疗花的每一分钱都物有所值。现在国外已经有一批良好的结局测量工具，如：①结局测量量表 -45（OQ-45），是在治疗的整个过程中或终止时对病人进程进行测量（如每周一次）的自陈量表，量表完成大约需要五分钟时间，45 个项目，提供了四个功能域的信息：心理障碍症状、人际关系问题、社会角色功能、生活质量；②指南针门诊病人治疗评估系统，包括 68 个项目，共三个大量表：当前幸福感、当前症状及当前生活功能；③目标获得量表，是个体化治疗目标的评估量表。结局运动是指当代医疗卫生领域强调通过结局评估来确保治疗质量及治疗成本—效益的一场运动。

36. practice guideline（实践指南）

实践指南主要提供治疗者职业行为方面的建议，为心理学实践领域所关注的具体议题提供参考意见。比如 APA 颁发的关于治疗同性恋、双性恋、少数民族病人的指南，就属此类。APA 指出了心理学实践指南的具体特征：①尊重人权；②有制定的必要；③对适用范围有明确的界定；④避免偏见；⑤对心理学家、公众或其他相关机构有教育意义；⑥内容具有一致性；⑦有可靠的知识基础；⑧具有可行性；⑨避免命令式的语言；⑩清晰；⑪与其他政策性文件兼容等。实践指南一般有相对固定的结构，主要包括简介、目的、区分标准与指南声明、目标用户、定义、需求评估、兼容性、指南的发展过程（含指南制定者、财政赞助声明、选择材料的标准）以及实践指南的具体陈述等。

37. probably efficacious treatments（可能有效治疗）

实证支持治疗将关于治疗研究的证据分为三个等级，分别为制定完善治疗、可能有效治疗与实验治疗。可能有效治疗的级别比制定完善治疗要低，对实验控制与样本数量的要求也没那么严格，推荐的强度相对要低，但也是治疗者可以进行参考的重要证据。其判断标准为（参见第 49 词条）：

I. 两个实验表明治疗组比候疗（waiting-list）控制组疗效要好，并达到统计学上的显著差异；

或者

II. 一个或多个实验，符合"制定完善治疗"标准的 IA 或 IB、III 及 IV，但不符合 V；

或者

III. 一个小的单一个案设计实验（N ≥ 3），并且符合"制定完善治疗"标准的 II、III 与 IV。

38. public idea（公共理念）

公共理念指公众倾向于将某一复杂事件的发生归结于其中某个重要原因，并认为消除了这一原因，复杂事件便不会再度出现。举例来说，人们发现导致交通事故的一个很重要的原因是司机酒后驾驶，虽然自然灾害、操作错误也常常导致交通事故，但人们一旦认定酒后驾驶是导致交通事故的罪魁祸首时，就会错误地认为只要限制了酒后驾驶就会解决所有的交通问题。据塔嫩鲍姆（Tanenbaum，2003）所述，管理医疗就是一个公共理念，它把医疗质量下降、医疗费用增长的原因归结为医生的"操作不当"，认为只要限制了医生的行为，让他们接受消费者的监督，尽可能根据研究结论进行"最好的实践"，就可以解决所有的问题。

39. randomized controlled trials（随机对照试验）

随机对照试验是循证医学与循证心理治疗最重要的证据来源。它在严格控制的实验室情境中，使用大量的样本并将其随机分派到实验组与控制组，控制实验的无关变量，如果实验组病人病情有显著的改善，那么治疗的效果就可以归因于成功的治疗模式，这样分离出来的治疗模式就可以进行标准化或推广。一般而言，RCT 主要有四种控制组的设置方式：①不进行治疗（或等待）组；②安慰剂组；③其他治疗组（如其他心理治疗方案或药物治疗）；④多种治疗组，如同时安排药物治疗组、安慰剂组、心理治疗加药物组以及心理治疗加安慰剂组。RCT 获得的证据是循证心理治疗高级别的研究证据。它有以下优点：①随机化的分组方法，使实验组与控制组在各方面尽可能地一致，因而消除、控制与平衡了各种偏倚，使实验有着很高的内部效度；②在一定样本量的基础上，通过 RCT，研究者可以得出自变量与因变量之间的因果联系；③ RCT 可以广泛地应用于心理治疗的诊断、干预、结局评估、过程机制等方面的研究。但也有许多缺点：①如果 RCT 很多，且又相互矛盾，怎么解释这些差异？②样本的代表性较差，在选择样本时，RCT 一般难以真正做到在不同种族、民族、文化、年龄的病人中随机进行选择，且 RCT 选择样本时一般有着严格的纳入标准，经常会剔除大量的极端样本（在数据处理阶段还会剔除一些极端数据），使得样本对真实情境中的病人的代表性降低；③随访时间受限制；④某些研究由于伦理学原因不能进行 RCT，如有些急症患者，不可能让其等待研究或进行安慰剂治疗；⑤ RCT 的结果具有较高的内部效度，但它的结论只是对接近"平均化"的病人有效，对极端病人（或具有共病的病人）效果较差，因此外部效度不高；⑥真正大规模的 RCT 执行起来耗时长、花费大。

40. scientist–practitioner model /Boulder model（科学家—实践者模式 / 鲍尔德模式）

1949 年，73 名心理学家在美国科罗拉多州的鲍尔德举行了为期 15

天的会议，提出了一种新的临床心理学培养模式，史称科学家—实践者模式或鲍尔德模式。该模式的主要特征如下：①基于科学原理对病人进行心理测验、评估与干预；②治疗决策应整合科学研究的成果；③利用科学研究改善心理治疗的疗效；④毕业生首先被训练成为心理学工作者，然后是临床治疗者；⑤最高学历是博士学位，毕业时应呈交有创新贡献的学位论文。该模式在历史上具有里程碑意义，它深刻影响了后世临床心理学家培养的理念与实践。①它首次将临床心理学的研究技能与实践技能区分开来；②强调科学研究的作用；③强调临床心理学家的培养必须有专门的、独立的机构。但该模式富于理想主义色彩，试图培养全能的临床心理学家。在现实操作过程中，并非所有人都希望同时具备研究与实践两种技能，他们具有不同的偏好，可能只希望接受其中的一种。

41. single-case experimental designs（单一被试实验设计）

指使用少量被试（甚至可以是一个），在一段时间内重复测量被试的行为，有计划地介入或撤消治疗，在个体治疗前的基线水平与不断重复的治疗后的行为水平对比的基础上，对治疗效果进行评估。它也是循证心理治疗经常使用、级别较高的研究证据来源之一。主要有 ABAB 设计、多基线设计两种设计方法。这种设计优点是：①可以在符合伦理原则的前提下（不必让对照组等待或使用疗效可能更差的其他治疗），像 RCT 一样建立因果关系；②减少了被试的数量，是某些难以找到被试或难以随机分配被试的实验的补充；③特别适合于治疗方法的疗效研究，EST 所列判定证据级别的标准中，就包括单一个案设计实验所获得的研究证据；④可以在不撤除治疗的情况下，对治疗方法的成分进行研究；⑤它与个案研究一样，涉及的样本量少，观察深入，但在内部效度的控制及减少混淆变量等方面比个案研究要好。但是，单一个案设计也有着突出的缺点：①它的外部效度较低，由于它所研究的样本只有一个或少数几个病人，虽然得出的研究结论是因果关系，但难以推广到其他的群体或个人；②它能够很好地测量一个变量（即主效应），比如某一个行为在有治疗或没有治疗之间的改变，但难以研究多种治疗方式与个体变量之间的交互作用；③有关基线水平测量的稳定性也存在问题，最理想的基线水平是稳定的，但如果在测量基线水平时，变量变化的标准差过大，就会影响到研究结果的解释。

42. statistical significance（统计显著性）

与临床显著性相对。指在心理治疗的疗效研究中，治疗结局的改变是否表现出统计学的显著性。比如，病人的结局在某一判断指标上，如果结局改变达到了统计学显著水平，那我们便有 $p<5\%$ 或 $p<1\%$ 的把握，说明结局的确因为某种治疗方法而发生了显著的改变。心理治疗中，统计显著性是早年疗效研究的重要标准，但存在着众多的问题。统计上的显著性并不能代表临床上的显著性。病人的结局在统计学上显著，有可能在临床上不显著。即使临床上只发生了微小的改变，只要样本足够大，就很容易导致统计显著性的出现。同样，以 $p<5\%$ 或 $p<1\%$ 为判断水平的统计显著性，可能会排除 $p<5.1\%$ 的研究。事实上，这些病人的结局可能已经发生了临床上的显著改变。

43. Task Force on the Promotion and Dissemination of Psychological Procedures（提升与传播心理治疗工作组）

提升与传播心理治疗工作组于 1993 年由 APA 临床心理学分会成立，由当时的分会主席戴维·H.巴洛任命，由戴安娜·L.纤博丽丝担任组长。目的是应对心理药物治疗的挑战，强调心理治疗的科学性，提高心理治疗的疗效。最终通过的文件为《培训与传播实证有效的心理治疗》。该文件首次提出了实证支持治疗。这一工作组完成该份工作后得以保留，改称为心理治疗专业工作组（Task Force on Psychological Intervention），是 APA 科学与实践委员会（Committee on Science and Practice）的前身。

44. theoretical allegiance（理论忠诚度）

理论忠诚度指治疗者对自己所学习知识流派及治疗技术忠诚的程度。一般来说，不同的治疗者学习某种理论或通常运用哪种技术，那么他会在以后的治疗实践中更倾向于运用这种理论或技术，且坚信其效果比别的理论及技术的效果更好。比如，鲁伯斯基等（Luborsky et al.，1999）对 29 例治疗抑郁症的对比研究进行元分析发现，研究者的理论忠诚度影响着研究报告的客观性，认知疗法的研究者倾向于报告认知疗法更好，精神分析疗法的研究者倾向于报告精神分析疗法更佳，心理药物治疗的研究者倾向于报告药物治疗最好。

45. therapist effects（治疗者效应）

治疗者效应指治疗者自身的特征对心理治疗结局产生的影响。不同的治疗者具有不同的个人特征及理论取向，擅长于不同的治疗方法，他们对不同病人、不同病症的影响是不一样的。比如，一些治疗者可能特别适合处理如抑郁症等特定类型的问题，另一些则可能更善于处理人格障碍。有元分析研究表明，治疗者效应大约在 10%。治疗者效应可类似于外科中的外科医生效应以及医院效应，即对某种具体的外科手术而言，更高就医率的外科医生与医院，有着更好的结局。其原因之一是这些医院的外科手术医生的水平更高，对治疗结局产生了良好的影响。心理治疗中的治疗者的知识基础、理论取向、技术水平、文化特点、个性及价值观等不同，其心理治疗的结局也会不同。

46. therapy alliance / working alliance（治疗关系 / 工作联盟）

治疗关系与工作联盟通常是同义的，在研究文献中尤其如此。工作联盟最初由博尔丁（Bordin, 1975）提出，包括病人与治疗者之间的联合、目标的一致性以及对治疗任务的共识。治疗关系与工作联盟是心理治疗改变过程中起作用的共同因素的一部分，对治疗结局有着重要影响。兰伯特和巴利（Lambert and Barley, 2001）的研究发现，具体的治疗技术仅能解释心理治疗结局总体变量的 15%，治疗关系及不同治疗的共同因素能解释结局总体变量的 30%。

47. treatment guideline（治疗指南）

治疗指南主要提供针对临床治疗的具体意见，一般基于 ICD-10 或 *DSM-IV* 等疾病分类标准（如物质滥用、抑郁症等），提供具体环境下特殊的治疗方法。它的主要目标是教育治疗者或整个心理治疗领域（含心理治疗组织机构的管理者及第三方付款机构等）的参与者，让他们参考指南的知识并将指南应用于现实的治疗实践，尽可能为病人提供更为有效的治疗。治疗指南与治疗手册有着千丝万缕的联系。两者有许多的相同点：它们都基于特殊的病症，都是为了提高治疗的效果，主要的使用对象都是治疗者，都不是强制执行，都为心理治疗的标准化做出了贡献。但两者也有一定的区别：①治疗手册一般是针对具体病症的某种治疗方法的"使用说明"，治疗指南则是具体病症的所有治疗者或治疗方法都可参考的原则或建议；②治疗手册一般是关于治疗方法执行程序的具体描述，治疗指南一般是要求所有治疗者在治疗过程中都要注意的普遍原则；③治疗手册起源于研究者所进行的疗效研究，最初的目标是服务于研究，而治疗指南起源于心理学家对治疗标准化的努力，最初的目标就是直接服务于治疗者及病人。

48. treatment manual（治疗手册）

治疗手册是某些心理治疗方法为了进行推广而制定的量化描述该治疗的手册。治疗手册主要有以下优点：①遵循手册治疗为确保病人接受研究证明的治疗提供了一条现实可行的途径；②手册的结构化与详细的时程限制使心理治疗更易监管和推广；③从治疗者的角度说，手册的出现使不同理论取向的治疗者均能使用同一治疗方案，在本质上鼓励了技术折中主义的发展；④遵循手册进行治疗可以使治疗者更为自信与乐观地面对特别难以治疗的病人。治疗手册与手册化治疗既有区别又有联系，具体参见第 33 词条。

49. well-established treatments（制定完善治疗）

实证支持治疗将关于治疗研究的证据分为三个等级，分别为制定完善治疗、可能有效治疗与实验治疗。制定完善治疗是临床最佳的研究证据，完全可以也应该以手册、指南等形式进行推广。其判断标准为：

Ⅰ. 至少有两个良好的、证明具高疗效的组间设计实验，符合下列标准中的一条或两条：A. 比药物治疗、安慰剂或其他治疗更好（达到统计显著水平）；B. 相当于一个已有的、样本容量足够大的实验所证实了的治疗效果；

或者

Ⅱ. 一系列已经证明具有高疗效的单一个案设计实验（n ≥ 9），这些实验必须同时符合下面两个条件：A. 使用良好的实验设计；B. 比药物治疗、安慰剂或其他治疗更好（达到统计显著水平）。

Ⅰ 与 Ⅱ 都必须遵循的更进一步的标准：

Ⅲ. 实验必须按照治疗手册实施；

Ⅳ. 样本病人的特征必须明确地进行列举；

Ⅴ. 至少有两个不同的研究者或团队证明其研究结论有效。

50. YAVIS-HOUND dichotomy（YAVIS-HOUND 二分法）

YAVIS-HOUND 二分法是治疗者意识到自身可能存在的对病人的错误知觉。YAVIS 病人（young, attractive, verbal, intelligent, and successful）是指年轻、有魅力、能说会道、资质聪明、事业成功的人，常被治疗者认为是解释与问题解决的谈话治疗的理想病人。HOUND 病人（humble, old, unattractive, nonverbal, and dumb）是指地位低下、年老、无魅力、语言贫乏与沉默寡言的人，他们一般被治疗者认为更适合非言语的、支持性心理治疗。在治疗者不能很好地了解其他文化中的病人时，他们经常将这些病人知觉为 HOUND。

译　后　记

　　循证心理治疗到底是什么？说白了，就是希望以研究证据来提高心理治疗质量的一种信仰、一项政策、一些研究或一类实践方式。它是当前社会科学实践领域轰轰烈烈的循证实践运动的一部分。在这里，我想简短地回顾一下循证实践的发展逻辑，以增强读者（也许还包括我自己）对循证心理治疗发展的信心。

　　在人类发展的早期，人类的目光更多地投向遥远的星空与外在的自然。因为人类要生存，先要解决生产问题，要问自然界要生活的资料。天体的运行直接关系着白天黑夜、四季更替，关系着猎物捕捉、作物生长。因此，关注自然界乃是生存之第一要务。只有了解天体、自然的规律，才能适应这个规律，令自己生存下来。生存之后，才有其他的欲望与需要，才会对人性、社会、游戏、体育、艺术、文学等燃起兴趣。因之，人类的发展，大致是先关注外物，再关注自身。也因之，人类历史上，对自然的关注，早于甚至优于对自身的关注，即使到了今天，情况也只是有所改观，并未全盘翻转。所谓的科学，也大致是最先从天文学、物理学等自然科学开始，其诞生的标志大都是研究领域的实证化（更确切地说，就是实验方法的出现）。历经生物学、生理学、医学后，关于人类心灵及社会的社会科学（如心理学、社会学、教育学、管理学等）才开始出现，但其标志仍然是研究领域的实证化（如科学心理学就是以1879 年世界上第一个心理学实验室的创建为诞生标志的）。

　　自然科学与社会科学都是科学，但在社会大众中的声誉与地位却大不一样（这从从事自然或社会科学研究的学者的境遇中可窥一斑）。归根结底，对社会大众而言，科学的实用性决定了它们的声誉和地位。所谓的实用性，更多地体现在它们对实践的指导之中。自然科学对实践的指导是直接而有效的。人类走上月球，只要计算不错，返回地面的地点是可控制的；人类制造的各种机械，只要不出故障，其运行速度及结果都是可预知的。社会科学对实践的指导却并非如此。我认为，自然科学由于研究对象的普遍性，更为成熟，其研究有基础研究、应用研究与临床研究，从理论向实践过渡时也有科学、技术与工程。但是，社会科学呢？它的科学、技术与工程是混为一体的，并未分离开来。结果是，人们不会要求研究电学的物理学家一定会修电视机，因为这是工程师而非科学家的任务；但人们却会要求学心理学的人一定要懂得诊治心理疾病（人们认为只要研究心理健康的，就应该懂得如何治疗心理疾病）。

任何一门科学，其存在的最终理由，是能够帮助人类描述、解释、预测与控制这个世界，促使人类的生活更为幸福、美好。因此，社会科学的最终出路，不能只停留在描述社会与心理现象，而应能将描述的理论与实践统一起来。既要有类似牛顿定律的研究发现，也要能将应用、临床科学从基础研究中剥离出来，形成社会技术、社会工程。有没有可能呢？循证实践正是打开实现这一使命的大门的钥匙。它主张根据研究证据来直接指导实践。比如，按照研究证据来指导心理治疗，就形成了循证心理治疗；按照研究证据来指导教育，就形成了循证教育；按照研究证据来指导管理，就形成了循证管理……我们这里看到的研究，并非基础研究，亦非应用研究，而是类似于医学的临床研究，或自然科学的工程研究。也就是说，是直接针对实践领域的问题而进行的符合严格科学规范的研究。因之，这些研究拿来即可用，用来即有效。

通常有哲学争论说，人与物是不一样的，社会与自然也不一样。因为自然界更具普遍性，而社会与人性则不是这样。其实，在笔者看来，这大致只是个伪命题，自然界之所以更具普遍性，原因之一是我们对它更为了解。可以说，我们了解一个事物到什么程度，它的普遍性就到达什么程度。世界上没有两片相同的树叶，但每个树叶都有类似的结构，最终都由原子构成，因此它具有一定的普遍性。而关于社会，关于人的心理，影响因素更多，似乎不可能是普遍的。所以，现在的社会科学之所以对实践的作用不如自然科学，原因是我们关于社会科学的积累更少。的确，相比人类关注自然界，人类积极、主动地关注社会及自身的时间才多长？

所以，循证实践的出现，实则是社会科学实践领域科学化的肇始，它就是社会科学的"工程科学"。它的出现，必将改变整个人类社会科学的实践方式。也许，将来不会再用"循证"这个名字，但它的思想必将永存，深入社会科学实践的"骨髓"。这就是我的学术信仰，也是我不愿离开循证实践领域，并尽力翻译些书、发表一些文章，呼吁大家关注循证实践的最重要的根源。

在当前很多的学术评价体系中，出版一本译著，甚至比不上发表一篇核心期刊的论文。而我与赵英武、邓巍两位志同道合的朋友，花费不少心血来翻译这本专业书籍，纯粹出于一种学术信仰。希望那些对循证心理治疗感兴趣的人们，能够以自己熟悉而亲切的母语，看到世界上这一领域最著名的学者们所书写的相关内容。看他们对这个事件有些什么争议，又达成了哪些共识。

这本书由我们三人合译而成，前后历时近三年。杨文登译序言，第一、八、九章，结语并书写重要术语解释表；邓巍译第二、三、四、七章；赵英武、杨文登合译第五、六章。译完后由杨文登、邓巍相互校稿，最终由杨文登统稿。我们要特别感谢丛书的两位主编利万特教授及李幼平教授，他们为丛书写了序言，并为丛书内容的选择及译者在翻译过程中遇到的问题提供了许多具体的建议。还要感谢原书的作者们，他们看来各自对立的观点，最终都是基于对循证心理治疗共同的历史使命与学术关怀，使我们读来非但不会有撕裂的感觉，反觉是自己在转动"循证心理治疗"，将它360度看了个遍，看完后有如醍醐灌顶、茅塞顿开。我们还要感谢热心帮助过我们的所有人。尤其要感谢商务印书馆的编辑们，这是一本领域性很强的专业书，校稿、编辑显然是一件辛苦的差事，最终呈现在读者面前的这本书，同样凝结着编辑的心血。

最后，我想我们必须诚实地承认，由于译者水平有限，加上这本书很强的专业性，翻译起来可谓痛与快乐并存。为了一个句子，译上一个小时的情况并不罕见。这本书在力求表达原著原意方面，我们下了功夫；但在译文输出方面，做得还不够。被英语思维影响译出来的语序仍然存在，语句粗糙甚至不通顺，甚至有些地方还没能准确地表达原意，肯定会出现一些错误。希望读者谅解，并热心地提出批评建议（我的邮箱为：yangwendeng@163.com）。如果有机会再版，我们一定会修订这些问题。

杨文登

2015 年 8 月于湖南双峰天圯仑

图书在版编目(CIP)数据

心理健康领域的循证实践：九大基本问题 / (美)约翰·C. 诺克罗斯，(美)拉瑞·E. 博伊特勒，(美)罗纳德·F. 利万特编；杨文登，赵英武，邓巍译. —北京:商务印书馆,2017

ISBN 978 - 7 - 100 - 15015 - 6

I. ①心… Ⅱ. ①约… ②拉… ③罗… ④杨… ⑤赵…⑥邓… Ⅲ. ①心理健康—研究 Ⅳ. ① R395.6

中国版本图书馆 CIP 数据核字(2017)第 184757 号

心理健康领域的循证实践：九大基本问题

约翰·C. 诺克罗斯
〔美〕拉瑞·E. 博伊特勒　编
罗纳德·F. 利万特

杨文登　赵英武　邓巍　译

商 务 印 书 馆 出 版
(北京王府井大街36号　邮政编码100710)
商 务 印 书 馆 发 行
北京市十月印刷有限公司印刷
ISBN 978 - 7 - 100 - 15015 - 6

2017 年 8 月第 1 版　　　　开本 787×960　1/16
2017 年 8 月北京第 1 次印刷　印张 35
定价：88.00 元